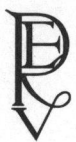

Die Geschichte des alten Wolfs.
20. (5)

Wäre ich nicht so alt! knirschte der Wolf. Aber ich muß mich leider in die Zeit schicken. Und so kam er zu dem fünften Schäfer.

Kennst du mich, Schäfer? fragte der Wolf.

Deines gleichen wenigstens kenne ich, versetzte der Schäfer.

„Meines gleichen? Daran zweifle ich sehr. Ich bin ein so sonderbarer Wolf, daß ich deiner und aller Schäfer Freundschaft wohl werth bin."

Und wie sonderbar bist du denn?

„Ich könnte kein lebendiges Schaf würgen und fressen, und wenn es mir das Leben kosten sollte. Ich nähre mich bloß mit todten Schafen. Ist das nicht löblich? Erlaube mir also immer, daß ich mich dann und wann bei deiner Heerde einfinden und nachfragen darf, ob dir nicht —"

Spare der Worte, sagte der Schäfer. Du müßtest gar keine Schafe fressen, auch nicht einmal todte, wenn ich dein Feind nicht seyn sollte. Ein Thier, das mir schon todte Schafe frißt, lernt leicht aus Hunger kranke Schafe für todt, und gesunde für krank ansehen. Mache auf meine Freundschaft also keine Rechnung und geh!

Johannes Hoff
Jürgen in der Schmitten (Hg.)

Wann ist der Mensch tot?

Organverpflanzung und
«Hirntod»-Kriterium

Rowohlt

1. Auflage März 1994
Copyright © 1994 by Rowohlt Verlag GmbH,
Reinbek bei Hamburg
«Brief an die Herausgeber»
Copyright © 1994 by The Estate
of Hans Jonas. Abdruck mit
freundlicher Genehmigung von Lore Jonas
Alle Rechte vorbehalten
Einbandgestaltung Walter Hellmann
Satz aus der Berling auf Linotronic 500
Gesamtherstellung Clausen & Bosse, Leck
Printed in Germany
ISBN 3 498 02923 1

Inhalt

Vorwort der Herausgeber
Johannes Hoff und Jürgen in der Schmitten 9

Brief an die Herausgeber
Hans Jonas 17

Erster Teil: Die Kontroverse um das Todeskriterium

Brief an Hans-Bernhard Wuermeling
Hans Jonas 21

Einige Gründe, das Hirntodkriterium zu akzeptieren
Dieter Birnbacher 28

Der vollständige und endgültige Hirnausfall (Hirntod) als sicheres Todeszeichen des Menschen
Heinz Angstwurm 41

Das Hirntodproblem aus der Sicht der Hirnforschung
Gerhard Roth und Ursula Dicke 51

Leben und sterben lassen. Anthropologie und Pragmatik des Hirntodes
Johannes-Gobertus Meran und Sebastian Poliwoda 68

Vom Hirntod zum Teilhirntod
Martin Kurthen und Detlef B. Linke 82

Die Unterscheidung zwischen dem «Tod der Person» und
dem «Tod des Organismus» und ihre Relevanz für die Frage
nach dem Tod eines Menschen
Klaus Steigleder 95

Person und Leib
Jean-Pierre Wils 119

Zweiter Teil

Kritik der «Hirntod»-Konzeption. Plädoyer für ein
menschenwürdiges Todeskriterium
Johannes Hoff und Jürgen in der Schmitten 153

    Zur Geschichte des «Hirntod»-Kriteriums 154

    Mängel, Irrtümer und innere Widersprüche in der geltenden
    Begründung des «Hirntod»-Kriteriums 169

    Plädoyer für ein menschenwürdiges Todesverständnis 199

    Konsequenzen für die Organtransplantation 225

Dritter Teil: Anstöße, Hintergründe, Perspektiven

Nekrose des Hirns oder der Funktionen?
Justitias Schwert und die Ganzheit
Detlef B. Linke und Martin Kurthen 255

Von der Herrschaft über das Leben. Zur Kritik der
medizinischen Vernunft
Johannes Hoff 270

Gesellschaftliche und ethische Implikationen der Hirntod-
konzeption
Hans Grewel 332

Organtransplantation: eine Anfrage an unser Verständnis
von Sterben, Tod und Auferstehung. Zugleich eine Kritik
der Schrift der Kirchen «Organtransplantationen»
Klaus-Peter Jörns 350

Der Zweck heiligt die Mittel?
Erfahrungen aus der Arbeit mit Organempfängern
Elisabeth Wellendorf 385

Antwort an Jürgen in der Schmitten und Johannes Hoff auf
ihren Brief vom 9. Mai 1993
Christine Lang 397

Danksagung 411

Vorwort der Herausgeber

«Gegen den Strom» – so überschrieb der Philosoph Hans Jonas 1970 seine Kritik des damals gerade zwei Jahre alten «Hirntod»-Kriteriums, mit dem die Entnahme lebensfrischer vitaler Organe aus irreversibel komatösen Patienten gerechtfertigt werden sollte. Einen Wiederabdruck im Jahre 1985 leitete der damals 82jährige mit einem Anflug von Resignation ein: «Das Folgende ist eine Streitschrift, und allem (seit ihrem ersten Erscheinen sich immer verstärkenden) Anschein nach eine in verlorener Sache.»*[1]

«Gegen den Strom» ist auch 1994 noch die Losung eines Buches, das erstmals die sich mehrenden kritischen Stimmen aus Naturwissenschaft, Medizin, Philosophie, Ethik und Theologie sowie aus der praktischen Erfahrung im Umgang mit Sterbenden und der psychologischen Betreuung von Transplantatempfängern zu einer Aufsatzsammlung bündelt. Es widerlegt die Behauptung, jene von einer Minderheit getroffene Vereinbarung über das sogenannte «Hirntod»-Kriterium sei gesellschaftlicher und wissenschaftlicher Konsens. Wir sind dankbar, daß wir für dieses Buch noch die Unterstützung von Hans Jonas gewinnen konnten. Kurz vor seinem Tode hatte er wieder Grund zu hoffen, daß viele ernstzunehmende Wissenschaftler wie auch die Öffentlichkeit auf die Fragwürdigkeit aufmerksam geworden sind, die der Für-tot-Erklärung hirnfunktionsloser Patienten anhaftet. Dieses Buch ist denjenigen zugedacht, die sich ein eigenes Urteil zu der Frage bilden wollen, wann wir unsere Mitmenschen für tot und damit – wenn überhaupt – zum Gegenstand fremdinteressengeleiteter Verfügung erklären können.

* Die hochgestellten Ziffern verweisen auf die «Anmerkungen» am Ende dieses Beitrags.

Als erstes muß dazu der hartnäckige Irrglaube durchbrochen werden, die Definition des Todeszeitpunkts sei ein Erbhof der Naturwissenschaften oder speziell der Medizin. Natürlich sind es Ärzte, die beim einzelnen Menschen den Eintritt des Todes feststellen. Dabei soll es auch bleiben. Doch wann hätte je die Polizei beansprucht, Gesetzgeber zu sein, nur weil sie die Einhaltung der Gesetze überwacht? Ärzte haben den gesellschaftlichen Auftrag, ein gegebenes Todesverständnis im Einzelfall zur Anwendung zu bringen. Die Gesellschaft macht es sich zu leicht, wenn sie der ungeliebten Auseinandersetzung mit dem Tode dadurch zu entgehen sucht, daß sie an die Ärzteschaft nun auch die Zuständigkeit für die Fassung des Todesverständnisses selbst delegiert. Umgekehrt überschreiten Ärzte, die sich diese machtvolle Kompetenz erstreiten wollen, die ihrem Berufsstand gezogenen Grenzen.

Der Tod ist kein naturwissenschaftliches Faktum, er wird nicht nach dem Stand der Forschung definiert. Er ist ein soziokulturelles Phänomen. Wenn wir ihn nicht theologisch oder metaphysisch erklären können oder wollen, kann nur unser praktischer Umgang mit dem Sterben anderer Menschen lehren, ab wann wir einen Menschen nicht mehr als Gegenüber, sondern als totes Objekt – als Leichnam – erachten. Mediziner können uns sagen, wann ein Gehirn zerstört, wann ein Mensch für immer hirnfunktionslos ist – zu beantworten, ob das dem Zustand «tot» gleichkommt, sind sie nicht besser gerüstet als medizinische Laien. Der Leser erhält mit diesem Buch Gelegenheit, auch diejenigen Argumente aus erster Hand kennenzulernen, mit denen das geltende «Hirntod»-Kriterium begründet wird. Der Schwerpunkt der Beiträge liegt aber auf der Kritik dieses Konzeptes.

Denn die Für-tot-Erklärung von Patienten, deren Gehirn einen Totalschaden erlitten hat, schiebt der Diskussion über die Verantwortbarkeit ihrer Nutzung als Organbanken (und anderem) einen Riegel vor. Hans Jonas hat deshalb von einer «pragmatischen Umdefinierung des Todes» gesprochen: Ihr Erfolg ist die Lähmung selbstkritischen Denkens, die Einschläferung des Gewissens – Definitionen scheinen dazu gemacht, nicht mehr hinterfragt werden zu müssen. Diesen Denkriegel zurückschieben zu helfen, ist das entscheidende Anliegen der Herausgeber. Der Patient mit irreversiblem Hirnschaden, dessen Sterben durch die intensivmedizinische Apparatur verhindert wird, muß durch das Aufdecken des über ihn gebreiteten Leichentuchs wieder wahrnehmbar werden. Erst dann wird zu erfahren sein, ob und inwieweit die Ausschlachtung und Weiterverwertung seiner Organe gesellschaftlich und politisch verantwortet werden kann.

Die öffentliche Diskussion über das Geschehen um die schwangere Erlanger Patientin Marion Ploch hat gezeigt, daß die scheinbar breite Akzeptanz des «Hirntod»-Kriteriums auf dem blinden Vertrauen in eine Definition beruhte, deren tatsächliche Bedeutung für medizinische Laien (aber auch für viele Ärzte) unbegreiflich bleiben mußte. Marion Ploch war im Oktober 1992 nach einem Unfall aufgrund eines irreversiblen Hirnschadens in der Erlanger Universitätsklinik für «tot» erklärt worden; es bestand die Absicht, die Angehörigen um Zustimmung zur Organentnahme zu bitten. Als sich kurz darauf herausstellte, daß Marion schwanger war, projektierten die Ärzte mit großer Zuversicht eine fünfmonatige Intensivbehandlung des lebendigen Leibes der «Toten» bis zur Entbindung des Kindes – ein Versuch, der nach acht Wochen infolge eines Spontanaborts scheiterte.[2] Daraufhin ging in Deutschland die Bereitschaft der Bevölkerung zur «Organspende» merklich zurück – vielleicht ein Zeichen dafür, daß viele zum ersten Mal begriffen hatten, welche Abkehr vom überkommenen Todesverständnis das «Hirntod»-Kriterium verlangt.

Die öffentliche Erregung über die Erlanger Ereignisse brachte Ängste und Verunsicherungen zum Ausdruck, die das dem «Hirntod»-Kriterium zugrundeliegende Todesverständnis hervorgerufen hat. Es war deshalb unangebracht, diese Ängste mit dem Vorwurf der Irrationalität abzutun und ihre Auswirkungen auf die Organtransplantation lediglich mit Werbekampagnen zugunsten einer erhöhten Spendebereitschaft zu beantworten. Die «Hirntod»-Konvention geht mit einer problematischen Verschiebung unseres Menschenbildes einher. Die Abwehr einer kritischen Auseinandersetzung um den Erlanger Fall hat die Kluft nur vertieft, die den einzelnen davon abhält, diese Verschiebung wirklich nachzuvollziehen. Der Anspruch der Transplantationsmedizin, die Für-tot-Erklärung «hirntoter» Menschen könne sich auf einen öffentlichen Konsens stützen, ist nach Erlangen fragwürdiger denn je – und das mitten in den Vorbereitungen für ein neues Transplantationsgesetz, das den «Hirntod» als Tod des Menschen juristisch festschreiben soll.

Verunsicherungen und Ängste sind auch in der Diskussion über ethische Fragen ernst zu nehmen. Doch darf man dabei nicht stehenbleiben. Die Beiträge des vorliegenden Buches zeigen, daß die Kritik der «Hirntod»-Konvention das Licht einer aufgeklärten, wissenschaftlichen Diskussion nicht zu scheuen braucht.

Als erster wird sich Hans Jonas mit einem an seinen Freund, den Erlanger Rechtsmediziner Hans-Bernhard Wuermeling, gerichteten Brief zu Wort melden, den wir einschließlich eines Begleitschreibens an die Herausgeber in diesem Buch abdrucken. Wuermeling gehörte zum Kreis derjenigen Experten, die die behandelnden Ärzte von Marion Ploch im Oktober 1992 hinzugezogen hatten, um das weitere Vorgehen zu besprechen; bei der Rechtfertigung ihrer Entscheidung nahm er eine Schlüsselrolle ein. Jonas kritisiert in seinem Brief die bis dahin über den Zustand von «Hirntoten» aufgestellten Behauptungen als unvereinbar mit der Zuversicht, mit der Wuermeling und die behandelnden Ärzte die Am-Leben-Erhaltung von Marion Ploch bis zur Entbindung projektierten. Natürlich haben wir von Anfang an H.-B. Wuermeling zu einer Entgegnung auf den an ihn adressierten Jonas-Brief eingeladen, haben auch seine Zusage erhalten, jedoch leider, leider kein Manuskript.

Als Beispiele für die Argumentation der Befürworter des «Hirntod»-Kriteriums in Deutschland können die Beiträge des Neurologen Heinz Angstwurm und des Philosophen Dieter Birnbacher gelten. Beide gehören dem zuständigen Ausschuß des Wissenschaftlichen Beirats der Bundesärztekammer an, die als oberste deutsche ärztliche Standesorganisation für die Erstellung der Richtlinien zur Todesfeststellung verantwortlich ist.[3] Der Theologe und Philosoph Klaus Steigleder legt dagegen eine Begründung für das «Hirntod»-Kriterium vor, die über die in Deutschland dominierende Position hinausgeht, nach der der «Hirntod» auch den Tod des menschlichen Organismus bedeutet. Steigleder rechtfertigt das «Hirntod»-Kriterium, indem er zwischen dem «Personsein» und dem «Lebendigsein» eines Menschen unterscheidet. Dabei wird deutlich, daß bei den mit dem «Hirntod»-Kriterium einmal anerkannten ethischen Voraussetzungen eine weitere Vorverlegung des Todeszeitpunkts nur eine Frage der diagnostischen Möglichkeiten ist. Die – vor allem im angelsächsischen Sprachraum weitverbreitete – Diskussion um einen Personbegriff, der mehr voraussetzt als bloßes Lebendigsein, ist auch Gegenstand des Beitrags von Jean-Pierre Wils. Wils – ebenfalls Theologe und Philosoph – plädiert aber dafür, sich bei der Definition des Personseins stärker am Phänomen der Leiblichkeit zu orientieren.

Daß die geltende Begründung des «Hirntod»-Konzepts einer weiteren Vorverlegung des Todeszeitpunkts nichts Stichhaltiges entgegenzusetzen hat, ist auch das Fazit eines Beitrags der Neurochirurgen Martin Kurthen und Detlef B. Linke. Sie zeigen, daß die Einführung des «Hirntod»-Kriteriums einen grundlegenden Wandel bedeutete, mit dem die Orientierung am leiblichen Lebendigsein des Menschen bereits verabschiedet wurde. Bei dem in Deutschland gültigen «Ganzhirntodkriterium» handle es sich demnach um eine pragmatische Übereinkunft, die in dieser Form keinerlei Anspruch auf ein schlüssiges Gesamtkonzept erheben könne. Zu einem ähnlichen Ergebnis gelangen der Mediziner Johannes G. Meran und der Philosoph Sebastian Poliwoda. Sie argumentieren, eine prinzipielle Unterscheidung zwischen Mensch- und Personsein sei nicht zu rechtfertigen, wenngleich sie in der Diskussion um die Organtransplantation zu pragmatischen Zugeständnissen bereit sind.

Mit den Biologen Gerhard Roth und Ursula Dicke greifen erstmals Hirnforscher in die Debatte um das «Hirntod»-Kriterium ein. Ihr Urteil ist vernichtend: Weder halte die These von den «unverzichtbaren Integrationsleistungen des Gehirns» bei der Aufrechterhaltung der Vitalfunktionen des Gesamtorganismus den Erkenntnissen der Hirnforschung stand, noch sei es aus der Sicht der vergleichenden Forschung nachvollziehbar, bestimmte kognitive Leistungen des Gehirns zum ausschlaggebenden Kriterium des «spezifisch Menschlichen» zu erklären – ganz zu schweigen von der Schwierigkeit, das Bewußtseinsphänomen in bestimmten Hirnstrukturen zu lokalisieren.

Unser eigener Beitrag beschreibt zunächst das Zustandekommen und die inneren Mängel des «Hirntod»-Kriteriums. Im Anschluß daran entwickeln wir den ethischen Rahmen für ein Todesverständnis, das die Untrennbarkeit von Person und Leib zum unhintergehbaren Ausgangspunkt der Reflexion auf den Todeszeitpunkt erklärt. Auf dieser Grundlage schlagen wir ein Todeskriterium vor, das der Unverletzlichkeit des anderen Menschen gerecht zu werden versucht. Den fundamentalethischen Hintergrund für diese Position hat Johannes Hoff in einem eigenen Beitrag entwickelt, der sich kritisch mit dem Menschenbild der neuzeitlichen Medizin auseinandersetzt: einer Wissenschaft, die das Modell des Leichnams zum Vorbild ihrer Anthropologie erhob.

1990 veröffentlichten die katholische Deutsche Bischofskonferenz und der Rat der Evangelischen Kirche in Deutschland eine «Gemeinsame Erklärung», in der das «Hirntod»-Kriterium offiziell anerkannt und die Organspende zu einer «Tat der Nächstenliebe» erklärt wurde. Die dazu eingesetzte Arbeitsgruppe setzte sich zu einem Drittel aus Transplantationsmedizinern und -chirurgen zusammen. Zu den heftigsten innerkirchlichen Kritikern dieser «Gemeinsamen Erklärung» zählen die evangelischen Theologen Hans Grewel und Klaus-Peter Jörns. In ihren Beiträgen zu diesem Buch begründen sie ihre Ablehnung der Für-tot-Erklärung irreversibel komatöser Patienten und werfen ein kritisches Licht auf den durch die Organverpflanzung errungenen Fortschritt der Medizin.

In einem zweiten Beitrag widmen sich die Neurochirurgen Martin Kurthen und Detlef B. Linke der Würde des Sterbens im Kontext der Für-tot-Erklärung «hirntoter» Menschen. Sie kritisieren den allzu leichtfertigen Gebrauch des Begriffs der Würde und formulieren einige kritische Anfragen an den Versuch, das «Hirntod»-Kriterium juristisch festzuschreiben. Der von Vertretern des «Hirntod»-Kriteriums immer häufiger in Anspruch genommenen Ganzheitsmetaphorik gilt dabei ihre besondere Aufmerksamkeit. Linke und Kurthen bezweifeln, daß man ein einzelnes Organ zum «Ganzheitsorgan» erklären kann. Die Einheit des Körpers lasse sich nicht auf die Funktion eines monarchisch mißverstandenen Organs reduzieren. Unter der «magischen Beschwörung» einer hirngebundenen Ganzheitlichkeit leiste das «Hirntod»-Konzept einer dogmatischen Vereinheitlichungstendenz Vorschub, die den kulturell tradierten Konzepten einer ganzheitlichen Selbstdeutung des Menschen jedes Einspruchsrecht verweigere.

Die Krankenpflege beziehungsweise therapeutische Erfahrung im Umgang mit Sterbenden und Transplantatempfängern bildet die Grundlage für die Beiträge der Krankenschwester Christine Lang und der Kunsttherapeutin Elisabeth Wellendorf. Elisabeth Wellendorf berichtet von ihrem Umgang mit Menschen, die auf der Warteliste für ein Spendeorgan stehen und darauf hoffen, durch das lebendige Herz oder die lebendige Niere eines anderen – verunglückten – Menschen vor dem baldigen Tod gerettet zu werden. Dabei wird auch von den psychischen Komplikationen die Rede sein, die eine Organverpflanzung für den Organempfänger mit sich bringen kann. In einer als Brief verfaßten persönlichen Stellungnahme schließlich richtet Christine Lang einige Anfragen an unser Verständnis von Sterben und Tod. Die Ausschlachtung und Wiederverwertung der Organe sterbender Menschen bedeutet für sie eine tiefe Mißachtung der unverwechselbaren Würde des einzelnen – eine Mißachtung, die unserem Verhältnis zum anderen Menschen auf Dauer irreparablen Schaden zufügen werde.

Bei der Diskussion über das «Hirntod»-Kriterium steht noch mehr als die Achtung vor dem letzten Lebensvollzug sterbender Menschen auf dem Spiel. Die Für-tot-Erklärung irreversibel komatöser Patienten – um noch einmal Hans Jonas zu zitieren – «exemplifiziert das Zusammenwirken all jener Faktoren, die uns willig machen, neuen Errungenschaften der Technik der handgreiflichen Gewinne wegen ihren Lauf zu lassen, dem technologischen Diktat die Verdinglichung auch unserer selbst zu beugen, ja sogar unser irrationales Empfinden, tiefsitzende Sensibilitäten dem einmal machbar Gewordenen anzupassen»[4].

Tübingen/Belfast, November 1993   *Johannes Hoff*
                                                 Jürgen in der Schmitten

Über die Herausgeber:

Johannes Hoff, geboren 1962 in Trier, Studium der Philosophie und katholischen Theologie in Bonn und Tübingen. 1991 Dipl.-Theol. 1992 Magister Artium. Seit 1992 Promotionsstipendiat in der Bischöflichen Studienförderung Cusanuswerk.

Jürgen in der Schmitten, geboren 1966 in Hanau am Main. Studium der Medizin in Tübingen, Belfast und Boston.

Anmerkungen

1 Jonas, Hans: Technik, Medizin und Ethik. Zur Praxis des Prinzips Verantwortung, Frankfurt am Main 1985
2 Eine Darstellung des Geschehens findet sich in Bockenheimer-Lucius, G./ Seidler, E. (Hg.): Hirntod und Schwangerschaft. Dokumentation einer Diskussionsveranstaltung der Akademie für Ethik in der Medizin zum «Erlanger Fall». Stuttgart 1993. Vgl. auch Hoff/in der Schmitten in: Die Zeit vom 13.11.92
3 Dieser Ausschuß hat im Oktober 1993 erstmals eine Begründung für das «Hirntod»-Kriterium versucht: «Der endgültige Ausfall der gesamten Hirnfunktionen als sicheres Todeszeichen», Deutsches Ärzteblatt vom 5.11.93
4 Jonas Hans, a.a.O., S. 239

HANS JONAS
9 MEADOW LANE
NEW ROCHELLE, NEW YORK 10805
(914) 633-7575

18.12.1992

Sehr geehrte Herren Hoff & in der Schmitten,

gerne moechte ich Ihren Buchplan unterstuetzen, wenn das
ohne besonderen Aufwand an knapp gewordener Kraft & Zeit
geht. Hierzu biete ich Ihnen beiliegenden Brief an meinen
Freund, Prof. Dr. med. Hans-Bernhard Wuermeling in Erlangen
an - vorbehaltlich seiner Zustimmung. Ihm legte ich nahe,
eine Entgegnung darauf als seinen Beitrag anzubieten, um
den auch er ja von Ihnen angeschrieben wurde. Seine Rueckaeusserung
zu der Idee kann ich hier erst nach Weihnacht erwarten.

Mein Brief (vielleicht etwas ediert & durch Quellennachweise
ergaenzt) ist derzeit der einzige Text, den ich themengemaess
zur Verfuegung haette. Sie ersehen aus ihm, dass Ihr ZEIT-
Artikel mir bekannt war und meinen besonderen Beifall findet.
Die Kritik an seinem Schlussteil (beginnend mit "Wer bisher
aus humanitaeren Gruenden ...") war im Geiste von "Against
the Stream" notwendig. Aber dass Sie dies persoenliche Zeugnis
von Vergeblichkeit aus meiner Vergangenheit und seiner Versenkung
hervorziehen und ihm unerwartet neues Leben geben, ergreift
mich und stimmt mich Ihrem Vorhaben so guenstig, wie ich
es mir ueberhaupt noch leisten kann. Ob dies auch noch zu
einem Geleitwort reicht, kann ich im Augenblick nicht versprechen,
will es aber auch nicht ausschliessen.

Sie muessen mir, mit den deutschen Verhaeltnissen nicht vertrauten,
die Ausdruecke '"Widersprucus-" oder "Informationsloesung"'
im Zusammenhang mit einer gesetzlichen Regelung
der Organspende erklaeren.

Ich erwarte von Ihnen zu hoeren. Inzwischen frohe Weihnacht
und ein gutes Neues Jahr!

Ihr

Hans Jonas

ERSTER TEIL
Die Kontroverse um das Todeskriterium

Brief an Hans-Bernhard Wuermeling

Hans Jonas

New York, im November 1992

Lieber Hans-Bernhard,

vielen Dank für den langen Brief vom 25. 10. aus Ginostra und den beigelegten FAZ-Artikel.[1] Ich habe beide aufmerksam gelesen. Du erwartest eine Stellungnahme von mir. Hier ist sie in den Grenzen der Zuständigkeit, die ich mir als Nichtmediziner sowie Nichtkenner der medizinischen Versorgungslage zuspreche. In Beachtung dieser Grenzen will ich Eure Entscheidung, die Schwangerschaft der Gehirntoten über 5 Monate bis zur Geburtsreife der Leibesfrucht fortzuführen, gar nicht diskutieren. Ich mache einfach die ideale Annahme, daß die Chancen des Gelingens genügend groß, das Risiko einer Mißgeburt genügend klein und die Pflegemittel unbegrenzt sind. Die «Instrumentalisierung» stört mich dann nicht im geringsten, nicht nur aus Deinen sehr richtigen Gründen, sondern mehr noch, weil man ganz vernünftig eine «Zustimmung» der Schwangeren annehmen darf, die doch, wenn vorher auf den Eventualfall hin befragt, sehr wohl ihren Willen dahin erklärt hätte, auch in bewußtlosem Zustand die Schwangerschaft mit äußerer Hilfe zum Ziele kommen zu lassen. Mit dieser erlaubten Fiktion wird der beatmende Arzt zum Sachwalter nicht nur des Kindes, sondern an erster Stelle der Mutter selbst, und die ganze Frage, ob Hirntod = Tod ist, spielt hierbei keine Rolle.

Sie spielt aber eine Rolle für unser Verstehen dessen, was da mit äußerer Nachhilfe vor sich geht, und dies Verstehen mag unser Verhalten in anderen Fällen des Könnens und Dürfens bei Hirntoten bestimmen. Hier nun liegt ein Konflikt zwischen uns vor – *nicht* in der Pietätsfrage, die ich in meiner Abhandlung über «Gehirntod»[2] nur mit einem einzigen beiläufigen Satz erwähne, sondern da, wo Du sagst «...festzuhalten, daß die Mutter wirklich tot ist... die Beatmung hält nur Einzelfunktionen des Körpers aufrecht» und von «der Pflege des Leichnams» sprichst. Hier muß ich leider dem «schlimmen Hackethal» mehr recht geben, wenn er sagt, Marion P. sei nicht tot. Die Rede von Leichnam, totem Körper, Einschlußmedium, das «unbarmherzig leblos oder tot» ist, «nur noch Behältnis», «optimaler Brutkasten», hängt an der Behauptung, daß beim Menschen erst die integrierende Funktion des Gehirns «aus einem Konglomerat von Organen einen Organismus macht». Wenn das stimmte, wäre es schlimm um Euren Fötus bestellt. Doch Eure Hoffnung beruht ja gerade darauf, daß man von dem beatmeten Leibe ganz anderes erwarten kann als von einem bloßen Konglomerat, selbst wenn dieses eine «behältnis»ähnliche räumliche Konfiguration hat – nämlich die *ganzheitlichen* Leistungen eines Organismus, die es nur in der lebenden und nirgends in der toten Natur gibt. Denn was bewirkt die erzwungene Atmung und läßt, im Verein mit Ernährung, alles Nötige dem werdenden Kinde zugute kommen? Welche Fülle von ineinandergreifenden, reziproken, kreativen Funktionen! Ich unterwerfe Deinem fachmännischen «richtig» oder «falsch» die folgende Aufzählung eines blutigen Laien. Die «Beatmung» macht die Lunge atmen. Die atmende Lunge macht das Herz schlagen. Das schlagende Herz macht das Blut zirkulieren. Das zirkulierende Blut badet alle Organe und in ihnen alle Zellen, hält die letzteren am Leben, die Organe am Wirken... Zu dem gemeinsamen Wirken gehört die Verwertung der zugeführten Nahrung, also der *Stoffwechsel*, und zwar des *ganzen* Leibes in allen seinen Teilen – die basale Seinsweise des Lebens schlechthin. Konglomerat, Herr Professor? Brutkasten, Herr Doktor? Leichnam, Hans-Bernhard?

Dezember 1992

[Hier wurde ich durch andere, termingebundene Arbeitspflichten unterbrochen. Ich gedachte die Aufzählung noch fortzusetzen – mit den Fähigkeiten dieses Leibes zur Neubildung von Zellen (zum Beispiel Blutkörperchen) und Geweben (etwa bei Wundheilung),

zu innerer Sekretion, Immunreaktion (?), Wärmekonstanz, usf. usf. Aber:]
Das alles wurde überholt durch die Nachricht von der Totgeburt. Mit eben dieser – paradoxerweise – war die Leichnamsthese wirksamer widerlegt als durch alle Lebenszeichen zugunsten des Fötus und des Fortgangs der Schwangerschaft. Daß es ein «Leichnam» sein soll, der da ein Fieber entwickelt, wenn einem darin eingeschlossenen Organismus etwas schiefgeht, und daß es der Uterus einer ‹Toten› sei, der dann die Kontraktionen vollführt, die das nun tote Kind ausstoßen – das ist doch ein offenbarer verbaler Unfug, ein semantischer Willkürakt im Dienste eines äußeren Zweckes (davon gleich). Der spontan abortierende Leib gab rückläufig und endgültig jenem Augenschein des rosig durchbluteten warmen Leibes recht, den die gelehrten Herren uns archaischen Laien für trügerisch erklärten. Im Lichte des wirklichen Todes des Kindes wurde der angebliche der Mutter zum Interpretationsprodukt. Und belemmert steht auch der große Herr Kollege da, der uns einreden wollte, Mutterleib und Leibesfrucht (die «sich nur Sauerstoff und Glukose von [jenem] holt») seien «vom ersten Augenblick an» so separate Wesen wie der verstorbene Inder und seine mit ihm zu verbrennende Witwe. Hierzu hat der Leib selber jetzt zweimal sein Wort gesagt: «Die Frucht ist meine!», indem er die lebende nährend in sich hielt; «Es ist ein Fremdkörper!», indem er die gestorbene ausschied.

Aber wie konnte der selber tote Leib das tun? fragte ich Dich erstaunt am Telefon über den Atlantik hinweg. Die Gebärmutter ist eben muskulär nicht vom Gehirn, sondern vom unteren Rückenmark her regiert, erklärtest Du mir. Eben, eben! Also gibt es subcerebrale neuronale Integration! Aber die zählt nicht als «Leben», weil nicht vom Gehirn ausgehend? das ja bekanntlich allein der Integrator des menschlichen Leibeskonglomerates ist? Merkst Du nicht das Zirkuläre Deines Gedankenganges? Die selbstdekretierte Nominaldefinition zum Sachrichter erhoben! Doch die Wahrheit fragt nicht nach unserem Definieren. Nolens volens hast Du, mein Lieber, habt Ihr mit Eurem wohlerwogenen Tun der gleichzeitigen Für-tot-Erklärung seines Objektes widersprochen. Ihr habt gesagt: Wir wollen durch Beatmung (und sonstige Pflege)

Marions Körper daran *hindern*, zur Leiche zu werden, damit er die Schwangerschaft fortsetzen kann. Indem Ihr ihm dies *zutrautet*, mindestens die *Chance* dazu geben wolltet, habt Ihr auf den Rest von *Leben* in ihm gesetzt – und zwar von *Marions* Leben! Denn der Leib ist so einzigartig Marions Leib wie das Gehirn Marions Gehirn war. Daß der Versuch diesmal nicht glückte (er scheint in weniger extremen Präzedenzfällen schon geglückt zu sein), beweist so wenig gegen seine Zulässigkeit, wie ein natürlicher Abort etwas gegen Schwangerschaft allgemein beweist. Ihr glaubt ehrlich an die *Chance* des Gelingens, das heißt an die dafür nötige und durch Eure Kunst aufrechterhaltene Funktionstüchtigkeit des gehirntoten Körpers – das heißt an dessen um des Kindes willen zeitweilig verlängertes LEBEN. Diesen Glauben in anderen Komafällen anderen Zwecken zuliebe zu verleugnen ist Euch nicht erlaubt! Damit komme ich zu meinem Punkt.

Keiner von Euch und keiner, der Euren Versuch gutgeheißen hat, darf hinfort dafür sein, einem Gehirntoten unter Beatmung, also «bei lebendigem Leibe», Organe zu entnehmen. Nicht einmal bei vorheriger Einwilligung des Betreffenden. Dies ist der einzige Punkt, in dem ich mich im Widerspruch zu J. Hoff und J. in der Schmitten finde, deren Stellungnahme in «Die Zeit»[3] am meisten von allen mir bekanntgewordenen deutschen Stimmen mit meinem Standpunkt zusammenfällt.

Aber dem Schluß ihrer Ausführungen, der die Transplantchirurgen beruhigen soll, ist energisch zu widersprechen. Darf ein Arzt jemandem auf Verlangen – etwa weil er sich davon ein besseres Fortkommen als Bettler verspricht – ein gesundes Bein amputieren? Darf er einem Hochherzigen (oder auch Lebensmüden), der sein Leben für das eines anderen hingeben will, das Herz zu rettender Transplantierung herausschneiden? Gewiß beides nicht: Standesethik und (ich glaube) auch Strafrecht verbieten beides, Verstümmelung und Tötung. Ich gebe zu, daß die gleichen Handlungen am beatmeten Gehirntoten (mit oder ohne vorherige Zustimmung) nicht ebenso verwerflich sind, da sein Lebendsein im Zwielicht des Zweifelhaften liegt. Aber eben der Zweifel – das letztliche Nichtwissen um die genaue Grenze zwischen Leben und Tod – sollte der Lebensvermutung den Vorrang geben und der

Brief an H.-B. Wuermeling — 25

Versuchung der pragmatisch so empfohlenen Totsagung widerstehen lassen. Es bleibt für mich bei dem, was ich schon gleich nach dem Harvard-Gutachten über Gehirntod (1968) – ohne viel Hoffnung auf Gehör – als ethische Regel vorschlug: bei eindeutig vorliegendem Tod des ganzen Gehirns stelle man die Beatmung ab, warte etwas, bestätige den vollständigen Tod des Leibes: dann gebe man ihn zur Organentnahme frei.

Das ist nicht mehr die ideale Situation – das heißt, lebensfrische Organe – für *Transplantations*zwecke, selbst wenn es sich nur um 20–30 Minuten Verzug handelt. Damit löst sich das Rätsel, warum Du und Eure ganze Gruppe so lautstark betontet, Marion P. sei schon ganz und gar tot. Für Eure Entscheidung, das Kind austragen zu lassen, und ihre öffentliche Vertretung war das ganz unnötig, eher hinderlich. Aber Euer so seltener Fall einer gehirntoten Schwangeren durfte nicht dem so viel häufigeren und in so großer ärztlicher und öffentlicher Gunst stehenden Fall des gehirntoten *Organspenders* zu widerstreiten scheinen. Hier wie dort daher: tot, tot.

Doch dies geht nicht. Das klarzumachen, lieber Hans-Bernhard, war der Zweck dieses umständlichen und zeitraubenden Schreibens. Du kannst nicht auf beiden Stühlen sitzen, wie es Dir beliebt. Du hast auf einen hirntot-*lebenden* Mutterleib gesetzt, um das Kind zu retten. Daß Du ihn «tot» nanntest, hat Dir (Euch) nicht das Recht bewahrt, andere solche «Tote», noch beatmet, als Organbank zu benutzen. Laßt sie zuerst sterben – ein letzter Respekt vor ihrer einstmals vollen Menschlichkeit.
Mit meinen allerherzlichsten Grüßen

Hans Jonas

Über den Autor

Hans Jonas wurde 1903 in Mönchengladbach geboren. Ab 1921 Studium der Philosophie bei Edmund Husserl und Martin Heidegger. Promovierte bei Heidegger und dem Theologen Rudolf Bultmann über «Gnosis und spätantiker

Geist». Emigrierte 1933 nach London, 1934 nach Palästina. Lehrte seit 1938 an der Hebräischen Universität in Jerusalem. 1939 bis 1945 Soldat in der britischen Armee; 1948/49 Artillerieoffizier in der israelischen Untergrundarmee Haganah. Seit 1949 Philosophieprofessor in Kanada, zwischen 1955 und 1976 an der New School for Social Research in New York. Jonas starb am 5. Februar 1993.

«Im Zuge einer qualitativen und teleologischen Naturdeutung am Leitfaden des menschlichen Leibes gelangt Jonas zu einer metaphysischen Begründung der Ethik. Im Zentrum dieser Konzeption steht der Versuch einer Überwindung der Kluft zwischen Sein und Sollen. Mit Sprachgewalt und prophetischer Hellsichtigkeit hat Jonas bereits in den sechziger Jahren medizinethische Themen aufgegriffen und insbesondere die Gefährdung der ‹Idee des Menschen› durch Humanexperiment und Gentechnologie thematisiert. Wie kein anderer Philosoph hat er es verstanden, ‹alteuropäische Hemmungen› vor der totalen Umgestaltung und Instrumentalisierung der menschlichen und außermenschlichen Natur zu aktualisieren.» Aus: «Philosophielexikon. Personen und Begriffe der abendländischen Philosophie von der Antike bis zur Gegenwart», herausgegeben von Anton Hügli und Poul Lübcke, Reinbek: Rowohlt 1991.

Hauptveröffentlichungen: Organismus und Freiheit. Ansätze zu einer philosophischen Biologie, Frankurt am Main 1973. Das Prinzip Verantwortung. Versuch einer Ethik für die technische Zivilisation, Frankfurt am Main 1979. Macht oder Ohnmacht der Subjektivität?, Frankfurt am Main 1981. Technik, Medizin und Ethik. Zur Praxis des Prinzips Verantwortung, Frankfurt am Main 1985.

Anmerkungen der Herausgeber

1 Am 5. Oktober 1992 wurde die neunzehnjährige Marion Ploch mit einer schweren Schädel-Hirn-Verletzung in die Erlanger Universitätsklinik eingeliefert. Drei Tage später wurde sie aufgrund einer «Hirntod»-Diagnose für «tot» erklärt. Es bestand die Absicht, die Angehörigen um Zustimmung zur Organentnahme zu bitten. Als sich kurz darauf herausstellte, daß Marion schwanger war, projektierten die Ärzte eine fünfmonatige Intensivbehandlung der «Toten» bis zur Entbindung des Kindes. Ihr Behandlungsversuch mußte nach acht Wochen aufgrund eines Spontanaborts abgebrochen werden. (Eine ausführliche Darstellung des Geschehens findet sich in: Gisela Bockenheimer-Lucius/ Eduard Seidler, Hirntod und Schwangerschaft, Stuttgart 1993.) Bei der Rechtfertigung der Entscheidung der Erlanger Ärzte spielte Hans-Bernard Wuermeling eine maßgebliche Rolle. In dem erwähnten FAZ-Artikel (17.10.1992,

S. 9) hatte er dazu ausdrücklich Stellung genommen. Auch sein Brief aus Ginostra war diesem Thema gewidmet.
  2 Hans Jonas, Gegen den Strom. In: ders., Technik, Medizin und Ethik. Zur Praxis des Prinzips Verantwortung, Frankfurt am Main 1985, 224–236, 235
  3 Johannes Hoff/Jürgen in der Schmitten, Tot? In: Die Zeit Nr. 47, 13. November 1992

Hans Jonas hatte sich vorgenommen, seinen Brief an Hans-Bernhard Wuermeling selbst zu redigieren. Dies war ihm nicht mehr möglich. Soweit notwendig, wurde die von Jonas gewünschte Arbeit von den Herausgebern vorgenommen. Die Umwandlung der in den englischen Schreibmaschinen nicht vorhandenen Diphthonge im Sinne der deutschen Konvention sowie die Berichtigung eindeutig unbeabsichtigter Flüchtigkeitsfehler wurden im Text nicht eigens angemerkt. Wir danken Hans-Bernhard Wuermeling für die freundliche Unterstützung bei der Redaktion des Manuskripts.

Einige Gründe, das Hirntodkriterium zu akzeptieren

Dieter Birnbacher

Einleitung

Dieser Beitrag ist erklärtermaßen apologetisch. Ich möchte *für* das sogenannteHirntodkriterium plädieren, nach dem ein Mensch tot ist, wenn seine Gehirnfunktionen vollständig und unumkehrbar ausgefallen sind, und das sowohl in positiv-konstruktiver als auch in negativ-kritischer Richtung. Ich werde einige positive Gründe dafür angeben, das Hirntodkriterium zu akzeptieren, und ich werde einige der Vorbehalte zu zerstreuen suchen, die – von Anfang an und verstärkt in den letzten Jahren – von verschiedenen Seiten und aus unterschiedlichen Gründen gegen die Akzeptabilität dieses Kriteriums vorgebracht worden sind. *Ein* Motiv, sich auf eine solche Apologetik einzulassen, ist dabei ein genuin philosophisches und analytisches: die Überzeugung, daß die von Hans Jonas und anderen vorgebrachten Bedenken zu erheblichen Anteilen nicht auf echte – und als solche vielleicht letztlich nicht auflösbare – Differenzen in weltanschaulichen und ethischen Plausibilitäten zurückzuführen sind, sondern auf Mißverständnisse, die sich durch adäquate Sachinformation, sorgfältige Begriffsklärung und argumentative Transparenz im Prinzip auflösen lassen. Auch wenn es mir nicht gelingen sollte, die dezidierteren Gegner des Hirntodkriteriums zu überzeugen, so ist es doch nicht vergeblich, die Punkte, an denen sich die Wege trennen, so genau wie möglich zu lokalisieren.

Todesdefinition, Todeskriterium, Todeszeichen

Aus naheliegenden praktischen Gründen ist die Medizin zunächst einmal an den *Zeichen* interessiert, an denen der eingetretene Tod erkannt werden kann. Sie hat zu diesem Zweck die Konzeption der «sicheren Todeszeichen» entwickelt – Zeichen, die mit Sicherheit auf den Eintritt des Todes zu schließen erlauben und keinen Zweifel lassen, daß ein Totgeglaubter wirklich tot ist.

Nun ist allerdings «Zeichen» ein ausgeprägt vieldeutiger Begriff. «Zeichen» können eine Fülle ganz verschiedener Rollen übernehmen, unter anderem (um die Unterscheidung von Culver und Gert [1982, Kap. 10] aufzugreifen) die Rolle des *Definitionsmerkmals*, des *Kriteriums* und des operationalen *Tests*. In den meisten Zusammenhängen kommt es auf die Unterschiede zwischen diesen Kategorien von Zeichen nicht an. Erfolg oder Mißerfolg der Arbeit eines Physikers hängt nicht davon ab, ob er in jedem Fall sagen kann, ob die beobachtbaren Phänomene, die er als «Zeichen» für bestimmte andere, unbeobachtbare Ereignisse und Vorgänge ansieht, zu diesen in der Relation eines Definitionsmerkmals, eines Kriteriums oder eines Testverfahrens stehen (beziehungsweise ob sich diese Unterscheidung im jeweiligen Fall überhaupt anwenden läßt). Bedeutsam werden diese Unterschiede jedoch immer dann, wenn – wie im Fall des Hirntodkriteriums – der herkömmliche Kanon von Todeszeichen um ein neues Mitglied erweitert wird und dieses von Anfang an umstritten ist. Denn für die Angemessenheit, Treffsicherheit und Zuverlässigkeit eines Zeichens gelten je nachdem, ob es sich um eine Definition, ein Kriterium oder einen praktischen Test handelt, unterschiedliche Maßstäbe: Von einem *Testverfahren*, das zuverlässig anzeigen soll, ob das jeweils angewendete Kriterium erfüllt ist, wird man erwarten dürfen, daß es nicht nur unter Realbedingungen anwendbar, sondern daß es auch empirisch hinreichend überprüft ist. Ein *Kriterium* (beziehungsweise eine «operationale Definition»), das als Indikator für das Vorliegen der Definitionsmerkmale vertrauenswürdig sein soll, muß dem Stand des Wissens, das heißt der am besten bewährten wissenschaftlichen Theorie entsprechen. *Definitionsmerkmale* dagegen können weder empirisch noch im engeren Sinne wissenschaftlich gerechtfertigt werden, sondern lassen sich – bei etablierten, sprachlich eingeführten Begriffen – allenfalls durch Überlegungen der *Adäquatheit* oder – bei noch nicht etablierten Begriffen – durch pragmatische Gesichtspunkte der theoretischen und praktischen *Zweckmäßigkeit* begründen.

Die Geltungsgründe einer Todes*definition* sind demnach gänzlich andere als die eines Todes*kriteriums*. Während die Gültigkeit eines Todes*kriteriums* letztlich von bestimmten Weltverhältnissen abhängt, hängt die Gültigkeit einer Definition nicht in derselben Weise von der Beschaffenheit der Welt ab und läßt sich nicht in derselben Weise wie Kriterien und Tests wissenschaftlich absichern. Was unter «Tod» verstanden werden soll, ist keine Sache der Erfahrung oder der wissenschaftlichen – oder metaphysischen – Theoriebildung, sondern eine Sache der Festlegung und der Vereinbarung, wenn auch freilich keiner dezisionären oder willkürlichen, sondern einer von Adäquatheits- und Zweckmäßigkeitsüberlegungen motivierten Festlegung. Die wissenschaftliche Erfahrung kann uns immer nur sagen, daß bestimmte Bedingungen vorliegen, sie kann uns aber nicht sagen, mit welchen Begriffen wir diese Bedingungen beschreiben sollen. Während die unseren Tests und Kriterien zugrundeliegenden empirischen Verallgemeinerungen und wissenschaftlichen Theorien wahr und falsch sein können, kann eine Definition jeweils nur sinnvoll oder sinnlos, angemessen oder unangemessen, zweckmäßig oder unzweckmäßig sein.

Angesichts der letztlichen Konventionalität jeder bloßen Definition ist es demnach irritierend, wenn Hans Jonas die Definition des Todes durch den vollständigen und unumkehrbaren Ausfall der Hirnfunktion in seinem bekannten Aufsatz zum Hirntodkriterium als «unsicher» in Zweifel zieht (Jonas 1985, 233), oder wenn – um einen noch extremeren Vertreter dieser Denkrichtung zu zitieren – Ulrich Eibach (1988, 169) *jede* biologische Todesdefinition als Anmaßung kritisiert, «zu wissen, was der Tod *ist*» – so als könne es hinter dem so definierten Tod noch einen «eigentlichen» oder «objektiven» Tod, einen Tod jenseits aller definitorischen Festlegungen geben, der durch eine vorgelegte Definition getroffen oder verfehlt wird. Selbstverständlich lassen sich andere, von der jeweils kritisierten Festlegung abweichende Definitionen vorschlagen.

Aber sie können allenfalls adäquater und zweckmäßiger, nicht aber «sicherer» oder «objektiver» sein. So wichtig wissenschaftliche Befunde für die Beurteilung von Todeskriterien und der zugehörigen Testverfahren sind, so illusorisch wäre es, von der Wissenschaft eine schlechthin «objektive» Definition des menschlichen Todes zu erwarten. Ebenso verfehlt ist es aber auch zu befürchten, unsere Definitionen – sprachliche Festlegungen – könnten mit der Realität des Todes (oder irgendwelchen anderen Realitäten) ernsthaft in Konflikt geraten.

Anders als eine Todes*definition* muß sich die Akzeptabilität eines vorgeschlagenen Todes*kriteriums* empirisch oder zumindest mit Bezug auf gut bestätigte wissenschaftliche Theorien erweisen lassen. Aber auch die Akzeptabilität eines Todeskriteriums ist letztlich keine rein wissenschaftliche Frage. Wer die vorausgesetzte Todesdefinition ablehnt, wird in der Regel auch die entsprechenden Kriterien ablehnen – nicht weil diese wissenschaftlich nicht hinreichend gesichert wären, sondern weil sie etwas anderes anzeigen, als sie seiner Auffassung nach anzeigen müßten. Ein noch so verläßliches Zeichen ist unbrauchbar, wenn es nicht das anzeigt, was einem wichtig ist. In der Tat richten sich die am häufigsten geäußerten Bedenken gegen das Hirntodkriterium nicht gegen die wissenschaftliche Validität des Hirntods als *Kriterium*, sondern gegen die von diesem vorausgesetzte Todes*definition*: Was immer dieses Kriterium anzeigt, es ist nicht der Tod des Menschen. Eine Verteidigung des Hirntodkriteriums (wie hier beabsichtigt) kommt deshalb nicht umhin, sich ein Stück weit auf die Frage einzulassen, was der Tod des Menschen eigentlich *ist*, worin er *besteht*.

Der Tod des Menschen

Bei der Beantwortung der Frage, was der Tod des Menschen ist, sind wir zum Glück nicht darauf angewiesen, den Begriff des Todes ab ovo – und nach zwangsläufig anfechtbaren Zweckmäßigkeitsgesichtspunkten – neu zu konstruieren. Wir können uns vielmehr auf fest verankerte und weithin geteilte begriffliche Intuitionen stützen. Mögen auch in Grenzbereichen – wie bei allen nichtwissenschaftlichen Begriffen – die Konturen des Begriffs in einem gewissen Maße verschwimmen, läßt sich der Kerngehalt des Begriffs doch mit großer Eindeutigkeit durch die folgenden Bestimmungen charakterisieren:

1. Das *Subjekt* des Todes ist das menschliche Individuum als leiblich-seelische Ganzheit, als (in der Regel) bewußtseins- und selbstbewußtseinsfähiges Lebewesen. Damit ist die (von Kurthen et al. 1989 so genannte) «Attributionsfrage» beantwortet, die Frage nach dem Subjekt des Todes. Diese Antwort mag zunächst trivial klingen, erweist sich jedoch als folgenreich, sobald sie mit zwei alternativen Antworten kontrastiert wird: einerseits der Antwort, das Subjekt des Todes sei der menschliche *Körper*, andererseits der Antwort, das Subjekt des Todes sei eine – enger als das menschliche Individuum definierte – *«Person»*. Beide Alternativantworten verabsolutieren Teilaspekte und werden dem in unserer Kultur und unserer Sprache etablierten Begriff des menschlichen Individuums nicht gerecht. Der Mensch ist nicht nur Körper, sondern körperlich-seelische Einheit. Tot oder lebendig zu sein, ist keine Eigenschaft eines menschlichen Körpers, sondern die eines individuellen Menschen. Der ganze Mensch, nicht sein körperlicher Aspekt allein, lebt, wächst heran, altert und stirbt. Mögen auch nicht ausnahmslos alle lebenden Menschen zu Bewußtsein und Selbstbewußtsein fähig sein, so ist doch der Mensch insgesamt nicht nur durch seine körperliche Beschaffenheit, sondern durch die Fähigkeit zu Bewußtsein und Selbstbewußtsein charakterisiert.

Auch der «personale» Aspekt ist nur ein Teilaspekt des Menschen und nicht der ganze Mensch. Der Begriff der Person – soweit er nicht einfach dasselbe bedeutet wie «individueller Mensch» – ist vieldeutig und als Konstrukt der philosophischen, theologischen oder juristischen Fachsprache niemals in gesamtkulturelle Sprech- und Denkweisen übernommen worden. Das gilt sowohl für den *platonisch-metaphysischen* Personbegriff, nach dem die Person als immaterielle Seelensubstanz den Tod des empirischen Menschen überleben (und dann etwa «wiederverkörpert» werden) kann, als auch für einen *kognitivistischen* Personbegriff (wie bei Peter Singer [1984, Kap. 4]), nach dem Anfang und Ende der Person mit Anfang und Ende von Selbstbewußtsein und Denkfähigkeit zusammenfallen, das Erlöschen der Person also lange vor dem Tod des Menschen als leiblich-seelischer Ganzheit eintreten kann. Erst recht gilt dies für einen am Modell der strafrechtlichen Schuldzurechnung orientierten *rechtsphilosophischen* Personbegriff, nach dem ein und derselbe Mensch nacheinander verschiedene – jeweils für verschiedene Handlungen verantwortliche – Personen verkörpern kann (John Locke 1690, Buch 2, Kap. 27). Keiner dieser – zu bestimmten Zwecken konstruierten – Personbegriffe vermag die begriffliche Rolle des Subjekts von Tod und Leben in ihrer primären, nichtmetaphorischen Bedeutung zu übernehmen. Das Subjekt von Leben und Tod in dem für Alltagsdenken und Medizin einzig relevanten Sinn ist der leibhaftige Mensch, nicht der physische Körper, nicht eine seiner kommenden und gehenden Fähigkeiten und auch nicht eine der Erfahrung unzugängliche metaphysische Seelensubstanz.

2. Für den Menschen als leiblich-seelisches Säugetier gibt es nur *einen* Tod. Dies ist einer der Gründe, die eingebürgerte, aber mißverständliche Redeweise vom «Hirntod» in Frage zu stellen. Denn dieser Begriff läßt es so erscheinen, als gebe es nunmehr mehrere Tode («Hirntod», «Herz-Kreislauf-Tod», «klinischer Tod» usw.), was zweifellos ein Mißverständnis wäre: Der vollständige und unumkehrbare Funktionsausfall des Gehirns ist für die Vertreter dieses Kriteriums lediglich ein *weiteres* Kriterium für denselben Sachverhalt Tod, der außerhalb der Intensivstation durch die herkömmlichen Kriterien des irreversiblen Herz-Kreislauf- und Atemstillstands angezeigt wird.

3. Der Tod eines Menschen als leiblich-seelischer Ganzheit bedeutet den irreversiblen Verlust sowohl seiner Bewußtseinsfähigkeit als auch seiner Körperfunktionen, soweit diese von ihm zentral gesteuert werden. Entsprechend der Natur des Menschen und jedes Säugetiers als Bewußtseins- und Körperwesen unterscheiden sich Leben und Tod durch Funktion und Funktionsverlust *zweier* Systeme: des Bewußtseins und des physischen Organismus. Der irreversible Funktionsverlust nur *eines* dieser Systeme reicht nicht aus, einen Menschen tot zu nennen. Ein Mensch im irreversiblen Koma ist nicht tot, mag er auch die Fähigkeit zu bewußtem Erleben und willentlicher Verhaltenssteuerung unwiederbringlich ver-

loren haben. Auch der irreversible Verlust der Integration der Körperfunktionen zu einer Einheit, wie sie faktisch durch das Gehirn ausgeübt wird, würde nicht ausreichen, einen Menschen tot zu nennen, wenn trotzdem ein weiteres Bewußtseinsleben möglich wäre (etwa unter der kontrafaktischen Bedingung, daß dies von der Funktion des Herzens abhinge). Auch in diesem rein spekulativen Fall wäre von den zwei notwendigen Bedingungen des Todes lediglich eine erfüllt.

4. Ein Mensch ist nicht erst dann tot, wenn alle Organe oder Einzelkomponenten seines Organismus zu funktionieren aufgehört haben. Die Grenze zwischen Leben und Tod wird nicht durch den Funktionsausfall einzelner Organe oder Organsysteme markiert, sondern durch den Verlust der Fähigkeit zu ihrer zentralen Steuerung und Integration zu einem Ganzen. Die physische Seite des Todes ist nicht das Aufhören von Lebens- und Wachstumsprozessen in allen Teilen und Subsystemen des Organismus, sondern seine Desintegration als Ganzes. Entscheidend ist dabei nicht, ob der Organismus oder seine Teilsysteme die Fähigkeit verlieren, zentral gesteuert beziehungsweise integriert werden zu können, sondern ob er *selber* fähig ist, diese Steuerungs- und Integrationsleistungen auszuüben. Würden eines Tages Computer entwickelt, die – eine gespenstische Vision – fähig wären, nach Funktionsausfall des Gehirns dessen Integrationsfunktionen zu übernehmen und ihn wie einen lebendigen Menschen agieren zu lassen, würde das an dem Tod des auf diese Weise marionettenhaft von außen gesteuerten Menschen nichts ändern. Zum Vergleich: Ein fahruntüchtig gewordenes Auto wird nicht dadurch fahrtüchtig, daß ein außerhalb angebrachter Motor Antriebsleistung auf seine Räder überträgt.

Meine These ist, daß diese vier Bedingungen bereits im eingespielten und kulturell etablierten Todesbegriff enthalten sind und daß die Gültigkeit des Hirntodkriteriums zwanglos daraus folgt. Um das Hirntodkriterium als gültig zu erweisen, bedarf es keiner – wie auch immer gearteten – pragmatischen Neudefinition des Todes, sondern der Reflexion aufs Vertraute. Ich sage bewußt «Hirntodkriterium» und nicht «Hirntoddefinition», denn es dürfte deutlich geworden sein, daß aus den genannten vier Bedingungen folgt, daß es eine «Hirntoddefinition» ebensowenig geben kann wie eine «Herztoddefinition». Schon deswegen kann weder der «Hirntod» noch der «Herztod» definieren, was der Tod des Menschen *ist*, weil sie sich ausschließlich auf den physischen Organismus und nicht auch auf das menschliche Bewußtseinsleben beziehen. Beide Male handelt es sich um Kriterien statt um Definitionen des Todes. Um es noch einmal zu sagen: Wer das «Hirntodkriterium» akzeptiert, akzeptiert damit keine «Umdefinition» des Todes, sondern läßt lediglich ein weiteres Kriterium für denselben menschlichen Tod gelten, der unter nichtintensivmedizinischen Bedingungen durch das herkömmliche Kriterium des irreversiblen Funktionsverlusts von Herz und Kreislauf angezeigt wird.

Der «Hirntod» als Todeskriterium

Von einer Definition muß man erwarten können, daß sie ihren Gegenstand unter allen denkbaren Bedingungen erfaßt. Für ein Kriterium ist es ausreichend, daß es seinen Gegenstand unter den faktisch bestehenden Bedingungen anzeigt. In einer hypothetischen Welt, in der sowohl die Bewußtseinsfunktionen als auch die Integration und zentrale Steuerung der Körperfunktionen statt vom Gehirn vom Herzen wahrgenommen würden, wäre der Funktionsverlust des Gehirns für sich genommen *kein* akzeptables Todeskriterium, es sei denn, dieser wäre eine notwendige Voraussetzung oder Folge des Funktionsverlusts des Herzens. In der Welt, wie sie tatsächlich ist, verhält es sich jedoch genau umgekehrt: Faktisch ist sowohl die Bewußtseinstätigkeit wie die Integration der Körperfunktionen von der Funktion des Gehirns abhängig. Deshalb sind mit dem vollständigen und unumkehrbaren Ausfall sämtlicher Hirnfunktionen auch die Definitionsbedingungen des Todes – irreversibler Verlust des Bewußtseins und irreversibler Verlust der Integration von Körperfunktionen – erfüllt.

Obwohl also das Hirntodkriterium eine bestimmte Todesdefinition voraussetzt, ist es selbst keine schlichte definitorische Setzung oder begriffliche Innovation, sondern beruht – unter Voraussetzung der oben rekonstruierten Bedeutung von «Tod des Menschen» – auf real bestehenden und wissenschaftlich aufweisbaren anthropologischen Strukturen: Das Gehirn ist dasjenige Organ, das faktisch die Integration der einzelnen Körperfunktionen zum Ganzen des physischen Organismus eines Menschen vornimmt. Zwar zeigt der künstlich beatmete menschliche Körper auch nach irreversiblem Ausfall der Gehirnfunktionen noch Reflexe und einzelne spinal ausgelöste Bewegungen. Diese werden jedoch nicht mehr zu einem Ganzen zusammengefaßt. Analoges gilt für die Bewußtseinsfähigkeit. Ein funktionierendes Gehirn ist eine notwendige (und – worauf es hier nicht ankommt – wohl auch hinreichende) Bedingung von Bewußtseinserlebnissen und -tätigkeiten. Empirische Untersuchungen an Patienten mit Hirnläsionen sowie Experimente mit der selektiven Stimulierung bestimmter Hirnpartien haben jedenfalls ergeben, daß Bewußtsein von dem komplexen Zusammenspiel einer Reihe von Hirnfunktionen abhängt, die ihren Sitz teils in der Großhirnrinde, teils in der Formatio reticularis des Stammhirns haben (vgl. Flohr 1992, 51 ff).

Zurückweisung einiger kritischer Einwände

Der am häufigsten gegen das Hirntodkriterium geäußerte Einwand lautet, es laufe auf eine *Neudefinition* des Todes heraus. Diesen Einwand habe ich oben bereits entkräftet. Vielfach wird er verbunden mit dem weiteren Einwand, es handele sich um eine bloß *pragmatische* Vereinbarung, die letztlich von Interessen – insbesondere dem Interesse an der Verfügung über transplantierbare Organe – geleitet und deshalb zusätzlich fragwürdig sei. Dagegen ist zu sagen, daß die Tatsache, daß ein Kriterium praktischen Interessen entgegenkommt, seine Richtigkeit ebensowenig mindert wie ein technisches Anwendungsinteresse die Richtigkeit einer wissenschaftlichen Theorie. Im übrigen muß man fragen, ob nicht auch die *Ablehnung* des Hirntodkriteriums interessengeleitet ist – etwa von dem Interesse, Todesdefinition und -kriterien so zu modifizieren, daß sie der Anmutungsqualität des künstlich beatmeten Leichnams (nämlich wie ein Lebender zu wirken) besser entsprechen. Aber wenn das oben Gesagte richtig ist, bedarf es des Rückgangs auf irgendwie geartete Interessen von vornherein nicht: Sowohl für das Hirntodkriterium als auch für die ihm zugrundeliegende Todesdefinition existiert eine unabhängige Plausibilitätsbasis. Gleichgültig, aus welchen Interessen das Hirntodkriterium ursprünglich eingeführt worden sein mag, seine inhaltliche Angemessenheit ist dadurch nicht tangiert.

In Frage gestellt wird das Hirntodkriterium zweitens von denen, die den Menschen (beziehungsweise die «Person») im Sinne einer platonisch-metaphysischen Seelenlehre nicht mit dem Säugetier Homo sapiens, sondern mit einer Geistsubstanz gleichsetzen, welche mit dem organismischen und dem Bewußtseinsleben eines Menschen zwar eine temporäre Verbindung eingeht, das Erlöschen des Gehirns und des Bewußtseinslebens jedoch im Prinzip auch überdauern kann und sich eventuell erst geraume Zeit *nach* dem irreversiblen Funktionsausfall des Gehirns «vom Körper trennt» (vgl. z. B. Seifert 1990). Wird diese «Trennung» – wie es die Vertreter dieser Auffassung tun – mit dem Tod gleichgesetzt, fielen also Funktionsausfall des Gehirns und Tod nicht mehr zusammen. – Gegen diese Auffassung ist zu sagen, daß der für sie zentrale Begriff der personalen Geistsubstanz nicht nur hochgradig spekulativ, sondern vor allem auch inhaltlich so unklar ist, daß nicht zu sehen ist, wie der Zeitpunkt, zu dem eine derartige «Seele» den Korper verläßt, zuverlassig bestimmt werden kann. Sollte es tatsächlich so etwas wie eine von allen Hirn- und Bewußtseinsfunktionen unabhängige «Seele» geben, wäre nicht zu sehen, warum diese zwar noch in den Reflexen des künstlich beatmeten Organismus eines Toten gegenwärtig sein sollte (wie Vertreter dieser Position behaupten), nicht aber etwa auch in einem vollständig leblosen Leichnam. Das heißt aber, daß die Annahme oder Nichtannahme der Existenz einer derartigen Geistsubstanz für die Frage nach der Akzeptabilität eines Todeskriteriums gar nicht relevant ist. Leben und Tod einer derartigen «Seele» haben keinen unmittelbaren Bezug zu Leben und Tod eines Menschen.

Ein dritter Einwand lautet, die dem Hirntodkriterium zugrundeliegende Todesdefinition habe die unakzeptable Konsequenz, daß man von einem Menschen nicht sagen könne, er habe bereits als früher Embryo gelebt, da dieser weder über Bewußtseinsfähigkeit noch über eine zentrale Steuerung von Körperfunktionen verfügt. Dem ist entgegenzuhalten, daß sich die Definitionsmerkmale und Kriterien für das Ende des menschlichen Lebens nicht ohne weiteres auf dessen Beginn übertragen lassen. Mit der Antwort auf die Frage nach dem Lebensende ist die schwierige Frage nach dem Lebensbeginn (vgl. Lockwood 1985) nicht präjudiziert.

Die gegenwärtig heftigste Opposition gegen das Hirntodkriterium kommt von der großen Gruppe derer, die die Todeskriterien nicht oder zumindest nicht primär in biologisch-medizinischen Befunden, sondern in *phänomenalen* Merkmalen wie der äußerlich sichtbaren Atmung sehen möchten und den Gedanken eines aufgrund künstlicher Beatmung «atmenden Leichnams» nicht denken können oder wollen. In der Tat unterscheiden sich «lebendige» Leichname, deren Kreislauf maschinell aufrechterhalten wird, äußerlich nicht wesentlich von lebenden Schwerkranken. Aber bloße Eindrücke und spontane Reaktionen sind als Grundlage von Urteilen darüber, ob ein Mensch tot ist oder lebt, unzureichend. Wenn für die Frage nach Leben und Tod nicht das ausschlaggebend wäre, was man *weiß*, sondern was man *sieht*, dann müßte man doch wohl auch einen Lebenden, der lediglich tot *wirkt*, für tot erklären dürfen. Außerdem wäre ein rein phänomenales Kriterium übergebührlich relativistisch und dadurch potentiell interessenabhängig. Ob ein Mensch lebt oder tot ist, kann nicht davon abhängen, ob *andere* ihn als lebendig oder tot sehen oder sehen wollen.

Ethische Konsequenzen

Todesdefinition und Todeskriterien sind nach der hier dargestellten Auffassung weder durch ethische noch durch andere praktische Überlegungen motiviert. Sie können auch von sich aus keine ethischen Postulate begründen. Als fundamentale biologisch-anthropologische Bestimmungen gehen sie jedoch zwangsläufig in alle (unabhängig zu begründenden) ethischen Normen für den Umgang mit Leben und Tod ein und beeinflussen deren praktische Anwendung. Wenn ein Mensch mit dem vollständigen und unumkehrbaren Ausfall der Gehirnfunktionen («Hirntod») tot ist, ist er wie ein Toter, ein Mensch, auf den keines der Todeskriterien (einschließlich des Hirntodkriteriums) zutrifft, wie ein Lebender zu behandeln. Ergeben die Tests, daß das Hirntodkriterium erfüllt ist, darf nicht nur die Behandlung abgebrochen werden, sondern muß sie auch abgebrochen werden, es sei denn, die mit einer Weiterbehandlung verbundene «Störung der Totenruhe» wäre durch ethisch höherrangige Güter wie die Rettung eines anderen Menschen durch Transplantation von Organen gerechtfertigt.

Auch läßt sich von der *anthropologischen* Akzeptabilität oder Nichtakzeptabilität des Hirntodkriteriums nicht unmittelbar auf die *ethische* Akzeptabilität oder Nichtakzeptabilität einer der gegenwärtig kontrovers beurteilten rechtlichen Regelungen zur Organtransplantation – Zustimmungs- versus Widerspruchslösung – schließen. Wie mit dem Toten oder – alternativ – mit dem «noch nicht zu Ende Gestorbenen» umzugehen ist, muß anderweitig begründet werden. Das gilt auch für das praktisch brisante Problem der möglichen Entnahme transplantierbarer Organe bei anenzephalen Neugeborenen: Entgegen der von einigen Autoren vertretenen Auffassung, daß ohne Großhirn geborene Anenzephale einen Sonderfall darstellen, auf den das Hirntodkriterium nicht anwendbar sei, da diese als rein vegetativ existierende Organismen ein «Hirnleben» oder «persönliches Hirnleben» nicht ausbilden könnten (vgl. Beller/Czaia 1988, 17), ist nach der hier vertretenen Auffassung das anenzephale Neugeborene mit vollständigem oder partiellem Stammhirn auch dann, wenn es niemals ein Bewußtseinsleben erreicht, als ein lebender Mensch zu betrachten und entsprechend mit ihm umzugehen. *Wie* mit ihm umzugehen ist, ist dadurch aber nicht abschließend geklärt. Gerade der Fall der Anenzephalie macht das deutlich, denn es ist fraglich, ob die Gründe, die gegen eine Organentnahme bei Anenzephalen sprechen, durch die Frage, ob dieser lebt oder tot ist, überhaupt tangiert werden. Selbst dann, wenn der Anenzephale – entgegen den oben angegebenen Gründen – als tot beurteilt werden dürfte, wäre seine Instrumentalisierung zu ihm fremden Zwecken – als Instrumentalisierung des Schwächsten und Verletzlichsten – ethisch nicht unproblematisch.

Über den Autor

Dieter Birnbacher, geboren 1946 in Dortmund. Studium der Philosophie, der Anglistik und der Allgemeinen Sprachwissenschaft in Düsseldorf, Cambridge und Hamburg. Promotion in Philosophie an der Universität Hamburg 1973. Tätigkeit als Wissenschaftlicher Assistent an der Pädagogischen Hochschule Hannover und als Akademischer Rat an der Universität Essen. Von 1974 bis 1985 Mitarbeit in der Arbeitsgruppe Umwelt Gesellschaft Energie an der Universität Essen. Habilitation 1988. Seit 1993 Professor für Philosophie an der Universität Dortmund. Hauptarbeitsgebiete: Ethik, Angewandte Ethik, Anthropologie.

Hauptveröffentlichungen: Die Logik der Kriterien. Analysen zur Spätphilosophie Wittgensteins, Hamburg 1974. Verantwortung für zukünftige Generationen, Stuttgart 1988. Hg.: Ökologie und Ethik, Stuttgart 1980. Medizin-Ethik, Hannover 1986.

Literatur

Beller, Fritz, K./Kerstin Czaia: Hirnleben und Hirntod. Erklärt am Beispiel des anenzephalen Feten. Bochum 1988 (Medizinische Materialien 17)

Culver, Charles M./Bernard Gert: Philosophy in Medicine. Conceptual and Ethical Issues in Medicine and Psychiatry. New York/Oxford 1982

Eibach, Ulrich: Sterbehilfe – Tötung auf Verlangen? Wuppertal 1988

Flohr, Hans: Die physiologischen Bedingungen des phänomenalen Bewußtseins. Forum für interdisziplinäre Forschung 1/1992, 49–55

Jonas, Hans: Gehirntod und menschliche Organbank: Zur pragmatischen Umdefinierung des Todes. In: H. Jonas: Technik, Medizin und Ethik. Zur Praxis des Prinzips Verantwortung. Frankfurt/M. 1985, 219–241

Kurthen, Martin/Detlef Bernhard Linke/Dag Moskopp: Teilhirntod und Ethik. Ethik in der Medizin 1 (1989), 134–142

Locke, John: An Essay Concerning Human Understanding (1690)

Lockwood, Michael: When Does a Life Begin? In: M. Lockwood (Hg.): Moral Dilemmas in Modern Medicine. Oxford 1985, 9–31

Seifert, Josef: Ist «Hirntod» wirklich der Tod? Diskussionsforum Medizinische Ethik. Wiener Medizinische Wochenschrift 4/1990

Singer, Peter: Praktische Ethik. Stuttgart 1984

Der vollständige und endgültige Hirnausfall (Hirntod) als sicheres Todeszeichen des Menschen

Heinz Angstwurm

1.1

Die Todesfeststellung obliegt auch hierzulande dem Arzt. Ihre Sicherheit hängt nicht von der Antwort auf die Titelfrage des Buches ab «Wann ist der Mensch tot?». Denn ein Zustand kann auch dann sicher nachgewiesen werden, wenn sein Beginn sich nur innerhalb bestimmter Grenzen angeben läßt. Dieser Unterschied zwischen der Feststellung eines Zustandes und der Aussage über seine Dauer zeigt sich jedesmal, wenn eine Leiche aufgefunden wird: Am Tod des betroffenen Menschen besteht kein Zweifel, während sich seine Todeszeit oft nur annähernd ermitteln läßt. Freilich kann eine Leiche je nach den Umständen verschieden lang einem schlafenden oder auch einem bewußtlosen Menschen so sehr gleichen, daß wohl nicht zuletzt deshalb in der Antike der Tod und der Schlaf als Zwillingsbrüder galten. Auch die früheren Mitteilungen von Scheintod und die heutigen Möglichkeiten der Intensivbehandlung einschließlich der fälschlich so genannten Wiederbelebung können zu dem Trugschluß verleiten, die Grenze zwischen Leben und Tod sei fließend, unbestimmt oder verschieblich. Dieser Irrtum kann kaum überschätzbare Schäden anrichten. Deshalb wollen die folgenden Ausführungen die biologisch und damit naturwissenschaftlich-medizinisch eindeutige Grenze zwischen Leben und Tod des Menschen verständlich machen. Daraus ergibt sich auch die Antwort auf die Titelfrage des Buchs: Der Mensch ist dann tot, wenn die naturgegebene Grenze vom Leben zum Tod überschritten ist.

1.2

Schon immer besteht der Tod des Menschen und anderer Lebewesen im Tod des Gehirns. Dieser Sachverhalt blieb jedoch bis in die zweite Hälfte unseres Jahrhunderts zwar nicht unbemerkt, aber weitgehend unbeachtet und praktisch unwichtig. Denn der zugrundeliegende Herzstillstand führt zugleich zum Tod auch der übrigen Organe. Fast ebenso schnell verläuft das Geschehen, wenn der Herzstillstand nicht Ursache, sondern Folge des Hirnausfalls ist.

Mittlerweile kann die Intensivmedizin die Tätigkeit der lebenswichtigen Hirnstammzentren eine Zeitlang ersetzen. Wenn während einer solchen Behandlung das Gehirn abstirbt, bleibt der Tod des Menschen nach außen zunächst verborgen. Denn die Intensivbehandlung einschließlich der maschinellen Beatmung ermöglicht den im Herzmuskel selbst entstehenden Herzschlag und den Kreislauf über den Tod des Menschen hinaus und verhindert so die bekannten Leichenveränderungen wie die Totenflecken und die Totenstarre. Unter diesen Umständen erscheint der tote Mensch nicht als eine Leiche, sondern als ein bewußtloser lebender Mensch.

Daher kann man gut verstehen, daß Außenstehende den vollständigen und endgültigen Ausfall des gesamten Gehirns während einer Intensivbehandlung nur als unwiederbringlichen Verlust eines Organs ansehen, aber nicht ohne weiteres als ein sicheres Todeszeichen des betroffenen Menschen erkennen. Gleichwohl beruht die vielfache Anteilnahme an dieser Unterscheidung kaum allein auf dem bloßen Augenschein, sondern hat vermutlich tiefere allgemeine Gründe, zum Beispiel gegenwärtige Sinn- und Vertrauensfragen an naturwissenschaftliches und damit an medizinisches Denken, die Verunsicherung und Verängstigung durch jede neue technische Möglichkeit mit nicht sogleich völlig überschaubaren Auswirkungen, den Mißbrauch der Medizin und die Beteiligung von Ärzten an Verbrechen der jüngeren Geschichte, kurz: die Sorge um das Wohl und die Würde des Menschen.

Diese Sorge teilen auch die Ärzte, die das Wort, die Medizin verdanke ihre Erfolge den Naturwissenschaften, ihre Menschlichkeit den Geisteswissenschaften, als eine persönliche Aufforderung verstehen und sich deshalb bemühen, die Kenntnis des Hirntods und sein Verständnis als sicheres Todeszeichen des Menschen zu vermitteln. Dabei überzeugt man vielleicht am meisten, wenn man den naturgegebenen Sachverhalt für sich selbst sprechen läßt.

2.
Was das Leben und was der Tod des Menschen ist, kann die naturwissenschaftliche Medizin nicht von sich aus bestimmen. Als Erfahrungswissenschaft geht sie auch für ihre Aufgabe der Todesfeststellung von den vorgefundenen Gegebenheiten aus. Diese zeigen ihr den einzelnen Menschen als einen geistbegabten Organismus. Bei näherer Betrachtung findet sich:

2.1
Das Leben verwirklicht sich in stufenförmig angeordneten Einheiten. Dazu gehören zum Beispiel die Zellen als kleinste Einheiten selbständig möglichen Lebens, aber auch die Organismen – die einzelnen Lebewesen. Die Rangordnung der Lebenseinheiten bringt mit sich, daß die übergeordnete die untergeordneten, aber nicht immer die untergeordnete die übergeordneten Einheiten voraussetzt: Es gibt kein lebendes Organ ohne lebende Zellen und ohne lebende Gewebe; aber Zellen, Gewebe und Organe können wenigstens vorübergehend außerhalb und damit unabhängig von einem Organismus leben.

2.2
Der Tod läßt sich biologisch nur als Verlust der Lebensmerkmale kennzeichnen. Daher unterscheiden sich die Todeszeichen je nach betroffener Lebenseinheit: Ein Organismus endet nicht erst mit dem Tod seiner letzten Zelle. Seine verschiedenen Teile können ihn je nach den Umständen verschieden lang überleben.

2.3
Nur der Organismus ist das Lebe-Wesen selbst. Er ist als übergeordnete Einheit, als das Ganze, etwas Eigenes und nicht nur die bloße Summe seiner Bestandteile. Diese sind nur um seinetwillen da und werden mit ihren einzelnen Tätigkeiten und ihren Wechsel-

beziehungen erst durch die Ordnung vom Ganzen her und durch die Zielsetzung auf das Ganze hin zur Einheit, zum Organismus, zum Lebewesen.

2.4
Die Lebensmerkmale des Organismus hängen bei den höheren Lebewesen, somit auch beim Menschen, von der Hirntätigkeit ab. Sie ermöglicht die:
– Selbständigkeit als Funktionseinheit, als das Ganze (Autonomie als Organismus, als Lebewesen),
– Selbsttätigkeit als Funktionseinheit, als das Ganze (Spontaneität als Organismus, als Lebewesen),
– Abstimmung und Auswahl von Einzeltätigkeiten durch das Ganze als Funktionseinheit (Steuerung des Lebewesens),
– Wechselbeziehung zwischen dem Ganzen als Funktionseinheit und seiner Umwelt (Anpassung und Abgrenzung des Ganzen, des Lebewesens),
– Zusammenfassung der einzelnen Tätigkeiten und ihrer Wechselbeziehungen zum Ganzen als Funktionseinheit (Integration als Organismus, als Lebewesen).

Beim Menschen schließlich ist für sein Leben in dieser Welt das Gehirn die notwendige und unersetzliche körperliche Grundlage für alles, was an ihm geistig ist. Geist meint hier alles, was den Menschen grundlegend von jedem anderen Lebewesen unterscheidet; so verstanden gehören dazu auch die Seele und die Person, wenn und wie auch immer man sie vom menschlichen Geist unterscheidet. Diese Bedeutung des Gehirns hängt nicht davon ab, ob der Mensch (nach der dualistischen Vorstellung) aus Körper und aus Geist wie aus zwei Teilen zusammengesetzt ist, oder (nach der monistischen Auffassung) eine Einheit von Körper und Geist darstellt. Denn in dieser Welt kann der Geist, kann die Seele, kann die Person nicht ohne Gehirn wirken.

3.
Der einzelne Mensch verliert demnach durch den Tod seines Gehirns die Merkmale seines Daseins als geistbegabter Organismus.

3.1

Hirntod besagt zunächst, daß das gesamte Gehirn abgestorben ist, während die Intensivbehandlung einschließlich der maschinellen Beatmung die Herz- und die Kreislauftätigkeit im übrigen Körper noch eine Zeitlang aufrechterhält. Man kann den Hirntod entweder von seiner Entstehung oder von seinen am Krankenbett feststellbaren Befunden oder von seinen Gewebebefunden bei der inneren Leichenschau her beschreiben und begrifflich bestimmen als Ausfall der Hirndurchblutung infolge Drucksteigerung in der Hirnschädelhöhle oder als vollständigen und endgültigen Ausfall der gesamten Hirntätigkeit oder als Tod des Hirngewebes. Daraus ergeben sich aber weder zusätzliche Erkenntnisse noch unauflösliche Widersprüche. So kann die Hirntätigkeit schon vor dem völligen Stillstand des Hirnkreislaufs erlöschen. Entscheidend ist allein: Die Begriffsbestimmung des Hirntods enthält nur die Krankheitserscheinungen. So gesehen ist sie naturgegeben und schon deshalb nicht nach wechselndem Bedarf veränderlich. Der Hirntod ist eindeutig unterschieden und unterscheidbar von allen anderen Schäden, Krankheiten und Fehlbildungen des Gehirns mit nur teilweise fehlender und auch von allen Zuständen mit nur vorübergehend fehlender Hirntätigkeit einschließlich der entsprechenden Entwicklungszeit im Mutterleib.

3.2

Biologisch ist mit dem vollständigen und endgültigen Ausfall der gesamten Hirntätigkeit die selbständige, selbstbestimmende, aus inneren Gründen selbsttätige Lebenseinheit und Lebensordnung des Organismus verloren, das Lebewesen zu Ende gegangen.

Anthropologisch fehlt dem Menschen, dessen Hirntätigkeit vollständig und endgültig ausgefallen ist, die in dieser Welt notwendige und unersetzliche körperliche Grundlage für alles Geistige. Ein solcher Mensch kann nie mehr eine von außen oder aus seinem Inneren kommende Wahrnehmung oder Beobachtung machen, verarbeiten und beantworten, nie mehr einen Gedanken fassen, verfolgen und äußern, nie mehr eine Überlegung anstellen und mitteilen, nie mehr eine Gemütsbewegung spüren und zeigen, nie mehr eine Entscheidung treffen.

4.
Wie bisher gibt es nur einen Tod des Menschen. Er kann ausschließlich vom betroffenen Menschen her bestimmt werden. Der Todesbegriff hat sich nicht dadurch geändert, daß sich der Tod des Menschen seit der maschinellen Beatmung und seit der Entwicklung der Intensivbehandlung durch den isolierten vollständigen und endgültigen Hirnausfall zeigen kann.

Gegen dieses Todeszeichen wurde und wird eingewendet:
 a. Zum Menschsein gehöre der ganze Körper, nicht nur das Gehirn.
 b. Die Seele und die Person seien nicht auf die Hirntätigkeit einzuengen.
 c. Nur das Geistige unterscheide den Menschen von allen anderen Lebewesen: Fehle dieses Merkmal, sei der Mensch tot.
 d. Wenn der völlige und endgültige Hirnausfall ein Todeszeichen des Menschen darstelle, beginne das menschliche Leben erst mit der Hirnentwicklung.
 e. Der vollständige und endgültige Ausfall des gesamten Gehirns sei als Todeszeichen des Menschen «verabredet» worden, um möglichst früh im Verlauf des Sterbevorgangs Organe für Transplantationen entnehmen zu können.

Zu a: «Zum Menschen gehöre der ganze Körper, nicht nur das Gehirn»:
 Im Zusammenhang des vollständigen und endgültigen Hirnausfalls als Todeszeichen des Menschen besagt «Ganzheit» Lebens-Einheit als das Ganze, als Organismus, nicht aber ganzer Körper als Summe aller Teile, sondern als einheitliche Tätigkeit des Lebewesens Mensch. Entscheidend ist vor allem, daß die über den vollständigen und endgültigen Hirnausfall hinaus von außen lebend erhaltenen Körperteile nicht mehr als selbständige und selbsttätige Einheit zusammenwirken können. Die entsprechenden Merkmale des Organismus zeigen sich beim Menschen wie bei den gleichartig eingerichteten Lebewesen nur durch die Hirntätigkeit. Auch das Rückenmark kann sie nicht zustande bringen.
 In diesen Zusammenhang gehört auch die menschlich so ver-

ständliche und doch irrige Vorstellung, eine über den nachgewiesenen Hirntod hinaus fortbestehende Schwangerschaft zeige, daß die Frau noch lebe. In Wahrheit und Wirklichkeit hängt unter intensivmedizinischen Bedingungen das Reifen des neuen Lebens im Mutterleib nicht mehr entscheidend vom Leben der Mutter ab.

Zu b: «Die Seele und die Person seien nicht auf die Hirntätigkeit einzuengen»:
Personale und seelische Lebensäußerungen des Menschen gibt es in dieser Welt nicht ohne Hirntätigkeit. Der Satz, der Tod bestehe in der Trennung von Leib und Seele, wurde weder vom Lehramt der Kirche noch in einem Konzilstext festgesetzt.

Zu c: «Nur das Geistige unterscheide den Menschen von allen anderen Lebewesen: Fehle dieses besondere Merkmal, sei der Mensch tot»:
Der Mensch ist eine leiblich-seelische Einheit und daher trotz des «Erlöschens» seines Geistes und selbst im Zustand anhaltender Bewußtlosigkeit («irreversibles Koma») so lange nicht tot, wie er als biologischer Organismus lebt. Schon deshalb – und von allem anderen abgesehen – können verschiedene Zustände von «Teilhirntod» kein sicheres Todeszeichen des Menschen darstellen, zumal entsprechende Überlegungen auf Wertungen des menschlichen Lebens und nicht auf naturwissenschaftlich-medizinischen Sachfeststellungen beruhen. Auch Kinder mit schweren Entwicklungsstörungen und mit im Mutterleib durchgemachten Erkrankungen und Schäden des Großhirns sind nicht schon deshalb tot, weil sie kein Geistesleben erreichen können, sondern erst nach dem vollständigen und endgültigen Ausfall ihres restlichen Gehirns oder nach dem unwiderruflichen Stillstand ihres Herzens.

Zu d: «Wenn der völlige und endgültige Hirnausfall ein Todeszeichen des Menschen darstelle, beginne das menschliche Leben erst mit der Hirnentwicklung»:
Die naturwissenschaftlich-medizinischen Gegebenheiten des Anfangs und des Endes menschlichen Lebens lassen sich nicht

ohne weiteres aufeinander übertragen oder austauschen. Dem sich entwickelnden Kind fehlt die Hirntätigkeit nicht endgültig, sondern nur vorübergehend. Wenn aber das Gehirn abgestorben ist, kann es nie mehr auch nur eine seiner Tätigkeiten aufnehmen.

Zu e: «Der vollständige und endgültige Ausfall des gesamten Gehirns sei als Todeszeichen des Menschen ‹verabredet› worden, um möglichst früh im Verlauf des Sterbevorgangs Organe für Transplantationen entnehmen zu können»:

Todeszeichen sind naturgegeben und können daher naturwissenschaftlich nicht «verabredet» oder «eingeführt» werden. Selbst wenn das immer wieder einmal entsprechend zitierte Harvard-Komitee etwas Derartiges beabsichtigt haben sollte, besagte dies nichts darüber, ob der vollständige und endgültige Ausfall des gesamten Gehirns ein Todeszeichen des Menschen oder nur den Verlust eines Organs darstellt. Denn ob eine Sachaussage richtig oder falsch ist, hängt von ihrem Inhalt und ihrer Überprüfung ab, nicht von den Beweggründen dessen, der sie ausspricht. Auch eine Nutzanwendung belegt oder widerlegt nicht die Richtigkeit einer Erkenntnis.

Der Tod kann erst dann festgestellt werden, wenn er eingetreten ist. Der Zeit-Punkt des Todeseintritts wurde und wird nicht dadurch verschoben, daß der bereits eingetretene Tod jetzt durch den völligen und endgültigen Ausfall des gesamten Gehirns früher als bisher nachgewiesen werden kann. Daß verschiedene Körperteile erst nach dem Tod des Menschen absterben, ist lange bekannt, erfordert aber beim Sprechen vom «Sterbevorgang» eine sorgfältige Unterscheidung zwischen dem Sterben des Menschen und dem Sterben seiner einzelnen Körperteile.

5.
Der vollständige und endgültige Ausfall des gesamten Gehirns stellt als krankhafter körperlicher Befund einen naturwissenschaftlich-medizinischen Sachverhalt und als sicheres Todeszeichen des betroffenen Menschen eine Folge der Begriffsbestimmung des Menschen dar, nicht aber eine ethische Frage. Wer den völligen und endgültigen Hirnausfall nicht als Todeszeichen des Menschen

hinnehmen kann, hat den selbstverständlichen Anspruch auf die Achtung, die jeder Überzeugung gebührt, muß aber doch auch die Frage nach seiner Begriffsbestimmung des Menschen in dieser Welt und nach der davon abhängigen Begriffsbestimmung des Todes des Menschen beantworten.

Wenn auch der vollständige und endgültige Ausfall der gesamten Hirntätigkeit als sicheres Todeszeichen des Menschen keine ethische Frage darstellt, so ergeben sich daraus gleichwohl ethische Folgerungen für den Umgang der lebenden mit den toten Menschen. Über den Körper eines Menschen, dessen Tod nach den wissenschaftlich allgemein anerkannten Regeln und Verfahren nachgewiesen ist, kann nicht nach Belieben verfügt werden, sondern nur nach Recht und Sitte, unabhängig davon, daß sie sich im Lauf der Zeit ändern und nicht überall auf der Welt dasselbe besagen.

6.
Fragen nach dem Sterben und nach dem Tod sind so sehr zu medizinischen und zu ärztlichen Aufgaben geworden, daß der französische Historiker Philippe Ariès in seiner Geschichte des Todes im Abendland von einer «Medikalisierung des Todes» in den letzten etwa 150 Jahren sprechen kann. Diese Bezeichnung gilt erst recht für den Tod auf der Intensivstation und für das nur unter intensivmedizinischen Bedingungen deutlich erkennbare Todeszeichen des vollständigen und endgültigen Hirnausfalls. Und doch wird gerade in diesem Zusammenhang besonders deutlich, daß wir dem Tod nicht entrinnen können. Der Arzt und seine Mitarbeiter brauchen den Rat und die Unterstützung von Geisteswissenschaftlern und Seelsorgern bei allen mit dem Tod verbundenen menschlichen, philosophischen und theologischen Fragen, die zunächst auf sie zukommen. Gemeinsam ist uns allen die Aufgabe gestellt, nach Möglichkeit den Menschen zu helfen.

Über den Autor

Heinz Angstwurm, geboren 1936 in München, humanistisches Gymnasium an der Benediktiner-Abtei Ettal. Studium der Medizin in München. Ausbildung zum Arzt für Neurologie und Psychiatrie an der Universitäts-Nervenklinik München. Universitätsprofessor für Neurologie, tätig als Oberarzt an der Neurologischen Klinik der Universität München, Klinikum Großhadern.

Das Hirntodproblem aus der Sicht der Hirnforschung

Gerhard Roth und Ursula Dicke

Der Stillstand von Herztätigkeit und Atmung galt früher als sicheres Anzeichen für den Tod. Dieses Kriterium wurde stark relativiert durch die großen Fortschritte in der Intensivmedizin, die eine Wiederbelebung (Reanimation) noch nach minutenlangem Kreislauf- und Atemstillstand herbeiführen kann. Deshalb hat sich die Diskussion um ein verläßliches Todeskriterium auf dasjenige Organ verlagert, welches hinsichtlich einer Wiederbelebung am kritischsten ist, nämlich das Gehirn. Es wird nach Ausfall der Sauerstoffversorgung für nur wenige Minuten bereits irreversibel geschädigt. Zuerst fallen die Prozesse der Hirnrinde (Neocortex) aus (corticaler Tod, *Teilhirntod*), dann diejenigen des Hirnstamms (*Ganzhirntod*). Zur Lokalisation der verschiedenen Hirnareale siehe die Grafiken auf Seite 61–67. Da der Hirnstamm wesentliche Funktionen bei der Regulation von Kreislauf und Atmung besitzt, wird der Hirntod als verläßliches Todeskriterium angesehen. Hingegen können Organe wie Leber, Niere und Herz bei Ausfall der Sauerstoffversorgung (Anoxie) noch nach vielen Minuten bis zu Stunden wiederbelebt werden. Zellen einiger Gewebe, zum Beispiel Haut, Knochen und Bindegewebe, können ohne besondere Maßnahmen Stunden oder gar Tage überleben, Aufbewahren von Geweben oder ganzen Organen in Nährlösung oder bei tiefen Temperaturen können deren Überlebenszeiten weiter ausdehnen.

Seit einiger Zeit wird versucht, das Ganzhirntod-Kriterium durch das Teilhirntod-Kriterium zu ersetzen, unter anderem im Zusammenhang mit der Möglichkeit, bei Patienten mit einem corticalen Tod Organe «lebensfrisch» zu entnehmen. Dieses Todeskriterium wird damit begründet, daß «der Tod des Menschen als Person oder Individuum bereits dann gegeben [ist], wenn die für die höheren Funktionen des Gehirns wie Kognition, Denken und bewußtes Erleben verantwortlichen Strukturen und Zentren des Großhirns irreversibel ausgefallen sind» (Buchhorn, 1991).

Wir wollen in diesem Artikel zu folgenden Fragen Stellung nehmen: 1. Ist das Gehirn die entscheidende Instanz für die Aufrechterhaltung des biologischen Lebens des Menschen? 2. Ist der Ausfall des Hirnstamms ein geeignetes Kriterium für eine an den Vitalfunktionen des Organismus orientierte Todesdefinition? 3. Ist es gerechtfertigt, das Menschsein an die Gegenwart bewußter kognitiver Leistungen oder Zustände zu binden? 4. Ist die Zerstörung des Neocortex als Kriterium für den Verlust aller bewußten kognitiven Leistungen geeignet?

Zur ersten Frage. Die Gleichsetzung von Tod und Hirntod bedeutet, daß der Mensch im biologischen Sinne nur so lange lebt, wie sein Gehirn lebt. Eine solche Gleichsetzung ist problematisch, denn sie suggeriert, das Gehirn trüge gegenüber den anderen Organen etwas Besonderes zum Leben bei. Dies ist nicht der Fall. Die Definition von «Leben» hat die abendländische Philosophie und Wissenschaft seit zweieinhalb Jahrtausenden beschäftigt. Der Vitalismus, also die Annahme, es gebe einen spezifischen «lebendmachenden» Stoff oder ein entsprechendes Prinzip («Lebenskraft», «élan vital» usw.), gilt heute als endgültig überwunden. Alle Lebewesen, auch der menschliche Körper, bestehen nach heute herrschender Meinung «aus nichts anderem als» Molekülen, und die Lebensprozesse gehorchen ausnahmslos physikalischen und chemischen Gesetzen. Leben wird als «Systemeigenschaft» verstanden (Penzlin, 1991), als das Resultat der Interaktion von spezifischen Komponenten auf verschiedenen funktionalen Ebenen, wobei die Interaktion von Makromolekülen wie Nucleinsäuren, Aminosäuren, Fettsäuren, Kohlehydrate die unterste und Interaktionen von Organen (Leber, Niere, Gehirn, Herz usw.) als die oberste funktionale Ebene angesehen wird. Aus biologisch-systemtheoretischer Sicht wird die Fähigkeit zur *Selbstherstellung* und *Selbsterhaltung* eines Organismus auf der Basis dieser Interaktionsweisen als Charakteristikum für «Leben» verstanden (An der Heiden et al., 1985; Roth, 1986). Nach dem von den chilenischen Biologen Maturana und Varela vertretenen Konzept der *Au-*

topoiese (das auf ältere Vorstellungen zurückgeht) besteht die «Organisation des Lebendigen» darin, daß die einzelnen biologischen Komponenten (Moleküle, Gewebe, Organe) sich dadurch selbst herstellen und erhalten, daß sie zur Herstellung und Erhaltung aller anderen biologischen Komponenten beitragen (Maturana, 1982). Mit anderen Worten: das Herz erhält sich dadurch, daß es zur Erhaltung von Leber, Niere, Gehirn usw. beiträgt, und dies gilt umgekehrt jeweils für Leber, Niere, Gehirn usw. Leben ist somit eine «emergente Eigenschaft» der Interaktion physikalisch-chemischer Komponenten im autopoietischen Netzwerk. Leben hört auf, wenn das Netzwerk der gegenseitigen Herstellung und Erhaltung zusammenbricht, und dies ist der Fall, wenn ein konstitutives Organ ersatzlos ausfällt.

Aus dieser einfachen und zugleich sehr brauchbaren Definition von Leben folgt, daß die Organe «arbeitsteilig» zum Leben beitragen und daß Leben dann nicht bedroht ist, wenn einzelne Organe ersetzt oder ihre Funktionen kompensiert werden können. Aus biologischer Sicht gibt es oberhalb des zellulären Niveaus keine absolut feste «Grundausstattung» der autopoietischen Organisation. Zum Beispiel haben zahlreiche vielzellige Lebewesen auf dieser Welt kein Gehirn, kein Herz und keine Lunge, und auch Landwirbeltiere wie die tropischen Salamander kommen ohne Lungen aus (sie atmen statt dessen mit der Haut). Viele parasitisch lebende Tiere haben auf Organe, die für andere Tiere lebenswichtig sind, «verzichtet» und «benutzen» statt dessen diejenigen ihrer Wirte.

Das Gehirn ist innerhalb des autopoietischen Netzwerks ein Organ wie jedes andere und deshalb *im Prinzip* ersetzbar oder entbehrlich. In der Tat gibt es viele Lebewesen, bei denen im Laufe ihres evolutiven Übergangs von freibeweglicher zu seßhafter Lebensweise das Gehirn (das heißt ein zentrales neuronales Koordinationszentrum) abgebaut und ihr übriges Nervensystem und ihre Sinnesorgane radikal vereinfacht wurden (Bullock und Horridge, 1965).

Die erste Frage, ob das Gehirn die entscheidende Instanz für die Aufrechterhaltung des biologischen Lebens des Menschen ist, ist eindeutig zu verneinen.

Zur zweiten Frage. Beim Gehirn beziehungsweise dem Nervensystem können wir grob zwei Funktionen unterscheiden, eine *vegetative* und eine *somatische* Funktion. Die Leistungen des somatischen Nervensystems umfassen die Aufnahme von Sinnesreizen, ihre Verarbeitung mit internen neuronalen Zuständen und die Steuerung des Bewegungsapparats, allgemein gesagt die Erzeugung überlebensfördernden Verhaltens. Das vegetative Nervensystem dagegen umfaßt die neuronale Kontrolle des «internen Milieus», das heißt die Steuerung und Beeinflussung der Tätigkeit der Organe im Zusammenhang mit Atmung und Kreislauf, Schlafen und Wachen, Stoffwechsel, Hormonhaushalt, Verdauung, Ausscheidung und Geschlechtsfunktionen. Diese Funktionen werden von Zentren im Hirnstamm (Verlängertes Mark, Brücke, Mittelhirn) und im Hypothalamus des Zwischenhirns über die vegetativen Systeme des Rückenmarks (sympathisches und parasympathisches System) ausgeführt. Ein Ausfall dieser vegetativen Zentren des Hirnstamms und des Hypothalamus führt zum Zusammenbruch der eben genannten Funktionen und damit des Lebens. Insofern ist der Hirnstamm ein lebensnotwendiges Organ. Dies trifft aber auch auf das Herz und andere Organe zu. Ausfälle bestimmter Hirnstammfunktionen lassen sich durch elektrische Stimulation vorübergehend beheben. Es ist möglich, Patienten, deren Hirnstamm irreversibel zerstört ist, durch künstliche Beatmung und Nährstoffversorgung über längere Zeit «am Leben» zu erhalten.

Akzeptiert man die oben gegebene Definition von Leben, dann muß man die zweite Frage, ob der Ausfall des Hirnstamms ein an den Vitalfunktionen des Organismus orientiertes Todeskriterium ist, verneinen.

Zur dritten Frage. Das Teilhirntod-Kriterium, das heißt der irreversible Ausfall der für kognitive Funktionen des Gehirns verantwortlichen Strukturen und Zentren der Hirnrinde, stützt sich auf Annahmen, die nach Kenntnis der modernen Hirnforschung, insbesondere der vergleichenden Neuroanatomie und der kognitiven Neurobiologie, teils höchst problematisch und teils falsch sind. Es wird hierbei davon ausgegangen, daß eine menschenwürdige Existenz von dem Funktionieren der Großhirnrinde abhängt, da diese die für den Menschen charakteristischen «kognitiven» und «geistigen» Leistungen hervorbringe.

Dieses Konzept vom corticalen beziehungsweise kognitiven Tod krankt vor allem daran, daß es keine einheitliche Definition von «kognitiv» oder «kognitiven Leistungen» gibt. Einige Autoren haben einen sehr weiten Begriff von Kognition und verstehen unter «kognitiv» die Interaktion von Organismen (mit oder ohne Nervensystem) mit ihrer Umwelt (Maturana, 1982). Diese Definition ist viel zu weit und setzt praktisch Leben mit Kognition gleich (dazu Roth, 1987). Andere Autoren verwenden diesen Begriff sehr eng und verstehen darunter «algorithmisch-logische Symbolverarbeitung» (Anderson, 1990). Eine solche Definition steht unter dem Einfluß des «Computer-Paradigmas» für die Hirnleistungen und der daraus resultierenden, in den USA sehr einflußreichen «Computational Theory of Mind» (Fodor, 1975, 1983). Es hat sich ironischerweise gezeigt, daß viele von Philosophen und Psychologen als «hochkognitiv» angesehene Funktionen wie Schachspielen, Klassifizieren, Problemlösen, mathematische Beweisführungen oder medizinische Diagnosen viel besser von Computerprogrammen geleistet werden können als von menschlichen Gehirnen. Im Gegensatz dazu stellen im Zusammenhang mit Leben und Überleben «routinemäßige» sensomotorische Leistungen wie gezielte Willkürmotorik, Handgebrauch, Sprechen und Blicksteuerung Höchstleistungen des Gehirns und des Körpers dar, in deren Dienst die sogenannten kognitiven Funktionen stehen.

Die dritte Frage ist deshalb zu verneinen. Es ist nicht gerechtfertigt, das Menschsein an die Gegenwart bewußter kognitiver Leistungen oder Zustände zu binden.

Zur vierten Frage. Üblicherweise wird angenommen, der Neocortex bringe Geist und Bewußtsein hervor und sei deshalb der am «höchsten» organisierte Gehirnteil. Interessanterweise geht diese Meinung geradewegs zurück auf die seit dem Altertum vorherrschende Ventrikellehre, die das vernünftige Denken in den Großhirnventrikeln ansiedelte (Grüsser, 1990), von der sich die Neuroanatomen des vorigen und auch noch unseren Jahrhunderts haben leiten lassen. Auch ist die Meinung noch weit verbreitet, der menschliche Neocortex sei evolutiv besonders spät entstanden, er sei im Wirbeltiervergleich etwas Besonderes und müsse deshalb mit den spezifisch menschlich-kognitiven Leistungen ursächlich zu tun haben. Dies ist jedoch nicht zutreffend. Nicht nur haben verschiedene Wirbeltiergruppen wie Knorpelfische, Knochenfische und Vögel einen großen und komplex (wenn auch anders gebauten) Neocortex (Roth und Wullimann, 1994), sondern der Neocortex des Menschen ist nichts Besonderes und unterscheidet sich kaum vom Neocortex der Affen und der meisten anderen Säugetiere (Creutzfeldt, 1983). Überdies liegt der Neocortex des Menschen weder relativ zur Hirngröße noch absolut gesehen im Wirbeltiervergleich an der Spitze, wie häufig behauptet wird.

Zu bedenken ist auch, daß der Cortex von seiner zellulären Organisation (Cytoarchitektur) her sehr einfach aufgebaut ist und keinerlei Merkwürdigkeiten in sich birgt. Das scheinbare Paradoxon, daß es gerade dieser Teil des menschlichen Gehirns sein sollte, aus beziehungsweise in dem «Geist» und «Bewußtsein» entstehen, trieb manche «Neurophilosophen» in die Arme des Dualismus. Nach neuer Theorie der funktionalen Organisation des Cortex ist es aber gerade seine cytoarchitektonische Einfachheit, welche die Grundlage seiner spezifischen Leistungen ist. Diese besteht zum einen darin, die verschiedenen sensorischen, zentralen und motorischen Erregungszustände der subcorticalen Zentren in das gleiche «Datenformat» zu bringen und damit ihre Verarbeitung zu erleichtern (was allerdings auch andere Hirnzentren wie das Tectum des Mittelhirns oder das Kleinhirn können). Zum anderen kann der Cortex als ein nahezu unendlicher und sehr plastischer Gedächtnisspeicher angesehen werden (Braitenberg und Schüz, 1991). Jedoch hängt, wie die Neuroanatomie der vergangenen Jahre in eindrucksvoller Weise gezeigt hat, der Neocortex mit den sogenannten allocorticalen und subcorticalen Zentren des Großhirns (Basalganglien, Amygdala, Septum, Hippocampus usw.) und den Zentren des Zwischenhirns und des Hirnstammes aufs engste zusammen. Der Neocortex kann nichts von seinen Leistungen vollbringen ohne den Rest des Gehirns, gleichgültig ob es um Wahrnehmung, Gedächtnis, Denken, Bewußtsein, Sprache, Handlungsplanung und motorische Steuerung geht (Nieuwenhuys et al., 1991). Jedoch können viele sogenannte kognitive Leistungen bei Ausfall corticaler Zentren im Kindesalter oder bei einer Unterentwicklung des Cortex (zum Beispiel beim Hydrocephalus) von subcorticalen Regionen ganz oder zumindest teilweise übernommen werden.

Hinsichtlich des Zustandekommens und der Funktion von Bewußtsein hat es in jüngster Zeit einen großen Erkenntnisfortschritt gegeben (Flohr, 1990). Es scheint uns nur dasjenige bewußt zu sein, was in irgendeiner Weise die Mitwirkung des Cortex umfaßt, auch wenn keineswegs alles, was im Cortex abläuft, uns bewußt ist. Vielmehr scheinen nur Prozesse, die in den sogenannten assoziativen Arealen des Scheitel-, Schläfen- und Stirnlappens ablaufen, von Bewußtsein begleitet zu sein. Der Cortex ist aber nicht der «Produzent» von Bewußtsein. Vielmehr ist für das Entstehen von Bewußtsein eine spezifische Interaktion corticaler mit subcorticalen Zentren nötig. Zu letzteren gehören insbesondere Strukturen des Hirnstamms (zum Beispiel Kerne der retikulären Formation), Teile des Thalamus und subcorticale telencephale Zentren (zum Beispiel basales Vorderhirn) im Verein mit dem limbischen System (Amygdala, Septum usw.) und dem Gedächtnissystem (Hippocampus). Die Kerne der retikulären Formation des Hirnstamms, also einer bisher als «niedrig» angesehenen Hirnregion, kontrollieren zum einen den allgemeinen Wachheits- und Aktivitätszustand des Cortex, zum anderen teilen sie ihm mit, was bei den wahrgenommenen Sinnesreizen neu oder wichtig oder neu und wichtig ist, und zwar in «Zusammenarbeit» mit dem Hippocampus (Nieuwenhuys et al., 1991; Kolb und Wishaw, 1990).

Daß uns nur assoziative corticale Prozesse bewußt sind, hat mit der Tatsache zu tun, daß der Cortex der Ort ist, an dem unter Einfluß der genannten nichtcorticalen Zentren neue sensorischmotorische Nervenschaltungen erzeugt werden, und zwar dann, wenn das subcorticale Aufmerksamkeits- und Bewertungssystem festgestellt hat, daß für irgendeine sensorische oder motorische Aufgabe keine «Routineschaltung» vorliegt. Dieser Prozeß benötigt außerordentlich viel Sauerstoff und Stoffwechselenergie (Glucose), und aus diesem Grund ist der Cortex am empfindlichsten gegenüber Sauerstoffmangel.

Das allermeiste, was wir in unserem täglichen Leben tun, ist nur wenig oder gar nicht von Bewußtsein und Aufmerksamkeit begleitet, oder Bewußtsein ist hierfür keine notwendige Bedingung. Dies gilt unabhängig von der Wichtigkeit oder Kompliziertheit dieser Leistungen, zum Beispiel im motorischen Bereich. Im Gegenteil, je komplizierter die Aufgabe, desto störender ist bewußte Aufmerksamkeit (man versuche einmal, bewußt und auf das Detail konzentriert Fahrrad oder Auto zu fahren oder Klavier zu spielen). Nur bei Dingen, die unserem Gehirn (aus irgendeinem Grund) *neu* und gleichzeitig hinreichend *wichtig* sind, werden Bewußtsein und Aufmerksamkeit notwendig.

Wir tendieren zu einer Überschätzung des Cortex und der Rolle des Bewußtseins, weil das Erleben unseres eigenen Ichs mit diesem Bewußtsein aufs engste verbunden ist, und wir nehmen fast natürlicherweise an, dieser Bewußtseinszustand sei die höchste regulatorische Instanz in unserem Gehirn. Dies ist jedoch eine Selbsttäuschung. Unser Handeln wird weit weniger von unseren Überlegungen und Planungen bestimmt, als wir annehmen. Wenn man begründetermaßen von «höchsten Hirnzentren» sprechen will, so muß man in erster Linie diejenigen Gehirnzentren nennen, die Bewußtsein, Gefühle, Gedächtnis und Aufmerksamkeit tatsächlich steuern, und dies sind das sogenannte limbische System, der Hippocampus, Teile des Thalamus und die retikuläre Formation des Mittelhirns und des Verlängerten Marks, also überwiegend nichtneocorticale Hirngebiete. Diese interagieren mit dem Neocortex zum Zweck der Verhaltenssteuerung und Handlungsplanung. Der Neocortex ist also nur ein Teil im Interaktionsnetz des Gehirns zum Zweck der Wahrnehmung und Verhaltenssteuerung. Vor diesem Hintergrund ist es nicht gerechtfertigt, den Neocortex als den Sitz des «Eigentlich-Menschlichen» anzusehen. Ein corticozentrisches Weltbild ist neurobiologisch nicht gerechtfertigt.

Man kann nun argumentieren, ein Leben ohne «spezifisch corticale» kognitive Zustände sei zwar nicht gleichbedeutend mit dem Tod, sei aber menschenunwürdig, da nicht kognitiv. Die Gefährlichkeit eines solchen Arguments ist offensichtlich, denn was menschenunwürdig ist, hängt dann davon ab, was man für kognitiv hält und dementsprechend im Cortex ansiedelt. Wer zum Beispiel nicht mehr logisch denken oder sprechen kann (beides unterstellte kognitive corticale Funktionen), ist danach nicht lebenswert. In Zeiten der strikten Hirnlokalisierungstheorie (Phrenologie), aber

Das Hirntodproblem aus der Sicht der Hirnforschung ——————— 59

auch in späteren Zeiten, zählte man «Sittsamkeit», «Gottesfurcht» und «Liebe zum Vaterland» zu den höchsten geistigen Zuständen mit corticalem Sitz.

Es dürfte nach alledem klar sein, daß das Konzept des corticalen oder kognitiven Todes unbrauchbar ist, weil es von einem falschen corticozentrischen, hierarchischen Hirnkonzept ausgeht, geleitet vom Bestreben, zum Zweck der Organentnahme einen möglichst frühen Todeszeitpunkt erreichen zu können. Viele Funktionen, die man als menschlich ansieht, sind ohne Cortex möglich, und bei einer frühontogenetischen Unterentwicklung des Cortex kann ein Gehirn oft subcortical alle menschlichen kognitiven Funktionen entwickeln. Auch müssen wir davon ausgehen, daß Wesen mit komplexen Gehirnen (Tintenfische, Vögel, Fische), die keine dem menschlichen Cortex direkt entsprechende Hirnstruktur besitzen, durchaus einige dem Menschen vergleichbare kognitive Leistungen hervorbringen. Es steht uns nicht zu, diesen Wesen ein lebenswertes Leben abzusprechen.

Über die Autoren

Gerhard Roth, geboren 1942 in Marburg, Studium: 1963 bis 1969 Philosophie, Germanistik, Musikwissenschaft an den Universitäten Münster und Rom. 1969 Promotion in Philosophie. 1969 bis 1974 Biologie an den Universitäten Münster und Berkeley (Kalifornien). 1974 Promotion in Zoologie. Seit 1976 Professor für Verhaltensphysiologie im Studiengang Biologie der Universität Bremen. Direktor des Instituts für Hirnforschung der Universität Bremen.

Ursula Dicke, geboren 1952 in Münster, 1970 bis 1973 Ausbildung zur Krankengymnastin an der Universität Münster. 1980 bis 1987 Biologiestudium an der Universität Bremen. 1992 Promotion in Biologie. Seit 1992 wissenschaftliche Assistentin am Institut für Hirnforschung, Universität Bremen.

Literatur

An der Heiden, U., G. Roth, H. Schwegler: Die Organisation der Organismen: Selbstherstellung und Selbsterhaltung. Funkt. Biol. Med. 5, 330–346 (1985)
Anderson, J. R. Cognitive Psychology and its Implications. 3. Aufl. New York: Freeman (1990)
Braitenberg, V. und A. Schüz: Anatomy of the Cortex. Berlin–Heidelberg–New York: Springer (1991)
Buchhorn, E.: Gesundheit, Krankheit, Alter, Tod. In: K. Hierholzer und R. F. Schmidt, Pathophysiologie des Menschen. Weinheim: VCH, S. 1.1–1.11 (1991)
Bullock, T. H. und G. A. Horridge: Structure and Function in the Nervous Systems of Invertebrates. San Francisco–London: Freeman (1965)
Creutzfeldt, O. D.: Cortex Cerebri. Leistung, strukturelle und funktionelle Organisation der Hirnrinde. Berlin–Heidelberg–New York: Springer (1983)
Flohr, H.: Brain Processes and Phenomenal Consciousness. A New and Specific Hypothesis. Theory and Psychology 1 (2): 245–262 (1990)
Fodor, J. A.: The Language of Thought. New York: Crowell (1975)
Fodor, J. A.: The Modularity of Mind. Cambridge, Mass.: MIT/Bradford (1983)
Grüsser, O.-J.: Vom Ort der Seele. In: Streit um die Seele, O.-J. Grüsser und F. Hucho. Aus Forschung und Medizin 5: 75–96 (1990)
Kolb, B. und I. Q. Wishaw: Fundamentals of Human Neuropsychology. New York: Freeman (1990)
Maturana, H. R.: Erkennen: Die Organisation und Verkörperung von Wirklichkeit. Braunschweig: Vieweg (1982)
Nieuwenhuys, R., J. Voogt und Chr. van Huijzen: Das Zentralnervensystem des Menschen. Berlin–Heidelberg–New York: Springer (1991)
Penzlin, H. Lehrbuch der Tierphysiologie. Jena: G. Fischer (1991)
G. Roth: Selbstorganisation – Selbsterhaltung – Selbstreferentialität: Prinzipien der Organisation der Lebewesen und ihre Folgen für die Beziehung zwischen Organismus und Umwelt. In: A. Dress et al. (Hg.): Selbstorganisation. Die Entstehung von Ordnung in Natur und Gesellschaft. München: Piper, 149–180 (1986)
Roth, G.: Autopoiese und Kognition: Die Theorie H. R. Maturanas und die Notwendigkeit ihrer Weiterentwicklung. In: S. J. Schmidt (Hg.): Der Diskurs des radikalen Konstruktivismus. Frankfurt: Suhrkamp, 256–28 (1987)
Roth, G. und M. F. Wullimann: Evolution der Nervensysteme und der Sinnesorgane. In: Lehrbuch der Neurowissenschaft. Hg. von J. Dudel, R. Menzel, R. F. Schmidt. Weinheim: VHC (im Druck, 1994)

Kopf/Gehirn mit Gliederung der Hirnabschnitte

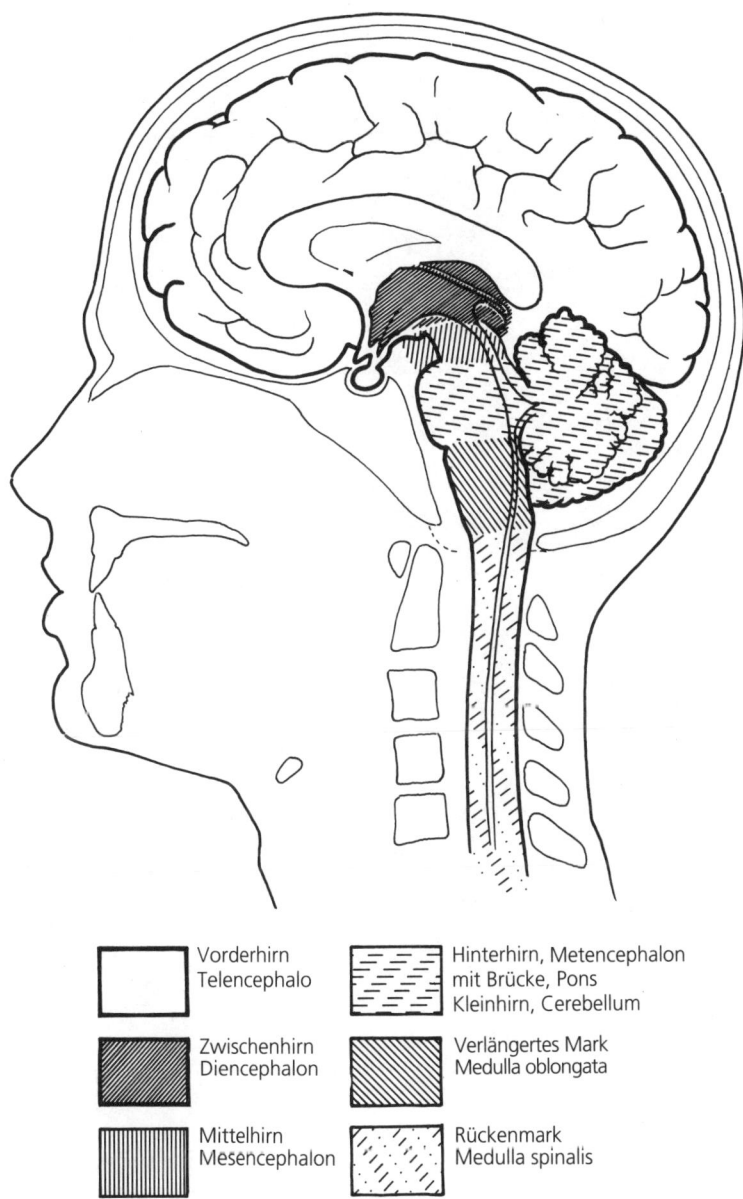

Vorderhirn
Telencephalo

Zwischenhirn
Diencephalo

Mittelhirn
Mesencephalon

Hinterhirn, Metencephalon
mit Brücke, Pons
Kleinhirn, Cerebellum

Verlängertes Mark
Medulla oblongata

Rückenmark
Medulla spinalis

Gehirn, von unten

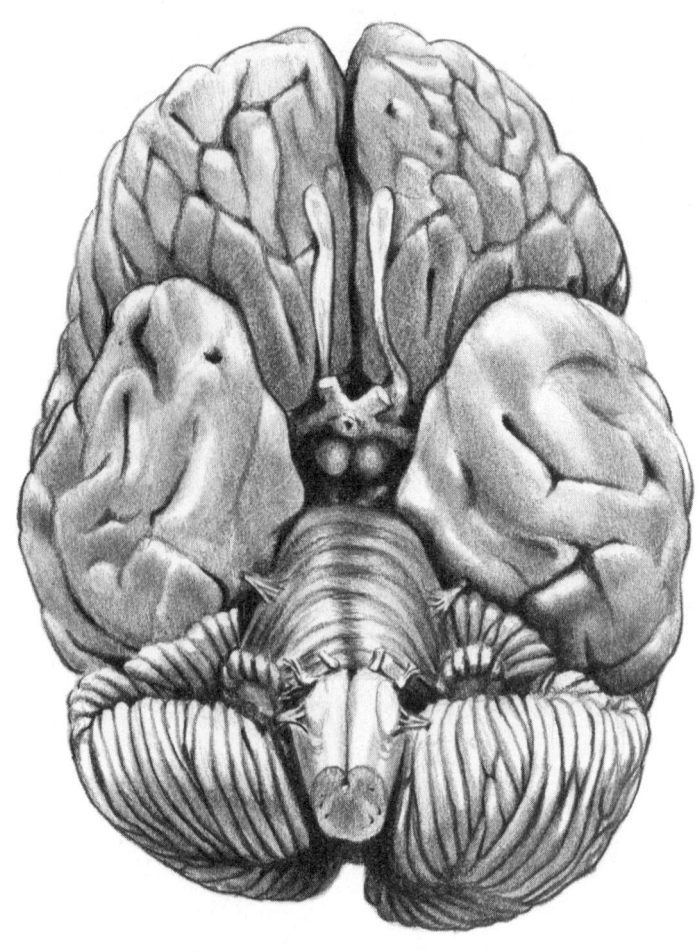

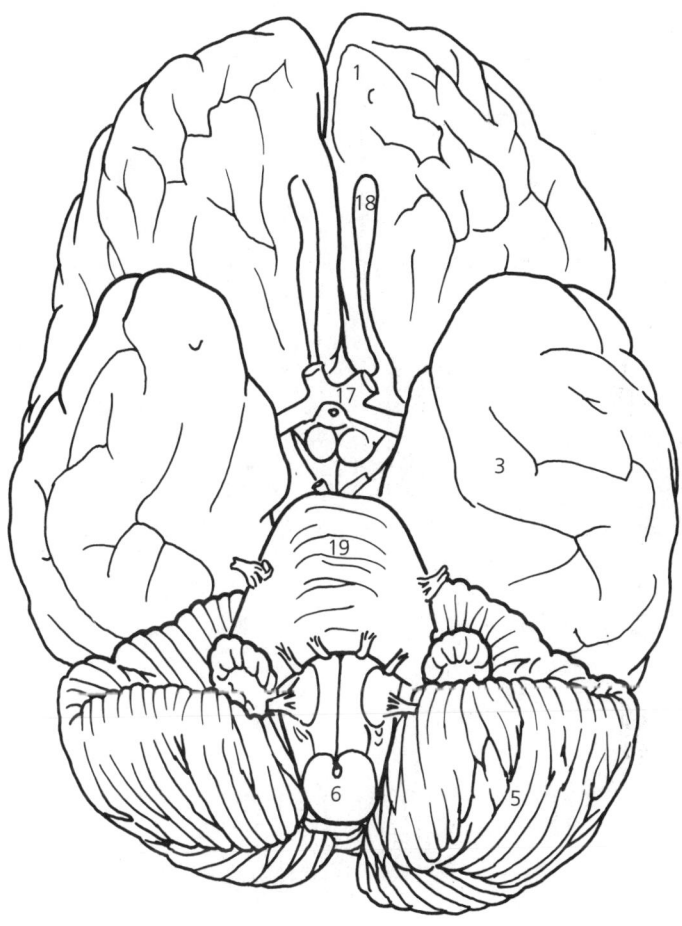

1 Stirnlappen
  Lobus frontalis
3 Schläfenlappen
  Lobus temporalis
5 Kleinhirn
  Cerebellum
6 Verlängertes Mark
  Medulla oblongata
17 Sehnervkreuzung
   Chiasma opticum
18 Riechkolben
   Bulbus olfactorius
19 Brücke
   Pons

Gehirn, Querschnitt in Höhe von Thalamus, Hippocampus und Amygdala

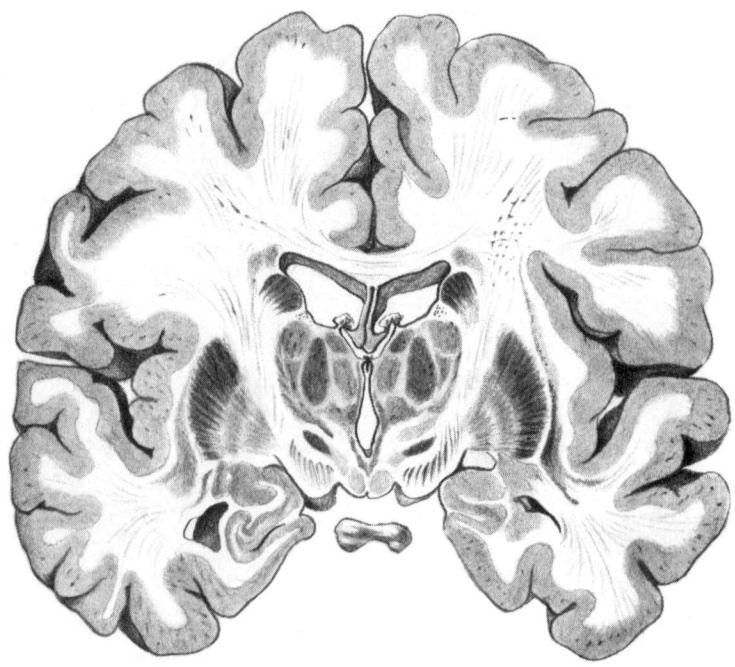

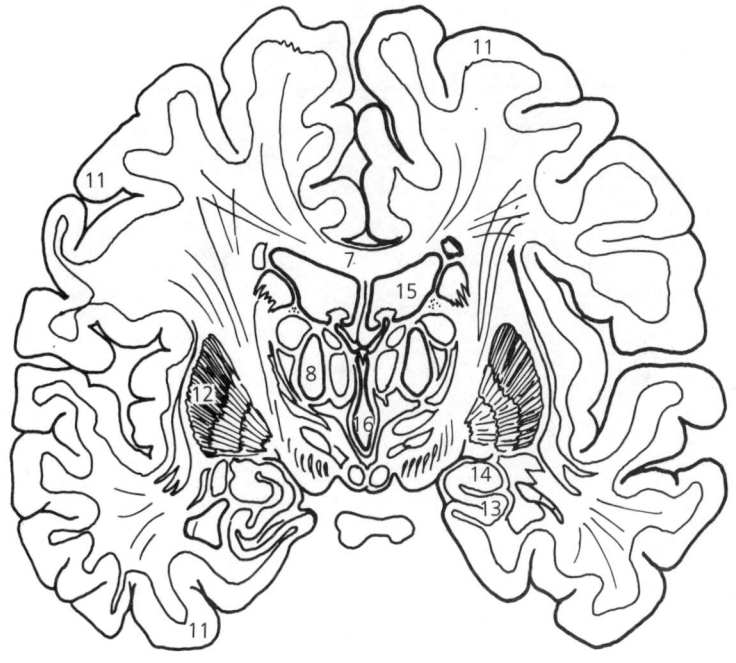

7 Balken
  Corpus callosum
8 Thalamus
11 Hirnrinde
   Cortex
12 Basalkerne
   Corpus striatum
13 Seepferdchen
   Hippocampus
14 Mandelkern
   Amygdala
15 Vorderhirnventrikel
16 Zwischenventrikel

**Gehirn, rechte Hälfte
Seitenansicht**

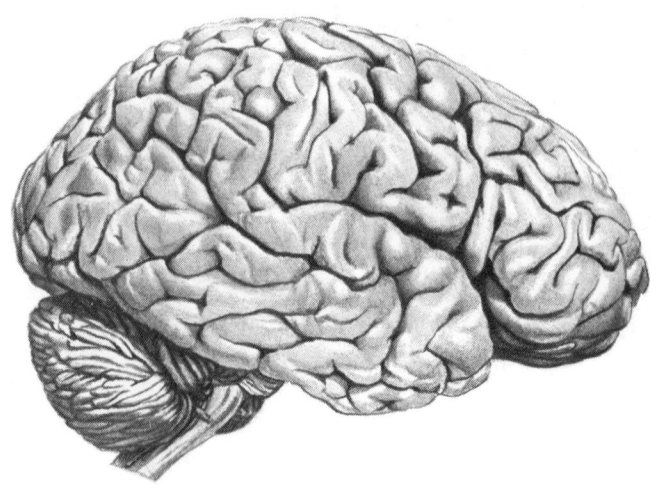

**Gehirn, rechte Hälfte, Medianschnitt
Innenansicht**

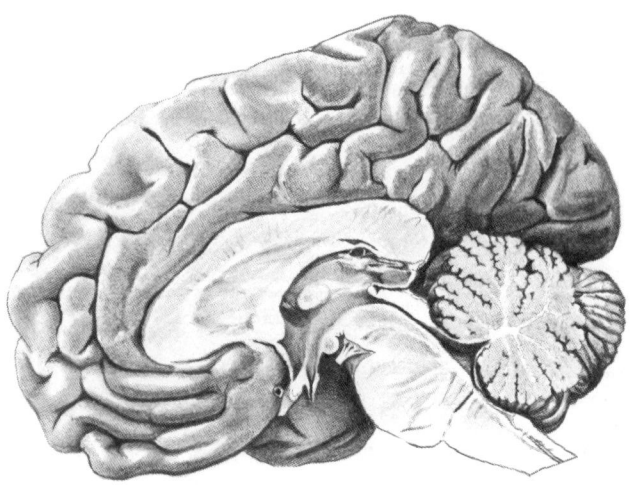

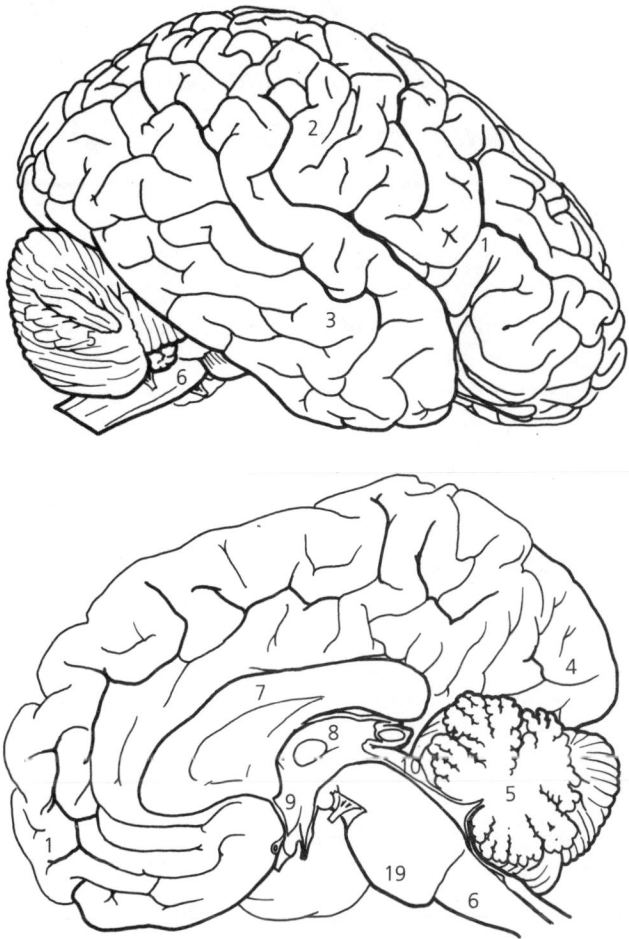

1 Stirnlappen
  Lobus frontalis
2 Scheitellappen
  Lobus parietalis
3 Schläfenlappen
  Lobus temporalis
4 Hinterhauptslappen
  lobus occipitalis
5 Kleinhirn
  Cerebellum
6 Verlängertes Mark
  Medulla oblongata
7 Balken
  Corpus callosum
8 Thalamus
9 Hypothalamus
  Mittelhirndach
  Tectum,
  Lamina quadrigemina
19 Brücke
  Pons

Leben und sterben lassen
Anthropologie und Pragmatik des Hirntodes
Johannes-Gobertus Meran und Sebastian Poliwoda

Am Hirntod scheiden sich die Geister. Wann ein Mensch tot ist, was Sterben bedeutet, ob es einen Zusammenhang von Leib, Geist und Gehirn gibt und wenn ja, welchen: Fragen wie diese stehen mittlerweile derart in der Öffentlichkeit und mit einer solchen Brisanz, daß selbst langweilige Cocktailpartys noch mit diesem Thema gerettet werden können. Dies mag zynisch klingen, doch es gibt gute Gründe, die zum Aufleben der vermeintlich beendeten Diskussion um das Hirntodkonzept geführt haben: vor allem eine rechtliche Neuregelung der Transplantationsmedizin und, eher ein «sensationeller» Anlaß denn ein Grund, das «Erlanger Baby» einer Hirntoten, dessen Leben nicht gerettet werden konnte.

Um der bisweilen sehr emotionalisierten und ans Dogmatische grenzenden Diskussion um den Hirntod entgegenzuwirken, soll hier an erster Stelle das anthropologische Fundament der Hirntoddefinition befragt und von einer anderen als der üblichen Seite beleuchtet werden. Dabei gilt es besonders, die Voraussetzungen, die sich daraus ergebenden Folgen und die impliziten Unstimmigkeiten hierbei näher zu betrachten.

Sterben – ein Prozeß

Die Verfahrensweise der Hirntodfeststellung mitsamt deren diagnostisch-technischen Bedingungen können als allgemein bekannt gelten (vgl. Schwarz 1990) und werden in anderen Beiträgen dieses Buches diskutiert, so daß hier nur einige Paraphrasierungen nötig sind. Zunächst ist der Todeszeitpunkt des Menschen medizinisch nicht exakt bestimmbar: Erstens kann der Funktionsausfall lebenswichtiger Organe reversibel sein, zweitens zieht der irreversible Funktionsausfall von Organen ein kontinuierliches Absterben von Zellen nach sich.

Ein unbehandelter Kreislaufstillstand führt zur Anoxie und hat je nach Empfindlichkeit des Organs dessen stufenweises Absterben zur Folge. Das Gehirn reagiert am empfindlichsten auf Sauerstoffmangel und weist bereits nach wenigen Minuten irreversible Nekrosen auf. Es folgen Herzmuskel-, Leber-, Lungen- und Nierenzellen. Dieser Prozeß ist dann vollendet und als solcher, der Rechtsmedizin zufolge, definitiv konstatierbar, wenn sich die sogenannten sicheren Todeszeichen, das heißt die Totenflecken (Livores mortis) und die Totenstarre (Rigor mortis) zeigen. Selbst danach noch können bradytrophe Gewebe wie Haare und Nägel weiterwachsen.

Dementsprechend zeigt sich, daß die traditionelle Sprechweise vom «Augenblick des Todes», zum Beispiel in Form von Herz- und/oder Atemstillstand (also der «klinische Tod»), dem prozessualen Charakter des Übergangs vom Leben zum Tod nicht gerecht wird. Vielmehr sollte man das Sterben medizinisch als stufenweisen Zusammenbruch des physiologischen Systems Mensch bezeichnen, mit den kennzeichnenden Phänomenen von Desintegration und Sistieren der Funktionen von Organismus, Organen, Zellsystemen, Zellen und Veränderungen molekularer Strukturen, die unlösbar miteinander verschränkt sind. Dieses prozessuale Phänomen wird Sterben genannt.

Zwei zentrale Anliegen wurden mit der Einführung der Hirntoddefinition scheinbar auf einmal gelöst: zum einen die Legitimation für den Abbruch der Beatmung sowie anderer intensivmedizinischer Maßnahmen bei komatösen Patienten, zum anderen die Deckung des sich bis heute ständig erhöhenden Bedarfs an Organen für die Transplantation. Ersteres mag im Interesse des Patienten geschehen, letzteres geschieht immer im Interesse der Empfänger, selbst unter der Voraussetzung, daß eine Willenserklärung des Spenders vorliegt. Mit der Hirntoddefinition wurde der empirische Bereich der Medizin überschritten und eine Scheinlösung der durch die neuen Technologien entstandenen Probleme hervorgebracht. Dies hat auch mit dem pragmatischen Charakter der Hirntodlösung zu tun. Daß die Hirntoddefinition zuallererst im Interesse der Transplantationsmedizin lag, mag eine Empfehlung Papst Pius' XII. aus den fünfziger Jahren verdeutlichen, wonach die von der Harvard-Ad-hoc-Kommission (nomen est omen) geforderte Neudefinition des Todes im Interesse des Patienten letztlich überflüssig war. Der Papst sagte zur Legitimation, bezüglich des Abbruches der Beatmung bei komatösen Patienten: «Wenn tiefe Bewußtlosigkeit für permanent befunden wird, dann sind außerordentliche Mittel zur Weitererhaltung des Lebens nicht obligatorisch. Man kann sie einstellen und dem Patienten erlauben zu sterben.» Daß dieser letzte Lebensvollzug durch die praktische Anwendung des Hirntodkonzepts implizit negiert wird, dies soll im folgenden gezeigt werden.

Der Hirntod und seine Anerkennung

Wie die Frage nach dem Beginn menschlichen Lebens beruht auch die Entscheidung, den Hirntod mit dem Tod des Organismus als Ganzem gleichzusetzen, in der Konsequenz auf einer (Nicht-)Anerkennungshandlung. Das meint eine Nichtanerkennung hinsichtlich der Fortexistenz menschlichen Lebens, nachdem die Hirnströme erloschen sind. Denn analog der Frage, ob die befruchtete Eizelle als ein teleologisch auf die Entfaltung der Person als Persönlichkeit angelegter Keim anerkannt werden soll, ist auch die Frage nach der teleologischen Ausrichtung des Menschen auf den Tod eine ontologische, eine Frage nach dem Wesen der Sache. Und dies nicht nur im Sinne Heideggers, daß Dasein Sein zum Tode ist, sondern in der Auffassung und der Anerkennung des Sterbens als wesentlichen Abschnitt eines jeden menschlichen Lebens, als dessen letzten Vollzug. Welche Argumente lassen sich für diese Anerkennung (und damit auch gegen das Hirntodkonzept) vorbringen?

Bereits an den Umständen seiner Entstehung zeigt sich, daß der Hirntod eine medizinisch-pragmatische und keine ontologische Definition des menschlichen Todes darstellt. Sie erlaubt es nicht, eine prinzipielle Abgrenzung des menschlichen Lebens von allem anderen Leben per Todesdefinition vorzunehmen.

Der Hirntod (gleichviel, ob Hirnstammtod, kortikaler Teilhirntod [dessen Befürworter konsequenterweise auch mit der Bestattung eines atmenden Körpers einverstanden sein müßten; vgl. Evans 1990 und Kurthen et al. 1989] oder Ganzhirntod) entspricht phänomenologisch nicht dem Tod des Organismus als Ganzem, sondern bedeutet zunächst einen bestimmten Zustand des Menschen, auf den gewisse Kriterien bezüglich eines Organs zutreffen. Aufgrund dieses Zustands zeigt sich die Inkonsequenz bei der Beurteilung der Frage nach Lebensbeginn und -ende. Denn es ist widersinnig, auf der einen Seite den Beginn des Lebens vor der Gehirnentwicklung anzusetzen, auf der anderen Seite aber das Ende der Gehirntätigkeit mit dem Tod des Menschen zu identifizieren. Vielmehr handelt es sich bei Beginn und Ende menschlichen Lebens um teleologisch verfaßte Prozesse als Ausgangsbeziehungsweise Endpunkte eines Strebens, die in analogen Anerkennungshandlungen*[1] durch den Menschen in ihrem Sein bestätigt werden. Die Wahrnehmung eines Menschen geschieht dabei eben nicht, indem wir ihn mit seinem faktischen Bestand gleichsetzen, sondern in der Wahrnehmung als eines Wesens, das auf irgendeine Weise auf etwas aus ist. Und sei es nur, daß dieses Wesen darauf aus ist, sich in diesem seinem faktischen Bestand zu erhalten.

Anthropologie, Person, Tod

In diesem Zusammenhang stellt sich zwangsläufig die Frage nach dem Personstatus des Hirntoten, die hier aber nicht erfüllend behandelt werden kann. Wir verweisen auf die Arbeiten von Evans (1990), Kurthen et al. (1989), Peabody et al. (1989) und Spaemann (1990). Es sei an dieser Stelle nur angefügt, daß eine Entscheidung darüber erneut ihre Basis in einer bestimmten Anerkennung hat: Wenn nur dasjenige Person ist, was sich einzig aus seiner Innenperspektive heraus beschreiben läßt, so steht der Personbe-

---

* Die hochgestellten Ziffern verweisen auf die «Anmerkungen» am Ende dieses Beitrags.

griff als Synonym für das, was man normalerweise unter dem Begriff der Subjektivität versteht. Der moderne Streit um Hirntod, Person und Leib geht im Grunde auf den cartesischen Dualismus von *res cogitans* und *res extensa* zurück. Für das hier zugrundeliegende Problem besagt das, daß die ehemals geltende Trichotomie von Sein, Leben und Denken als bewußtem Leben auf den cartesischen Dualismus von Sein (das auch Pflanzen haben) und Denken reduziert wird. Für die Identität der Person hatte dies entsprechende Konsequenzen: Identität wurde bis dato als solche verstanden, die im Paradigma des Leibes vom Menschen bewußt gelebt wurde. Person zu sein war eine bestimmte Weise zu sein; die Person hatte einen Charakter, eine Natur, einen Leib. Die Identität des Organismus beziehungsweise des Leibes dehnte sich folglich auf den gesamten Organismus und nicht auf einzelne Teile an diesem aus. Das Bewußtsein reflektierte, stabilisierte und realisierte dabei diese Identität. Leben war eine gesteigerte Weise des Seins, Bewußtsein aber eine gesteigerte Weise des Lebens, und nur unter dieser Voraussetzung gab es so etwas wie die personale Identität des Menschen. Dies war noch Leibnizens Einwand, daß nur unter der Voraussetzung der Vorhandenheit eines Begriffes von Leben auch Bewußtsein gedacht werden könne. Einheit der Person wird nach Leibniz im Bewußtsein gewußt, nicht aber durch das Bewußtsein konstituiert. John Locke aber konnte in der Folge der cartesischen Zweiteilung Identität auf eine Form von einzelnen Bewußtseinszuständen reduzieren. Das aktuale Bewußtsein war nun nicht mehr Ausdruck, sondern vielmehr Konstitution einer Person. Der einzelne war dann genau so lange mit sich identisch, wie er sich zurückerinnern konnte. Und die Inhalte der Erinnerung konstituierten die Einheit der Person. Dies belegt unserer Meinung nach eindeutig die philosophischen Wurzeln der Hirntodkonzeption als ein spätes Erbe des Leib-Seele-Dualismus (Locke 1976).

Im Gegensatz dazu steht das Verständnis von Person als eines wesentlich relationalen Status: daß es Person nur innerhalb eines Beziehungsgefüges geben kann. Aus diesen widerstreitenden Ansichten ergeben sich entsprechend zweierlei Konsequenzen: entweder Personsein als die Vorhandenheit bestimmter aktualer Zustände, mit dem Gehirn als Sitz dieser Zustände, zu verstehen;

dann ist es auch stringent, dem Hirntoten das Personsein abzusprechen, selbst wenn der jeweilige Mensch als organisches Wesen fortbesteht und mangels Personwürde eine Tötung oder eine künstliche Verhinderung zu sterben statthaft wäre. Oder aber auf der anderen Seite Personsein als einen Existenzmodus zu begreifen, der das Selbstsein des Anderen und nicht eine besondere Eigenschaft an diesem in den Blick zu bekommen versucht; und welches sich wesentlich aus der Relation des Anderen als des Anderen für mich heraus versteht; wie es Lévinas formuliert (vgl. dazu auch Spaemann 1989), die Erfahrung der Person im Wirklichwerden der Wirklichkeit des Anderen als des Anderen für mich. In diesem Wirklichwerden wird der andere zur Repräsentation eines Unbedingten.[2] Und das besagt eben, daß die einzelnen Bedingungen, die zu seinem Seinsbestand gehören, zwar als solche anerkannt, nicht aber mit diesem gleichgesetzt werden. Das Dilemma, das beiden Sichtweisen zugrunde liegt, ist folgendes: Selbstsein zuzuerkennen, auf die eine oder die andere Art, kann in keinem Fall durch einen objektiven Bestand erzwungen werden. Man kann sich immer weigern, etwas als wirklich anzuerkennen, sowohl eine ganzheitliche Sicht des Personseins wie eine reduktionistische. Man kann sich weigern, einen Menschen als Person anzuerkennen, man kann sich weigern, Freiheit zuzugestehen, sich und anderen. Es existiert kein objektiver Bestand, der uns dazu zwänge, es gibt nur einen Bestand, der uns das nahelegt. Hieraus ergeben sich folgende praktische Konsequenzen, sowohl für den Lebensbeginn als auch das Lebensende:

1. Der Personbegriff als Begriff eines Seinsmodus mag der Überzeugung des Nichtvorhandenseins einer wissenschaftlichen Definition des Todes und dem Verständnis des Todes als eines intersubjektiven Ereignisses – das tatsächlich als «Herztod» erlebt wird – in den Ländern zugrunde liegen, die sich gegen den Hirntod aussprechen, zum Beispiel Dänemark, Japan und Polen, die nach wie vor am irreversiblen Kreislaufstillstand festhalten. Es geht letztlich um die jeweilige Erfahrung des Sterbens des Anderen und um die Frage: «Ab wann erachten wir einen Menschen als gestorben?» Und zwar mittels des Kriteriums des intersubjektiven Erlebnisses, und nicht aufgrund bestimmter diagnostischer Parameter. Das

heißt, technische Geräte können die Erfahrung des Sterbens des Anderen im nachhinein bestätigen, aber nicht ersetzen.

2. Wo es sich um die Ermöglichung des letzten Lebensvollzuges handelt, etwa bei einem irreversiblen Zustand, der eine Rückkehr zu bewußtem Leben nicht mehr erlaubt, da dient die Hirntoddiagnose dem Interesse des Patienten, nicht länger im unausgesetzten Prozeß des Sterbens festgehalten zu werden. In diesem Fall ist es unwichtig, wo die genaue Grenzlinie zwischen Leben und Tod angesiedelt ist (Jonas 1987). Denn hier wird einem natürlichen Geschehen Raum gegeben, dessen Normalität sich durch Unbestimmbarkeit und Unwißbarkeit auszeichnet.

Im anderen Fall, und dies ist heute Normalität in der Transplantationsmedizin, wird das Abstellen der lebenserhaltenden beziehungsweise die Organfunktionen aufrechterhaltenden Maschinen bis *nach* der Explantation hinausgeschoben. Ein Vorgehen, das bislang, gemäß den Kriterien des Herztodes, dem Tatbestand der «Vivisektion» gleichkam (Jonas 1987). Und das, obwohl die Niere bis zu 120 Minuten, die Leber 30 und das Herz zwischen 15 und 30 Minuten ohne Sauerstoff vital zu bleiben vermögen, selbst wenn sie an Funktionsfähigkeit einbüßen.[3] Hier findet eine Intervention im Interesse Dritter statt, die zudem den Entnahmezeitpunkt je nach den Umständen festlegt, in Abhängigkeit von personellen und räumlichen Ressourcen, dem Zustand des Empfängers und ähnliches mehr. Alle diese Kriterien aber sind dem dadurch funktionalisierten «Spender» völlig extern. Die Implantation entnommener Organe wird alleiniges Kriterium für den Zeitpunkt des Abstellens der lebenserhaltenden Maschinen. Unbeantwortet bleibt auch die (freilich suggestive) Frage: «Wer kann wissen, wenn jetzt das Seziermesser zu schneiden beginnt, ob nicht ein Schock, ein letztes Trauma einen nichtzerebralen, diffus ausgebreiteten Empfinden zugefügt wird, das noch leidensfähig ist und von uns selbst, mit der organischen Funktion, am Leben erhalten wird? Kein Dekret der Definition kann diese Frage entscheiden» (Jonas, a. a. O., S. 222).

3. Der durch die Hirntoddefinition aufgekommene Dualismus von Körper auf der einen und Gehirn auf der anderen Seite – mitsamt der Implikation von menschlichem Leben als Hirnleben – zeigt sich in bezug auf die Begriffe Irreversibilität, Spontaneität

und Aktivität in einem anderen Licht, nämlich auf relativ schwachen Beinen. Denn angenommen, es könnte für die unterbrochene Gehirntätigkeit eine Aktivierung analog der Herz-Lungen-Maschine stattfinden, so wäre nicht die zuvor ausgesetzte Spontaneität das entscheidende Kriterium, was ja immer wieder ausdrücklich betont wird, sondern eben die Tätigkeit als solche. Das heißt, daß die irreversible Spontaneität nicht notwendig einhergehen muß mit einer irreversiblen Tätigkeit eines Organs. Würde also das Gehirn rein thetisch, durch eine äußere Reizung seine Aktivität wiederaufnehmen könne, so wäre es belanglos, über den Verlust der Spontaneität der Gehirntätigkeit zu räsonieren. In ähnlicher Weise ließe sich mit der Idee argumentieren – zwar utopisch, jedoch die nach wie vor bestehende Fragwürdigkeit der Hirntoddefinition demonstrierend –, daß in dem Moment, wo ein Gehirn transplantierbar wäre, die Hirntoddefinition erwiesenermaßen aufgegeben werden müßte, wodurch das Gehirn sich also wieder einordnen würde als ein Organ im Leibganzen, woraus es letztlich nur in theoretischer Hinsicht ausgegliedert wurde.

4. Die hier lediglich angedeutete Unentfremdbarkeit des eigenen Leibes – mitsamt seines Gehirns – in seiner Ganzheit und Zentralität (der englische Begriff «embodiment» drückt die Komplexität der Leibidentität wesentlich besser aus)[4] wirft auch für den Empfänger die Frage auf, ob je eigenes werden kann, was einmal fremd war. Und dies bezieht sich nicht bloß auf das medizinische Problem der Abstoßungsreaktion.

5. Inwieweit mit der Definition des Hirntodes bereits eine schiefe Bahn in Hinsicht auf die Aufweichung dieser Definition beschritten wurde, mag die Diskussion um Anenzephale als Organspender in den USA zeigen (Peabody et al. 1989). Der oben kritisierte Begriff der Spontaneität (in diesem Fall das Ausbleiben der Spontanatmung) wird nun als das maßgebliche Kriterium für den Hirntod Anenzephaler angesehen, obwohl sie über ein zumindest teilweise funktionierendes Stammhirn verfügen. Es wurde demnach gefordert, die Organe aus den lebenden anenzephalen Kindern herauszuschneiden, da eine Explantation unmittelbar nach der Geburt die durch Sauerstoffmangel bedingten Schäden minimiere, außerdem die Fragen über den Hirntod erübrige und

letztlich die Kosten senke, weil in diesen Fällen ja keine weitere Intensivtherapie seitens des Organspenders nötig sei. Der einzige Wert dieser Kinder besteht darin, daß ihre Organe dem Weiterleben anderer Kinder dienten. Daß anenzephale Kinder gähnen und sogar weinen können, dies seien, so Walters (1989), lediglich primitive Reflexe ohne eine besondere Signifikanz. Ähnlich argumentieren Beller und Reeve (1989), die ihren Standpunkt (das Anenzephale habe nie gelebt und könne folglich auch nicht sterben) durch so schlagkräftige Argumente untermauern wie mit dem, daß im Mittelalter Frauen, die ein anenzephales Kind geboren hatten, auf dem Scheiterhaufen verbrannt wurden. Es scheint für manche nur noch eine Frage der Zeit zu sein, bis auch Menschen mit degenerativen Hirnerkrankungen und solche in irreversiblem Koma oder Apalliker zur Tötung freigegeben werden, für das mutmaßliche Wohl anderer (Wikler 1993).

Was schließlich das Problem des Organmangels anbetrifft, so sind überzeugende Arbeiten[5] vorgelegt worden, die auf die Gefahren von Organhandel und Beschaffungskriminalität, Überlebenslotterie und lebende Organbanken in Sachen Transplantation und dem diesen Realitäten zugrundeliegenden Menschenbild eindrücklich hingewiesen haben.[6]

Konsequenzen?

Die Frage, wie eine rechtliche Regelung aussehen müßte, ist nicht Thema dieses Beitrags. Es soll hier lediglich der Frage nachgegangen werden, wie diese Regelung aufgrund der anthropologischen und medizinischen Bedenken nicht aussehen sollte. Die Angabe von Grenzen der Verhandelbarkeit also ist die Absicht.

Tatsache ist zunächst, daß durch die Vorverlagerung des Todeszeitpunktes im Fall des Hirntods ein quasi rechtsfreier Raum geschaffen wurde, der trotz jahrelanger Nichtexistenz einer rechtlichen Handhabe dringend – mittels wachsenden Druckes von seiten der Öffentlichkeit wie aus der transplantierenden Ärzteschaft – nach einem juristischen Handlungsrahmen verlangt.

Das vieldiskutierte Widerspruchsmodell ist nach unserem Ermessen auf keinen Fall tolerabel. Vor allem impliziert es die Gefahr eines überzogenen Erwartungsdrucks bis hin zur moralischen Disqualifikation des/der Betroffenen im Fall einer Ablehnung. Eine gesellschaftliche oder moralische Pflicht zur Organspende respektive ein Recht auf Organempfang – der erste Schritt wäre mit dieser Regelung nach dem Widerspruchsmodell gemacht – kann es vom ethischen Standpunkt aus nicht geben. Hinzu kommt, daß sich eine Organentnahme prinzipiell immer mit dem übergesetzlichen Notstand rechtfertigen ließe (§ 34 resp. § 35 StGB), welcher eine Organentnahme auch gegen den Willen des Toten oder seiner Angehörigen legitimieren könnte. Durch die enorme Zahl potentieller Organempfänger, die im weitverzweigten Netz von «Eurotransplant» und anderen Organisationen erfaßt sind, fände sich im Zweifelsfall immer ein Empfänger, der erfolgreich gegen die unterlassene Organentnahme klagen könnte, indem er sich auf eine «gegenwärtige Gefahr für Leib und Leben», wie es in diesen Paragraphen heißt, beriefe (Schreiber und Wolfslast 1985). Die Ausnahme, für die der Notstand gedacht ist, würde zur Regel. Darüber hinaus besteht die Frage – gesetzt den Fall, der Hirntote wird juristisch als tot angesehen –, wie die jeweiligen Persönlichkeitsrechte (in diesem Fall das Gebot der Pietät, das Verbot der Verunglimpfung der Toten, das Recht auf eine Bestattung, körperliche Unversehrtheit und ähnliches), die ja über den Tod des einzelnen hinaus Geltung haben – sonst müßte der Leichnam zur Gänze unter das Sachenrecht fallen (vgl. § 90 BGB) –, am Beispiel des Hirntoten, der keine Widerspruchserklärung mit sich führt, gehandhabt werden sollen, vor allem ob diese überhaupt rechtlich noch greifen.

Die Transplantation von Organen hirntoter Spender kann lebensrettend sein und dadurch schwerstkranken Patienten eine neue Perspektive in gebesserter, wenn auch bedingter Gesundheit ermöglichen. Trotz des schwerwiegenden Leidens der wartenden Empfänger dürfen jedoch Integrität und Selbstbestimmungsrecht des einzelnen als die höheren Werte nicht mißachtet werden. Eine Lösung dieses Spannungsverhältnisses kann nur durch eine verbesserte Aufklärung über Möglichkeiten und Durchführung von Organspendern erfolgen. Man darf nicht voraussetzen, daß jeder bereit ist, im Falle des Hirntodes seine Organe zur Verfügung zu stellen.

Schon rein sprachlich gesehen impliziert der Terminus des Organ«spenders» dessen freien Willen, ein Umstand, dem im Zustimmungmodell juristisch Rechnung getragen wird. Ohne die Zustimmung müßte konsequenterweise von der «Organressource» gesprochen werden, der, bei fehlendem Widerspruch, für den «Organbegehrer» Teile entnommen werden.

Der Hirntod – eine Konvention

Angesichts des Leides vieler Patienten ist die Frage nach der Bereitschaft zur Organspende zweifellos berechtigt. Immer jedoch sollte der Eingriff der Organentnahme durch die *aktive Einwilligung*[7] legitimiert sein – denn die Anerkennung der Hirntoddefinition als Voraussetzung für eine Organentnahme stellt eine pragmatische Übereinkunft zwischen Spender, Empfänger und Ärzten dar. Doch was heißt in diesem Fall pragmatische Übereinkunft? Sie bedeutet sicherlich nicht ein Aufgeben der geschilderten Prinzipien zugunsten sogenannter, in letzter Zeit gern angeführter «mittlerer» konsensfähiger Prinzipien (philosophisch ein Unding). Sie bedeutet ebensowenig eine Aufgabe der Prinzipien zugunsten eines Konsenses als dem dann allein bestimmenden Prinzip unter der Maßgabe von Kalkül und Nivellierung. Auf der anderen Seite darf man nicht aus dem Auge verlieren, daß weder den Kritikern der Hirntoddefinition noch dem im ärztlichen Konflikt Stehenden, noch dem tödlich bedrohten potentiellen Empfänger mit einem Handlungspatt gedient wäre. Vielmehr geht es um die Aufrechterhaltung des Bewußtseins dessen, daß erstens der Hirntod und eine die genannten Prinzipien berücksichtigende rechtliche Regelung (etwa in Form der Zustimmungslösung) Übergangslösungen sind, die keine monolithischen Blöcke darstellen[8]; daß zweitens der medizinische Fortschritt nicht als Schrittmacher der Hirntoddefinition dienen darf (es ist ein offenes Geheimnis, daß die Verwendung von Persistent-Vegetative-State-Patienten [wo also die Voraussetzung des Ganzhirntodes nicht vorliegt] als Organspender in den USA diskutiert wird; vgl. Wikler 1993); daß drittens alle anderen als die Zustimmungslösung die schlechteren Alternativen darstellen, diese dadurch jedoch nicht sakrosankt wird; daß viertens die fortgesetzte Geltung der Persönlichkeitsrechte über den Tod hinaus, quasi als symbolische Repräsentanz der Persönlichkeit des Toten, anzeigt, daß die Beweislast immer auf seiten der Transplanteure und/oder des Empfängers liegt; und daß schließlich der fortgesetzte Diskurs zwischen Ärzten, Betroffenen und «Theoretikern» unerläßliche Voraussetzung dafür ist, Emotion, Polemik und Zynismus niedrig halten zu können auf dem Weg, Tod und Sterben wieder ins Leben hineinzuholen.

Über die Autoren

Johannes-Gobertus Meran, geboren 1961 in Salzburg, Studium der Medizin und Philosophie an den Universitäten Wien, Graz und Innsbruck, Promotion 1987, seither wissenschaftlicher Assistent der Abteilung Hämatologie/Onkologie der Medizinischen Hochschule Hannover. Freier wissenschaftlicher Mitarbeiter des Forschungsinstituts für Philosophie Hannover. Gründer und Herausgeber des «Diskussionsforum Medizinische Ethik» der Wiener Medizinischen Wochenschrift. Mitglied der Akademie für Ethik in der Medizin.

Sebastian Poliwoda, geboren 1963 in Göttingen, Studium der Philosophie, Germanistik, Journalistik und Slawistik an der Universität München, Magister Artium 1988, seit 1988 wissenschaftlicher Assistent am Forschungsinstitut für Philosophie Hannover. Studienaufenthalte in Boston, New York, Washington. 1990 Stipendium der Rotary Foundation: Neuseeland. Mitglied der Akademie für Ethik in der Medizin.

Literatur

Beller, F. K./Reeve J.: Brain Life and Brain Death – the Anencephalic as an Explanatory Example. A Contribution to Transplantation. In: Journ. Med. Philos. 14/1 (1989): 5–23
Evans, M. A.: A Plea for the Heart. In: Bioethics 4 (1990): 227–231
Jonas, H.: Technik, Medizin und Ethik. Zur Praxis des Prinzips Verantwortung. Frankfurt am Main 1987
Kurthen, M./Linke, D. B./Moskopp, D.: Teilhirntod und Ethik. In: Eth. Med. 1 (1989): 134–142

Lévinas, E.: Die Zeit und der Andere. Hamburg 1989
Lévinas, E.: Humanismus des anderen Menschen. Hamburg 1989
Locke, J.: Versuch über den menschlichen Verstand. Hg. u. übers. v. C. Winckler. Hamburg ³1976
Löw, R.: Die moralische Dimension von Organtransplantationen. In: Scheidewege 17 (1987/88): 16–49
Löw, R.: Wechsel der Optik. Wann beginnt und wann endet menschliches Leben? In: FAZ, 15. 7. 1989, Tiefdruckbeilage
Peabody, J. L./Emery, J. R./Ashwal, S.: Experience with Anencephalic Infants as Prospective Organ Donors. In: New Engl. J. Med. 321 (1989): 344–350
Petersen, P.: Hirntod und Schwangerschaft. In: Eth. Med. 5 (1993): 33–34
Schreiber, H.-L./Wolfslast, G.: Rechtsfragen der Transplantation. In: Dietrich, E. (Hg.): Organspende – Organtransplantation. Indikationen. Technik. Resultate. Ein Report des Machbaren. Percha (1985): 33–63
Schwarz, G.: Dissoziierter Hirntod: computergestützte Verfahren in Diagnostik und Dokumentation. Berlin/Heidelberg/New York 1990
Spaemann, R.: Sind alle Menschen Personen? In: Löw, R. (Hg.): Bioethik. Philosophisch-theologische Beiträge zu einem brisanten Thema. Köln 1990: 48–58
Spaemann, R.: Glück und Wohlwollen. Versuch über Ethik. Stuttgart 1989
Walter, J. W.: Yes – The Law on Anencephalic Infants as Organ Sources Should Be Changed. In: J. Paediatrics 115 (1989): 825–828
Wikler, D.: Brain Death – A Durable Consensus? In: Bioethics 8 (1993): 239–246

Anmerkungen

1 Es ist naheliegend, daß die Anerkennungshandlung, im Gegensatz zur sog. Wirkhandlung, eher in Unterlassungen zum Ausdruck kommt und sich in ihr so etwas wie ein Ethos bzw. ein Habitus des einzelnen spiegelt.

2 Lévinas hat sicherlich recht, wenn er beklagt, daß in der neuzeitlichen Tradition der Andere nur als Nebenmensch, als Man (Heidegger), als der Feind, der meine Freiheit bedroht (Sartre), vorkommt. Bezeichnenderweise hat Sartre nie von Personen gesprochen; denn dazu gehört wesentlich die Beziehung, eine Beziehung, die von dem, der in dieser Beziehung steht, auch selbst als Beziehung erlebt wird.

3 Mittlerweile sind bereits die ersten erfolgreichen Ergebnisse von Explantationen veröffentlicht, die eine halbe Stunde nach dem Abstellen der lebenserhaltenden Maschinen vorgenommen wurden. Vgl. dazu: Transplant.-Pro-

ceedings, 1993 February, 25 (1 Pt 2): S. 1501–1523; Schweiz.-Rundsch.-Med.-Prax. 1992 April 7, 81 (15): S. 480–484.

4 Als wesentliche Denker, die sich nicht nur theoretisch mit der Leibidentität als Selbstidentität, dem Leibganzen und seinem Ort in der Welt eingehend beschäftigt haben, seien Maurice Merleau-Ponty, Hermann Schmitz und Hans Jonas genannt.

5 Vgl. die Aufsätze von Löw (1987/88) und (1989). Ob und inwieweit ein wirklicher Organmangel besteht, darüber gehen in letzter Zeit die Meinungen auseinander. Rudolf Pichlmayr, Pionier auf dem Transplantationssektor, hat in einer differenzierten Analyse darauf hingewiesen, daß sich der Organmangel nicht in den allgemein geschilderten drastischen Bereichen bewegt (SZ v. 30.4.1992, S.66). Wohingegen andere Berichte (zum Beispiel FAZ v. 13.5.1992, S. N1) genau das Gegenteil behaupten, wobei hier allerdings von absoluten Zahlen ausgegangen wurde.

6 Auf der anderen Seite gibt es jedoch auch Berichte wie etwa den im Niedersächsischen Ärzteblatt vom 20.3.1992, S. 5, wo die Einführung der Anschnallpflicht in PKWs und die Helmpflicht für Motorradfahrer als die Hauptursache für den Organmangel, weil Rückgang der «todsicheren» schweren Schädel-Hirn-Traumen, benannt wird.

7 Das heißt durch den Spender selbst, im Gegensatz zur passiven Einwilligung durch dessen Angehörige. Die Schwierigkeit, den Willen des Spenders durch Angehörige vertreten zu lassen, besteht darin, ob eine ausreichende Aufklärung, das Verständnis des Hirntodkonzeptes und eine kompetente Zustimmung des Betroffenen vorausgegangen sind (informed consent). Ob jede bloß mündliche Bereitschaftserklärung zur Organspende beweisend für eine kompetente Zustimmung ist, sei dahingestellt. Denn wenn wirklich eine differenzierte Auseinandersetzung mit dem Problem stattgefunden hat, dann bleibt die Frage, warum keine kurze schriftliche Einwilligung vorhanden ist.

8 Die Explantation von Organen, die 30 Minuten nach dem Abstellen der lebenserhaltenden Maschinen durchgeführt wurden, sind dabei ein Schritt in die richtige Richtung. Weitere Forschung auf diesem Weg könnte maßgeblich zur Entzerrung des Problems beitragen. Vgl. Anmerkung 3.

Vom Hirntod zum Teilhirntod

Martin Kurthen und Detlef B. Linke

Das gegenwärtig vorherrschende Todeskonzept läßt sich aus denjenigen Bedingungen erschließen, die als notwendig und hinreichend für die Todeszuschreibung angesehen werden. Das in Deutschland aktuell verwendete Todeskonzept ist das des Hirntodes: Alle Toten sind (mindestens) hirntot, und alle Hirntoten sind tot. Im Gegensatz zum Hirntod*[1] ist zum Beispiel die Bewußtlosigkeit eine nur notwendige Bedingung des Todes: alle Toten sind bewußtlos, aber nicht alle Bewußtlosen sind tot. Und das irreversible Erlöschen von Herz-Kreislauf- und Atem-Funktionen ist eine nur hinreichende Bedingung: alle Herz-Lungen-Toten[2] sind tot, aber nicht alle Toten sind herz-lungentot.

Wie ist das Hirntodkonzept zu beurteilen? Drei Einschätzungen sind möglich:

(a) Das Hirntodkonzept ist angemessen (es ordnet Tote als Tote und Lebende als Lebende ein).

(b) Das Hirntodkonzept geht zu weit (im folgenden auch: es ist «zu radikal», will sagen: es ordnet manche Lebende schon als Tote ein).

(c) Das Hirntodkonzept geht nicht weit genug (im folgenden auch: es ist «zu konservativ», will sagen: es ordnet manche Tote noch als Lebende ein).

Zu (a): Im vorliegenden Artikel sollen Hinweise darauf gegeben werden, daß (a) nicht zutrifft. (a) träfe zu, wenn weder (b) noch (c) zuträfen. Hier wird argumentiert: Wenn das Hirntodkonzept nicht zu weit geht, dann geht es nicht weit genug: Wenn (b) nicht zu-

---

* Die hochgestellten Ziffern verweisen auf die «Anmerkungen» am Ende dieses Beitrags.

trifft, dann trifft (c) zu. Es wird also nicht argumentiert: (a) trifft nicht zu aufgrund des Zutreffens von (b).

In (a) sagen wir nicht: das Hirntodkonzept ist «richtig» (oder gar «wahr»), sondern eben nur: es ist angemessen. Damit soll der Tatsache Rechnung getragen werden, daß Todeskonzepte in Kontexte eingelassen sind, in denen erkenntnistheoretisch oder wissenschaftlich geprägte Begriffe wie Richtigkeit und Wahrheit nur partiell greifen können, etwa kulturelle, gesellschaftliche, historische Kontexte.

Die Angemessenheit ist also eine komplexe Eigenschaft.[3] Wir greifen im folgenden nur einen Aspekt heraus, den man als «Stimmigkeit» bezeichnen könnte: Ein angemessenes Todeskonzept muß stimmig sein. Über bloße Kohärenz (interne Widerspruchsfreiheit) hinaus soll hier ein Todeskonzept als «stimmig» gelten, wenn es auf den Ebenen der Attribution, Definition, Kriterien und Tests durchgängig und eindeutig bestimmt ist (Kurthen, Linke, Moskopp 1989).

Die Attribution legt ein Subjekt des Todes fest («Wer oder was stirbt?»). Die Definition liefert einen Begriff des Todes («Was ist Tod?»). Die Kriterien geben die Sachverhalte an, die den Eintritt des Todes markieren («Woran läßt sich der Tod erkennen?»). Die Tests stellen die Verfahren dar, mit denen die Erfüllung der Kriterien demonstriert wird («Wie läßt sich der Tod nachweisen?»). – Die Bestimmungen auf jeder Ebene sind nur relativ zu den Vorgaben auf der jeweils nächsthöheren Ebene vorzunehmen: Tests sind nur relativ zu bestimmten Kriterien sinnvoll, Kriterien nur in bezug auf eine Definition, und die Definition bedarf der vorgängigen Attribution. Daraus erhellt, daß die Attribution erstrangig zu bestimmen ist. Die Frage nach dem Subjekt des Todes ist also für jedes Todeskonzept entscheidend.

Daraus ergibt sich zugleich ein Schwachpunkt im Vier-Ebenen-Modell des Todeskonzepts. Wie wird entschieden, welche Subjekte überhaupt zugelassen werden? Der Attribution ist keine Ebene mehr übergeordnet, so daß ein Subjekt des Todes scheinbar willkürlich gewählt werden kann. Da die Kriterien der Zulassung bestimmter Subjekte hier nicht vorrangig zu diskutieren sind, sollen im folgenden nur Subjekte besprochen werden, die vom primären Common-sense-Subjekt des Todes (dem «Menschen») begrifflich nicht allzu weit entfernt sind. «Der Mensch» allein genügt jedoch auch nicht, da der Begriff des Menschen nicht schon von selbst transparent ist. Es bedarf also weitergehender Spezifizierungen, etwa: der Mensch als Person, als bewußtes Wesen, als leibseelische Gesamtheit etc.

Vom Vier-Ebenen-Modell aus können nun die obigen drei Einschätzungen des Hirntodkonzepts untersucht werden. Wenn (b) und (c) eigene Todeskonzepte als Alternativen zum Hirntodkonzept zugeordnet werden, könnten die alternativen Ansätze und auch das Hirntodkonzept selbst einzeln auf ihre Stimmigkeit hin befragt werden. Im folgenden soll das herz-lungenorientierte Todeskonzept der Einschätzung (b) zugeordnet werden, und das Teilhirntodkonzept soll die Rolle der zur Einschätzung (c) gehörigen Alternative spielen.[4]

Vielleicht ist das Hirntodkonzept zu radikal. Aber wenn es nicht zu radikal ist, dann ist es zu konservativ (nicht aber angemessen). Um dies zu zeigen, bedarf es keiner Diskussion der Einschätzung (b). Daher nur soviel: Die meisten Argumente für (b) gehen irgendwie auf den Umstand zurück, daß beim Hirntoten das extrazerebrale Soma noch lebt beziehungsweise biologisch funktioniert (wenn auch teils nur dank massiver externer Unterstützung). Wenn man zum Beispiel sagt, «Der (extrazerebrale) Körper lebt noch, also ist der Tod (im Unterschied zum Sterben) noch nicht eingetreten», bringt man damit zunächst nur den Wunsch zum Ausdruck, den irreversiblen Funktionsausfall des extrazerebralen Somas in die Todeskriterien aufzunehmen. Das herz-lungenorientierte Todeskonzept bedient diese Intuition, Tod sei am irreversiblen Funktionsausfall des zerebralen plus extrazerebralen Somas festzustellen, recht gut.[5] Die Frage ist, welcher Definition und Attribution ein solches Kriterium zugehört. Als Definition könnte man zum Beispiel anbieten: Tod ist das Erlöschen der Existenz der leibseelischen Gesamtheit eines menschlichen Einzelwesens. Das Subjekt des Todes könnte dann sein: der Mensch als diese leibseelische Gesamtheit. Solchen Ansetzungen liegt oft die psychosomatisch inspirierte Vorstellung zugrunde, man müsse Leib und Seele als Einheit begreifen, statt sie auseinanderzureißen. Aber ist das zweifellos schöne Einheitskonzept beim Hirntoten noch tragfähig? Und ist es beim Hirntoten noch sinnvoll, von einem «Leib» zu sprechen? Wenn Leib erlebter Körper ist, dann ist der Körper des Hirntoten zumindest kein Leib *für den Hirntoten selbst*, da das Erleben wiederum durch das Gehirn vermittelt sein müßte.[6] Kann der Körper des Hirntoten also allein dadurch Leib sein, daß ein Außenstehender ihn noch als (fremden) Leib erfährt (zumindest solange er nicht präzise über die Charakteristika des Hirntotseins informiert ist)? Wenn aber der Körper des Hirntoten nur Körper ist, hat dann der Hirntote nicht auch die leibseelische Gesamtheit verloren? Dann würde das oben genannte Subjekt nicht mehr zu den (zum Beispiel herz-lungenorientierten) Kriterien passen. – Solche und andere Probleme müßte ein Verfechter von Einschätzung (b) lösen. Vielleicht gibt es Lösungen, aber nehmen wir einmal an, es gebe sie nicht: Warum soll dann (c) gelten und nicht (a)?

Versuche, das Hirntodkonzept im Gegensatz zum Herz-Lungen-Tod-Konzept plausibel zu machen, sind oft in zwei Schritten angelegt: Zunächst wird argumentiert, «eigentlich» markiere der Hirntod schon ebensosehr den Tod wie der Herz-Lungen-Tod, und anschließend werden die sonstigen Vorteile des Hirntodkonzepts aufgezählt, die es nahelegen sollen, das Herz-Lungen-Tod-Konzept zu verabschieden: etwa die Möglichkeit, Schwerstkranken Organe zu transplantieren, oder die Aussichten auf Kosteneinsparungen im Gesundheitswesen etc. Hier soll nur der erste Schritt thematisiert werden. Der Gedanke ist: Der Herz-Lungen-Tote ist tot, weil sein Gehirn tot ist. Warum ist das Gehirn entscheidend? Das ist die Frage nach der Attribution und Definition im Hirntodkonzept, nachdem als Kriterium der irreversible Funktionsausfall des gesamten Gehirns postuliert ist. Gibt es einen Begriff und ein Subjekt des Todes in eindeutiger Zuordnung zu diesen Kriterien? Aus der in Deutschland maßgeblichen Formulierung der Hirntodkriterien (Frowien et al. 1986) läßt sich eine Definition extrahieren, die den Tod gleichsetzt mit «dem endgültigen Erlöschen des personalen menschlichen Lebens sowie des integrativen Vermögens des eigenständigen körperlichen Lebens». Als Subjekt des Todes ist dort in erster Annäherung wohl «der Mensch» angesetzt, denn es heißt an einer Stelle: «Der Hirntod ist der Tod des Menschen.»

Aber wie ist «der Mensch» dann näher spezifiziert? Die oben angegebene Definition stellt eigentlich (im logischen Sinne) eine Konjunktion *zweier* Definitionen dar: Tod ist das irreversible Erlöschen der personalen Existenz, und Tod ist das irreversible Erlöschen der Existenz des Organismus als eines Ganzen.[7] Der Begriff der personalen Existenz beziehungsweise des personalen menschlichen Lebens ist in der oben zitierten Festlegung nicht näher bestimmt. Man darf annehmen, daß damit eine Gesamtheit von Eigenschaften gemeint ist, die überwiegend vom Großhirn getragen werden, etwa Bewußtseins- und Empfindungsfähigkeit, Motivation, Denkvermögen sowie individuelle Persönlichkeitsmerkmale wie Intelligenz, emotionale Verfassung etc. Man könnte dies zusammenfassen als das in einem tätigen Geist beziehungsweise Gehirn verwirklichte individuelle (eben: persönliche) Profil (im folgenden: die «Person»).[8]

Nun wird dieses bundesdeutsche Hirntodkonzept schon dadurch disqualifiziert, daß es auf eine Konjunktion zweier Todesdefinitionen zurückgreift. Denn es ergeben sich dann auch zwei Subjekte des Todes (die Person und der Organismus als Ganzes), und das Gesamtkonzept ist dann nicht mehr eindeutig und durchgängig auf allen vier Ebenen bestimmt: Ein stimmiges Todeskonzept kann nur *ein* Subjekt des Todes setzen. Es ergeben sich dann zwei Fragen: Ist eines der beiden supponierten Subjekte mit den Kriterien des Hirntodes in Einklang zu bringen? Wenn nicht: Ist ein anderes Subjekt des Todes denkbar, das den Hirntodkriterien (und nur ihnen) entspricht?

Zur ersten Frage: Aus der Ansetzung der «Person» (im obigen Sinne) als Subjekt des Todes gehen keine Hirntodkriterien, sondern allenfalls Teilhirntodkriterien hervor.[9] Ist ein Fast-Hirntoter, bei dem ausschließlich ein Okulozephalreflex (ein Stellreflex der Augäpfel bei Kopfbewegungen) erhalten ist, eher als «Person» anzusprechen als ein komplett Hirntoter, bei dem auch dieser Reflex noch erloschen ist? Warum soll die «Person» erst dann erloschen sein, wenn auch rein somatomotorische Hirnnervenkerne wie der Nucleus nervi abducentis im Hirnstamm einen irreversiblen Funktionsverlust erlitten haben? Es gibt offensichtlich Teile des Gehirns, die mit den Funktionen, die wir als essentiell für (hirnorientierte) Personalität ansehen, nicht wesentlich assoziiert sind. Also ist es auch nicht erforderlich, daß diese Hirnareale «tot» sind, wenn der Mensch als «Person» tot ist. Und es ist keineswegs ausgemacht, daß solche «personal irrelevanten» Hirnareale nur im Hirnstamm angesiedelt sind. Die Ansetzung der «Person» (im oben bezeichneten Sinne) als Subjekt des Todes führt also zu Kriterien des Teilhirntodes, die unser heutiges Wissen allerdings noch nicht zu präzisieren erlaubt.[10] – Der «Organismus als Ganzes» (Bernat 1984) ist aber ebensowenig ein Subjekt, aus dem Kriterien des Hirntodes eindeutig hervorgehen – ganz abgesehen davon, daß nicht leicht zu sagen ist, von welchem Grad der Desorganisation an ein Organismus nicht mehr «als Ganzes» intakt ist. Aber angenommen, man könnte die physiologischen Integrations- und Regulationsmechanismen, die den menschlichen Körper als eine Einheit funktionieren lassen, genau angeben: wir würden zwar eine Vielzahl dieser Mechanismen im Gehirn angesiedelt finden (vor allem im Hirnstamm), aber es ist höchst unwahrscheinlich, daß ausnahmslos allen Hirnarealen Funktionen im Dienste einer Versammlung der Körperteile zu einem Organismus als einem Ganzen zuzuschreiben sind. Außerdem kann es auch periphere Strukturen (etwa Teile des autonomen Nervensystems) geben, die sich als essentiell für einen wie auch immer verstandenen «Organismus als Ganzes» erweisen. Auch die Ansetzung des Organismus als Ganzes als Subjekt des Todes führt somit eher zu Kriterien des Teilhirntodes (oder des Teilhirn-plus-Teile-des-extrazerebralen-Somas-Todes) als zu Kriterien des Hirntodes.

Zur zweiten Frage: Es erscheint unwahrscheinlich, daß ein anderes Subjekt des Todes gesetzt werden kann, das auf der Ebene der Kriterien dem Hirntod (und nur dem Hirntod) zuzuordnen ist. Der Grund für diese Einschätzung liegt vor allem in der Heterogenität und Vielfalt der Funktionen, die das Gehirn wahrnimmt. Für welches Subjekt sollten sämtliche Funktionen des Gehirns essentiell sein (denn genau das ist erforderlich, damit etwas als Subjekt des Hirntodes gelten kann)? Das Gehirn besteht nicht nur aus Netzwerken, die *Bewußtsein* hervorbringen oder der Erhaltung der inneren *Homöostase* des Gesamtorganismus dienen; es finden auch viele elementare, vom Standpunkt des «ganzen Menschen» banal anmutende Prozesse statt wie die direkte, unter Umständen sogar reflektorische Ansteuerung peripherer Erfolgsorgane wie beim oben genannten Okulozephalreflex.

Es mag somit mehrere Subjekte des Todes geben, denen Kriterien des Teilhirntodes (oder des Teilhirn-plus-x-Todes) zuzuordnen sind, die den Kriterien des Hirntodes sehr nahe kommen – aber vermutlich keines, das mit diesen Kriterien wirklich genau übereinstimmt. – Man möge nun nicht einwenden, dies sei spitzfindig, und man könne dann in der Praxis ebensogut bei den Hirntodkriterien bleiben. Die «Praxis» kann kein Theoriedefizit ausgleichen. Kriterien sollten nicht wegen ihrer Praktikabilität zur Anwendung kommen, sondern wegen ihrer Zugehörigkeit zu einem bestimmten Todeskonzept. Natürlich können wir «in der Praxis» weiter bei den Hirntodkriterien bleiben – nur dürfen wir dann nicht treuherzig versichern, der Hirntod sei «der Tod des Menschen». Der Hirntod ist entweder mehr oder weniger als der Tod des Menschen.

Nun zur obigen These (c): das Hirntodkonzept sei zu konservativ. Die eigentlichen Verfechter des Teilhirntodkonzeptes (vgl. die Beiträge in Zaner 1988) argumentieren nicht in der oben vorgetragenen Weise auf der Ebene des Subjekts des Todes. Ein typischer Gedankengang kann dagegen wie folgt zusammengefaßt werden: Die Pointe der hirnorientierten Kriterien des Todes besteht darin, daß das Gehirn als dasjenige Organ anerkannt wird, durch welches alle Eigenschaften, die ein Subjekt des Todes konstituieren, realisiert werden. Diese Eigenschaften können unterschiedlich zusammengefaßt werden. Naheliegend sind «Bewußtsein(sfähigkeit)» und «Kognitivität»[11]. Dann ist konsequenterweise als Kriterium des Todes auch nur der Ausfall der für diese höheren Eigenschaften beziehungsweise Funktionen verantwortlichen Hirnregionen (in erster Linie des Großhirns) zu fordern.

Die Spezifizierung des Teilhirntodes kann anatomisch, psychologisch oder subjektorientiert sein. Ein anatomisch orientiertes Teilhirntodkonzept ist etwa das des neokortikalen Todes: Tot sein heißt, einen irreversiblen kompletten Funktionsausfall des Neokortex erlitten zu haben. Solche Bestimmungen erben die Probleme des – ebenfalls anatomisch orientierten – Hirntodkonzepts: Es ist unwahrscheinlich, daß sich ein bestimmtes Subjekt finden läßt, welches genau der anatomischen Struktur des Neokortex zuzuordnen ist («Bewußtseinsfähigkeit» und «Kognitivität» sind jedenfalls keine aussichtsreichen Kandidaten). Ein psychologisch orientiertes Teilhirntodkonzept wäre das des kognitiven Todes: Tot sein heißt, der Kognitivität irreversibel und vollständig verlustig gegangen zu sein. Solche Konzepte sind vor allem mit zwei Problemen konfrontiert: Die psychologischen Konstrukte sind wiederum kaum einer bestimmten anatomischen Struktur (oder einem funktional einheitlichen kortikalen Areal) zuzuordnen, wodurch Probleme auf den Ebenen der Kriterien und Tests entstehen; ferner besteht kein allgemeiner Konsens bezüglich der Konstrukte selbst (so gibt es etwa konkurrierende und einander widersprechende Konzepte von Kognition), so daß schon die Bestimmung des Subjekts des Todes Schwierigkeiten bereitet. Ein subjektorientiertes Teilhirntodkonzept wäre schließlich das des personalen Todes: Tod ist das endgültige Ende der Existenz der Person. Für solche Konzepte ergibt sich noch stärker als für die psychologisch orientierten das Problem, daß kaum ein Konsens über das auf der Subjektebene angesiedelte Konstrukt erzielt werden kann. So kann «Person» so unterschiedlich gefaßt werden, daß aus diesem Subjekt einmal Kriterien des Teilhirntodes, ein andermal aber Kriterien des Herz-Lungen-Todes abzuleiten sind. Es wäre aber falsch, diese Schwierigkeiten auf den Ebenen der Definition und Attribution als teilhirntodspezifisch anzusehen. *Alle* Todeskonzepte haben in gleicher Weise mit diesen Problemen zu kämpfen, nur fiel dies zum Beispiel beim Hirntodkonzept bislang nicht weiter auf, weil dieses Konzept überhaupt nur auf den Ebenen der Kriterien und Tests bestimmt war.

Im folgenden sollen noch einige Argumente diskutiert werden, die gegen den Teilhirntod ins Spiel gebracht werden können (immer unter der Voraussetzung, daß das *Hirn*todkonzept nicht als zu radikal angesehen wird). Das erste Argument lautet: Das Teilhirntodkonzept ist obsolet, da nicht einmal Tests existieren, die den Eintritt des Teilhirntodes anzeigen könnten. – Antwort: Abgesehen davon, daß dieser Einwand nur für einige, nicht aber für alle

Teilhirntodkonzepte zutrifft, spricht die aktuelle Nichtexistenz von Tests nicht gegen die Angemessenheit eines ganzen Todeskonzepts. Wenn aktuell keine adäquaten Tests eines bestimmten Teilhirntodes vorliegen, heißt das nur, daß dieses Konzept in der Todesdiagnostik aktuell nicht anwendbar ist. Dennoch kann es das angemessene Konzept sein – nämlich dann, wenn es auf den Ebenen der Attribution, Definition und Kriterien adäquat bestimmt ist und wenn das Nichtvorhandensein von Tests nicht auf eine prinzipielle Unmöglichkeit, sondern auf unser noch unzureichendes Wissen und Können im Bereich der Neurowissenschaften zurückzuführen ist.[12]

Ein ähnliches Argument lautet: Das Teilhirntodkonzept ist obsolet, weil wir die Kriterien, die den Eintritt dieses Todes markieren, nicht genau angeben können. Antwort: Dieser Einwand gilt nicht für die anatomisch orientierten Teilhirntodkonzepte, aber er gilt für die meisten der psychologisch oder subjektorientierten Bestimmungen. Aber auch hier geht das Fehlen genauer Kriterien im wesentlichen auf unser aktuelles Unwissen im Bereich der (Patho-) Physiologie höherer Hirnfunktionen zurück. Wir können aber immerhin vorläufige und recht gut abgesicherte Kriterien angeben, wenn etwa der Mensch als bewußtes Wesen zum Subjekt des Todes werden soll. Entscheidend ist wieder, daß überhaupt Attribution, Definition und Kriterien zusammenpassen; die weitere Präzisierung der Kriterien muß die wissenschaftliche Forschung erbringen.[13]

Ein verwandtes Argument wird vermutlich aus dem Unbehagen gespeist, das wohl die meisten beschleicht, die sich vorstellen, das Teilhirntodkonzept werde immer weiter vorgetrieben, bis am Ende nur noch ein kleiner Anteil des Gehirns irreversibel funktionslos sein muß, damit jemand als tot bestimmt wird. So könnte man sagen: Mit dem Hirntodkonzept ist die Grenze der Aufweichung der Todeskriterien erreicht. Jede weitere Radikalisierung ist ethisch nicht mehr zu vertreten. Zudem macht jeder Schritt vom Hirntodkonzept zum Teilhirntodkonzept die Todesdiagnostik anfälliger für Irrtümer und Mißbrauch. Daher sollten wir auch aus Gründen der diagnostischen Sicherheit nicht über das Hirntodkonzept hinausgehen. – Antwort: So unbehaglich der Übergang vom Hirntod zum Teilhirntod auch sein mag – die obigen Überlegungen zeigen, daß das Hirntodkonzept nicht diesseits, sondern – gemeinsam mit den Teilhirntodkonzepten – allenfalls jenseits einer bedeutsamen begrifflichen Grenze gelegen ist, nämlich der Grenze, die die herz-kreislauf-(also körper- oder leib-)orientierten von den hirnorientierten Konzepten trennt. Im übrigen kann auch der Verfechter des Teilhirntodkonzepts in die «ethische Offensive» gehen und beim Hirntod und Herz-Lungen-Tod ethische Bedenken anmelden, da dort Tote noch als Lebende klassifiziert werden (mit den bekannten Konsequenzen für die potentiellen Transplantatempfänger oder Anwärter auf die besetzten Betten auf der Intensivstation etc.). Und die Möglichkeit von Irrtum und Mißbrauch ist zwar praktisch bedeutsam, stellt aber kein internes Problem des Todeskonzepts selbst dar, sondern eines seiner Anwendung und sozialen Einbettung. Im übrigen hat uns die Tatsache, daß die Anwendung des Hirntodkonzepts irrtumsanfälliger ist als die des Herz-Lungen-Tod-Konzepts, nicht davon abgehalten, letzteres zu verlassen. Wenn Irrtum und Mißbrauch (weitgehend) ausgeschlossen werden sollen, müssen wir eben zum «Sichere-Todeszeichen-Todeskonzept» zurückfallen.

Damit ist die Diskussion um das Teilhirntodkonzept nicht ausgeschöpft. Das Fazit der *hier* vorgetragenen Diskussion ist jedenfalls:

– Wir können zur Zeit noch kein konsensfähiges Subjekt des Todes für ein hirnorientiertes Todeskonzept anbieten.[14]
– Wenn es uns gelingen sollte, ein solches Subjekt zu ermitteln, wird ihm auf der Ebene der Kriterien nicht der Hirntod, sondern eine Variante des Teilhirntodes entsprechen.
– Pragmatisch gesehen, mag vieles dafür sprechen, zunächst die Hirntodkriterien weiter zu applizieren (die pragmatischen Aspekte des Problems waren nicht Gegenstand dieser Arbeit) – man muß sich nur darüber im klaren sein, daß ein solches pragmatisches Vorgehen bislang nicht durch ein stimmiges Gesamtkonzept des Todes begründet ist.
– Das Teilhirntodkonzept ist in mancher Hinsicht nur das konsequent zu Ende gedachte Hirntodkonzept. Die empörte Ablehnung des Teilhirntodkonzepts gerade durch den Verfechter des Hirn-

todkonzepts kann auch als Ausdruck des Versuchs interpretiert werden, die verdrängten Zweifel an der Angemessenheit des Hirntodkonzepts nun auf ein anderes Todeskonzept zu projizieren.

Über die Autoren

Martin Kurthen, geboren 1959 in Essen. Medizinstudium in Bochum und Bonn. Seit 1986 Wissenschaftlicher Mitarbeiter an der Neurochirurgischen Universitätsklinik Bonn. 1992 Habilitation für das Fachgebiet Klinische Neuropsychologie.
Veröffentlichungen: Psychologie als Individuation, 1989. Das Problem des Bewußtseins in der Kognitionswissenschaft, 1990. Neurosemantik, 1992.

Detlef Bernhard Linke, geboren 1945 in Struwenberg/Eberswalde. Studium der Medizin, Philosophie, Kommunikationsforschung und Phonetik. 1974 Promotion. 1977 Habilitation. Seit 1982 Professor für Klinische Neurophysiologie und Neurochirurgische Rehabilitation an der Universität Bonn. Gewähltes Mitglied der Akademie für Ethik in der Medizin.
Veröffentlichungen: In Würde altern und sterben. Zur Ethik in der Medizin, 1991. Hirnverpflanzung. Die erste Unsterblichkeit auf Erden, 1993. Wie alt sollen Menschen werden? Fallstudien aus der Praxis, 1993.

Literatur

Bernat, J. L. (1984): The Definition, Criterion, and Statute of Death. Semin. Neurol. 4: 45–51.
Frowein, R. A. et al. (1986): Kriterien des Hirntodes. Entscheidungshilfen zur Feststellung des Hirntodes (Stellungnahme des Wissenschaftlichen Beirates der Bundesärztekammer). Dtsch. Ärztebl. 83: 2940–2946.
Kurthen, M., Linke, D. B., Moskopp, D. (1989): Teilhirntod und Ethik. Ethik in der Medizin 1: 134–142.
Zaner, R. M. (ed.) (1988): Death: Beyond Whole-brain Criteria. Dordrecht, Boston, London: Kluwer.

Vom Hirntod zum Teilhirntod

Anmerkungen

1 Mit «Hirntod» ist hier nur ein Zustand des Gehirns gemeint, nämlich der des irreversiblen Erloschenseins seiner Funktionen. «Hirntod» heißt also nicht: Tod des Menschen (oder der Person etc.) aufgrund des irreversiblen Erloschenseins der Hirnfunktionen. Dagegen heißt «Hirntodkonzept» die Gesamtheit der Überzeugungen, die den Hirntod (als Zustand des Gehirns) als Tod des Menschen (oder eines anderen Subjekts des Todes) anzusetzen erlaubt.

2 Als «Herz-Lungen-Tote» sollen diejenigen bezeichnet werden, deren Herz-Kreislauf- und Atem-Funktionen irreversibel erloschen sind.

3 Man könnte zum Beispiel argumentieren, ein bestimmtes Todeskonzept sei einer bestimmten Gesellschaft angemessen, und ebendiese Angemessenheit disqualifiziere wiederum die betreffende Gesellschaft. Unser aktuelles Todeskonzept ist natürlich in hohem Maße von unserem aktuellen Menschenbild geprägt, welches wiederum Gegenstand diverser ethischer und anthropologischer Kritiken sein kann. Es ist insofern wenig gesagt, wenn wir finden, daß das Hirntodkonzept dem aktuell vorherrschenden Menschenbild angemessen ist. Die oben erwähnte Einordnung der Toten als Tote, der Lebenden als Lebende etc. ist in diesem Sinne auch nicht wahr oder richtig (oder falsch), sondern nur angemessen oder unangemessen.

4 Auch andere Zuordnungen sind denkbar. Für die Einschätzung (b) könnte man auch ein «Sichere-Todeszeichen»-Konzept des Todes einbringen, demzufolge nur tot ist, wer Totenstarre, Totenflecken etc. aufweist. Und der Einschätzung (c) könnte zum Beispiel ein «Zerebrale-Beeinträchtigungs»-Konzept des Todes zugeordnet werden, das den Tod schon Individuen zuschreibt, bei denen kein Ausfall, sondern nur eine Beeinträchtigung einiger oder aller Hirnfunktionen nachzuweisen ist. Im Gegensatz zu diesen alternativen Konzepten werden aber die im Text gewählten Ansätze in der aktuellen Diskussion ernsthaft vertreten.

5 Zellen in bradytrophen Geweben können nach dem «Herz-Lungen-Tod» noch eine Weile funktionieren. Dieser Umstand ist jedoch nicht gegen das herz-lungenorientierte Todeskonzept zu wenden: Er zeigt nur an, daß das dem Herz-Lungen-Tod zugeordnete Subjekt gegen eine solche Persistenz biologischer Funktionen in bradytrophen Geweben indifferent ist.

6 Ein noch funktionierender Körper mit totem Gehirn wäre nicht mehr Leib *für* das menschliche Einzelwesen, das die leibseelische Gesamtheit desselben Körpers mit dem lebenden Gehirn war. Anderseits wäre ein (fiktives) intaktes Gehirn ohne Körper kein «Mensch», da ihm auch der Leib fehlen würde.

7 Der «Organismus als Ganzes» geht aus der Formulierung «integratives Vermögen des eigenständigen körperlichen Lebens» vielleicht nicht zwangsläufig hervor. Mit dieser Formulierung sind aber vermutlich die überwiegend dem Hirnstamm zuzuordnenden integrativ-regulativen und homöostatischen

Funktionen gemeint, die unter anderem den Körper zur Ganzheit versammeln, also zum Organismus machen. Der «Organismus als Ganzes» ist ein in der Hirntoddiskussion recht beliebtes Subjekt des Todes (siehe Bernat 1984).

8 In der aktuellen Diskussion wird von den überwiegend dem Großhirn zuzuordnenden Funktionen oft allein das Bewußtsein beziehungsweise die Bewußtseinsfähigkeit thematisiert. Dies führt zur Ansetzung des «Menschen *als eines bewußten Wesens* als Subjekt des Todes. Andere fassen einen Großteil der obengenannten Funktionen als «Kognition» zusammen und sprechen dann vom «kognitiven Tod». Wir kommen weiter unten darauf zurück.

9 Es sei denn, man hält den Hirntod überhaupt für zu radikal; dann wird der Personbegriff anders gefärbt sein, und der Tod der Person kann als Herz-Lungen-Tod aufgebaut werden.

10 Dies liegt allerdings nicht nur an unserem Mangel an gesichertem Wissen über höhere Hirnfunktionen, sondern auch an der unzureichenden begrifflichen Präzisierung und Operationalisierung der Eigenschaften, die Personalität konstituieren sollen.

11 Gegen «Bewußtsein» und «Kognitivität» können Vorbehalte angemeldet werden. So erscheint es willkürlich, die teils bedeutsamen nichtbewußten mentalen Prozesse auszuklammern, und ein nur «kognitives» Subjekt des Todes wäre ein sehr unvollständiger Mensch – es sei denn, «Kognition» wird so weit gefaßt, daß auch Emotionalität etc. darin enthalten ist. Aus der Kritikwürdigkeit dieser Eigenschaftskonglomerate kann aber keine wirksame Kritik des Teilhirntodkonzepts selbst abgeleitet werden, da auch die Subjekte der vervollständigten und korrigierten Eigenschaftskonglomerate immer noch einem Teilhirntod zuzuordnen wären.

12 Man sollte sich im übrigen auch fragen, ob die derzeit applizierten Tests des Hirntodes wirklich den Hirntod nachweisen. Am Hirnstamm werden üblicherweise nur bestimmte Reflexe geprüft, deren gemeinsames Ausfallen als Hinweis auf einen vollständigen Funktionsverlust dieser Hirnareale genommen werden kann. Ein direkter Nachweis des Funktionsausfalls aller Neuronen und Leitungsbahnen des Hirnstamms gelingt damit keineswegs, und ein solcher Nachweis ist zur Zeit auch nicht möglich.

13 Auch hier lohnt sich ein Vergleich mit dem Hirntodkonzept, welches eben aus dem Grunde eindeutige Kriterien bereitstellt, daß es von der Ebene der Kriterien *ausgeht* und dadurch auf den Ebenen der Definition und Attribution fehl- oder unterbestimmt ist.

14 Eine weitere Frage wäre die, ob wir überhaupt ein konsensfähiges und stimmiges Subjekt des Todes für ein herz-lungenorientiertes Todeskonzept haben.

Die Unterscheidung zwischen dem «Tod der Person» und dem «Tod des Organismus» und ihre Relevanz für die Frage nach dem Tod eines Menschen

Klaus Steigleder

Hinführung

Wenn es für *Lebewesen* konstitutiv ist, daß sie Organismen sind und sie sich dadurch von leblosen Dingen unterscheiden, dann liegt es nahe, vom Tod eines Lebewesens dann zu sprechen, wenn es aufhört, ein Organismus zu sein. «Tod» wäre auf der Linie dieser Überlegung als der irreversible Verlust jenes Funktionsganzen zu verstehen, das ein Organismus darstellt. Wenn für *Personen* bestimmte Eigenschaften, wie beispielsweise Selbstbewußtsein, konstitutiv sind und sie sich dadurch von nichtpersonalen Lebewesen unterscheiden, dann liegt es nahe, vom Tod einer Person dann zu sprechen, wenn sie unwiederbringlich die für sie konstitutiven Eigenschaften verliert. Dementsprechend hat «Tod» einen unterschiedlichen Sinn, je nachdem, ob wir vom «Tod eines Organismus» oder vom «Tod einer Person» sprechen.

Nun könnte man von vornherein einwenden, dies sei zwar zuzugeben, doch sei die Mehrdeutigkeit des Todesverständnisses gleichsam «hausgemacht». Die Rede vom «Tod der Person» sei unglücklich; durch sie werde erst jene begriffliche Konfusion erzeugt. Es sei daher ratsam, sich auf ein «organismisches Todesverständnis» zu beschränken und nicht einfach ein jedes Ende als «Tod» zu bezeichnen. Die Prägnanz des Todesbegriffes bestehe ja gerade darin, daß mit «Tod» etwas für Lebewesen (als Organismen) Spezifisches in den Blick kommt, das einen bedeutsamen Unterschied zu leblosen Dingen markiert. Ein Haus mag niederbrennen; es hat deshalb aber nicht in den Flammen den Tod gefunden. Zwar hören wir gelegentlich vom «Kalktod» einer Kaffee- oder Waschmaschine reden, doch sind wir uns der Uneigentlichkeit der Redeweise (darin besteht schließlich ihr Witz) wohl bewußt. «Sterben», «den Tod finden» können nur Lebewesen. Kurz: Der Einwand will den Todesbegriff für ein (im weiteren Sinn) «biologisches» Verständnis reserviert wissen.

Natürlich könnten wir uns entscheiden, «Tod» in einem allein organismischen Sinn zu *definieren*. Dadurch wären aber andere oder weitergehende Verwendungsweisen des Begriffs nicht schon ins Unrecht gesetzt. Vor allem dürften wir uns nicht zu der Annahme verleiten lassen, im Wege begrifflicher Festsetzungen *moralische Fragen* lösen zu können. Die Frage etwa, ob die apparative Aufrechterhaltung von Körperfunktionen einer «(ganz)hirntoten» Schwangeren mit dem Ziel, die Weiterentwicklung des Fötus im Körper der Schwangeren zu erreichen, ein Handeln darstellt, durch das diese Frau gehindert wird, menschenwürdig zu sterben*[1], würde durch eine solche Definition keinerlei Klärung erfahren. Nehmen wir an, wir haben davon auszugehen, daß das, was apparativ aufrechterhalten wird, als Funktionsganzes im Sinne eines lebenden Organismus zu verstehen ist. Gemäß der eingeschränkten Definition wäre unbeschadet des irreversiblen Verlustes aller Hirnfunktionen von einem «lebenden Menschen» auszugehen. *Daraus* folgt aber keineswegs, daß die konkrete Person noch existent wäre, die die Frau vor dem Verlust aller Hirnfunktionen war. Es kann deshalb auch nicht ohne weiteres davon ausgegangen werden, daß die konkrete Person noch lebt oder stirbt oder am Sterben gehindert wird – denn diese Prädikationen haben die Existenz der Person zur Voraussetzung. «Mensch» in der Rede vom «lebenden Menschen» im Sinne der Definition müßte denn auch eine «biologische» Begrifflichkeit meinen. Es wäre deshalb auch eine eigens zu klärende Frage, ob und gegebenenfalls inwiefern einem (biologisch verstanden) «menschlichen Organismus» *Würde* zugesprochen werden kann.

Freilich werden die moralischen Fragen auch nicht dadurch schon gelöst, daß wir gegenüber der eingeschränkten «organismischen Todesdefinition» weitere Verwendungsweisen des Todesbe-

---

* Die hochgestellten Ziffern verweisen auf die «Anmerkungen» am Ende dieses Beitrags.

Die Unterscheidung: «Tod der Person» – «Tod des Organismus» ——— 97

griffs zulassen. Allerdings läßt sich dem vorausgegangenen Beispiel ein Hinweis darauf entnehmen, weshalb es Sinn machen könnte, vom «Tod einer Person» zu sprechen. Wenn nämlich, wie eingangs gesagt wurde, für Personen bestimmte Eigenschaften konstitutiv sind, dann handelt es sich beim unwiederbringlichen Verlust dieser Eigenschaften nicht um einen Verlust *an* der Person im Sinne einer Einschränkung, welche die Person hinnehmen bzw. mit der die Person dann «leben» muß, sondern im strengen Sinn um den Verlust *der* Person, um *ihr* Ende, um das Ende ihrer Existenz – *analog* zu dem Ende des Lebewesens im «Tod (s)eines Organismus».

Diese hinführenden Bemerkungen können nun als Hintergrund dienen, der es leichter macht zu sehen, welche, vor allem auch *welcher Art* philosophische Fragen im Zusammenhang des (in diesem Band verhandelten) Problems «Wann ist der Mensch tot?» zu klären sind.

Da sind zunächst *ontologische* Fragen zu klären: 1. Ist es angemessen, zwischen biologisch-menschlichem und personal-menschlichem Leben in dem Sinne zu unterscheiden, daß es biologisch-menschliche Lebewesen gibt, die keine Personen sind? 2. Unter der Voraussetzung, daß Frage 1 positiv zu beantworten ist: Kann beim Tod einer menschlichen Person die Unterscheidung zwischen biologisch-menschlichem und personal-menschlichem Leben in dem Sinne relevant werden, daß es möglich ist, daß das Ende der Existenz der Person bereits eingetreten ist, während der Organismus als Funktionsganzes noch besteht? Wenn auch die zweite Frage positiv zu beantworten ist, dann wird die Unterscheidung zwischen dem «Tod eines Organismus» und dem «Tod einer Person» (im Sinne des Endes ihrer Existenz) zu einer Unterscheidung, die für die Frage des Todes eines Menschen gegebenenfalls relevant ist. Die Frage «Wann ist der Mensch tot?» würde sich als zutiefst doppeldeutig erweisen. Wenn die in den beiden Fragen anvisierten Unterscheidungen angemessen sind, ist als weitere, 3. Fragestellung die *ethische* Frage in Angriff zu nehmen, ob und gegebenenfalls inwiefern die Unterscheidungen *moralisch* relevant sind. Damit ist die Aufgabenstellung meines Beitrags umrissen.

Zur Frage der Unterscheidung zwischen biologisch-menschlichem und personal-menschlichem Leben

Wenn wir uns der ersten Frage zuwenden – «Ist es angemessen, zwischen biologisch-menschlichem und personal-menschlichem Leben in dem Sinne zu unterscheiden, daß es biologisch-menschliche Lebewesen gibt, die keine Personen sind?» –, so mag sich der Verdacht einstellen, daß jeder Versuch einer Antwort von vornherein aussichtslos ist. Schließlich dürfte kaum ein Begriff so umstritten und vieldeutig sein wie «Person». Wer ein bestimmtes Personverständnis als «das richtige» oder «angemessene» herausgreifen oder gar ausweisen wollte, bekäme es sofort mit dem Vorwurf der Willkür zu tun. – Ein solches Bedenken übersieht aber, daß es gar nicht nötig ist, den «richtigen» Personbegriff auszuweisen. Im Gegenteil: Wir sind relativ frei, die Begrifflichkeit – überspitzt gesagt – nach unserem Gutdünken zu fixieren. Denn durch ein solches Vorgehen ist die Frage, die wir uns stellen, keineswegs schon müßig, auch wenn je nach dem gewählten Personverständnis die Antwort unterschiedlich ausfallen kann. Natürlich ist unsere Freiheit dadurch eingeschränkt, daß in unserem Zusammenhang die erste Frage nur in Verbindung mit den beiden nachfolgenden Fragen interessiert. Von daher ergeben sich an den von uns zu wählenden Personbegriff – zusätzlich zu einer selbstverständlich zu fordernden Anwendbarkeit auf den Menschen – vor allem zwei Anforderungen: Er muß, erstens, eine Aussicht darauf bieten, daß mit ihm eine Existenzweise bezeichnet ist, die nicht einfach mit dem Funktionsganzen eines Organismus zusammenfällt. Er muß, zweitens, eine Aussicht darauf bieten, daß durch ihn eine moralisch relevante Unterscheidung ermöglicht wird. Dadurch, daß aus *methodischen* Gründen die drei Fragen nicht in einem strikten Nacheinander gleichsam gegeneinander abzuschotten sind, werden – dies zu sehen ist wichtig – die Ergebnisse nicht in einer unzulässigen Weise präjudiziert. Schließlich könnte sich auch herausstellen, daß *keine* Antwort gefunden werden kann, welche die genannten Anforderungen erfüllt.

In diesem Beitrag knüpfe ich an Ergebnisse früherer Arbeiten an, die hier nur überblicksartig referiert werden können: Es läßt sich zeigen, daß die Unterscheidung zwischen handlungsfähigen und nichthandlungsfähigen Menschen moralisch äußerst bedeutsam ist.[2] Nicht nur ist Handlungsfähigkeit eine notwendige Voraussetzung dafür, daß es so etwas wie moralische Forderungen überhaupt geben kann. Solche Forderungen wären nämlich, gäbe es keine Handlungsfähigen, ohne Adressaten und deshalb im strengen Sinne gegenstandslos. Überdies wird moralisches Sollen durch Handlungsfähige «begründet», das heißt, es handelt sich um einen Anspruch, der überhaupt erst durch und zwischen Handlungsfähigen zustande, «in die Welt» kommt. Jeder Handlungsfähige ist nämlich, wie Alan Gewirth gezeigt hat, logisch genötigt, für sich *Würde* und *konstitutive Rechte*[3] gegenüber jedem anderen Handlungsfähigen zu beanspruchen als etwas, das ihm aus dem zureichenden Grund *zukommt*, daß er ein Handlungsfähiger ist. Weil die Tatsache, daß er ein Handlungsfähiger ist, ein *zureichender* Grund für den Anspruch auf Würde und konstitutive Rechte ist, ist der Handelnde zugleich logisch genötigt anzuerkennen, daß jedem anderen Handlungsfähigen die Würde und die konstitutiven Rechte in der gleichen Weise wie ihm zukommen. Jeder Handlungsfähige besitzt deshalb im Unterschied zu nichthandlungsfähigen Menschen einen moralisch ausgezeichneten Status, nämlich *Träger, Inhaber* von Würde und konstitutiven Rechten zu sein. Daraus folgt aber nicht schon, daß nichthandlungsfähige Menschen keinen moralisch relevanten Status hätten. Es bestehen aber, was den moralischen Status anbelangt, zwischen handlungsfähigen und nichthandlungsfähigen Menschen moralisch bedeutsame Unterschiede.

Wenn dies zutreffend ist, dann liegt es nahe, den Personbegriff im Sinne von Handlungsfähigkeit zu fassen, so daß «Person» definiert würde als jemand, der handlungsfähig ist. Doch ist mit Blick auf die oben benannte Aufgabenstellung das folgende zu beachten: Mit «Handlungsfähigkeit» ist zunächst einmal eine Eigenschaft beziehungsweise Begabung benannt, die jemand hat. Nun kann es, wie oben schon angedeutet wurde, eine Reihe von Fähigkeiten geben, die jemand zeitweilig hat und gegebenenfalls wieder verliert, wobei der oder die Betroffene dann mit diesem Verlust «leben» muß. Im Zusammenhang unserer Frage müssen wir aber sicherstellen, daß «Handlungsfähigkeit» eine Eigenschaft darstellt, die «für jemanden» dergestalt konstitutiv ist, daß ihr Verlust gleichbedeutend mit dem Ende der Existenz dieses «Jemand» ist. Nun können wir uns zwar die Fundamentalität von «Handlungsfähigkeit» klarmachen, etwa indem wir uns vergegenwärtigen, in welchem Maße Handlungsfähigkeit Voraussetzung für andere Fähigkeiten ist, und doch ist es deutlich, daß der anvisierte einfache Weg einer Fassung des Personbegriffs im Sinne von Handlungsfähigkeit so nicht ohne weiteres gangbar ist. Wir können nicht umhin, genauer zu bestimmen, was wir mit *«jemand»* meinen, wenn wir sagen, daß jemand handlungsfähig sei.

Wenn wir sagen, daß «jemand» (im Unterschied zu «etwas») bestimmte Eigenschaften hat, so gehen wir von einem *Subjekt* im Sinne eines mit *Rationalität* begabten, *bewußten* und *selbstbewußten Trägers* dieser Eigenschaften aus. «Jemand» oder die «Person» ist ein je konkretes «Ich», das Zeiträume zu überspannen vermag und sich in Veränderungen, die es erfährt, und vor allem in den Veränderungen, die *es* durchmacht, als identisch durchhält: Es ist dieses «Ich», das *sich* verändert; es bleibt «Ich» in den Veränderungen; es «überbrückt» Diskontinuitäten wie etwa Zeiträume der «Bewußtlosigkeit»[4] – es ist dieselbe Person, die gestern abend zu Bett ging, acht Stunden geschlafen hat und heute morgen wieder aufgestanden ist; die einige Tage im Koma lag, sich aber jetzt wieder auf dem Wege der Besserung befindet.

Unter *Handeln* sei hier – Gewirth folgend – ein freiwilliges und zweck- beziehungsweise zielgerichtetes (intentionales) Tun oder Lassen verstanden. Es ist zu beachten, daß der Handlungsbegriff hier in einem anspruchsvollen Sinn verwendet werden soll und enger und strenger gefaßt ist als etwa in umgangssprachlichen Verwendungen des Begriffs. «Unwillkürliche» Reflexe oder instinktbestimmte Bewegungen oder Verhaltensweisen sind nach der voranstehenden Bestimmung nicht als «Handeln» anzusprechen. Denn sie erfüllen nicht die beiden für Handeln konstitutiven Merkmale der «Willentlichkeit oder Freiheit» einerseits, der «Zweck- beziehungsweise Zielgerichtetheit oder Intentionalität» andererseits. Das Merkmal der *Freiwilligkeit* besagt, daß Handeln eine Tätigkeit ist, die *spontan*, das heißt, «aus eigenem Antrieb» erfolgt und unter der Kontrolle dessen steht, der sie ausübt.

Die Unterscheidung: «Tod der Person» – «Tod des Organismus»   101

«Unter der ‹Willentlichkeit› oder ‹Freiheit› einer Handlung verstehe ich, daß deren Ausübung unter der Kontrolle des Handelnden steht, indem er im Wissen um die unmittelbar relevanten Umstände seiner Handlung unerzwungen so zu handeln beschließt, wie er es tut.»[5]

Das Merkmal der *Zweck-* beziehungsweise *Zielgerichtetheit* oder *Intentionalität* besagt, daß Handlungen Tätigkeiten darstellen, die durch den Handelnden *final* bestimmt sind.

«Unter der ‹Zweckgerichtetheit› oder ‹Intentionalität› einer Handlung verstehe ich, daß der Handelnde mit Blick auf ein Ziel beziehungsweise einen Zweck handelt, der den Grund seines Handelns darstellt. Dieser Zweck mag in der Handlung selbst bestehen oder in etwas, das durch die Handlung erreicht werden soll.»[6]

Handlungen sind also Tätigkeiten oder Verhaltensweisen, die nicht nur ein *Willens-*, sondern auch ein *Wissensmoment* enthalten.[7] Der Handelnde *«weiß um»* sein Handeln und weiß auch, «warum» beziehungsweise «wozu» er handelt. Seine Handlungen sind ihm deshalb nicht nur *zurechenbar*, sondern er ist hinsichtlich seiner Handlungen auch *rechenschaftsfähig*.[8]

    Wenn wir vor diesem Hintergrund von «Handlungsfähigkeit» sprechen, so sind zunächst zwei Unterscheidungen zu treffen. «Handlungsfähigkeit» kann einerseits die Fähigkeit zu ganz konkreten, unter Umständen anspruchsvollen Handlungen meinen, etwa das Programmieren eines Computers, das Training eines Hochleistungssportlers oder die Ausübung eines Handwerks. In diesem konkreten Sinn ist Handlungsfähigkeit an sehr spezielle Kompetenzen oder Voraussetzungen gebunden. «Handlungsfähigkeit» kann anderseits die allgemeine und grundsätzliche Kompetenz meinen, überhaupt handeln zu können, wie unspezialisiert oder spezialisiert auch immer. Es ist dieser allgemeine und grundsätzliche Sinn, in dem hier «Handlungsfähigkeit» gebraucht und von einem «Handlungsfähigen» die Rede sein soll. Des weiteren kann «Handlungsfähigkeit» (wobei hier der Einfachheit halber von vornherein nur von ihrem allgemeinen und grundsätzlichen Sinn ausgegangen werden soll) eine *aktuelle* oder eine *dispositionelle* Kompetenz meinen.[9] Ein Handlungsfähiger ist zumindest dispositionell handlungsfähig, solange er nicht unwiederbringlich die Fähigkeit zum Handeln verloren hat, solange also die Tatsache, daß er in dieser Situation oder über bestimmte Zeiträume nicht handlungsfähig ist – etwa weil er tiefgehend verwirrt oder schwer betrunken ist, weil er schläft, in Ohnmacht gefallen ist oder im Koma liegt –, nicht gegen die Erwartung spricht, daß er wieder aktuell handlungsfähig werden kann.

Aus den Bestimmungen des Handlungsbegriffs und den Unterscheidungen im Begriff der Handlungsfähigkeit ergibt sich, daß die Begriffe der «Person» (im zuvor umschriebenen Sinn) und des (zumindest dispositionell) «Handlungsfähigen» eng miteinander zusammenhängen. Denn wir müssen voraussetzen, daß ein (allgemein und grundsätzlich verstanden) Handlungsfähiger Person ist: *Jemand*, der in der Lage ist, im Sinne eines wissentlich-willentlichen Tuns, sich Zwecke zu setzen und Ziele zu verfolgen, muß ein mit *Rationalität* begabter, *bewußter* und *selbstbewußter* Träger dieser Fähigkeiten sein. Sofern Handeln zeithaft ist, muß ein Handelnder etwa in der Lage sein, ein wirkliches Handlungsziel als *sein* Handlungsziel «festzuhalten», und er muß sich als (identischer) Träger seiner Handlungen durchhalten. Sofern ein zumindest dispositionell Handlungsfähiger Ziele im Rahmen von längerfristigen, gestuften Plänen verfolgt, muß er in der Lage sein, Diskontinuitäten zu überbrücken. Und so weiter. Personsein (im beschriebenen Sinne) ist deshalb eine *notwendige* Bedingung für Handlungsfähigkeit: Wer handlungsfähig ist, ist notwendig Person. Ein Wesen, das keine Person ist, ist notwendig auch nicht handlungsfähig. Ob Personsein (in der vorausgegangenen Bestimmung) auch schon eine *zureichende* Bedingung für Handlungsfähigkeit ist, hängt von einer Reihe von Fragen ab, die ich hier nicht behandeln will, da es für unsere Zwecke ausreicht, daß Personsein eine notwendige Bedingung von Handlungsfähigkeit ist. Eine Klarstellung hinsichtlich des hier verwandten Personverständnisses sei aber noch nachgetragen: Traditionell wird der Personbegriff auch auf «reine Geistwesen» (Gott, Engel) angewandt. Demgegenüber soll im Rahmen dieses Beitrages auf «Personen» nur im Sinne von «personalen *Lebewesen*» Bezug genommen werden.

Kehren wir nun zur Frage der Unterscheidung zwischen biologisch-menschlichem und personal-menschlichem Leben zurück. Vor dem Hintergrund der vorausgegangenen Bestimmungen ist nun leicht zu sehen, daß eine solche Unterscheidung nicht nur möglich, sondern auch unumgänglich ist. Der Mensch ist nicht «von Anfang an» rational, bewußt und selbstbewußt. Schwerste Behinderungen können dazu führen, daß bestimmte Menschen niemals diese Eigenschaften besitzen können, und unter Umständen ergibt es Sinn (diese Frage wird eigens zu untersuchen sein), davon zu sprechen, daß bestimmte Menschen Lebewesen sind, welche diese Eigenschaften unwiederbringlich verloren haben – nicht mehr Personen sind. Dies führt auf eine Doppelsinnigkeit des Begriffs des *Menschen*[10]: «Mensch» kann einerseits ein Lebewesen meinen, das zur (biologischen) Spezies Homo sapiens gehört. «Mensch» kann anderseits ein personales Wesen bezeichnen. Nun ist die menschliche Person ein personales *Lebewesen*, das heißt «Mensch» in beiderlei Sinn. Dagegen stellt allein die Gattungszugehörigkeit nicht schon die Personalität sicher.

In der Debatte um den moralischen Status von menschlichen Embryonen und Föten begegnet häufig die Rede von «potentiellen Personen». Im Unterschied zu Engelhardt und anderen Befürwortern der genannten Unterscheidung im Begriff des Menschen, sehe ich in dieser Redewendung den Versuch, auf ein sowohl ontologisch wie auch moralisch bedeutsames Faktum hinzuweisen: nämlich daß Embryonen und Föten in der Regel – «den normalen Lauf der Dinge vorausgesetzt» – in der Lage sind, sich zu einer menschlichen Person und zu einem handlungsfähigen Menschen zu entwickeln. Nun kann man Kritikern der Rede von «potentiellen Personen» oder, wie sich auch sagen ließe, von «potentiellen Handlungsfähigen» zugeben, daß es Schwierigkeiten macht, den Sinn dieses «In-der-Lage-Seins» oder «Sich-Entwickelns» positiv zu explizieren. Meines Erachtens reicht es aber schon, daß sich auf die fragliche «Potentialität» e negativo verweisen läßt: daß damit auf etwas verwiesen ist, was Tieren, die keine personalen Lebewesen sein können, abgeht. Wie weit allerdings die Bedeutsamkeit des Faktums reicht, ist freilich nochmals eine eigene Frage.

Auch wenn also mit der Rede von «potentiellen Personen» oder «potentiellen Handlungsfähigen» etwas Bedeutsames getroffen wird, so ist es doch wichtig, etwa zwischen «potentiellen Handlungsfähigen» und «dispositionell Handlungsfähigen» zu unterscheiden. Denn Potentialität bezeichnet eine «Verfassung» auf dem Weg *zur* Handlungsfähigkeit, «Dispositionalität» bezeichnet demgegenüber eine Differenzierung *in* der Handlungsfähigkeit.

Zur Frage der Anwendbarkeit der Unterscheidung zwischen dem «Tod der Person» und dem «Tod eines Organismus» auf den Menschen

Wenden wir uns nun der Frage zu, ob die Unterscheidung zwischen biologisch-menschlichem und personal-menschlichem Leben für die Frage nach dem «Tod des Menschen» relevant ist. Ist vor dem Hintergrund dieser Unterscheidung die Differenzierung zwischen dem «Tod einer Person» und dem «Tod eines Organismus» auf den Menschen anwendbar? Dabei geht es mir vor allem um die Frage, ob es möglich ist, daß der «Tod der Person» dem «Tod des Organismus» vorausgehen kann.

Ich gehe im weiteren von folgenden Voraussetzungen aus: (a) Ein personales Lebewesen ist sterblich, weil es ein *Lebewesen* ist. Auch wenn sich zwischen dem «Tod der Person» und dem «Tod des Organismus» unterscheiden läßt, so sind die direkten Ursachen des «Todes der Person» im Organismus und auf organischer Ebene zu suchen. (b) Rationalität, Bewußtsein und Selbstbewußtsein sind beim Menschen von seinem Gehirn im Sinne einer notwendigen Bedingung abhängig. Der irreversible Verlust aller Hirnfunktionen hat deshalb den irreversiblen Verlust von Rationalität, Bewußtsein und Selbstbewußtsein und damit das Ende der Person zur Folge. Sofern bereits der irreversible Funktionsverlust von Teilen des Gehirns zum irreversiblen Verlust von Rationalität, Bewußtsein und Selbstbewußtsein führt, ist bereits dieser eingeschränkte Funktionsverlust zureichend für das Ende der Person.

Demnach ist der (den irreversiblen Verlust der entsprechenden Hirnfunktionen einschließende) «Tod des Organismus» eine *zureichende* Bedingung für den «Tod der Person». Er ist aber deshalb *nicht schon* eine notwendige Bedingung. Sofern der Verlust der für

Die Unterscheidung: «Tod der Person» – «Tod des Organismus»

Rationalität, Bewußtsein und Selbstbewußtsein relevanten Hirnfunktionen nicht einfach mit dem «Tod des Organismus» zusammenfällt, kann der «Tod der Person» dem «Tod des Organismus» vorangehen. Dieses «Vorangehen» wird dann praktisch relevant, wenn es dabei nicht einfach um eine Angelegenheit von Sekunden oder wenigen Minuten geht, sofern sich also nach dem Ende der Existenz der Person die Frage unterschiedlicher Handlungsoptionen angesichts und bezüglich des (noch) lebenden Organismus überhaupt stellen kann.

Nun ist es in der modernen Medizin, vor allem durch die Technik künstlicher Beatmung, möglich geworden, daß der irreversible Verlust aller Hirnfunktionen («Hirntod», «Ganzhirntod») dem irreversiblen Verlust der Herz-Kreislauf-Funktionen vorausgehen kann. Ohne medizinische Intervention würde ein andauernder Atemstillstand sowohl zum Ende der Herzfunktion wie auch zur progressiven Schädigung des Gehirns führen, das dann «kurz nach dem Herzstillstand einen totalen Infarkt erleidet»[11]. Umgekehrt führt der Verlust der entsprechenden Steuerfunktion des Hirnstammes zu andauerndem Atem- und Herzstillstand und ein andauernder Herzstillstand zu Atemstillstand und Verlust aller Hirnfunktionen. Da die Regulation des Kreislaufs zwar seitens des Gehirns unterstützt, die Herztätigkeit aber auch relativ autonom, unabhängig vom Gehirn gesteuert ist (vegetatives, autonomes Nervensystem), kann die Herztätigkeit im Wege künstlicher Beatmung über längere Zeit aufrechterhalten werden, auch wenn bereits der irreversible Verlust aller Hirnfunktionen eingetreten ist. Während man zunächst davon ausging, daß so nach Eintritt des Hirntodes die Herztätigkeit nur wenige Tage, in Ausnahmefällen bis zu zwei Wochen aufrechterhalten werden kann, muß diese Auffassung inzwischen revidiert werden: Im Rahmen der oben angesprochenen Versuche, die Weiterentwicklung von Föten im Körper ihrer hirntoten Mutter zu ermöglichen, gelang es, die Herz-Kreislauf-Funktion länger als drei Monate aufrechtzuerhalten.[12] Allerdings dürfte es sich hierbei nach wie vor um Ausnahmen handeln. Eric H. Loewy erinnert zu Recht daran, daß eher von Erfolgen als von fehlgeschlagenen Versuchen berichtet wird.[13]

Diese Fälle können aber nicht unbesehen als Beweis dafür angeführt werden, daß der «Tod der Person» dem «Tod des Organismus» in einer praktisch relevanten Weise vorausgehen kann. Zwar wäre die *Person* nach dem irreversiblen Verlust aller Hirnfunktionen nicht mehr existent, doch versteht es sich nicht von selbst, daß weiterhin der *Organismus* als Funktionsganzes besteht. Denn auch wenn man bereit ist, grundsätzlich einzuräumen, daß es für den Fortbestand des Funktionsganzen des Organismus unerheblich sein kann, ob bestimmte Teilfunktionen mechanisch oder von außen substituiert werden [14], bleiben Fragen. Die Aufrechterhaltung von Körperfunktionen bei hirntoten Schwangeren läßt sich nämlich nicht einfach als Substitution einzelner Funktionen verstehen: Vielmehr bedarf es einer beständigen Überwachung und fortgesetzten, intelligenten Reaktion eines Teams von Fachleuten. Da beispielsweise keine Temperaturregelung mehr erfolgt und die Tendenz zur Untertemperatur vorherrscht, muß über die Raumtemperatur und wärmende Decken die Körpertemperatur aufrechterhalten werden.[15] Umgekehrt sind im Falle erhöhter Temperatur – die möglicherweise auch durch den Stoffwechsel des Fötus verursacht werden kann – kühlende Tücher einzusetzen.[16] Ein fortdauerndes Problem stellt die Aufrechterhaltung eines ausreichenden Blutdrucks dar.[17] Der Fortfall der hirnabhängigen endokrinen Steuerung verlangt hormonelle Substitutionen etc. Bei den erforderlichen intelligenten Reaktionen und Interventionen handelt es sich nicht um vorübergehende Maßnahmen bis zu einer möglichen, dauerhaften «Stabilisation» des Organismus; denn diese scheint ausgeschlossen zu sein. Dies alles läßt sich als Hinweis darauf verstehen, daß dem Gehirn – zumindest dem Hirnstamm – möglicherweise nicht nur eine wichtige, sondern die entscheidende Rolle für die Aufrechterhaltung des Funktionsganzen des menschlichen Organismus zukommt. Sofern davon auszugehen ist, daß mit dem Hirntod dieses Funktionsganze nicht notwendig augenblicklich inexistent ist, müssen wir in bezug auf den Organismus, dessen Herz-Kreislauf-Funktion auch nach Eintritt des Hirntodes künstlich aufrechterhalten wird, von einem *sterbenden Organismus* sprechen. Da ein sterbender Organismus noch nicht tot ist, haben wir unter der genannten Voraussetzung mit Fällen zu rechnen, in denen der Tod der Person dem Tod des (sterbenden) Organismus vorausgeht.

Die Unterscheidung: «Tod der Person» – «Tod des Organismus»   107

Gleichwohl bleibt die Frage bestehen, nach welchen Kriterien das Ende des Funktionsganzen des Organismus zu bemessen ist, ab wann wir also in diesen Fällen von einem toten im Unterschied zu einem sterbenden Organismus auszugehen haben. Ich kann diese Frage hier nicht untersuchen und halte sie auch für moralisch wenig bedeutsam. Ich gehe aber davon aus, daß, wenn der Hirntod nicht notwendig schon das Ende des Funktionsganzen des Organismus impliziert (eine Annahme, der ich zuneige), mit der Möglichkeit eines längeren Sterbens des Organismus nach Eintritt des Hirntodes zu rechnen ist. Dies hätte zur Folge, daß in einem solchen Fall der Tod der Person dem Tod des Organismus in einem praktisch relevanten Sinne vorangehen kann. Wenn beispielsweise einem hirntoten Organismus, dessen Herz-Kreislauf-Funktionen aufrechterhalten werden, innerhalb weniger Stunden nach Eintritt des Hirntodes Organe entnommen werden, dann besteht unter diesen Voraussetzungen Grund zu der Annahme, daß die Organe einem sterbenden und nicht einem schon toten Organismus entnommen werden. Sie werden aber *keinesfalls* einem Sterbenden im Sinne einer sterbenden Person entnommen, sondern mit Blick auf die Person einem oder einer Toten.

Eindeutiger, was den Fortbestand des Funktionsganzen des Organismus anbelangt, scheinen jene Fälle zu sein, die im amerikanischen Schrifttum heute wohl meist als «Persistent Vegetative State», in der deutschsprachigen Literatur meist als «Apallisches Syndrom» bezeichnet werden.[18] Dabei handelt es sich um eine sehr weitgehende Zerstörung der Großhirnrinde (Neocortex), während der Hirnstamm (Truncus cerebri) relativ intakt bleibt. Dieses klinische Bild ist meist die Folge einer einige Minuten andauernden Unterversorgung des Gehirns mit Blut oder Sauerstoff, die sich auf den Hirnstamm dauerhaft weniger gravierend auswirkt als auf die Großhirnrinde. Intensivmedizinische Maßnahmen ermöglichen es, daß der Hirnstamm sich wieder regeneriert und daß sich an ein (durch Funktionsausfälle des Hirnstammes verursachtes) vorübergehendes Koma ein Zustand von «Bewußtlosigkeit mit geöffneten Augen» anschließt.[19] Durch entsprechende Regulationen und Funktionen seitens des Hirnstammes ist eine selbständige Atmung möglich, sind Schluck- und Hustenreflexe intakt (was Infektionen der Atemwege vorbeugt), gibt es Augenbewegungen und besteht ein Wechsel von Wach- und Schlafphasen. Der Neocortex ist aber so weit geschädigt, daß eine irreversible vollkommene Bewußtlosigkeit besteht. *Dies vorausgesetzt*, haben wir es hier mit einem Syndrom zu tun, wo nach dem Tod der Person der Organismus wohl eindeutig als Funktionsganzes fortbesteht. Bei entsprechender Versorgung kann der Organismus noch Jahre oder gar Jahrzehnte weiterleben.

Die Kehrseite der Sicherheit in bezug auf den Organismus bilden hier aber Unsicherheiten hinsichtlich des Todes der Person. Für diese Fälle scheint man bislang weder über wirklich sichere noch in der Gemeinschaft der Fachwissenschaftler allgemein anerkannte Testverfahren zu verfügen, die eine zuverlässige Diagnose des Schweregrades der Schädigung des Neocortex erlauben würden. Entsprechend zweifelhaft bleibt es, inwieweit es berechtigt ist, von einem irreversiblen Verlust der für Personsein konstitutiven Merkmale auszugehen. Die Diagnose «Persistent Vegetative State» ist falsifiziert, wenn entsprechend beurteilte Patienten ihr Bewußtsein wiedererlangen – was wiederholt vorgekommen zu sein scheint.[20] Solange aber solche Unsicherheiten bestehen, läßt ein personales Todes*verständnis* kein (anwendbares) Teilhirn*kriterium* zu.[21]

Die hier verwendete Rede vom «Tod der Person» setzt voraus, daß es Sinn macht, angesichts eines irreversiblen Verlustes von Rationalität, Bewußtsein und Selbstbewußtsein vom Ende der Existenz der Person zu sprechen. Der Grund ist darin zu sehen, daß es dann auch dispositionell keinen «Jemand», kein «Ich» mehr gibt und geben kann.[22] Der irreversible Verlust der für Personsein konstitutiven Eigenschaften führt nicht bloß, wie oben bereits gesagt wurde, zu einem Verlust *an* der Person, sondern zu einem Verlust *der* Person, zum Ende ihrer Existenz. Davon ist die im Rahmen dieses Beitrags nicht näher begründete These streng zu unterscheiden, daß Rationalität, Bewußtsein und Selbstbewußtsein beim Menschen von seinem Gehirn im Sinne einer notwendigen Bedingung abhängig sind. An dieser These hängt die Möglichkeit, daß der Tod der menschlichen Person aufgrund eines physiologischen Kriteriums erschlossen, «festgestellt» werden kann.

Nicht diese letzte These, sondern die Rede vom «Tod der Person» im Sinne des Endes ihrer Existenz im Zusammenhang mit dem irreversiblen Verlust von Rationalität, Bewußtsein und Selbstbewußtsein möchte ich mit einem Einwand konfrontieren, der sich den bereits angeführten Beiträgen von Hans Jonas und Johannes Hoff / Jürgen in der Schmitten [23] entnehmen läßt. Diesen Einwand könnte man so formulieren: Zwar habe ich die Verwendung des Personbegriffs auf «personale Lebewesen» eingeschränkt, dennoch sollen ausschließlich kognitive Qualitäten (Rationalität, Bewußtsein und Selbstbewußtsein) über die Existenz der Person entscheiden. Damit sei aber der Fundamentalität der Leiblichkeit der Person nicht hinreichend Rechnung getragen. Nur dieses Versäumnis erlaube es aber, (fälschlicherweise) von der Möglichkeit eines dem «Tod des Organismus» vorausgehenden «Todes der Person» auszugehen. Darin melde sich aber der alte Leib-Seele-Dualismus in neuer Verkleidung an. «[...] es ist nicht weniger eine Übertreibung des zerebralen Aspekts, als es eine der ‹bewußten Seele› war, dem extrazerebralen Leibe seinen wesenhaften Anteil an der Identität der Person abzusprechen.»[24] Ein wenig später schreibt Jonas: «Meine Identität ist die Identität des ganzen und gänzlich individuellen Organismus, auch wenn die höheren Funktionen des Personseins ihren Sitz im Gehirn haben.»[25] Auf dieser Linie sprechen Hoff und in der Schmitten von einer «Unentflechtbarkeit von Personalität und Leiblichkeit»[26].

Es wäre aber ein Mißverständnis zu meinen, die Betonung von Rationalität, Bewußtsein und Selbstbewußtsein als konstitutive Merkmale des Personseins lokalisiere die Person gewissermaßen im Gehirn oder bringe sie in Opposition zu *ihrer* Leiblichkeit. Wenn die Person personales Lebewesen ist, ist das Bestehen des Funktionsganzen des Organismus eine notwendige Bedingung für die Existenz der Person, allerdings eine Bedingung, die noch nicht die «spezifische Differenz» zu nichtpersonalen Lebewesen bezeichnet. Verstehen wir wie in dem zitierten Beitrag von Hoff und in der Schmitten unter «Leib» einen «Körper als eine unteilbare lebendige Einheit» (eine Bestimmung, welche die Autoren an späterer Stelle mit der Rede vom «Organismus als Ganzem» identifizieren), so ist zu beachten, daß von «Unentflechtbarkeit von Personalität und Leiblichkeit» *nur in einer Richtung*, nämlich von seiten der Person, gesprochen werden kann. Die Person ist nicht ein Gegenüber zum Leib, sondern sie existiert leibhaft und wird deshalb auch in ihrem Leib betroffen. Umgekehrt ist aber durch einen «Leib» (im genannten Sinne) noch nicht die Existenz einer Person verbürgt. Würden wir «Leib» in einem engeren Sinne, etwa als «Organismus einer Person» oder als «personaler Organismus» verstehen, dann wäre bei einem personalen Lebewesen zwar in beide Richtungen (also sowohl von der Person wie auch vom Leib her) eine «Unentflechtbarkeit von Personalität und Leiblichkeit» gegeben, ein Organismus als Funktionsganzes würde dann aber als solcher nicht mehr die Existenz eines Leibes verbürgen.

Daß also die Person leibhaft existiert, schließt nicht schon aus, daß nach dem Tod der Person im Sinne des Endes ihrer Existenz ein Organismus als Funktionsganzes noch fortbestehen kann, der nicht mehr Leib der Person ist, sondern Leib der Person war. Darin liegt auch kein Dualismus. (Außerdem muß ein «Dualismus» als solcher nicht schon etwas Anrüchiges sein: Er könnte sich auch als «von der Sache» her zwingend erweisen.) Die Tatsache, daß «das Wissen um die kognitiven Fähigkeiten des Menschen [...] mit dem Wissen um deren leibliche Ausdrucksqualität (Gestik, Mimik, Sprache etc.) zusammen[fällt]»[27], spricht zwar dafür, daß die Person leibhaft existiert, sie stellt aber noch nicht die Richtigkeit der Deutung leiblicher Vorgänge als Äußerungen einer Person sicher. Deshalb bliebe die Behauptung von Hoff und in der Schmitten auch dann noch problematisch, wenn sie richtig wäre: «Solange der menschliche Organismus lebt, nehmen wir seine individuelle Existenz als Ausdruck seiner personalen Gegenwart wahr.»

Moralische Relevanz

Die Frage «Wann ist der Mensch tot?» kann Unterschiedliches meinen, je nachdem, ob unter «Mensch» eine menschliche Person oder ein nichtpersonaler menschlicher Organismus verstanden wird. Da bei personalen Lebewesen der «Tod des Organismus» eine zureichende Bedingung für den «Tod der Person» ist, wird diese Doppel-

Die Unterscheidung: «Tod der Person» – «Tod des Organismus»   111

deutigkeit in den meisten Fällen ohne Bedeutung sein. Die Unterscheidung ist aber dann einschlägig, wenn als Folge der Möglichkeiten der modernen Medizin der «Tod der Person» dem «Tod des Organismus» vorausgeht. In solchen Fällen haben wir es nach dem irreversiblen Verlust von Rationalität, Bewußtsein und Selbstbewußtsein mit einem (noch) lebenden oder sterbenden Organismus, aber nicht mehr mit dem Organismus eines Sterbenden zu tun: Der Organismus ist nicht mehr Leib der Person, sondern war Leib der Person. Wenn wir «Leichnam» oder «Leiche» aber als primär auf einen Organismus bezogene Begriffe verstehen, ist der (noch) lebende Organismus (noch) keine Leiche.

Es ist wichtig zu sehen, daß es hier nicht um einen Streit um Begriffe geht, sondern um inhaltliche, «sach»bezogene Unterscheidungen, die noch vor einigen Jahrzehnten müßig gewesen wären, in der Konsequenz eines Zuwachses unserer (medizinischen) Handlungsmöglichkeiten aber unabweisbar und bedeutsam geworden sind. Daß im Zuge solcher Veränderungen traditionell relativ festgefügte Begrifflichkeiten an Eindeutigkeit verlieren und mißverstanden werden, braucht nicht zu verwundern. Auch sollte man die Schwierigkeiten nicht unterschätzen, die daraus für jegliches Bemühen um Klärung erwachsen.

Die moralische Relevanz der Unterscheidung zwischen Personen und Nicht-Personen habe ich dadurch sicherzustellen versucht, daß ich den Personbegriff so angesetzt habe, daß er in größter Nähe zum Begriff eines zumindest dispositionell Handlungsfähigen steht. Auf den besonderen moralischen Status von Handlungsfähigen wurde in Anknüpfung an die Ergebnisse früherer Arbeiten bereits verwiesen. Jeder Handlungsfähige ist *als Handlungsfähiger* Träger einer konstitutive Rechte begründenden Würde, welche unter anderem den normativen Anspruch einer letztlichen Unverrechenbarkeit der Person einschließt.[28] Im strengen Sinne Nicht-Handlungsfähige können nicht (originäre) Träger einer solchen Personwürde und der durch sie begründeten konstitutiven Rechte sein. Deshalb stellt der «Tod der Person», welcher das Ende der Existenz eines Handlungsfähigen impliziert, eine moralisch äußerst bedeutsame Zäsur dar.

Daraus folgt aber nicht, daß eine moralisch begründete

Schwarzweißmalerei gerechtfertigt oder gar unvermeidlich wäre. Die herausragende moralische Bedeutsamkeit von Handlungsfähigen führt nicht zu einem gleichsam moralneutralen Raum jenseits der Handlungsfähigkeit. Daß Handlungsfähige einen besonderen moralischen Status besitzen, impliziert nicht schon, daß Nicht-Handlungsfähige keinen moralisch relevanten Status besäßen. Deshalb folgt daraus auch nicht, daß wir mit menschlichen Embryonen und Föten, Neugeborenen oder geistig schwerstbehinderten Menschen tun dürften, was wir wollen. Ebensowenig folgt aus der Unterscheidung zwischen dem «Tod der Person» und dem «Tod des Organismus» schon, daß der noch lebende Organismus für uns als Handlungsfähige ohne moralische Signifikanz sein könnte und wir ihn lebend begraben dürften oder sollten.

Was «potentielle Personen» beziehungsweise «potentielle Handlungsfähige» anbelangt, so muß ihre «Potentialität» sowie die zunehmende Nähe zur Handlungsfähigkeit für Handlungsfähige moralisch bedeutsam sein.[29] Handlungsfähige müssen nämlich – was freilich näher zu zeigen wäre – «potentielle Personen» beziehungsweise «potentielle Handlungsfähige» in einem – je nach Entwicklungsstufe – weiteren oder engeren Zusammenhang mit sich selbst sehen, und zwar dergestalt, daß diese gleichsam an ihrer Würde (der Würde von Handlungsfähigen) partizipieren und das Handeln an potentiellen Handlungsfähigen sie selbst in *ihrer* Würde (als Handlungsfähige) betreffen kann. Gleiches gilt auch für solche Menschen, die aufgrund schwerster (geistiger) Behinderungen niemals sich zu im Vollsinn Handlungsfähigen entwickeln, wohl aber einige Nähe zur Handlungsfähigkeit erreichen können. Schon diese Nähe und die Potenz der Entwicklung zu solcher Nähe lassen sie in der angedeuteten Weise an der Würde von Handlungsfähigen partizipieren. Daraus folgt aber nicht schon, daß Nicht-Handlungsfähige den gleichen moralischen Status wie Handlungsfähige hätten, wohl aber ergeben sich bestimmte grundsätzliche moralische Schutz- und Fürsorgepflichten in bezug auf Nicht-Handlungsfähige, die sich auf dem Wege oder in der Nähe zur Handlungsfähigkeit befinden. Als möglicher Sonderfall ist wohl nur eine Schwangerschaft zu benennen. Hier können die konstitutiven Rechte der Schwangeren so direkt tangiert sein, daß sich der unterschiedliche moralische Status so auswirkt, daß ein Schwangerschaftsabbruch gerechtfertigt sein *kann*.

Der Gesichtspunkt einer Potenz der *Entwicklung* oder einer (größeren oder geringeren) *Nähe* zur Handlungsfähigkeit kommt aber beim Blick auf einen (noch) lebenden Organismus nach dem Tod der Person nicht zum Tragen. Ein solcher Organismus ist zudem – um einen terminologischen Vorschlag von Cranford aufzunehmen – nicht mehr oder minder *dement*, sondern wirklich *ament*.[30] Von daher läßt sich auch nicht moralisch gleichsinnig mit Blick auf die Entnahme von Organen aus einem solchen Organismus von «Vivisektion» sprechen[31], wenn wir darunter normalerweise die Sektion eines lebenden, empfindungsfähigen Wesens verstehen.

Der noch lebende Organismus nach dem Tod der Person ist aber nicht ohne moralische Signifikanz (wie es im übrigen noch nicht einmal eine Leiche ist). Ich sehe vor allem zwei Hinsichten, die es ethisch näher zu untersuchen und auszuarbeiten gilt, die hier aber nur kurz benannt werden können: Zum einen scheint der noch lebende menschliche Organismus (und in eingeschränkter Weise auch noch der Leichnam) für handlungsfähige Menschen einen handlungsfähigen Menschen zu symbolisieren. Insofern kann unser Handeln an dem noch lebenden menschlichen Organismus oder an der Leiche *uns in unserer Würde* betreffen. In diesem Zusammenhang ist allerdings genauer nach bestimmten Grenzziehungen zu fragen, etwa nach den Möglichkeiten der Abgrenzung gegen aufklärbare («Über»-)Empfindlichkeiten. Zu fragen ist aber auch nach der Schutzwürdigkeit von Empfindlichkeiten. Gesichtspunkte, die sich aus der angesprochenen symbolischen Repräsentanz ergeben, können allerdings in ihrer Bedeutung durch die konstitutiven Rechte anderer Handlungsfähiger, unter Umständen aber auch durch andere hochrangige Gesichtspunkte eingeschränkt werden. Zum anderen ist eine zweite Hinsicht darin zu sehen, daß wohl davon auszugehen ist, daß bestimmte Rechtsansprüche eines Handlungsfähigen Verbindlichkeiten begründen, welche die Existenz des betreffenden Handlungsfähigen überdauern. Wie dies präziser zu fassen und zu begründen ist, ist ein – soweit ich sehe – noch nicht zufriedenstellend geklärtes ethisches Problem.[32] Entsprechend ist damit zu rechnen, daß auch die hier verwendete Formulierung korrekturbedürftig ist. Wir halten uns durch Vorausverfügungen oder ein Testament (solange die Verfügungen sich im Rahmen der Kompetenz des Verfügenden bewegen und die konstitutiven Rechte anderer nicht verletzen) in unserem Handeln für gebunden. Wir halten es für moralisch falsch, jemanden posthum durch Unwahrheiten herabzusetzen etc. Solche über den Tod der Person hinausreichende Verbindlichkeiten sind gegebenenfalls auch für den moralisch geforderten Umgang mit dem noch lebenden Organismus relevant, etwa wenn bestimmte einschlägige Vorausverfügungen bestehen.

Es wurde schon angesprochen, daß angesichts diagnostischer Unsicherheiten sich ein «Teilhirntodkriterium» zur Feststellung des Todes der Person verbietet. Es könnte aber sein, daß solche Unsicherheiten ausgeräumt werden können.[33] Unter dieser Voraussetzung hätten wir davon auszugehen, daß bei einem Menschen im Zustand des «Persistent Vegetative State» der Tod der Person bereits eingetreten ist. Auch wenn Gesichtspunkte wie die der symbolischen Repräsentanz dagegen sprechen, den noch lebenden, amenten Organismus zu begraben, so besteht auch wenig Veranlassung, ihn künstlich am Leben zu erhalten, beispielsweise zu ernähren. Nun muß, worauf etwa Cranford aufmerksam macht, das Zurückhalten von Nahrung und Flüssigkeit bei entsprechender Pflege nicht zu als schrecklich empfundenen Symptomen führen.[34] Allerdings muß auch gefragt werden, ob es hier nicht erlaubt ist, den Organismus direkter zu töten.[35] Hier wäre auch die Beanspruchung des Pflegepersonals und von Angehörigen in die Überlegungen miteinzubeziehen. Die direkt oder indirekt intendierte Tötung einer unschuldigen Person ist absolut verboten[36], weil das Leben der Person eine elementare Voraussetzung für jegliche Handlungsfähigkeit ist und die Würde eines Handlungsfähigen dessen letztliche Unverrechenbarkeit impliziert.[37] Dies hat aber die Existenz der Person als notwendige Bedingung von Handlungsfähigkeit zur Voraussetzung. In bezug auf den noch lebenden Organismus besteht *ein solches* Tötungsverbot nicht. Dies schließt nicht aus, daß es moralisch bedeutsame Gesichtspunkte gibt, die gegen die Tötung des Organismus sprechen. Diese gilt es sorgfältig mit möglichen Gesichtspunkten für eine Tötung abzuwägen. Die

Die Unterscheidung: «Tod der Person» – «Tod des Organismus» ———— 115

Aufgabe ethischer Klärung kann nicht durch beiläufige Bemerkungen ersetzt werden.

Nachbemerkung

Die Rede vom Tod der Person im Sinne des Endes ihrer Existenz mag so, wie sie in diesem Beitrag verwendet wird, als unvereinbar mit einem Unsterblichkeitsglauben erscheinen. Aus der Perspektive eines solchen Glaubens könnten die Ergebnisse dieses Beitrags als von vornherein hinfällig angesehen werden, da sie von einer fragwürdigen, mit dem Glauben unvereinbaren Voraussetzung abhängen. Meines Erachtens ändert sich an den Ergebnissen aber nichts, wenn man den Tod der Person nicht im Sinne des Endes ihrer Existenz, sondern lediglich ihrer «irdischen» Existenz verstehen wollte.

Über den Autor

Klaus Steigleder, geboren 1959 in Frankfurt am Main. Studium der Philosophie und katholischen Theologie. 1991 Promotion. 1986 bis 1993 wissenschaftlicher Koordinator des «Zentrums für Ethik in den Wissenschaften» der Universität Tübingen. Seit 1993 Lehrauftrag am Philosophischen Institut der Universität Stuttgart.

Veröffentlichungen: Das Opus Dei – eine Innenansicht, Zürich 1983, ^{5}1993. Die Begründung des moralischen Sollens. Studien zur Möglichkeit einer normativen Ethik, Tübingen 1992. Hg.: Ethische und rechtliche Fragen der Gentechnologie und der Reproduktionsmedizin, München 1987 (mit V. Braun u. D. Mieth). Ethik in den Wissenschaften. Ariadnefaden im technischen Labyrinth?, Tübingen 1990, ^{2}1991 (mit D. Mieth). Ethics of Human Genome Analysis. European Perspectives, Tübingen 1993 (mit H. Haker, R. Hearn).

Anmerkungen

1 Diese These vertreten: Hoff, J.; in der Schmitten, J., Tot?, in: Die Zeit Nr. 47 (13. 11. 1992), 56.

2 Ich folge hier der Begründung normativer Ethik, die der amerikanische Philosoph Alan Gewirth in seinem Hauptwerk: Reason and Morality, Chicago: University of Chicago Press, 1978, geleistet hat. Den Ansatz von Gewirth habe ich in meinem Buch: Die Begründung des moralischen Sollens. Studien zur Möglichkeit einer normativen Ethik, Tübingen: Attempto Verlag, 1992, verteidigt und in einigen Punkten weitergeführt. Eine Aufarbeitung der gesamten (umfänglichen) englischsprachigen Diskussion um den Ausweis eines obersten moralischen Prinzips in «Reason and Morality» bis 1990 bietet: Beyleveld, D., The Dialectical Necessity of Morality. An Analysis and Defense of Alan Gewirth's Argument to the Principle of Generic Consistency, Chicago: University of Chicago Press, 1991.

3 Zum Verhältnis von Würde und konstitutiven Rechten siehe: Gewirth, A., Human Dignity as the Basis of Rights, in: Meyer, M.J.: Parent, W.A. (eds.), The Constitution of Rights, Ithaca, N.Y., 1992, 10–28; Steigleder, K., Menschenwürde – Zu den Orientierungsleistungen eines Fundamentalbegriffs normativer Ethik, in: Wils, J.-P. (Hg.), Orientierung durch Ethik?, Paderborn: Schöningh Verlag, 1993, 95–122.

4 Siehe dazu: Engelhardt, H.T., The Foundations of Bioethics, New York: Oxford University Press, 1986, 121–123.

5 Gewirth, Reason and Morality, a.a.O. (oben Anm. 2), 27 (eigene Übersetzung).

6 Ebd. (eigene Übersetzung).

7 Vgl. auch Höffe, O., Sittliches Handeln: Ein ethischer Problemaufriß, in: Lenk, H. (Hg.), Handlungstheorien – interdisziplinär, Bd. 2/II, München: Fink Verlag, 1979, 617–641.

8 Vgl. ebd. 618f.

9 Zu dieser Unterscheidung siehe Gewirth, Reason and Morality, a.a.O. (oben Anm. 2), 32 u. 38.

10 Zum folgenden siehe Engelhardt, a.a.O. (oben Anm. 4), 106–108.

11 Bernat, J.L.,; Culver, C.M.; Gert, B., On the Definition and Criterion of Death, in: Annals of Internal Medicine 94 (1981), 389–394, 392f.

12 Siehe Bernstein, J.M.; et al., Maternal Brain Death and Prolonged Fetal Survival, in: Obstetrics and Gynecology 74, 3(2) (September 1989), 434–437. Die Autoren berichten von der Entbindung eines lebenden Kindes durch Kaiserschnitt, 107 Tage nachdem der Hirntod der Mutter diagnostiziert wurde. Siehe auch: Dillon, W.P.; et al., Life Support and Maternal Brain Death During Pregnancy, in: Journal of the American Medical Association 248 (1982), 1089–1091 (Kaiserschnittentbindung fünf Tage nach der Hirntoddia-

Die Unterscheidung: «Tod der Person» – «Tod des Organismus» 117

gnose); Field, D. R.; et al., Maternal Brain Death During Pregnancy. Medical and Legal Issues, in: Journal of the American Medical Association 260 (1988), 816–822 (63 Tage). Für andere Fälle, die nicht hirntote Schwangere betreffen, siehe: Parisi, J. E.; et al., Brain Death with Prolonged Somatic Survival, in: New England Journal of Medicine 306 (1989), 14–16 (dazu kritisch, die Diagnose des Hirntodes in Zweifel ziehend, die Zuschrift von Nagel, C. E., in: New England Journal of Medicine 306 [1982], 1361), Klein, R. C., Brain Death with Prolonged Somatic Survival, New England Journal of Medicine 306 (1982), 1362.

13 Loewy, E. H., The pregnant brain dead and the fetus: Must we always try to wrest life from death?, in: American Journal of Obstetrics and Gynecology 157 (1987), 1097–1101, 1100.

14 Vgl. dazu die von H. Jonas getroffene Unterscheidung: «[...] das ‹Irreversible› des Aufhörens kann zweifachen Bezug haben: auf die Funktion selbst oder nur auf ihre Spontaneität. Ein Aufhören kann irreversibel hinsichtlich der Spontaneität sein, aber noch reversibel hinsichtlich der Tätigkeit selbst – in welchem Fall ein äußerer Aktivator laufend an die Stelle des inneren, d. h. der verlorenen Spontaneität treten muß.» Jonas, H., Gehirntod und menschliche Organbank: Zur pragmatischen Umdefinierung des Todes, in: ders., Technik, Medizin und Ethik. Zur Praxis des Prinzips Verantwortung. Frankfurt am Main: Insel Verlag, 1985, 219–239, 228.

15 Field et al., a. a. O. (oben Anm. 12), 819.

16 Ebd.

17 Ebd. 818 f.

18 Ich entnehme die folgenden Sachinformationen dem Aufsatz des Neurologen Ronald E. Cranford, The Persistent Vegetative State: The Medical Reality (Getting the Facts Straight), in: Hastings Center Report 18,1 (1988), 27–32.

19 Ebd. 27.

20 Siehe etwa Steinbock, B., Recovery from Persistent Vegetative State?: The Case of Carrie Coons, in: Hastings Center Report 19,4 (1989), 14 f.

21 Zur Unterscheidung zwischen Todesdefinition und Todeskriterium siehe Bernat, Culver, Gert, a. a. O. (oben Anm. 11) und Grandstrand Gervais, K., Redefining Death, New Haven: Yale University Press, 1988, 18–44.

22 Siehe auch Engelhardt, a. a. O. (oben Anm. 4), 203–216.

23 Siehe oben Anm. 1 und Anm. 14.

24 Jonas, a. a. O. (oben Anm. 14), 234.

25 Ebd. 235.

26 Hoff/in der Schmitten, a. a. O. (oben Anm. 1).

27 Ebd.

28 Siehe dazu Steigleder, K., Menschenwürde – Zu den Orientierungsleistungen eines Fundamentalbegriffs normativer Ethik, a. a. O. (oben Anm. 3).

29 Dazu ausführlicher Steigleder, K., Die Begründung des moralischen Sollens, a. a. O. (oben Anm. 2) 278–288 («Zum moralischen Status nicht-handlungsfähiger Menschen»).

30 Cranford, a. a. O. (oben Anm. 18), 28.

31 So Jonas, a. a. O. (oben Anm. 14), 221.

32 Zu dieser Frage beispielsweise: Feinberg, J., The Moral Limits of the Criminal Law, vol. 1: Harm to Others, New York: Oxford University Press, 1984, 65–104; ders., The Moral Limits of the Criminal Law, vol. 2: Offense to Others, New York: Oxford University Press, 1985, 72–77; Partridge, E., Posthumous Interests and Posthumous Respect, in: Ethics 91 (1980/81), 243–264; Baum Levenbook, B., Harming Someone after His Death, in: Ethics 94 (1983/84), 407–419; Marquis, D., Harming the Dead, in: Ethics 96 (1985/86), 159–161; Baum Levenbook, Harming the Dead, Once Again, in: Ethics 96 (1985/86), 162–164; Callahan, J. C., On Harming the Dead, in: Ethics 97 (1986/87), 341–352.

33 Vgl. Engelhardt, a. a. O. (oben Anm. 4), 214–216.

34 Cranford, a. a. O. (oben Anm. 18), 31.

35 Vgl. auch Grandstrand Gervais, a. a. O. (oben Anm. 21), 169–177.

36 Gewirth, A., Are There Any Absolute Rights?, in: ders., Human Rights. Essays on Justification and Applications, Chicago: University of Chicago Press, 1982, 218–233.

37 Siehe dazu Steigleder, Menschenwürde, a. a. O. (oben Anm. 3), 113–188.

Person und Leib

Jean-Pierre Wils

Medizinische Entwicklungen gehören zu den Ambivalenzen im Selbstverständnis der Gegenwart. Einerseits gehören die eindrucksvollen Errungenschaften der modernen Medizin mittlerweile zu einer als selbstverständlich empfundenen Anspruchshaltung gegenüber der eigenen Gesundheit. Anderseits aber wird die gleiche Medizin häufig als defizitär, einäugig und arrogant eingeschätzt oder werden ihre Fortschritte als potentielle Bedrohungen qualifiziert. Diese Zweideutigkeit hat zweifelsohne mehrere Ursachen. Generell gehören Chancen und Risiken einer Entwicklung immer zusammen. Die ethischen Fragen tauchen spätestens dann auf, wenn deren Verhältnis undurchsichtig geworden ist. Darüber hinaus aber hat sich die Vertrautheit des Menschen mit sich, welche auf der konservativen, Wiedererkennung produzierenden Struktur der Sinnesorgane beruht, zunehmend aufgelöst. «Wir nähern uns einem negativen Anthropomorphismus»[1], schreibt John O'Neill und meint damit, daß die technologische Medikalisierung der Gesellschaft alle traditionellen, anthropomorphen Vorstellungen vom Menschen obsolet zu machen drohe.

In den letzten Jahren entstand ein wahres Bündel an Problemen: Gen-diagnostische und gen-therapeutische Verfahren, intensivmedizinische Möglichkeiten, Transplantationstechniken und Kosten-Nutzen-Kalkulation haben die Fragen der Abtreibung und der Euthanasie in ein scharfes Licht getaucht. Im Rahmen der verschiedenen neurowissenschaftlichen Beschäftigungen ist das menschliche Gehirn zunehmend in den Mittelpunkt der Aufmerksamkeit gerückt. Auf dem Hintergrund der Diskussion um Organentnahme wird dem Todeszeitpunkt des Gehirns immer zentralere Bedeutung zugemessen. Das gültige Kriterium des integralen

Hirntodes (Ganzhirntod) rückt langsam in die Defensive: Der Teilhirntod als irreversibler Verlust der lediglich kognitiven Fähigkeiten wird immer mehr favorisiert. Dieses Kriterium hat den praktischen Vorteil, daß eine eventuelle Organexplantation schneller vorgenommen werden kann. Die *unstrittige* Annahme vorausgesetzt, daß Personalität *wesentlich* mit Reflexivität zusammenhängt, wird der *Tod der Person*, der keineswegs mit dem Tod des Organismus identifiziert wird, mit dem Absterben der zentralen *kognitiven* Integrationsleistung des Gehirns verbunden. Während J. L. Bernat davon spricht, daß «eine Person als tot erachtet werden soll», wenn «ein irreversibler Verlust aller Hirnfunktionen»[2] festgestellt wird, plädiert K. G. Gervais bereits für die Eingrenzung dieser Funktionen auf die kognitiven Leistungen.[3] In den genannten Problemfeldern wird die Antwort auf die Frage, was der Mensch sei, scheinbar immer dunkler.[4]

Als im Jahre 1968 der «Report of the Ad Hoc Comitee of the Harvard Medical School to Examine the Definition of Brain Death» erschien, der das irreversible Koma als Todeskriterium betrachtet, erfolgte ein scharfer Protest von Hans Jonas: Zwar akzeptierte Jonas das Kriterium als Indikator, aber nur als Indikator für das nun einsetzende und zu tolerierende Sterben, nicht als Definition des Todes. Im Hintergrund dieser Kritik steht die Befürchtung, daß die Diskussion um eine *exakte* Todesdefinition einen pragmatischen Kern hat, nämlich die Absicht, den Leichnam möglichst frühzeitig zum Zwecke der Explantation aus der Sphäre des Lebendigen zu entfernen. Die Betrachtung des Leibes als Reservoir von Organen erzwingt aus dieser Perspektive die Neudefinition des Todes. Der *Zeitpunkt* des Todes steht dann in unmittelbarer Beziehung zu den Erfordernissen der Transplantationsmedizin. «Wir brauchen nur als Tatsache zu wissen, daß das Koma irreversibel ist, um ethisch zu entscheiden, dem Sterben nicht länger Widerstand zu leisten. Für das zweite [die Entnahme von Organen; J.-P. Wils] müssen wir die Grenzlinie mit absoluter Sicherheit kennen; und eine weniger als maximale Todesdefinition zu benutzen, um an einem *möglicherweise* vorletzten Zustand zu begehen, was nur der letzte erlauben würde, heißt sich ein Wissen anmaßen, das wir (meine ich) nicht haben können. *Da wir die genaue Grenzlinie zwi-*

schen Leben und Tod nicht kennen, genügt nichts Geringeres als die maximale ‹Definition› (besser: Merkmalsbestimmung) des Todes – Hirntod plus Herztod plus jeder sonstigen Indikation, die von Belang sein mag –, bevor endgültige Gewalt stattgreifen darf.»[5]

Das Feld der Auseinandersetzung scheint hiermit bereits abgesteckt zu sein. Dabei gilt es allerdings genau zu unterscheiden. An dieser Stelle soll lediglich die Frage nach den anthropologischen Voraussetzungen der Diskussion um das Hirntodkriterium gestellt werden. Ob hier über den Tod des Menschen beziehungsweise des menschlichen Organismus oder etwa bloß über den Tod der Person zu verhandeln ist und ob es überhaupt legitim ist, zwischen Mensch und Person zu unterscheiden – diese Frage soll vorläufig unbeantwortet bleiben. Auch wenn diese Differenzierung inzwischen zur Kategorialität der Diskussion um das Todeskriterium gehört.

Zur Disposition steht somit die Wahl zwischen einer *minimalistischen* und einer *maximalistischen* Kriteriologie. Die Beweislast ist unterschiedlich dosiert: Die minimalistische Auffassung, die dazu neigt, Personalität – im Unterschied zu bloßer Gattungszugehörigkeit – an Reflexivität und Handlungsfähigkeit zu binden, steht vor dem Problem, inwiefern kognitive Fähigkeiten eindeutig lokalisiert und diagnostiziert werden können, ob Personalität mit potentieller, dispositioneller oder nur mit aktueller Reflexion und Handlungsfähigkeit verbunden ist und ob die Trennung zwischen einzelnen Hirnarealen im Hinblick auf die Alternative «Ganzhirn- oder Teilhirntod?» deutliche und eindeutige funktionale Trennungen beziehungsweise Prognosen erlaubt. Die maximalistische Auffassung dagegen, die zu einem organischen Personenkriterium neigt, wird mit dem Sachverhalt konfrontiert, daß es lebensweltliche und zumindest intuitiv einleuchtende *moralische* Stufungen der Schutzwürdigkeit von Menschen gibt – Stufungen, die an ausgesprochenen oder unausgesprochenen Kriterien ausgerichtet sind. Diese Kriterien sind also zu explizieren.

In allen diskutierten Positionen wird somit eine ganze Palette von Kategorien verwendet und problematisiert. Sind der Tod des menschlichen Organismus als eines Ganzen und der Tod der Person identisch? Verneint man die Frage, dann entsteht folgende

Konsequenz: Während der Tod des Organismus als eines Ganzen im Sinne des irreversiblen Endes der Spontaneität und Vitalität des Gesamtorganismus eine im Zweifelsfall *ausschließlich* empirische Verifikation zuläßt, ist dies bei dem *Tod der Person* nicht der Fall. Der Tod des *Menschen* und der Tod der *Person* müssen dann getrennt werden. Für den Tod der Person sprechen dann lediglich jene empirischen Indizien, die aufgrund *vorgelagerter* ontologischer oder anthropologischer Definition von Personalität als deren Ort im Organismus gelten. Wenn man dagegen die Identifizierung von Person und Organismus bejaht, hat man ein *generelles* empirisches Kriterium für das *Ende* von Personalität in der Hand.

Nun sind die ethischen Konsequenzen aus besagten Positionen ihrerseits strittig. Eine minimalistische oder *enge* Auffassung von Person impliziert *nicht notwendigerweise* eine laxe Umgangsweise mit dem Organismus, obzwar eine solche Umgangsweise dadurch *wahrscheinlicher* wird. Im Hinblick etwa auf die Organentnahme entstehen dann nur geringe Schwierigkeiten mit dem Notstandsmodell, das nach Feststellung des Hirntodes jederzeit eine Explantation ermöglicht, oder mit dem Widerspruchsmodell, das immer dann, wenn kein ausdrücklicher Widerspruch vorliegt, eine Explantation erlaubt. Eine maximalistische oder *weite* Auffassung, die auf der leiblichen Materialität von Personalität, also auf dem Organismus als Personalitätsmodell besteht, dürfte eher einem Zustimmungsmodell zugeneigt sein. Auch Probleme des Behandlungsabbruchs im Falle der Intensivmedizin werden aufgrund der jeweils favorisierten Auffassung von Personalität in anderer Perspektive erscheinen, wenn auch nicht bereits entschieden.

Im folgenden werde ich mich vor allem auf die Frage konzentrieren, wie das Verhältnis von Personalität und Leiblichkeit näher bestimmt werden kann. Dabei spielt die Rekonstruktion der Entwicklung zur «zerebrozentrischen»[6] Orientierung die Hauptrolle. Ich bewege mich also im anthropologischen Vorfeld der Kriterienfrage beziehungsweise in einem vor-normativen, wenn auch nicht vor-ethischen Raum.

Die Kontroverse um die Person

Ein wichtiger Zweig der gegenwärtigen Ethik orientiert sich an der argumentativen, das heißt rationalen Abwägung von Interessen. Die argumentative Verallgemeinerung als methodische Vorgabe und die Ausrichtung an «Interessen» gehören beispielsweise zur Ausgangsbasis von Peter Singers Ethik.[7]
Mit der Entscheidung für die Gleichbehandlung aller Interessen stellt sich zunächst die Frage, wer eigentlich Adressat einer solchen Gleichbehandlung sein könne. In diesem Zusammenhang wird die Formulierung «moralische Persönlichkeit» verworfen.

Schwerwiegend sei «der Einwand, daß es nicht wahr ist, daß alle Menschen moralische Personen seien, nicht einmal im minimalsten Sinn. Säuglinge und Kleinkinder, auch manche geistesgestörte Menschen, haben den nötigsten Gerechtigkeitssinn nicht. [...] Somit verschafft der Besitz einer ‹moralischen Persönlichkeit› keine befriedigende Basis für das Prinzip, daß alle Menschen gleich sind.»[8]

An dieser Stelle ist vor allem die Unterscheidung zwischen «Mensch» und «Person» wichtig, die verhindert, daß von Gleichheit unreflektiert gesprochen werden kann. Es muß also über die Zuschreibung moralischer Qualifikationen hinaus nach einem Gleichheitsgrund gesucht werden. Dabei muß dieser Grund in einem signifikanten, gemeinsamen Interesse liegen.
Nun haben Menschen verschiedene Interessen. Eines der wichtigsten Interessen stellt zweifellos das Interesse an Linderung von Schmerzen dar. Die Reduktion von Schmerzen ist ein zentraler Topos in Singers Argumentationen. Die Perspektive wird nun dadurch erweitert, daß in einem weiteren Schritt der *Geltungsbereich* des Prinzips der gleichen Interessenabwägung festzulegen ist. Wenn das Interesse selber zählt und nicht sein zufälliger, wie auch immer näher zu qualifizierender Träger, da sonst die Gefahr unmoralischer Sexismen oder Rassismen droht, dann darf nicht einmal die Grenze der eigenen Gattung (Spezies) den Geltungsbereich definieren. Anderenfalls macht man sich eines «Speziesismus» schuldig, der, ebenso wie etwa andere Rassismen, bestimmte

zufällige Eigenschaften zu einem selektiven Merkmal und zur *Voraussetzung* moralischer Ungleichbehandlung mache. Das Interesse, nicht unnötig zu leiden und Schmerzen zu empfinden, das Singer zunächst als *ein* Interesse eingeführt hat, wird nun zu *dem* universalen Interesse, das Gleichbehandlung garantieren soll.

«Wenn ein Wesen leidet, kann es keine moralische Rechtfertigung dafür geben, sich zu weigern, dieses Leiden in Erwägung zu ziehen. Es kommt nicht auf die Natur des Wesens an – das Gleichheitsprinzip verlangt, daß sein Leben ebenso zählt wie das gleiche Leiden – soweit sich ein ungefährer Vergleich ziehen läßt – irgendeines anderen Wesens.»[9]

Unter diesem Gesichtspunkt wird der Geltungsbereich des Prinzips durch die Reichweite der Empfindungsfähigkeit der Kreaturen definiert: Sensibilität konstituiert eine ethische Solidargemeinschaft, die nicht an den «willkürlichen» Gattungsgrenzen haltmacht. Ist der Geltungsbereich des Prinzips einmal so festgelegt, dann ergeben sich gravierende Probleme mit jenen moralischen Normen, die auf die Gattungsgrenze oder auf eine bloß moralische Definition von Personalität Rücksicht nehmen. Wenn wir nämlich Tiere töten, diese aber im Geltungsbereich unserer moralischen Verpflichtung liegen, wieso soll dann das Töten *innerhalb der Gattungsgrenze* verboten sein? Oder umgekehrt: Wenn wir mit guten Gründen das Töten innerhalb der Spezies Homo sapiens *in der Regel* ächten, dann müßte das Töten von Tieren, die zwar nicht unserer Gattung angehören, aber im Geltungsbereich unseres Moralprinzips liegen, *in der Regel* ebenso verboten sein.

Singer ist nun der Meinung, daß wir in Wahrheit keineswegs unterschiedslos alle Mitglieder unserer *biologischen* Gattung zur «moral community» zählen. Vielmehr sind es nur «Personen», die wir für moralisch zurechnungsfähig halten, und diese verfügen über moralisch signifikante Eigenschaften wie etwa «Selbstbewußtsein» und «Sinn für die Zukunft». Gegenüber solchen Wesen ist die Verantwortung im Vergleich zu bloß empfindsamen Wesen ungleich größer. Und ebenso wie Mitglieder der Spezies Homo sapiens existieren, die keine Personen sind, ist davon auszugehen, daß es Tiere gibt, die über ein bestimmtes Maß an Selbstbewußtsein verfügen, das es erlaubt, sie als Personen zu betrachten.

«Der Fötus, der stark zurückgebliebene ‹dahinvegitierende Mensch›, selbst das neugeborene Kind – sie sind alle unbestreitbar Angehörige der Spezies Homo sapiens, aber niemand von ihnen besitzt ein Selbstbewußtsein oder hat einen Sinn für die Zukunft. [...] Die biologischen Fakten, an die unsere Gattung gebunden ist, haben keine moralische Bedeutung. [Sie reichen nicht aus], um den Schutz des Lebens zu garantieren. Tötet man eine Schnecke oder ein einen Tag altes Kind, so durchkreuzt man keine Wünsche dieser Art, weil Schnecken und Neugeborene unfähig sind, solche Wünsche zu haben. [...] Wenn ein Wesen unfähig ist, sich selbst als in der Zeit existierend zu begreifen, brauchen wir nicht auf die Möglichkeit Rücksicht zu nehmen, daß es wegen der Verkürzung seiner künftigen Existenz beunruhigt sein könnte. Und zwar deshalb nicht, weil es keinen Begriff von seiner eigenen Zukunft hat.»[10]

Entscheidend ist also die Möglichkeit, Wünsche zu äußern, was wiederum voraussetzt, über Selbstbewußtsein und Sinn für Zukunft zu verfügen. Insofern charakterisiert Singer seine Position als «Präferenz-Utilitarismus». Wesen mit Wünschen und Präferenzen sind in der Regel in der Lage, diese zu erstreben, weil sie über «Autonomie» verfügen. «Mit ‹Autonomie› ist die Fähigkeit gemeint, eine Wahl zu treffen, eine Handlung nach eigener Entscheidung zu vollziehen. Vernunftbegabte und selbstbewußte Wesen haben vermutlich diese Fähigkeit.»[11]

Wie verhält sich nun bei näherem Hinsehen bewußtes zu *selbst*bewußtem Leben? Haben beide Äußerungen von Leben einen unterschiedlichen «Wert» (Singer)?

«Je höher entwickelt das bewußte Leben eines Wesens, je größer der Grad von Selbstbewußtsein und Rationalität, um so mehr würde man dieses Lebewesen vorziehen, wenn man zwischen ihm und einem Wesen auf einer niedrigeren Bewußtseinsstufe zu wählen hätte. Mehr können wir wahrscheinlich zu diesem Problem nicht sagen.»[12]

Singer vertritt demnach ein graduelles Wertkonzept, worin sich Stufen von Selbstbewußtsein (beziehungsweise Rationalität) mit Stufen von Werthaftigkeit verbinden. Darüber hinaus aber ist dem Verhältnis von Lust und Unlust beziehungsweise Schmerz großes Gewicht beizulegen, um das Maß, in dem das Leben selbst als wertvoll empfunden wird, zu bestimmen.

Von zentraler Bedeutung in der Argumentation ist die Auffassung, daß bloß potentielle Träger von aktuellem Selbstbewußtsein keineswegs den moralischen Status von Personen haben. Rechte wie das Recht auf Leben in einem anspruchsvollen moralischen Sinn gelten nur für *Personen* und nicht für «diejenigen, die *jetzt* nicht fähig sind und auch niemals fähig waren, sich selbst so zu sehen»[13].

«Wenn der Fötus nicht denselben Anspruch auf Leben wie eine Person hat, dann hat ihn das Neugeborene offensichtlich auch nicht, und das Leben eines Neugeborenen hat also weniger Wert als das Leben eines Schweins, eines Hundes oder eines Schimpansen. [...] Ein Neugeborenes ist nicht imstande, sich selbst als ein Wesen zu sehen, das eine Zukunft haben kann oder nicht, und daher hat es auch keinen Wunsch weiterzuleben. Wenn ein Recht auf Leben auf der Fähigkeit beruhen muß, weiterleben zu wollen, dann kann ein Neugeborenes aus dem gleichen Grund kein Recht auf Leben haben. Schließlich ist ein Baby kein autonomes Wesen, das fähig zu Entschlüssen wäre – es töten kann daher nicht heißen, daß man das Prinzip des Respekts vor der Autonomie verletzt. [...] Falls man in dieser Sache ein Gesetz zu machen hätte, dann dürfte man dem Kind wohl nur innerhalb einer kurzen Zeitspanne nach der Geburt, vielleicht für einen Monat, ein volles legales Recht auf Leben absprechen.»[14]

In Singers Argumentation wird also ein bestimmtes Verständnis von Person konfiguriert, das wir noch einmal zusammenfassen: Ethische Abwägungen orientieren sich an Interessen. Das fundamentale Interesse, das einer verallgemeinerungsfähigen Abwägung zugänglich ist, stellt das Interesse an Leidensminimierung beziehungsweise den Wunsch nach Freiheit von Leiden dar. Leiden setzt aber Empfindungsfähigkeit voraus. Empfindungsfähigkeit nun wiederum ist an Bewußtsein gebunden. Um den Kern von Selbstbewußtsein siedeln sich die übrigen Kriterien, wie der «Sinn für Zukunft», an. Das graduelle Vorhandensein von Selbstbewußtsein begründet seinerseits eine gestufte Schutzwürdigkeit: Der aktuelle Besitz von Selbstbewußtsein beziehungsweise die Fähigkeit, ein solches Bewußtsein aktualiter zu haben, garantiert den vollen Schutz, der einer Person zukommen kann.

Mit mehr oder weniger signifikanten Abweichungen sind Philosophen wie Norbert Hoerster[15] und Anton Leist[16] Singer in seinen wesentlichen Argumenten gefolgt. Die bloße Berufung auf die philosophische oder theologische Tradition kann aber nicht genügen, um die umrissene Position wirksam zu kritisieren. Wenn man nämlich auf diese Tradition schaut, dann fällt alsbald auf, daß sie keineswegs über einen eindeutigen und konsistenten Begriff von Person verfügt beziehungsweise keineswegs über einen solchen Begriff, der im Kontext gegenwärtiger medizinischer Entwicklungen wirksam verteidigt werden kann.

Eine Skizze des traditionellen Verständnisses von Person und einiger Transformationen

In einem Traktat «Contra Eutychen et Nestorium» hat Anicius Manlius Severinus Boethius (um 480–524) folgende, für die metaphysische Tradition des Abendlandes zentrale Definition von «Person» gegeben:

«Wenn sich Person nur bei Substanzen findet, und zwar nur bei vernunftbegabten, wenn außerdem alle Substanz eine Natur ist, wenn schließlich Person nicht in Allgemeinbegriffen, sondern nur in Einzelwesen enthalten ist, dann ist die Definition der Person gefunden: Person ist die individuelle Substanz einer rationalen Natur (persona est naturae rationabilis individua substantia).»[17]

Wir verzichten an dieser Stelle auf einen ausführlichen Kommentar. Es kommt lediglich darauf an, einige Merkmale der Person-Auffassung zu sammeln. In der Hochscholastik dominieren neben Boethius' Definition vor allem zwei andere Fassungen. Hugo von St. Viktor (um 1096–1141) nennt die Person «die nichtmitteilbare Existenz einer intellektuellen Natur (intellectualis naturae incommunicabilis existentia)»[18]. Die «Magistri» sprechen von einer «Hypostase, die durch eine die Würde betreffende Eigentümlichkeit unterschieden ist (hypostasis distincta proprietate ad dignitatem pertinente)»[19]. Faßt man die drei Definitionen zusammen, dann ergibt sich ein durchaus anspruchsvolles Tableau von Merkmalen: Vernunft, Individualität, Inkommunikabilität (im heutigen Sprachgebrauch «Unhintergehbarkeit» oder «Nichtreduzierbarkeit»), Substantialität beziehungsweise Selbststand, Würde und Relationalität.

Wenn man so will, könnte man diesen Personbegriff einen *anspruchsvollen, starken* Personbegriff nennen. Dadurch entsteht aber für die ethische Diskussion ein gravierendes Problem, was zugleich die Schwierigkeit erklärt, solche Definitionen unmodifiziert in medizinethischen Kriterienfragen zu verwenden. Zunächst einmal ist zu betonen, daß *Individualität* nicht die *konkrete* Individualität meint. Sie meint vielmehr die allgemeine Tatsache der Singularität und nicht das jeweilige konkrete Individuum. So sagt Thomas von Aquin (1224/25 –1274): «Persona est [...] individuum vagum.» Das Individuum wird in seiner Natur nicht einfach durch die Kategorie «Person» *bezeichnet.* «Individuum est ineffabile», das Individuum ist nicht aussprechbar, ist nicht definierbar, so lautet der (fälschlicherweise der Scholastik zugeschriebene) den Sachverhalt richtig treffende Satz. Wenn Person Einmaligkeit ist, muß im Einzelfall immer wieder geklärt werden, ob dieser oder jene eine Person ist. Die Gattungs- und Artbegriffe erfassen gleichsam nicht ausschöpfend, was ein konkretes Individuum ist. Es bleibt mit anderen Worten in der Behandlung der «Person» offen, was Individualität im Sinne der konkreten Person konstituiert und wie sie festgestellt werden kann. Mit diesem Problem werden wir aber unweigerlich bei medizinethischen Grenzfragen konfrontiert.

Verschärft wird dieser Sachverhalt noch durch eine Definition von Personalität, die Thomas in seinem Sentenzenkommentar gibt. Person wird dort als ein Ganzes, Vollständiges, bezeichnet, dem nichts fehlt, ja als das Vollständigste überhaupt. «Das Individuum, insofern es über eine rationale Natur verfügt, ist das Vollständigste und in ihr [der rationalen Natur] verwirklicht sich die ganze Absicht seiner [des Individuums] Natur.»[20] Bei Wilhelm von Ockham (1290/1300–1349/50) finden wir – ebenfalls im Dritten Buch seines Sentenzenkommentars – eine ähnliche Umschreibung. Person, so Wilhelm, «ist eine vollständige intellektuelle Natur, die nicht von einer anderen Substanz getragen wird und nicht dazu veranlagt ist, mit einem anderen eine Einheit zu bilden».

Auf dem Hintergrund dieser beiden Definitionen läßt sich schwerlich der Personstatus von Embryonen, schwerstgeschädigten Neugeborenen oder sogar von Menschen mit irreparablem Koma behaupten. Nun soll man solche Definitionen nicht überfordern. Sie entstammen Kontexten, in welchen solche Fragen kaum existierten. Wichtig aber bleibt die Feststellung, daß ihr Gehalt an ethischer Information gering zu veranschlagen ist. Im Rahmen gegenwärtiger medizinethischer Konfliktfälle erweisen sie sich als *zu starke* Definitionen. Sie sind – auf den ersten Blick – sogar wenig hilfreich. Merkmale wie «Vernunft», «Selbststand» oder «Individualität» als fundamentale Kennzeichen von Personalität müssen reinterpretiert beziehungsweise ergänzt werden. Die heutigen Konflikte zwingen uns, interpretierende Ergänzungen vorzunehmen.

In der Neuzeit wird die Personkategorie radikal transformiert: «Subjektivität» ist das Stichwort für diese Veränderungen. Dabei verwenden wir den Begriff zunächst als *Problemindikator*. Er zeigt an, daß die Konstitution von Wissen und Handeln in das *Selbstverhältnis* des Subjekts verlagert wird. Die Verunsicherung im Selbstverständnis bei beginnender Neuzeit bildet den Hintergrund dieser Auseinandersetzung. Neben den wissenschaftsmethodischen Gesichtspunkten spielt sie eine wichtige Rolle bei dem Bestreben, ein «fundamentum inconcussum», ein sicheres und unhintergehbares Fundament für dieses Subjekt zu finden. Wenden wir uns zunächst René Descartes (1596–1650) zu.

In der *aktuellen* Durchführung des methodischen Zweifels[21] tut sich ein solches vom Zweifel nicht bedrohtes Fundament auf: Im Akt des «cogito, ergo sum» fallen das Ich als Denkendes und das Ich als Existenz zusammen. Das Ich-Subjekt läßt sich dabei insofern als Substanz bezeichnen, als es im Akt des Denkens sein Sein als unbezweifelbares und letztes aufzeigt. In der akthaften Gleichzeitigkeit des Denkens und des Denkens über dieses Denken[22] liegt eine selbstreflexive Figur der Existenzsetzung des Ich vor: das *Selbst* des Bewußtseins ist unhintergehbar, weil es sich in der Rückbiegung des Denkens auf sich selbst als evident erweist.

Gerade bei Descartes lassen sich also bereits entscheidende Momente der subjektivitätstheoretischen beziehungsweise bewußtseinsorientierten Transformation feststellen. Die «Person» erfüllt bei ihm nur noch die Funktion einer anthropologischen Klammer zwischen dem Leib und dem Geist: «...eine einzige Person, die zugleich einen Leib und einen Geist hat...»[23] Dagegen steht im Mittelpunkt der Reflexionen die Einheit von Substanz und Subjekt: Der Seinscharakter des Ich wird gesichert in der Durchführung des methodischen Zweifels, wodurch dieses Ich sich als unhintergehbare *Voraussetzung* eines auch noch so radikalen Zweifels versteht. Das Ich verdankt sich der transparenten Figur der Selbstreflexion als Akt. Die Kategorie «Person» dagegen wird bereits tendenziell ortlos, denn sie führt einen Dualismus mit sich. Der Körper kann die Würde des Denkens nicht aufweisen. Das substantiell gedachte Subjekt und die Person drohen auseinanderzuklaffen.

Eine Korrektur des cartesischen Dualismus findet sich bei Gottfried Wilhelm von Leibniz (1646–1716). Zwischen Seele und Körper nimmt Leibniz eine Einheit an, die er als «Suppositum» oder «Person» bezeichnet.[24] Aber auch Leibniz bleibt es verwehrt, den cartesischen Dualismus zu überwinden: Nicht die Person, sondern die Geistseele gewährleistet die Einheit von Seele und Körper. Sie ist befähigt, klare und erinnerbare Reflexionen zu vollziehen. In den *selbst*reflexiven Akten der Vernunft werden nicht nur die «vérités de raisonnement», die notwendigen und axiomatischen Wahrheiten, enthüllt, sondern in ihnen offenbart sich auch das Vermögen der Selbstidentifikation. Selbstidentifikation realisiert sich aufgrund der Fähigkeit zur «Apperzeption», das heißt aufgrund der Möglichkeit, die Wahrnehmung oder Perzeption zu wissen beziehungsweise zu reflektieren. Im reflektierenden Bewußtsein schließt sich das Ich durch diese Rückwendung auf die eigenen Wahrnehmungsakte mit sich zusammen. Diese «connoissance de ce moy»[25] konstituiert die Einheit der Person («personnage») als verantwortlichen Träger von Handlungen. Auf diesem Niveau von «Selbstbewußtsein» entsteht deshalb Zurechnungsfähigkeit und Verantwortung: In der «Metaphysischen Abhandlung» (1786) gilt «die Erinnerung oder das Wissen um dieses Ich» als Bedingung für «Strafe und Belohnung»[26].

Es bleibt aber in Leibniz' Konzeption eine nicht überwundene Spannung zwischen der metaphysischen Person als substantieller Einheit von Seele und Körper auf der einen Seite und jener Einheit der Person auf der anderen Seite, die sich durch Selbstreflexion konstituiert.

Auf diesem Hintergrund wird die Bedeutung John Lockes (1632–1704) für die Folgezeit verständlicher. Locke lehnt die Rede von «Substanzen» als selbständigen Entitäten ab: Sie sind *notwendige Annahmen* des denkenden Subjekts, damit der Gehalt unserer Erfahrung eine Einheit besitze. Die Substanz wird somit *unterstellt*, sie garantiert, daß die Qualitäten unserer Erfahrung nicht diffundieren. Entsprechend dieser Rückbindung der Substanz an die Subjektivität wird die «Person» nun gänzlich dem Selbstbewußtsein unterstellt. Eine Person ist deshalb aufzufassen als

«ein denkendes Wesen, das über Vernunft und Reflexion verfügt, und das sich selbst als sich selbst betrachten kann, dasselbe denkende Etwas durch verschiedene Zeiten und Orte hindurch; was es nur durch das Selbstbewußtsein tun kann, das vom Denken untrennbar ist, [...] alleine hierin besteht personale Identität»[27]. Es ist somit das Selbstbewußtsein, das nun die Identität der Person konstituiert. «Personale Identität besteht, nicht in der Identität der Substanz, sondern [...] in der Identität von Selbstbewußtsein.»[28]

Die Selbstidentifikation ist nicht ein nachträglicher Akt: Die Identität ist unmittelbar mit dem Akt der Selbstreflexion gegeben, der auch den Leib einschließt. Diese unterstellte *Unmittelbarkeit* ist ein wichtiger Faktor für die spätere Problematisierung des Selbstbewußtseinstheorems. Wie kommt aber die Identität über diese Unmittelbarkeit hinaus zustande, welche Akte gewährleisten das «Wissen» um dieses Selbst? Ebenso wie Leibniz, aber ohne dessen metaphysische Implikationen, geht auch Locke von der «Erinnerung» aus. Die Selbstidentifikation geschieht, indem ich zu einem späteren Zeitpunkt mich *meiner* vergangenen Handlungen erinnere und ich mich als deren Urheber wissen kann. Die Selbstidentifikation liegt nicht im bereits identischen Kern einer Substanz oder einer metaphysisch stabilisierten Person, sondern wird als eine *genuine* Leistung des Selbstbewußtseins verstanden.

Aber warum vollzieht das Selbstbewußtsein diese komplexe Identifikationsleistung? Aus dem Selbstinteresse heraus, aus der Sorge um das *eigene* Glück gewinnt es das wesentliche Motiv, sich als Einheit zu konstituieren und zu erhalten. Der Einheitspunkt, der verhindern soll, daß das Bewußtsein im Hinblick auf die wechselnden Inhalte zerfällt, ist der Zukunftsbezug. Das göttliche Gericht ruft die Biographie zu einer Einheit, denn die Vergangenheit will am Ende *verantwortet* sein.[29] Aus den beiden Elementen «Selbstinteresse» und «Verantwortung» gewinnt das Selbstbewußtsein also einen zureichenden Grund, sich als Einheit zu setzen und zu kontinuieren. *Locke bricht also mit der Auffassung, daß Personalität vorgegeben ist:* Sie wird auf eine Identitäts- und Identifikationsleistung zurückgeführt, die in *Akten* des Selbstbewußtseins vollzogen wird. Die Substanzmetaphysik wird verabschiedet: «For whatever Substance there is, however framed, *without consciousness there is no Person.*»[30]

Lockes Theorie ist folgenreich. Der Bruch mit der Tradition «personalen» Denkens ist unübersehbar. Sofern nämlich das Selbstbewußtsein *Vorbedingung* für Personalität ist, partizipiert letztere nicht nur an den *formalen* Konstitutionsbedingungen des Selbstbewußtseins. Sie wird auch von den wechselnden inhaltlichen Deutungen des Selbstbewußtseinsphänomens abhängig gemacht. Hiermit sind die Perspektiven abgesteckt, innerhalb deren sich nun die nachfolgenden philosophischen und theologischen Positionen bewegen.

Wie wir bereits bei Leibniz gesehen haben, bildet den Mittelpunkt dieser neuzeitlichen Wendung die «Apperzeption», die menschliche Fähigkeit, Wahrnehmung (Perzeption) *als solche* zu wissen beziehungsweise zu reflektieren. Das «Selbstbewußtsein» stellt gewissermaßen das Nadelöhr dar, durch welches sich alles Denken im Hindurchgang legitimieren und bewahrheiten muß. Diese Wendung führt dazu, daß sich die «Person» nun stärker dort profilieren muß, wo das Zentrum der Subjektivität angesiedelt wird, nämlich im Selbstbewußtsein: «Daß der Mensch in seiner Vorstellung das Ich haben kann, erhebt ihn unendlich über alle anderen auf Erden lebende Wesen. Dadurch ist er Person und, vermöge der Einheit des Bewußtseins, bei allen Veränderungen, die ihm zustoßen mögen, ein und dieselbe Person»[31] (Immanuel Kant [1724–1804]). Die ethische Konsequenz liegt in der knappen Formel, der zufolge Personen aufgrund ihrer Freiheit und aufgrund ihrer Fähigkeit, sich den «reinen, praktischen Gesetzen»[32] zu unterwerfen, «jederzeit als Zweck, niemals bloß als Mittel»[33] zu behandeln seien. Personen sind somit «Selbstzweck». Durch diesen Perspektivenwechsel treten aber auf Dauer gravierende Veränderungen im Vergleich zur substanzmetaphysischen Sichtweise auf. Nicht die Personalität als allgemeine Wesensbestimmung oder «Natur» des Menschen konstituiert seine Subjekthaftigkeit, sondern vielmehr ist es nun die «Subjektivität». Sie bildet das philosophische Fundament für die Irreduzibilität der Person auf eine allgemeine metaphysische Bestimmung.[34]

Eine weitere wichtige Konsequenz liegt in der Vergeschichtlichung der Person: Die Vorstellung von Subjektivität als «Selbststeigerung»[35] *verzeitlicht* die Personkategorie und betont den Aspekt biographischer Individualität. Dadurch erweitert sich die «Person» um den Horizont einer zukunftsbezogenen, teleologischen Selbstinterpretation von konkreten Subjekten. *Personalität ist dann in erster Instanz der Ausdruck des geschichtlichen Selbstverhältnisses des Menschen.*

Die für unsere Thematik wichtigste Folgerung lautet, *daß Personalität ein Innenaspekt von Subjektivität wird*. Das Verhältnis von «Person» und «Individualität» muß deshalb neu bestimmt werden. Wurde Individualität bis weit in die Neuzeit hinein unter logischen Gesichtspunkten thematisiert, *so rücken nun biographische Elemente in den Vordergrund*. Die reflexionslogische Bestimmung von Selbstbewußtsein als Subjektivität beruht nämlich auf einer transzendentalen Fragestellung: der Frage nach den *allgemeinen* Bedingungen der Möglichkeit von Selbstbewußtsein. Um den Ich-Gedanken zu fassen, rät Johann Gottlieb Fichte (1762–1814): «schneide [...] alles Individuelle rein ab.»[36] Dagegen ist das Ich des «wirklichen» Bewußtseins[37] ein empirisches, besonderes, das durch die allgemeine Struktur von Selbstbewußtsein in seiner Individualität nicht geschmälert wird. Im Gegenteil: Selbstbewußtsein ist nicht nur ein in jedem Falle *individuell Vollzogenes*, sondern als Leistung einer Selbstreflexion die Bedingung für eine strenge *Selbsterfassung* des einzelnen Individuums.

Wie die Romantik gezeigt hat, gewinnt gerade der Aspekt einer konsequenten Individualisierung und Singularisierung in der Konsequenz der Wende zum Subjekt immer mehr Raum. Manfred Frank hat eine semantisch-hermeneutische Perspektive vorgeschlagen, um den am Leitfaden der Zeitlichkeit der Person radikalisierten *biographischen* Selbstbezug zu erfassen.

«Die Zeitlichkeit der Person impliziert also, daß die aktiv auf ihre Zukunft sich entwerfende Person sich nach und nach verschiedene Prädikate zulegt. Ein Individuum legt sich im Laufe seines Lebens nicht nur verschiedene (semantisch invariante) Prädikate zu, sondern es legt sie sich auch auf verschiedene Weise, nämlich in wechselnder Semantik, zu. Wenn Identifikation der Person ohne Prädikatszuschreibung unvollkommen ist [...] und wenn ferner die Prädikate nach Maßgabe der hermeneutisch-sinninnovativen Kompetenz von zukunftsoffenen Individuen ihre Bedeutungen unabsehbarerweise verändern können, dann ist das Kriterium der Identität sowohl der Person wie der Ausdrücke, die für ihre psychischen Zustände einstehen, bedroht.»[38]

Der abstrakt unveränderliche Status, welcher der «Person» im ethischen Diskurs oft zugeschrieben wird, verschwindet durch die Hervorhebung dieser hermeneutisch-biographischen Momente. Die Gefahr einer individualistischen Verengung wird dadurch vermieden, daß die individuelle Gestaltung des Lebenslaufs stets in sprachlichen, überindividuellen Kontexten stattfindet, die in ethischer Hinsicht die Einzigartigkeit der Biographie einer Person mit den Ansprüchen der Gemeinschaft und mit den Normen ihrer Kommunikation vermitteln. Es ist wichtig festzustellen, daß der geschichtliche Kern der «Person» in der Tradition der Philosophie und der Theologie häufig unterschätzt wurde. In Heinrich Rombachs «Strukturanthropologie» dagegen spielt gerade die *Temporalisierung des Individualitätsgedankens* – ein Ausdruck der neuzeitlichen Erfahrung der Beschleunigung der Zeit – eine wichtige Rolle. «Individualität und Zeit konstituieren sich gleichzeitig in einer bestimmten Bezogenheit aufeinander – und diese Bezogenheit nennen wir Struktur.»[39] Rombach deutet auch den Begriff der Person in diesem Sinne: Sie gilt ihm als eine dynamische Gestalt und nicht als «Aktionskompositum, das sich wie das griechische vernünftige Lebewesen aus Endlichkeit und Unendlichkeit zu einem bestimmten, unverwechselbaren Wesensgesamt zusammenschließt»[40].

Diese philosophische Deutung bezieht sich im Grunde auf den

Zusammenhang von *Individualisierung* und *Modernisierung* als ein typisch neuzeitliches Phänomen. In einer präzisen soziologischen Analyse hat Richard Münch den abendländischen «modernen» Modus von Individualisierung als «institutionalisierten Individualismus»[41] bezeichnet und diesen Typus von Individualität den vormodernen Gesellschaften gegenübergestellt, in denen das Kollektive dominiert. Der Hinweis auf den institutionellen Charakter des Individualitätsgedankens rückt die ökonomisch-politischen und gesellschaftlich-kulturellen Aspekte dieser Entwicklung in den Vordergrund. Darüber hinaus stellt der Individualitätsgedanke jedoch – blickt man auf die Rechtsgeschichte – auch den normativen Kern der abendländischen Moderne dar, insofern sie das Individuum in den Mittelpunkt ihrer Werteordnung stellt. Zu Recht hat Michael Landmann darauf hingewiesen, daß diese Auffassung erst relativ spät wirksam wird: «Der Mensch als initiatives Zentrum war eine Erfindung des 18. Jahrhunderts.»[42] Die in diesem Zusammenhang eingeübte *Psychologisierung* des Selbstverhältnisses hat die Perspektive der Eigenwahrnehmung abermals verschoben: Wenn es stimmt, daß die klassische Ordnungsmetaphysik im Kontext einer Wendung zur Biographie «einem inneren Horizont»[43] weicht und die Charaktere als eine individuelle Gestalt der Moral empfunden werden, dann ruft diese psychologisierende Verinnerlichung ein anderes Problem auf den Plan: das der Identität.[44]

Dadurch treten die Motive der modernen Charakterlehre verschärft hervor. Selbstfindung und Selbststabilisierung werden zu den entscheidenden Faktoren der inneren Hervorbringung dessen, was ein Individuum darstellt. Der moralisch relevante Begriff der «Person» droht in diesem Kontext antiquiert zu werden, obwohl der Gedanke ihrer ethischen Unverfügbarkeit, der ihr (spätestens) seit Kant anhaftet, nicht problemlos in die Identitätsproblematik integriert werden kann.

Die Verzeitlichung oder Temporalisierung der Subjektivität, von der eben die Rede war, führt allzuleicht dazu, daß «Identität» zu einer unverbindlichen, vagen Chiffre für die Konsistenz einer Biographie wird, die es in Wahrheit – unter den funktionalen Bedingungen moderner Gesellschaften, in denen das Subjekt de facto eine immer geringere Rolle spielt – immer schwerer hat, sich Kontinuität zu geben. Kriterien für die Richtigkeit des Lebens – trotz deren postmoderner Verabschiedung – sind unerläßlich. Die Abspaltung der Identitätsfrage von der (heute gewiß emphatisch anmutenden) *ethischen* Frage nach einem «guten Leben» führt in die Sackgasse der bloßen Psychologisierung. Moral wird dann durch Therapie ersetzt. Die «Selbstzwecklichkeit» der Person (Kant), die einseitige Instrumentalisierungsversuche des Menschen in die Schranke weist, wird dann tendenziell in momentane Zustände und Befindlichkeiten aufgelöst, die ihrerseits über keine Richtschnur verfügen (können), diese Instrumentalisierung abzuwehren. Sie bleiben unterhalb des Niveaus der Begründung von Handlungsanweisungen.

Die Diskussion um eine Neudefinition des Personbegriffs

Im Zentrum vieler Beiträge zur Medizinethik steht der Begriff der Person.[45] Den Kern des «Speziesismus-Arguments» bildet die Unterscheidung zwischen «Mensch» und «Person». Die Dissoziation dieser beiden Kategorien hat unübersehbare Konsequenzen. Am augenfälligsten sind die Folgen für die «Menschenwürde»: Die Unantastbarkeit, die in diesem Begriff dem Menschen qua Menschen zugesprochen wird, wird auf die «Person» eingeschränkt. Die Auseinandersetzungen um die «Person» erwecken den Eindruck, daß andauernd Amputationen vorgenommen werden müssen, um den Einklang mit technologischen Entwicklungen nicht zu verfehlen.[46] Teile der Debatte über die Hirntodkriterien wecken jedenfalls diesen Verdacht.[47] Um so wichtiger erscheint die Reflexion auf die anthropologischen *Voraussetzungen*, die in solchen Bestimmungsversuchen häufig unthematisch bleiben. In einem wichtigen Beitrag zum Verhältnis von «Hirntod» und «Ethik» haben M. Kurthen, D. B. Linke und D. Moskopp auf die Notwendigkeit aufmerksam gemacht, die «Kontextsensitivität» medizinischer Überlegungen zu berücksichtigen. In Anlehnung an Younger und Barlett werden zunächst drei Schichten für die Bestimmung von «Tod» angegeben: die *Definition* von Tod, die *Kriterien* für den Tod und die *Tests*, die die Erfüllung der Kriterien demonstrieren. Die Autoren bemängeln, daß in diesem Modell keine Ebene der Attribution des Todes vorkommt, «auf der ein Subjekt des Todes zu bestimmen ist [...], sie erlaubt nicht die Diskussion der drängenden Fragen nach dem Tod des Menschen als *Person, Individuum* etc.»[48]. Im folgenden wollen wir einige bisher noch nicht thematisierte Aspekte der Person-Debatte rekonstruieren.

Bereits Anfang der siebziger Jahre legte der protestantische Theologe J. Fletcher ein «tentatives Profil des Menschen» vor, das bis heute in der anschließenden bioethischen Diskussion einen wichtigen Einfluß ausübt. Fletcher sammelt «Indikatoren» für ein durchschnittliches Profil des Menschen.

Die positiven Kriterien sind: minimale Intelligenz, Selbstwahrnehmung bzw. Selbstbewußtsein, Selbstkontrolle, Sinn für die Zeit, Sinn für die Zukunft, Sinn für die Vergangenheit, Beziehungsfähigkeit, Fürsorglichkeit, Kommunikation, Existenzkontrolle, Neugier, Veränderbarkeit, Gleichgewicht zwischen Rationalität und Gefühl, Indiosynkrasie und neocorticale Funktionalität.

Neben diesen Indikatoren liegen noch «negative» Kriterien des Menschseins vor: die «Nicht-Natürlichkeit beziehungsweise die Künstlichkeit» des Menschen, die «Nicht-Elternhaftigkeit», die «Nicht-Essentialität der Sexualität», die «Nicht-Trägerschaft von Rechten» und die «Nicht-Essentialität von Religiosität».[49] Die Bestimmungen enthalten einen hohen Grad an Operationalität. Es ist gerade ihre Anwendbarkeit für vorhandene oder wahrscheinliche Techniken, die ins Auge springt: Die «Nicht-Natürlichkeit» gewährleistet für Fletcher die Humanität künstlicher Fortpflanzung und befreit diese «vom sexuellen Roulett – der Reproduktionsweise der subhumanen Spezies»[50]. Die «Nicht-Elternhaftigkeit» ermöglicht Eingriffe («population control») in das Fortpflanzungsverhalten des Menschen; die «Nicht-Trägerschaft von Rechten» erlaubt die Aufhebung von Rechten, etwa «wenn sich ein Paar nach einer genetischen Beratung dafür entscheidet, eine voraussichtlich degenerierte Schwangerschaft fortzusetzen»[51]. Das anthropologische Profil wird zu einer Funktion des technischen Profils beziehungsweise zu einer «Lizenzklausel». Die besonderen Merkmale, wovon etliche überzählig sind, führen dennoch zu einem *summari-*

schen Konzept des Menschen. Sie werden zu *exklusiven* Gesichtspunkten im Vergleich zu jenen Gattungsmitgliedern, die dem Profil nicht entsprechen.

Wenn anthropologische Gesichtspunkte «inklusiv» orientiert sind, haben sie eine *schützende* Funktion: Sie erweitern den Kreis jener, die an Schutzvorkehrungen partizipieren und begrenzen dadurch die Reichweite von Techniken und Eingriffen. Bei Fletcher dagegen läßt sich exemplarisch studieren, wie die exklusive Annäherung an den Menschen eine Anthropologie entstehen läßt, welche die Technik vor Eingriffen von seiten des Menschen schützt.

Eine etwas anders gelagerte Konzeption findet sich bei H. T. Engelhardt jr. Personen sind für Engelhardt solche Wesen,

«die eine moralische Gemeinschaft begründen. Nur Personen sind an moralischen Argumenten interessiert und können durch sie überzeugt werden. Der bloße Begriff einer moralischen Gemeinschaft setzt eine Gemeinschaft von Wesen voraus, die selbstbewußt, rational, freien Willens und im Besitz eines moralischen Sinnes sind.»[52]

Solche Wesen sind Personen «im strikten Sinne». Diejenigen, die diese Eigenschaften noch nicht oder nicht mehr aufweisen, nennt Engelhardt «soziale Personen». Entscheidend ist hier die soziale Rolle, die dazu führt, daß Menschen häufig betrachtet werden, «als *wären* sie Personen im strikten Sinne, obwohl sie es nicht sind». Das trifft etwa auf Kinder zu, sobald sie über elementare Formen sozialer Kommunikation verfügen.

«Der Umschlag kommt dadurch zustande, daß das Kind ein Mensch und dazu fähig ist, ein Minimum an sozialer Interaktion zustande zu bringen. Im Blick auf den letztgenannten Punkt können sich viele anenzephale Kinder nicht für die Personrolle qualifizieren, so wie hirntote Erwachsene dieser Qualifikation ermangeln würden. Beiden fehlt die Fähigkeit, ein Minimum an sozialer Interaktion zustande zu bringen.»[53]

Engelhardt weist eigens darauf hin, daß die soziale Person «in erster Linie ein utilitaristisches Konstrukt»[54] sei. Die Grenze zum bloß biologisch-menschlichen Leben bezeichnet Engelhardt als «willkürlich». So wie die soziale Rolle sich durch ein sich wandelndes

Bezugssystem gesellschaftlicher Formationen definiert, unterliegt auch die soziale Person einem nicht unerheblichen Wandel. Was geschieht etwa, wenn Behinderten keine soziale, sondern eine asoziale Rolle zugedacht wird? Das Konzept einer *sozialen* Person ist eine *zu* bewegliche Chiffre, als daß sie den Lebensschutz, der auch denen gewährt wird, die keine moralisch Handelnden sind, wirksam gewähren kann. Gerade die utilitaristische Konstruktion, die diesem Konzept zugrunde liegt, legt den Verdacht nahe, daß soziale Personen Resultate gesellschaftlicher Zuträglichkeiten sind. Auf der anderen Seite stellt sich die Frage, inwieweit der unweigerlich auch psychologische Übertragungsmechanismus, der in der Rollen*zuweisung* enthalten ist, nicht auch dem von Engelhardt so bezeichneten biologischen Leben zumindest teilweise zugute kommen kann: Bereits in der Schwangerschaft entstehen in der Regel Bindungen und emotionale Beziehungen zum werdenden Kind, die zwar im strikten Sinne nicht der Struktur einer sozialen Rolle entsprechen, dennoch ein psychisches Beziehungsgefüge aufweisen, das in Kategorien biologischer Entwicklung nicht restlos erfaßt werden kann. Gilt für sie nicht ebenso, daß wir sie häufig behandeln, «als ob sie Personen wären»?

Die Liste der Personkonzepte läßt sich noch weiter vervollständigen. J. Feinberg unterscheidet zunächst zwischen zwei Konzepten vom Menschen, einem *moralischen* und einem *genetischen*. Während das genetische Konzept nur die Speziesangehörigkeit enthält, befinden wir uns im moralischen Konzept bei der Person im eigentlichen Sinne. Hier ist wiederum zu trennen, zwischen *normativen* und *deskriptiven* Betrachtungen. Auf der deskriptiven Ebene ist zunächst nach Charakteristika Ausschau zu halten, die wir normalerweise Personen zuschreiben («the criterion of commonsense personhood»).[55] Sobald sich ein Set von Eigenschaften angeben läßt, stellt sich die weitere Frage, wie nun das Kriterium für die moralische Personhaftigkeit aussieht («moral personhood»), durch welches das «Recht» auf Leben entsteht. Feinberg lehnt nun sowohl das Spezieskriterium als auch das «strikte Potentialitätskriterium» ab, das dieses Recht an jede Form vom potentieller Personhaftigkeit bindet.

Im Vergleich dazu ist das «modifizierte oder graduelle Potentialitätskriterium» zwar lebensweltlich überzeugender, weil es unseren gewöhnlichen Einstellungen entspricht, aber dennoch fällt es der Kritik des strikten Potentialitätskriteriums zum Opfer: Potentielle Eigenschaften begründen keine Ansprüche, die aus ihrem aktuellen Besitz zu einem späteren Zeitpunkt hervorgehen. Das Kriterium lautet:

«Der potentielle Besitz von c [= die in der Common-sense-Personhaftigkeit enthaltenen Eigenschaften, J.-P. Wils] verleiht nicht ein Recht, sondern nur einen Anspruch zu leben, aber dieser Anspruch wird immer stärker, erfordert immer gewichtigere Gründe, ihn zu übergehen, bis der Punkt erreicht ist, wo c wirklich erworben ist. Mit diesem Zeitpunkt ist er zu einem vollen Lebensrecht geworden.»[56]

Letztlich entscheidet sich Feinberg für das «Actual-Possession Criterion», demzufolge nur der aktuelle Besitz der relevanten Common-sense-Kriterien dazu berechtigt, von «Personen» zu sprechen. Hier entsteht nun aber ein gravierendes Problem, das Feinberg auch selber anspricht. Das Aktualitätskriterium greift bei Kindern etwa erst während des zweiten Lebensjahres, so daß Kindestötung nicht grundsätzlich verwerflich wäre. Darüber hinaus wären Menschen, die Personen *sind* – gesetzt, man akzeptiert Feinbergs Auffassung –, zumindest zeitweilig *keine* Personen – etwa bei reversiblem Bewußtseinsverlust. Das enge Personenkriterium enthält demnach eine nicht unerhebliche Menge an Folgeproblemen[57], von denen wir nur einen Bruchteil thematisieren können.

Die inzwischen nahezu uferlosen Diskussionsvorschläge lassen zumindest den Verdacht aufkommen, daß die Differenzierungen im Personbegriff ihrerseits *Reaktionen* auf wissenschaftlich-technologische Innovationen sind. Die «Person» droht dann zu einer Funktionsformel zu verkommen. Damit ist keineswegs unterstellt, daß die Kategorie selber kritikimmun ist oder daß Moralbegriffe keinem Funktionswandel unterliegen können. In dem Moment jedoch, wo zentrale ethische Begriffe sich an einer anspruchsvollen Skala von Eigenschaften orientieren, so daß die Extensivität dieser Merkmale Rückschlüsse auf die «Werthaftigkeit» ihrer Träger zu erlauben scheint[58], droht Ethik zu einer Selektionshilfe zu werden.

Bemühungen um eine Klärung des Begriffs «Person» wecken dann den Eindruck, aus *strategischen* Gründen zu erfolgen. In den momentanen, vor allem englischsprachigen Debatten liegt diese Auffassung – häufig unausgesprochen – den Kriterienfragen zugrunde. Personalität wird an Selbstbewußtsein geknüpft: Selbstbewußtsein wird verstanden als reflexive Selbstpräsenz, als ein Wissen-um-sich. Deshalb wird gleichzeitig unterstellt, daß Selbstbewußtsein ein *aktuelles* Bewußtsein seiner Selbst ist. Die Schlußfolgerung lautet dann: Dort, wo kein aktuelles, reflexives Selbstbewußtsein vorhanden ist, liegt auch keine Personalität im strikten Sinne vor. Häufig bleibt unklar, ob man *strikte Aktualität* oder bloß *Dispositionalität* im Sinne einer grundsätzlichen Fähigkeit meint.

Verfolgt man aber die Diskussion über das *Phänomen* «Selbstbewußtsein», dann zeigt sich, daß seine Deutung häufig fragwürdig ist. Dasjenige, was dem Selbstbezug als Reflexion zugrunde liegt, ist seinerseits kein Reflexionsphänomen. Das Selbstverhältnis der Person ist keineswegs primär und dominant ein «reflexives» Selbstverhältnis. Die Vertrautheit der Person mit sich ist erst in zweiter Instanz eine reflexive. Sie ist wesentlich «präreflexiv». Die reflexiven Akte sind sekundär. Die Anwesenheit bei sich im Selbstbewußtsein, das Gelichtetsein für sich, scheint vielmehr auf der präreflexiven Gegenwart des Leibes zu beruhen.

Hinweise aus der Leibesphänomenologie

Die moderne Philosophie des Leibes – vor allem in ihren phänomenologischen Richtungen – hat diese Sichtweise bestätigt. Der Leib ist nicht bloß ein Anhängsel des Geistes beziehungsweise das Werkzeug des Gehirns. Zwischen der Personalität des Menschen, die in der Tat – als *Gattungsmerkmal* – wesentlich als ein Reflexionsphänomen aufgefaßt werden kann, und der Leiblichkeit, als einem *individuellen Merkmal*, besteht ein substantielles Band. Der Leib *trägt* die Personalität als deren Inkarnation und wird ihrerseits von dieser – im Unterschied zum bloßen Körper-Sein – konstituiert, so daß zwischen beiden ein *Fundierungsverhältnis* anzunehmen ist. Dieses Verhältnis ist ein wechselseitiges.

Als Beispiel möchte ich eine Stelle aus Hegels «Phänomenologie des Geistes» zitieren.

«Das Individuum ist an und für sich selbst; es ist *für sich* oder es ist *ein freies Tun*; es ist aber auch *an sich*, oder es selbst hat *ein ursprüngliches bestimmtes Sein*, – eine Bestimmtheit, welche dem Begriffe nach dasselbe ist, was die Psychologie außer ihm finden wollte. An ihm selbst tritt also der Gegensatz hervor, dies Gedoppelte, *Bewegung des Bewußtseins und das feste Sein einer erscheinenden Wirklichkeit* zu sein, einer solchen, welche an ihm *unmittelbar die seinige* ist. Dies Sein, *der Leib der bestimmten Individualität*, ist die Ursprünglichkeit derselben, ihr *Nichtgetanhaben*. Aber indem das Individuum zugleich nur ist, was es getan hat, so ist sein Leib auch der von ihm hervorgebrachte *Ausdruck seiner selbst*: zugleich ein Zeichen, welches nicht unmittelbar Sache geblieben, sondern woran es nur zu erkennen gibt, was es in dem Sinne ist, daß es *seine ursprüngliche Natur ins Werk richtet*.»[59]

Dieses Zitat bedarf – zumal für den philosophisch nicht belesenen Leser – der Erläuterung. Hegel deutet die Individualität in zweierlei Hinsicht: als ein Selbstbewußtseins- und als ein Leibverhältnis. Insofern der Mensch Selbstbewußtsein hat, ist er ein freies Wesen. Insofern der Mensch Leib ist, kommt ihm Passivität, Begrenztheit zu: «ein ursprünglich bestimmtes Wesen». «Bestimmt» meint hier sowohl «behaftet mit einer endlichen, unwillkürlichen Determiniertheit» als auch «gekennzeichnet durch eine sichtbare Besonderheit». Im Laufe des Zitats wird ein Übergang von der einen in die andere Perspektive geschaffen. Zunächst noch gilt das Verhältnis zwischen Bewußtsein und Leib als «Gegensatz»: Das Bewußtsein wird als «beweglich», der Leib als «unmittelbar», als «Nichtgetanhaben» umschrieben. Aber das durch Tun, durch Handeln gekennzeichnete *Werden* der Individualität geschieht leiblich, so daß auch der Leib zum Werdegang der Individualität gezählt wird. Er ist *«nicht* unmittelbar Sache» geblieben, er gilt nun vielmehr als Signum, als sichtbarer «Ausdruck» einer Geschichte der individuellen Biographie: die «ursprüngliche Natur» wurde nämlich «ins Werk» gerichtet. Ohne den Leib würde es mithin keinen Sinn ergeben, von einem *Individuum* zu sprechen. Aber ohne den Leib in seiner materiellen Widerständigkeit und Verletzbarkeit gäbe es auch kein konkretes Subjekt, das in seiner Würde zu schützen wäre, mithin auch keine *Personalität*. Das Selbst-Verhältnis des Menschen muß von daher als die unmittelbare Einheit bewußter Selbstgegebenheit und leiblicher Selbstgegenwart gedeutet werden. Zu Recht sagt G. Böhme, daß «merkwürdigerweise gerade die Leiblichkeit affektiver Erfahrung dasjenige [ist], was dazu Anlaß gibt, eine Seele zu unterstellen»[60]. Das heißt: ohne das *eigenleibliche Spüren*[61] gibt es keinen Grund, eine Innerlichkeit oder ein Selbstverhältnis zu postulieren, die moralisch schützenswürdig wären. Und dieses Selbstverhältnis, obzwar im Falle des Menschen durch eine evolutionär einmalige *Reflexionsintensität* gekennzeichnet, resultiert aus einer konkreten biographischen Geschichte, worin die Etappen des Leibes signifikante Etappen der Personalität sind: *Der Leib ist die sichtbare Personalität*. Es existiert ein «Leibapriori» (Apel)[62] der Menschenwürde. Ohne seine versehrbare Leiblichkeit würde der Mensch in einem für ihn irrelevanten Universum leben: Gerade seine dem Tode ausgelieferte leibliche Endlichkeit macht sein Selbst-, Fremd- und Weltverhältnis allererst moralisch signifikant.

Darüber hinaus machen wir die Erfahrung, daß nicht nur das Bewußtsein ein bestimmter Modus leiblichen Existierens ist, sondern daß auch der Leib gewissermaßen dem Bewußtsein inhäriert. Der Mensch kann seinen Leib niemals restlos zu jenem Körper vergegenständlichen, der der Leib eines anderen für ihn sein kann. Natürlich kann die Intentionalität als Gerichtetheit des Bewußtseins auch den eigenen Leib *weitgehend* vergegenständlichen, aber eben nicht *restlos*. In bezug auf den Eigenleib erfährt die Bewußtseinsintentionalität eine Krümmung, die sich bereits in der optischen Unfähigkeit ausdrückt, den Eigenleib als Ganzes zu sehen: Am Ausgangspunkt der Intentionalität, am subjektiven Bewußtseinspol, geht die Intentionalität in den Leib über und *faltet sich in ihm zusammen*. Die zahlreichen Hinweise aus der phänomenologischen Philosophie können hier nicht verfolgt werden: H. Bergsons «moi plus profond» (Tiefenich)[63], A. Schütz' Rede vom Leib als «Qualitätsbild»[64] des Zeitempfindens, die luziden Analysen H. Plessners[65] bezüglich der Einheit von Reflexion und Leiblichkeit weisen alle in die gleiche Richtung – in die Richtung einer *direkten* Einbeziehung des Leibes in die Diskussion um Personalität. M. Merleau-Ponty hat vielleicht den schönsten Ausdruck für diesen Sachverhalt gefunden, als er den Eigenleib «ein *stillschweigendes* Cogito, eine *Erfahrung* meines Selbst durch mich selbst»[66] genannt hat.[67]

Der Leib des Menschen stellt einen Existenzmodus dar, der die Geschichte der konkreten Personalität enthält: Als Ganzes trägt der Leib die bereits sistierte, vergangene Geschichte einer Person. Er markiert die Spuren einer gewesenen Biographie. Als Ganzes trägt der Leib die aktuelle Geschichte einer Person: er ist *Subjekt* einer individuellen, sozialen, politischen und medizin-therapeutischen Existenz. Als Ganzes trägt der Leib die künftige Geschichte einer Person: Er ist Akteur und Existenzmodus eines Widerfahrnisses, einer der Handlungsfreiheit häufig zuvorkommenden Passivität.

Die Diskussion über Personalität kann deshalb nicht auf die Frage nach der Anwesenheit von *aktuellem* Selbstbewußtsein unter Einklammerung der Personalitätsrelevanz des Leibes verkürzt werden. *Dennoch lassen sich aufgrund phänomenologischer Überlegungen allein ethische Fragen nicht lösen.*

Einige vorläufige Schlußfolgerungen

☐ Personalität erweist sich als ein komplexes und vielschichtiges Phänomen. Reflexive Faktoren im Sinne von Selbstbewußtsein und Handlungsfähigkeit gehören ebenso zu deren Konstitutionshorizonten wie die prä- und postreflexive Leiblichkeit des Menschen. Diese Aussage impliziert aber nicht, daß alle Faktoren von Personalität in moralischer Hinsicht mit gleicher Relevanz zu gewichten sind.

☐ Das Wissen im Sinne eines reflexiven, aktuellen Selbstbezugs kann kein *ausschließendes* Kriterium sein, um Personalität zu definieren. Das bloße Fehlen von Reflexion kann umgekehrt kein hinreichender Grund sein, Personalität abzusprechen. Das Selbstbewußtsein besteht aus irreflexiven und reflexiven Faktoren.

Person und Leib ─────────────────────────────── 145

☐ Der Ursprungsgrund des Selbstbewußtseins hängt mit der Präsenz des Leibes und mit dem neurophysiologischen Träger von Selbstbewußtsein zusammen. Konstituiert Selbstbewußtsein Personalität als reflexives Phänomen und von daher auch einen moralischen Schutz, dann gehört der Leib in den moralischen Schutzbereich von Personalität *wesentlich* hinein.

☐ Das Selbstbewußtsein legt sich in Zeithorizonten aus: Die zeitliche Erstreckung, das Zeitengefüge von Vergangenheit, Gegenwart und Zukunft als Horizont von Personalität, widersetzt sich einem einseitigen Präsenzmodell. Dort, wo das Selbstbewußtsein noch nicht beziehungsweise nicht mehr gegenwärtig ist, liegt bereits beziehungsweise noch immer eine für die Personalität relevante Zeitlichkeit vor. Die Zeithorizonte, in denen sich Selbstbewußtsein entfaltet, machen darauf aufmerksam, daß letzteres ein Phänomen ist, worin sich im Laufe seiner Entwicklung reflexive *und* irreflexive Momente überlagern.

☐ Die Potentialität als zeitlich vorreflexive Selbstbewußtseinsphase und die Postreflexivität unterliegen dem moralischen Schutzbereich, wenn auch nicht in dem gleichen Maße wie die Disposition zur Reflexivität und Handlungsfähigkeit. Insofern der Leib präreflexiver, reflexiver und postreflexiver Horizont von Personalität ist, muß die moralische Schutzwürdigkeit, die der Personalität im engeren Sinne *generell* zukommt, in *spezifizierter* Weise auch auf den Leib übertragen werden.

Über den Autor

Jean-Pierre Wils, geboren 1957 in Geel (Belgien). Studium der Theologie und Philosophie in Leuven und Tübingen. Dr. theol. (Tübingen 1987), Habilitation in Theologischer Ethik (Tübingen 1990). Zur Zeit Stiftungsprofessor für Philosophie an der Universität Ulm.
    Veröffentlichungen: Sittlichkeit und Subjektivität, 1987 Ästhetische Güte, 1990. Verletzte Natur. Ethische Prolegomena, 1991. Hg.: Ethik ohne Chance? Erkundigungen im technologischen Zeitalter, [2] 1991. Streitfall Eu-

thanasie. Singer und der Verlust der Menschlichkeit, 1992. Alibi Wirtschaftsethik?, 1992. Orientierung durch Ethik, 1993. Mitherausgeber der Zeitschrift Ethik im Unterricht; Herausgeber der Reihe Disput. Zahlreiche Publikationen zu Fragen der Ethik, der Ästhetik und der Religionsphilosophie.

Anmerkungen

1 J. O'Neill, Die fünf Körper. Medikalisierte Gesellschaft und Vergesellschaftung des Leibes, München 1990, 139.
2 On the Definition and Criterion of Death, in: Annals of Internal Medicine (1981), 94, 393.
3 Redefining Death, New Haven – London 1986.
4 «Der Mensch darf seinen ursprünglichen Intuitionen nicht mehr vertrauen.» D. B. Linke, Die dritte kopernikanische Wende. Transplantationsmedizin und personale Identität, in: Ethica 1 (1993) 1, 53–64, 57.
5 Gehirntod und menschliche Organbank: Zur pragmatischen Umdefinierung des Todes, in: Technik, Medizin und Ethik. Zur Praxis des Prinzips Verantwortung, Frankfurt am Main 1985, 219–241, 221 f.
6 vgl. Linke, op. cit. 57.
7 P. Singer, Praktische Ethik, Stuttgart 1984, 24; Hervorhebung von mir, J.-P. Wils.
8 ebd. 29 f.
9 ebd. 73, Hervorhebung von mir, J.-P. Wils.
10 ebd. 105 ff, Einfügungen von mir, J.-P. Wils.
11 ebd. 115.
12 ebd. 125.
13 ebd. 165, Hervorhebung von mir, J.-P. Wils.
14 ebd. 171.
15 vgl. Abtreibung im säkularen Staat. Argumente gegen den § 218, Frankfurt am Main 1991, 69 ff.
16 Eine Frage des Lebens. Ethik der Abtreibung und künstlichen Befruchtung, Frankfurt am Main 1990, 77 ff.
17 Contra Eut. et Nest. 1–3.
18 De Trin. 4, 22, hg. von J. Ribaillier, Paris 1958.
19 Alex. Hal, Glossa 1,23,9.
20 «Individuum rationalis naturae quae est completissima et ubi stat tota intentio naturae [...].» (3. Sent. 6,1,1)
21 «Daß, *während* ich auf diese Weise zu denken versuchte, alles sei falsch, doch notwendig ich, der es dachte, etwas sei.» Von der Methode, Hamburg 1960, 53.

22 «Bewußtsein ist [...] denken und über seine Gedanken reflektieren», *Selbst*bewußtsein entsteht aber dann, «wenn man zu denken beginnt und sich zugleich seines Denkens bewußt ist». Gespräch mit Burman, Hamburg 1983, 13.
23 «...une seule personne, qui a ensemble un corps & une pensée...» Brief an die Prinzessin Elisabeth (28.6.1643), Corresp. hg. von Ch. Adam/G. Milhaud, Paris 1936, 694.
24 ebd. I, § 59.
25 Discours de métaph., § 34, 4, 459f.
26 Hamburg 1958, 87.
27 «a thinking intelligent Being, that has reason and reflection, and can consider it self as it self, the same thinking thing in different times and places; which it does only by that consciousness, which is inseparable from thinking, [...] in this alone consists personal Identity.» (An essay conc. human understanding II, 27, § 16, 335.)
28 «Personal Identity consists, not in the Identity of Substance, but [...] in the Identity of consciousness» (ebd. § 19, 342).
29 ebd. § 22, 344.
30 ebd. § 23; vgl. A. Flew, Locke and the problem of personal identity, in: Philosophy 16 (1951), 53–68.
31 I. Kant, Anthropologie in pragmatischer Hinsicht, Werkausgabe Bd. XII, hg. von W. Weischedel, Frankfurt am Main 1980, 407.
32 Kritik der praktischen Vernunft, I. Teil, I. Buch (155), Hamburg 1974, 101.
33 Grundlegung zur Metaphysik der Sitten (429), Hamburg 1965, 52.
34 vgl. H. P. Falk, Person und Subjekt, in: Neue Hefte für Philosophie 27/28 (1989), Subjekt und Person, 81–122.
35 G. Buck, Selbsterhaltung und Historizität, in: H. Ebeling (Hg.), Subjektivität und Selbsterhaltung. Beiträge zur Diagnose der Moderne, Frankfurt am Main 1976, 208–302.
36 J. G. Fichte, Sonnenklaren Bericht an das größere Publicum über das eigentliche Wesen der neuesten Philosophie (1801), Werke Bd. II, hg. von I. H. Fichte, Berlin 1987, 361.
37 ebd. 382.
38 Subjekt, Person, Individuum, in: ders., G. Raulet u. a., Die Frage nach dem Subjekt, Frankfurt am Main 1988, 7–28, 22. Ders., Selbstbewußtsein und Selbsterkenntnis, Stuttgart 1991.
39 Strukturontologie. Eine Phänomenologie der menschlichen Freiheit, Freiburg/München 1971, 264.
40 Strukturanthropologie. ‹Der menschliche Mensch›, Freiburg/München 1987, 33.
41 Die Struktur der Moderne. Grundmuster und differentielle Gestaltung

des institutionellen Aufbaus der modernen Gesellschaften, Frankfurt am Main 1984, 25 ff.
42 Das Ende des Individuums, Stuttgart 1971, 123.
43 Ch. Taylor, Negative Freiheit? Zur Kritik des neuzeitlichen Individualismus, Frankfurt am Main 1988, 249.
44 So D. Henrich, Identität – Begriffe, Probleme, Grenzen, in: Identität, Reihe Poetik und Hermeneutik, hg. von O. Marquard und K. Stierle, München 1979, 133–186.
45 vgl. H. Tellenbach, Subjekt und Person in der Medizin, in: Neue Hefte für Philosophie, 27/28 (1988), 135–165.
46 vgl. E. W. Lusthaus, Involuntary Euthanasia and Current Attempts to Define Persons with Mental Retardation as Less Than Human, in: Mental Retardation, vol. 23, no. 3 (1985), 148–154.
47 vgl. R. T. Truog und J. C. Fletcher, Braindeath and anencephalic Newborns, in: Bioethics, vol. 4, no. 3. (1990).
48 M. Kurthen u. a., Teilhirntod und Ethik, in: Ethik in der Medizin (1989), 134–142, 137 ff.
49 J. Fletcher, Indicators of Humanhood: A Tentative Profile of Man, in: Hasting Center Report 2 (Nov. 1972), 1.4.
50 ebd. 3.
51 ebd. 4.
52 «who are the constituents of the moral community. Only persons are concerned about moral arguments and can be convinced by them. The very notion of a moral community presumes a community of entities that are self-conscious, rational, free of choose, and in possession of a sense of moral concern.» (H. Tr. jr. Engelhardt, The Foundations of Bioethics, New York/Oxford 1986, 105.)
53 «The shift is made on the basis that the infant is a human and is able to engage in a minimum of social interaction. With regard to the latter point, severely anencephalic infants may not qualify for the role *person* just as braindead adults would fail to qualify; both lack the ability to engage in minimal social interaction.» (Ders., Medicin and the Concept of Person, in: T. L. Beauchamp and L. Walters, Contemporary Issues in Bioethics, Belmont 1982, 94–101, 97.)
54 ebd. 98.
55 «In the commonsense way of thinking, persons are those beings who are conscious, have a concept and awareness of themselves, are capable of experiencing emotions, can reason and acquire understanding, can plan ahead, can act on their plans, and can feel pleasure and pain.» (J. Feinberg, The Problem of Personhood, in: Beauchamp/Walters [Anm. 53], 108–116, 110.)
56 «Potential possession of c confers not a right, but only a claim, to life, but that claim keeps growing stronger, requiring ever stronger reasons to override

it, until the point when c is actually possessed, by which time it has become a full right to life» (ebd. 113).

57 M. Tooly läßt ein graduelles Lebensrecht erst zehn bis zwölf Wochen nach der Geburt gelten. Die Konsequenz ist dann, daß man dieses Lebensrecht auch graduell verwirken könne. Tooly (Nachtrag 1989, in: A. Leist [Hg.], Um Leben und Tod, Frankfurt am Main 1990, 188–195). Zu dieser Diskussion insgesamt vgl. A. Leist, op. cit. 57–132.

58 vgl. P. Singer, Value of Life, in: Encyclopedia of Bioethics, ed. by W. T. Reich, New York/London 1982, 822–828.

59 Werkausgabe, Bd. 3, Frankfurt am Main 1970, 233. Hervorhebungen von mir.

60 Anthropologie in pragmatischer Hinsicht. Darmstädter Vorlesungen, Frankfurt am Main 1985, 119.

61 vgl. H. Schmitz, Der Leib im Spiegel der Kunst, System der Philosophie Bd. II, 2, Bonn 1966, 36 ff.

62 Das Leibapriori der Erkenntnis. Eine erkenntnisanthropologische Betrachtung im Anschluß an Leibnizens Monadenlehre, in: H. G. Gadamer/ P. Vogler (Hg.), Neue Anthropologie VII/2, Philosophische Anthropologie, Stuttgart 1974, 264–288, 277.

63 Essai sur les données immédiates de la conscience, Paris 1948 (1889), 77.

64 Theorie der Lebensformen, Frankfurt am Main 1981, 85.

65 vgl. Conditio humana, Pfullingen 1972, 18; Die Stufen des Organischen und der Mensch, Gesammelte Schriften IV, Frankfurt am Main 1981, 360–425; Anthropologie der Sinne, Gesammelte Schriften III, Frankfurt am Main 1980, 317–393; Die Frage nach der Conditio humana. Aufsätze zur philosophischen Anthropologie, Frankfurt am Main 1976, 124–137.

66 Phänomenologie der Wahrnehmung, Berlin 1974, 460. Hervorhebung von mir.

67 vgl. Kap. III (Das Leibesphänomen als Ursprungsgrund von Sittlichkeit und Ästhetik) in meinem Buch: Ästhetische Güte. Philosophisch-theologische Studien zu Mythos und Leiblichkeit im Verhältnis von Ethik und Ästhetik, München 1990.

ZWEITER TEIL

Kritik der «Hirntod»-Konzeption
Plädoyer für ein menschenwürdiges Todeskriterium
Johannes Hoff und Jürgen in der Schmitten

Wie kam das «Hirntod»-Kriterium zustande und warum blieb die Kritik an seinen philosophischen und ethischen Grundlagen so lange ungehört? Warum ruft die «Hirntod»-Definition heute auch unter Medizinern und Biologen Kritik hervor? Darf die Frage des Todeszeitpunkts nach Opportunitätskriterien entschieden werden? Läßt sich überhaupt ein Konsens über das dem «Hirntod»-Kriterium zugrundeliegende Menschenbild finden und wenn nicht: woran sollte man sich statt dessen orientieren?

Das folgende bietet zunächst einen Überblick über das Zustandekommen des «Hirntod»-Kriteriums. Dabei werden die wichtigsten der durchaus verschiedenen Ansätze zur Sprache kommen, mit denen die Forderung nach Etablierung des «Hirntod»-Kriteriums in seiner 25jährigen Geschichte begründet wurde.

Anschließend sollen dann die inneren Widersprüche, Mängel und Irrtümer in der Rechtfertigung des – hierzulande gültigen – (Ganz-)«Hirntod»-Kriteriums offengelegt werden. Dabei wird deutlich, daß die Einführung dieses Todeskriteriums zunächst nicht auf der Grundlage einer ernsthaften Diskussion seiner philosophischen und weltanschaulichen Prämissen zustande kam, sondern eher das Resultat einer pragmatischen Entscheidung im Dienste des medizinischen Fortschritts war. Auch wenn dieser Aufweis nicht den Status eines zwingenden Arguments gegen das «Hirntod»-Kriterium beanspruchen kann – er sollte ausreichen, ein Interesse an der Frage nach der *inhaltlichen Begründung* des «Hirntod»-Kriteriums zu wecken. Zu deren Erschließung wird es erforderlich sein, zwei grundverschiedene und dennoch stets vermischte Ansätze in der Begründung des «Hirntod»-Kriteriums zu entflechten. Dadurch wird leichter verständlich werden, wieso der eine Ansatz, die an der «Einheit des Organismus» orientierte naturwissenschaftliche Begründung des «Hirntod»-Kriteriums, einer kritischen Prüfung nicht standhält.

Bleibt der andere Ansatz die Behauptung, daß der «unter allen Lebewesen einzigartige menschliche Geist [...] körperlich ausschließlich an das Gehirn gebunden [ist]» – so die Kirchen Deutschlands in ihrer gemeinsamen Stellungnahme, zu deren Autoren führende Transplantationsmediziner zählen. Im dritten Teil wird zunächst aufgezeigt, warum eine solche Zuweisung weder philosophisch noch naturwissenschaftlich konsensfähig ist. Demgegenüber soll ein Todesverständnis entwickelt werden, das auf Aussagen über das allgemeine «Wesen» des Menschen verzichtet und statt dessen von der ethischen Bedeutung der *Begegnung* mit dem anderen Menschen auszugehen versucht. Erst dann wird die Frage des Todeszeitpunkts präzise zu beantworten sein.

Der vierte Teil schließlich untersucht, welche Folgerungen für die Organverpflanzung sich aus der Feststellung ergeben, daß potentielle Organ-«Spender» – irreversibel komatöse und beatmungspflichtige Menschen – als «lebend» angesehen werden müssen. Unerläßliche Voraussetzung für eine Legitimierung der Organtransplantation ist die Einführung einer «engen Zustimmungslösung» und die wahrheitsgemäße Aufklärung von Spendewilligen. Die dann noch bestehenden ethischen Bedenken bedürfen einer offenen und ernsthaften Diskussion.

Zur Geschichte des «Hirntod»-Kriteriums

Der «Hirntod» – eine Folge des medizinischen Fortschritts?

Ist der Mensch tot, wenn seine Hirnfunktionen erloschen sind? Die Praxis, Menschen unter Berufung auf den Ausfall ihrer Hirnfunktionen für tot zu erklären, ist 1993 gerade 25 Jahre alt geworden. Jahrtausendelang wurde ein Mensch frühestens dann für tot erachtet, wenn er kalt und steif, eben «leblos» war. Einen Menschen, dem das Blut noch warm durch die Adern rinnt, für tot zu erklären, blieb unserem fortschrittlichen Zeitalter vorbehalten.

Bis nach dem Zweiten Weltkrieg hatte noch niemand einen «Hirntoten» gesehen.*[1] Die künstliche Beatmung war noch nicht erfunden, ebensowenig die Herzmassage. Da jede hinreichend schwere Schädigung des Gehirns vom Stillstand der Atem- und Kreislauftätigkeit begleitet war, führte sie zwangsläufig zum Zusammenbruch des Organismus, zum Tode. Weniger schwere Hirnschädigungen hatten schlimmstenfalls sogenannte Wachkomas zur Folge, in denen der Patient noch selbständig atmet (Coma vigile, apallisches Syndrom).

Im Jahre 1959, die künstliche Beatmung wurde bereits seit einiger Zeit praktiziert, beschrieben die französischen Ärzte Mollaret und Goulon einen neuen medizinischen Zustand. Sie hatten Patienten beobachtet, deren Gehirn nach einem längeren Atemstillstand durch Sauerstoffmangel irreversibel – unumkehrbar – zerstört war, während ihr Organismus durch künstliche Beatmung am Leben erhalten werden konnte. Diesen Zustand bezeichneten Mollaret und Goulon als «Coma dépassé», also «jenseits des Komas» oder «endgültiges Koma».

Mit der Verbreitung der Herz-Lungen-Wiederbelebung nach Einführung der externen Herzmassage im Jahre 1960 stieg die Zahl der Patienten an, die nach einem vorübergehenden Kreislauf- und Atemstillstand mit irreversibel zerstörtem Gehirn – also im Coma dépassé – weiterlebten. Die Begegnung mit irreversibel komatösen Patienten gehört seither zum intensivmedizinischen Alltag.

Nach dem damals noch gültigen Todesverständnis galten diese Patienten aber nicht etwa als tot. Für tot erklärt wurde ein Mensch erst dann, wenn mit dem Stillstand von Kreislauf und Atmung alle seine vitalen Funktionen für immer erloschen waren.[2] In der Definition des autoritativen «Black's Law Dictionary» aus dem Jahre 1951 kommt dieses Todesverständnis exemplarisch zum Ausdruck: «Der Tod ist das Aufhören des Lebens; das Ende der Existenz; er wird von Ärzten anhand des völligen Stillstands der Blutzirkulation und daraufhin der animalen und vitalen Lebensfunktionen wie Atmung, Pulsschlag etc. festgestellt.»[3]

---

* Die hochgestellten Ziffern verweisen auf die «Anmerkungen» am Ende dieses Beitrags.

Die Verfahren der Todesfeststellung, auf die sich Ärzte 1951 noch hatten verlassen können, mußten freilich nach Einführung der Herz-Lungen-Wiederbelebung als unzulänglich empfunden werden. Seit ein kurzer Stillstand von Herzschlag und Atmung grundsätzlich wieder rückgängig gemacht werden konnte, war seine einmalige Feststellung nicht mehr ausreichend für die Diagnose eines «völligen» (im Sinne von irreversiblen) Ausfalls der vitalen Lebensfunktionen. Die diagnostischen Verfahren zur Feststellung des Todes hätten nun dergestalt präzisiert werden können, daß sie der kurzen Zeitspanne Rechnung trugen, innerhalb deren ein Kreislaufstillstand prinzipiell umkehrbar sein kann – unter Normalbedingungen zum Beispiel durch den Nachweis eines Kreislaufstillstands über die Dauer einer Viertelstunde. Der überkommene Todesbegriff, nach dem ein Mensch erst dann als tot gilt, wenn sein Kreislauf für immer zum Stillstand gekommen ist, wurde durch die Anwendung der Herz-Lungen-Wiederbelebung also nicht in Frage gestellt.

Die verbreitete Vorstellung, der medizinische Fortschritt hätte einen grundlegenden Wandel des Todesverständnisses erforderlich gemacht, entbehrt daher jeder sachlichen Grundlage. Was den speziellen Fall von Patienten im irreversiblen Koma betrifft, so wiesen selbst Mollaret und Goulon in dem erwähnten Aufsatz von 1959 darauf hin, daß der unumkehrbare «Stillstand der Lebensfunktionen» unmittelbar *nach* Abbruch der künstlichen Beatmung eintritt – eine Bewertung, die bei der Rezeption dieser Arbeit geflissentlich übersehen worden ist.[4]

Dennoch entschloß man sich zur Abkehr von dem damals gültigen, an dem völligen Zusammenbruch der Lebensfunktionen orientierten Todesverständnis, mit der Folge, daß Patienten im irreversiblen Koma schon vor Abbruch der lebensverlängernden Maßnahmen für tot erklärt wurden.

Deklaration des irreversiblen Komas zum «Tod des Menschen» im Jahre 1968

Der entscheidende Schritt zur Etablierung des «Hirntod»-Konzeptes wurde in dem Augenblick vollzogen, als man das Coma dépassé als Kriterium der «Für-tot-Erklärung» eines Menschen zu werten begann. Die Forderung nach Einführung eines derartigen «Hirntodkriteriums» wurde erstmals in einem Papier aus dem Jahre 1968 wirksam erhoben. Bei den Autoren handelte es sich um eine Ad-hoc-Kommission aus Theologen, Juristen und Medizinern der Harvard Medical School (Beecher et al.), die zum Zweck der Erarbeitung eines neuen Todeskriteriums formiert worden war.[5]

Der erste Satz nennt als Ziel des Artikels die Etablierung des Hirntodes als Todeskriterium. Wer im Anschluß eine Begründung erwartet, warum die Zerstörung des Gehirns als Kriterium für den Tod des Menschen geeignet sein soll, wird enttäuscht. Die Autoren beschränkten sich vielmehr darauf, den Bedarf für ein neues Todeskriterium zu erklären:

Unser primäres Anliegen ist, das irreversible Koma [= Coma dépassé] als neues Todeskriterium zu definieren. Es gibt zwei Gründe für den Bedarf an einer neuen Definition: 1. Der medizinische Fortschritt auf den Gebieten der Wiederbelebung und der Unterstützung lebenserhaltender Funktionen hat zu verstärkten Bemühungen geführt, das Leben auch schwerstverletzter Menschen zu retten. Manchmal haben diese Bemühungen nur teilweisen Erfolg: Das Ergebnis sind dann Individuen, deren Herz fortfährt zu schlagen, während ihr Gehirn irreversibel zerstört ist. Eine schwere Last ruht auf den Patienten, die den permanenten Verlust ihres Intellekts erleiden, auf ihren Familien, auf den Krankenhäusern und auf solchen Patienten, die auf von diesen komatösen Patienten belegte Krankenhausbetten angewiesen sind. 2. Überholte Kriterien für die Definition des Todes können zu Kontroversen bei der Beschaffung von Organen zur Transplantation führen.[6]

Nach Ansicht der Harvard-Kommission wird das irreversible Koma von allen Beteiligten – den irreversibel Komatösen eingeschlossen – als eine schwere Belastung (great burden) empfunden. Zugleich bedeutete die Am-Leben-Erhaltung dieser Patienten eine spürbare Inanspruchnahme knapper Ressourcen, der man ratlos gegenüberstand. Denn die Ärzteschaft schreckte damals davor zurück, die künstliche Beatmung eines irreversibel komatösen Patienten abzustellen, da sie der Meinung war, den durch den Beatmungsabbruch mittelbar eintretenden Tod im Sinne einer «aktiven Tötung» verantworten zu müssen.

Als zweiter Grund für den Bedarf an einer neuen Todesdefinition wurde damals die Notwendigkeit der Beschaffung von Organen zu Transplantationszwecken angegeben. Das geltende Todeskriterium, so die Harvard-Kommission, sei obsolet, weil es den Fortschritt der Transplantationsmedizin behindere.

Auf die Begründung des Bedarfs für eine neue Todesdefinition folgte eine detaillierte Erklärung, wie das irreversible Koma zu diagnostizieren sei. Die – seither weiterentwickelten – diagnostischen Einzelheiten sind hier nicht von Interesse; sie dienen dazu, das sichere Erlöschen aller Gehirnfunktionen festzustellen.

Zur Rechtfertigung ihrer Entscheidung, irreversibel komatöse Patienten für tot zu erklären, berufen sich die Autoren der Harvard-Kommission schließlich in ihrem Kommentar auf eine Erklärung Papst Pius' XII. von 1957. Darin stellte der Papst den Abbruch lebensverlängernder Maßnahmen für den Fall frei, daß die ärztliche Prognose für den betreffenden Patienten aussichtslos ist und die Beteiligten durch die Fortsetzung dieser Maßnahmen schwer belastet werden. Die Erklärung wird dabei so wiedergegeben, als habe Pius XII. der Ärzteschaft die Kompetenz für die Definition des genauen Todeszeitpunktes zuerkannt.[7]

Der Vorschlag der Harvard-Kommission war ein voller Erfolg. Er setzte sich in den USA schnell durch und wurde innerhalb weniger Jahre von den medizinischen Standesorganisationen der meisten Industriestaaten übernommen.[8]

Die Rechtfertigung der «Hirntod»-Konzeption: Das Gehirn als «Spezifikum der Person» und «Integratives Zentrum des Organismus»

Die Veröffentlichung des Harvard Ad Hoc Committee von 1968 ließ die naheliegende Frage der inhaltlichen Begründung des geforderten neuen Todesverständnisses unberührt. Erst im nachhinein wurde der Versuch unternommen, die Gleichsetzung des Ausfalls aller Hirnfunktionen mit dem Tode des Menschen nicht nur pragmatisch durch den Bedarf, sondern auch konzeptionell zu rechtfertigen.

Eine solche Rechtfertigung ist unumgänglich. Denn der Tod des Menschen ist kein naturwissenschaftliches Faktum, wie das gerade von medizinischer Seite immer wieder apodiktisch behauptet wird.[9] Der Tod des Menschen ist vielmehr ein kulturrelatives Phänomen, das von unterschiedlichsten Formen der Wahrnehmung und Deutung unserer Wirklichkeit abhängig ist.[10]

Die Darstellung und das kritische Verständnis der Argumente, die nach 1968 zugunsten der Entscheidung für das «Hirntod»-Kriterium vorgebracht wurden, wird durch diese Unterscheidung wesentlich erleichtert.

Klärung der Begriffe

Zur Diskussion über das «Hirntod»-Kriterium ist es unerläßlich, drei begriffliche Ebenen voneinander zu trennen: die vorgeordnete Ebene des Todesverständnisses oder *Todesbegriffs* und die beiden nachgeordneten Ebenen des *Todeskriteriums* und der zur Todesfeststellung im Einzelfall erforderlichen *diagnostischen Tests* (begriffliche, kriteriologische und diagnostische Ebene). Die Notwendigkeit dieser Unterscheidung wollen wir durch ein fiktives Zukunftsszenario veranschaulichen:

Nehmen wir an, in einer medizinischen Fachzeitschrift sei eines Tages zu lesen, daß der Medizin eine bahnbrechende Entdeckung gelungen sei: die Lokalisierung der «Substantia dignitatis» im Gehirn, die eine Verfeinerung der «Hirntod»-Definition erlaube.

Die Notwendigkeit einer erneuten Korrektur der Todesdefinition sei, so heißt es in dieser fiktiven Veröffentlichung einer interdisziplinären Arbeitsgruppe renommierter Wissenschaftler, seit langem erkannt worden. Denn es gebe Patienten, die an schwerster geistiger Behinderung oder Verblödung litten, angeboren oder erworben durch Demenz, zum Beispiel im Spätstadium der Alzheimer-Krankheit. Mit zunehmendem Durchschnittsalter der Bevölkerung wachse die Zahl solcher Menschen ständig an. Diese Kranken hätten bislang eine große Belastung dargestellt: in emotionaler Hinsicht für die Menschen, die sie zu Hause oder im Krankenhaus pflegen müssen; durch die Qual, die das Erleben ihres beklagenswerten Zustands für sie selbst bedeutet; aber auch im Blick auf die für ihre Pflege und Betreuung benötigten Mittel und Kräfte.

Einem amerikanischen und einem französischen Forscherteam, so heißt es, sei es nun unabhängig voneinander gelungen, eine Region im Gehirn nachzuweisen, deren Unverletztheit Voraussetzung für das menschliche Leben sei. Die betreffende Hirnstruktur habe den Namen «Substantia dignitatis» erhalten. Finde man diese «Substantia dignitatis» zerstört, was sich mit modernsten bildgebenden Verfahren wie der Positronen-Emissions-Tomographie genau nachweisen lasse, so könne davon ausgegangen werden, daß der betreffende Mensch tot sei – Mediziner sprächen dann von «Substanztoten».

Es habe sich gezeigt, so lautet es weiter in der fiktiven Veröffentlichung, daß bei vielen der eben erwähnten, geistig schwerstbehinderten oder dementen Menschen die Substantia dignitatis vollkommen und irreversibel zerstört sei. Man könne also nunmehr davon ausgehen, daß diese Menschen tatsächlich tot seien, auch wenn sie noch über einen biologisch lebendigen Körper verfügten. Dazu wird darauf hingewiesen, auch der Körper klassisch «Hirntoter» sei ja noch in primitiver Weise lebendig. Bisher sei zur Feststellung des Todes der Ausfall der gesamten Gehirnfunktionen notwendig gewesen – heute könne man durch die Bestimmung der Vitalität der Substantia dignitatis schon viel früher eine wissenschaftlich gesicherte Aussage über den Eintritt des Todes machen. Anders als «Hirntote» verfügten diese «Substanztoten» noch über spontane

Atmung sowie über einige animalische Äußerungsmöglichkeiten: Stöhnen, Schmerzreflexe, Laute der Zufriedenheit, Verzerrungen des Gesichts und andere. Nach den Erfahrungen mit dem «Hirntod»-Kriterium sei zu befürchten, daß diese verbliebenen animalischen Verhaltensweisen es für medizinische Laien erschweren würde zu verstehen, daß der oder die Betreffende in Wirklichkeit schon tot sei. Einfühlsame und taktvolle Aufklärungsarbeit sei hier erforderlich.

Mit diesem Fortschritt bei der genauen Feststellung des Todes, so schließt die Arbeitsgruppe, sei das angesprochene gesellschaftliche Problem – die emotionale Belastung und die Inanspruchnahme von Ressourcen durch die bisher als krank angesehenen, tatsächlich aber toten Menschen – überraschend gelöst. Die betreffenden Substanztoten könnten mit gutem Gewissen beerdigt werden, wobei man ihnen um der Angehörigen willen vorher ein Gift geben sollte, das der primitiven Restaktivität des Körpers ein Ende mache. Beiläufig wird noch darauf hingewiesen, daß sich durch diesen Erkenntnisfortschritt bei der Feststellung des Todes der Pool der Organspender vergrößern werde, da viele dieser Substanztoten noch über völlig gesunde Organe verfügten.

Warum erscheint uns dieses Szenario als empörend?

Zunächst läßt sich daran erkennen, wie folgenreich die Für-tot-Erklarung von Menschen ist, die wir bislang als Lebende ansahen. Was vorher prinzipiell unverfügbar war, wird nun auf einmal prinzipiell verfügbar. Die Verabreichung eines Giftes an schwerstdemente Patienten wäre bislang als Tötung anzusehen gewesen – von dem Tag an, da wir bestimmte geistig Behinderte als tot («substanztot») definieren, ist ihre Vergiftung nur noch die Beendigung organischer Restaktivitäten. Bisher hat – wenigstens in Deutschland – noch niemand vorgeschlagen, zum Beispiel Patienten im Endstadium einer Alzheimer-Erkrankung oder geistig Schwerstbehinderte als Organreservoir zu verwenden – nach ihrer Für-tot-Erklärung auf der Grundlage des «Substantia-dignitatis»-Kriteriums schiene nichts mehr dagegen zu sprechen.

Das Szenario erzeugt außerdem eine merkwürdige Sprachlosigkeit. Der naiven Entgegnung, diese Menschen seien aber doch lebendig, würde die fiktive Arbeitsgruppe wohlwollend entgegenhalten: «Das dachte man bisher! Heute wissen wir aber, daß die Substantia dignitatis dieser Menschen schon zerstört ist, und ohne Substantia dignitatis ist wohl noch primitiv organisches, nicht aber mehr menschliches Leben möglich.» Diese Sprachlosigkeit ist das Ergebnis einer Vermengung der zu Anfang des Abschnitts eingeführten begrifflichen mit der kriteriologischen und diagnostischen Ebene.

Denn die Naturwissenschaften und auch die Medizin sind gar nicht zuständig, uns zu sagen, was einen Menschen zu einem Lebenden und was ihn zu einem Toten macht. Die entscheidende Stelle in unserer kleinen Science-fiction ist die, wo es von der Substantia dignitatis heißt, sie sei «Voraussetzung für menschliches Leben». In dieser Aussage, so müßte der Arbeitsgruppe entgegengehalten werden, liegt eine Kompetenzüberschreitung. Denn mit dem Begriff «menschliches Leben» wird auf einen vorwissenschaftlichen Verständnishintergrund Bezug genommen: auf unser Verständnis dessen, was einen lebenden von einem toten Menschen unterscheidet. Hinter der fiktiven Forderung nach dem «Substanztod»-Kriterium verbirgt sich ein Lebensbegriff, der «menschliches Leben» mit bestimmten Fähigkeiten gleichsetzt – ebenjenen Fähigkeiten, die die so definierte Patientengruppe nicht mehr besitzt beziehungsweise die von der Intaktheit der als Substantia dignitatis bezeichneten Hirnstruktur abhängen. Von diesen Fähigkeiten haben die fiktiven Erstbeschreiber des «Substanztod»-Kriteriums die «primitven Ausdrucksformen» der senilen Patienten unterschieden. Diese Gleichsetzung menschlichen Lebens mit bestimmten Fähigkeiten und die gleichzeitige Entwertung «primitiver» Ausdrucksformen des Menschen könnte sich auf kein naturwissenschaftliches Faktum berufen. Sie müßte sich gegenüber unserem kulturell tradierten Verständnis vom Tod eines Menschen ausweisen.

Um unsere Ausgangsfrage «von unten nach oben» zu beantworten: es wäre zunächst völlig rational, die Zerstörung einer definierten Hirnstruktur durch geeignete diagnostische Verfahren nachzuweisen (diagnostische Ebene). Gäbe es eine Hirnstruktur, deren Vitalität die spezifische biologische Voraussetzung bestimmter Attribute menschlichen Lebens wäre, dann wäre es außerdem auch rational, die Zerstörung dieser Hirnstruktur dem Ausfall der entsprechenden Attribute zuzuordnen (kriteriologische Ebene).[11]

Das Absurde des dargestellen Szenarios liegt nicht in der Übersetzung eines vorgegebenen Todesverständnisses in die Sprache der medizinischen Wissenschaft, sondern in dem zugrundeliegenden Todesverständnis selbst: Die Existenz des Menschen läßt sich nicht auf die Attribute reduzieren, die in dem Szenario nach dem Absterben der Substantia dignitatis nicht mehr gegeben wären.

So empörend das «Substanztod»-Szenario erscheinen mag: auch die Frage nach dem Sinn oder Unsinn des «Hirntod»-Kriteriums ist nicht damit zu beantworten, daß man betont, mit dem «Hirntod» sei das Gehirn auch wirklich abgestorben, oder auf die Sicherheit der «Hirntod»-Diagnose pocht. Die Entscheidung über Sinn oder Unsinn des «Hirntod»-Kriteriums fällt auf der Ebene des Todesverständnisses, das das Sein des Menschen zum Beispiel mit bestimmten Bewußtseinsleistungen in eins setzt. Erst wenn Klarheit über das zugrundeliegende Todesverständnis besteht, kann und muß in einem zweiten Schritt die naturwissenschaftliche Eignung des diskutierten Todeskriteriums geprüft werden. Drittens müssen die diagnostischen Verfahren den Eintritt des im Todeskriterium enthaltenen Zustands sicher nachweisen.

Auf der Grundlage dieser Begriffsklärung[12] läßt sich die im Anschluß an das Papier der Harvard-Ad-hoc-Kommission geführte Diskussion des «Hirntod»-Kriteriums besser verstehen.

«Ganzhirntod» und «Teilhirntod»: Vorreiter USA

Die genannte Harvard-Ad-hoc-Kommission verkannte in ihrem Papier von 1968 die Notwendigkeit, das der Forderung nach einem neuen Kriterium zugrundeliegende Todesverständnis zu rechtfertigen. Versucht man nachträglich, die diesbezüglichen Vorstellungen aus indirekten Hinweisen zu rekonstruieren, so scheint es, daß man die menschliche Existenz an das Vorhandensein von «Bewußtsein» knüpfte. Demnach wurde der vollständige und irreversible Bewußtseinsverlust als Tod des Menschen angesehen.[13] Deutlicher wird das in einem unveröffentlichten Vortrag, den der

Vorsitzende der Harvard-Kommission, Henry Beecher, zwei Jahre später (1970) im Rahmen eines Kongresses hielt und in dem er die Bedeutung des Gehirns für «die Personalität des Individuums, sein bewußtes Leben, seine Einzigartigkeit, seine Fähigkeit zu erinnern, zu urteilen, zu begründen, zu handeln, zu genießen, sich zu sorgen und so fort» unterstrich.[14]

Bald erkannte man aber, daß diese nachgeschobene, allein an den Bewußtseinsfunktionen des Gehirns orientierte Todesdefinition die Harvard-Forderung nach dem Ausfall des gesamten Gehirns nicht zwingend begründete. Sie leistet vielmehr einer unerwünschten Ausweitung des neuen Todeskriteriums Vorschub. Dazu muß man wissen, daß es irreversibel bewußtlose Patienten gibt, sogenannte Apalliker[15], bei denen lediglich die Großhirnrinde (das Pallium) ausgefallen ist. Bei diesen Patienten bleiben die sogenannten «vegetativen» Funktionen des Hirnstamms erhalten: die Steuerung der Atmung, die Regulation des Kreislaufs usw., Funktionen also, die sich ausschließlich auf die biologische Funktionsfähigkeit des Organismus beziehen. Derartige Patienten werden zwar nie wieder zu Bewußtseinsäußerungen fähig sein, doch sie können unter Umständen weiterleben, ohne auf künstliche Beatmung angewiesen zu sein.

Manche Wissenschaftler gingen nun weiter als die Autoren des Harvard-Papiers, indem sie aus der Gleichsetzung hirnvermittelter Bewußtseinsleistungen mit der «Personalität» und «Individualität» des Menschen die Konsequenz zogen, auch Apalliker für tot zu erklären (Engelhardt 1975, Veatch 1975). Diese Position gipfelt in der Forderung, spontan atmende Apalliker zu töten, um sie dann mit Anstand beseitigen zu können.[16] Sie läuft damit auf die Befürwortung eines «Teilhirntod»-Kriteriums hinaus, das für die Feststellung des Todes nur den Ausfall derjenigen Hirnfunktionen fordert, die spezifische Bewußtseinsäußerungen vermitteln – im Gegensatz zum von der Harvard-Kommission geforderten Ausfall sämtlicher Hirnfunktionen («Ganzhirntod»-Kriterium). Diese Forderung ist heute in den USA aktueller den je. (R. M. Veatch 1993)

Unter dem Eindruck dieser Tendenz änderten die Befürworter des «Ganzhirntod»-Kriteriums ihre Begründungsstrategie und prä-

Kritik der «Hirntod»-Konzeption ———————————— 165

sentierten eine Erweiterung ihres Todesverständnisses. 1977 erschien ein Aufsatz, in dem die Aufzählung der hirnvermittelten Funktionen ohne weitere Begründung erweitert wurde. Neben den Fähigkeiten «zu denken, zu empfinden, zu reagieren» wurde jetzt auch diejenige der «Regulation und Integration der körperlichen Funktionen»[17] genannt. Damit trat ein naturwissenschaftliches (physiologisches) Argument an die Seite der bisherigen – nennen wir sie: anthropologischen – Begründung. Im Zentrum der Rechtfertigung des «Ganzhirntod»-Kriteriums steht nun die These, daß der Ausfall der im Hirnstamm angesiedelten vegetativen Funktionen die Desintegration des Organismus zur Folge habe. 1981 erschien sogar ein vielbeachteter Aufsatz, in dem das an Bewußtseinsleistungen orientierte Konzept hinsichtlich seiner begrifflichen Definition ausdrücklich als zu «vage» zurückgewiesen wurde.[18]

Mit dem Versuch, die Todesdefinition rein biologisch auf der Basis der vegetativen Hirn*stamm*funktionen zu erklären, hatte man sich allerdings zu weit vorgewagt. Denn es läßt sich auch der umgekehrte Fall von Patienten im sogenannten «Locked-in-Syndrom» konstruieren: Patienten, deren vegetative Hirnstammzentren vollständig zerstört, während die für Bewußtseinsleistungen erforderlichen «höheren» Hirnstrukturen noch erhalten sind. Solche Patienten wären – nicht anders als «Ganzhirntote» – vollkommen abhängig von apparativer Unterstützung (wie zum Beispiel künstlicher Beatmung). Sie verfügten aber über Bewußtsein und wären unter Umständen sogar dazu fähig, Fragen zu verstehen und durch Bewegungen ihrer Augen zu beantworten.[19] Auf der Grundlage eines Todeskriteriums, das allein auf den Ausfall der vegetativen, für die Integration des Organismus vermeintlich unersetzlichen Zentren des Hirnstamms abstellt, hätte ein solcher Patient für tot erklärt werden müssen: «Das ist eine schwierige Sache bei einem Patienten, der in der Lage ist, Fragen wie ‹Empfinden Sie Schmerzen?› oder ‹Sind Sie ein Baseball-Fan?› sinnvoll zu beantworten.»[20]

Ein zweiter Einwand gegen die allein an der vegetativen Integrationsfunktion des Gehirns ausgerichteten Begründung des «Ganzhirntod»-Kriteriums lautete, durch den Einsatz eines Beatmungsgerätes und anderer unterstützender Maßnahmen würden die

Hirnstammfunktionen wirksam ersetzt. Daß bei einem Ganzhirntoten die vegetativen Funktionen nur künstlich aufrechterhalten werden könnten, sei nichts anderes, als wenn zum Beispiel bei Herzoperationen die Herz-Lungen-Funktionen von einer Maschine übernommen werden. Unter Berücksichtigung der Tatsache, daß dieser Ersatz der Hirnstammfunktionen nicht etwa beliebig lange aufrechterhalten werden könne, sondern innerhalb weniger Tage zu einem unaufhaltbaren Ende komme, seien hirnfunktionslose Patienten deshalb nicht als Tote, sondern als Sterbende zu bezeichnen.[21]

Offenbar im Glauben, damit diesem und auch allen anderen Einwänden begegnen zu können, entschloß sich eine vom Präsidenten der Vereinigten Staaten eigens zur Klärung der Todesdefinition einberufene Kommission – im folgenden «President's Commission» – dazu, den Tod durch eine Verknüpfung beider Definitionen – also Desintegration des Organismus und Verlust aller spezifischen Bewußtseinsleistungen – zu beschreiben. Demnach wäre der Patient mit Locked-in-Syndrom noch lebendig, weil dieser ja über ein «Bewußtsein seiner selbst und seiner Umgebung»[22] verfügte. Dagegen wird der «ganzhirntote» Patient, dessen vitale Hirnstammfunktionen erfolgreich durch Apparaturen ersetzt werden, mit der Begründung für tot erklärt, er verfüge über kein Bewußtsein. Das klingt zunächst wie ein «Teilhirntod»-Konzept. «Teilhirntote» werden aber als lebend angesehen, weil ihre vegetativen Zentren noch erhalten sind. Prüft man genau nach, welche Hirnfunktionen nun das Leben im einzelnen definieren, so lautet die Antwort, ein Toter verfüge im Unterschied zum Lebenden nicht über die «Mehrzahl» der Funktionen eines gesunden Organismus[23] beziehungsweise nicht über den «Cluster an Attributen» wie «Denken, Interagieren, Autoregulieren oder das Aufrechterhalten der organischen Identität über die Zeit» (President's Commission 1981, 36).

Nach heftigem Schlingerkurs war man damit Anfang der achtziger Jahre, mehr als ein Jahrzehnt nach Einführung des «Hirntod»-Kriteriums, bei derjenigen «Todesdefinition» angelangt, die bis heute offiziell für die Begründung des «Ganzhirntod»-Kriteriums herangezogen wird.

Vollzug der «Hirntod»-Konzeption in Deutschland

Mit dem Organtod des Gehirns sind die für jedes personale menschliche Leben unabdingbaren Voraussetzungen, ebenso aber auch alle für das eigenständige körperliche Leben erforderlichen Steuerungsvorgänge des Gehirns endgültig erloschen. Die Feststellung des Hirntodes bedeutet damit die Feststellung des Todes des Menschen. (Bundesärztekammer 1982)

Mit dieser These machte sich auch die Bundesärztekammer als oberste deutsche ärztliche Standesorganisation die von der President's Commission erarbeitete Argumentation zu eigen, die das «Gehirn» einerseits als den Träger der spezifischen, «geistig-intellektuellen» Wesensmerkmale des Menschen, andererseits als unersetzliches Zentrum der biologischen Integration des Organismus zu bestimmen versucht.[24] Dem verbleibenden Organismus wird die «Ganzheit» abgesprochen; übrig bleibe eine «bloße Ansammlung von Organen». In diesem Sinne äußern sich bis heute namhafte Transplantationschirurgen[25] und Neurologen[26], Juristen[27] und Theologen[28].

Die Stellungnahme der Kirchen in Deutschland (1990)

Als Ende der siebziger Jahre eine Offensive zur Einführung einer gesetzlichen Regelung der Organspende scheiterte, zählten die beiden Kirchen zu den Gruppierungen, die sowohl gegenüber der angestrebten engen «Widerspruchslösung» als auch – so zumindest im Falle der Katholischen Kirche – gegenüber dem der Organtransplantation zugrundeliegenden «Hirntod»-Kriterium Vorbehalte anmeldeten (Ohnesorge 1978).

Dem zweiten Anlauf der Transplantationsmediziner zu einer gesetzlichen Regelung der Organtransplantation – und damit auch einer erstmaligen gesetzlichen Festschreibung des «Hirntod»-Kriteriums als «Tod des Menschen» – ging deshalb das Bestreben voraus, die Kirchen für die Interessen der Transplantationsmedizin zu gewinnen. Resultat dieser Bemühungen war die gemeinsame Erklärung des Rats der Evangelischen Kirche in Deutschland

(EKD) und der römisch-katholischen Deutschen Bischofskonferenz (DBK) vom 2. Juli 1990, mit der die großen deutschen Kirchen die Organtransplantation und die Voraussetzung ihrer Durchführung – das «Hirntod»-Kriterium – offiziell befürworteten.[29]

Die Kirchen sehen unter bestimmten Bedingungen in einer Organspende durchaus die Möglichkeit, über den Tod hinaus sein Leben in Liebe für den Nächsten hinzugeben. (5)

Unter diesem Vorzeichen machten sich auch die Kirchen die Position der Bundesärztekammer zur Frage der Todesdefinition gemäß dem «Hirntod»-Kriterium zu eigen. Sie übernahmen die Ineinssetzung von personalem menschlichem Leben und Gehirn:

Der unter allen Lebewesen einzigartige menschliche Geist ist körperlich ausschließlich an das Gehirn gebunden. Ein hirntoter Mensch kann nie mehr eine Beobachtung oder Wahrnehmung machen, verarbeiten und beantworten, nie mehr einen Gedanken fassen, verfolgen und äußern, nie mehr eine Gefühlsregung empfinden und zeigen, nie mehr irgend etwas entscheiden. (18)

Gleichzeitig aber versucht man sich dagegen zu verwahren, menschliches Leben vom Vorhandensein spezifischer Bewußtseinsleistungen abhängig zu machen und dadurch der Forderung nach einem «Teilhirntod»-Kriterium die Tür zu öffnen: «‹Hirntot› bedeutet also etwas entscheidend anderes als nur eine bleibende Bewußtlosigkeit, die allein noch nicht den Tod des Menschen ausmacht.» Um diese deutliche Abgrenzung von der Argumentation der «Teilhirntod»-Befürworter zu rechtfertigen, wird die These von der Integrationsleistung des Hirnstamms angeführt:

Nach dem Hirntod fehlt dem Menschen zugleich die integrierende Tätigkeit des Gehirns für die Lebensfähigkeit des Organismus: Die Steuerung aller anderen Organe und die Zusammenfassung ihrer Tätigkeit zur übergeordneten Einheit des selbständigen Lebewesens, das mehr und etwas qualitativ anderes ist als die bloße Summe seiner Teile. (18)

Mängel, Irrtümer und innere Widersprüche in der geltenden Begründung des «Hirntod»-Kriteriums

Das Vorangegangene gibt einen Überblick über das Zustandekommen und die gängige Begründung des «Hirntod»-Kriteriums. Jetzt geht es uns um die innere Logik dieser Begründung: Wir wollen zeigen, daß es allein schon der darin enthaltenen Widersprüche, irrtümlichen Annahmen und mißbräuchlichen Behauptungen wegen nicht möglich ist, an dem geltenden (Ganz-)«Hirntod»-Kriterium festzuhalten. Das «Teilhirntod»-Kriterium dagegen, das menschliches Leben von der Nachweisbarkeit spezifischer Bewußtseinsleistungen abhängig macht, nötigt zu einer grundsätzlicheren Kritik der «Hirntod»-Ideologie, die wir im Anschluß daran vornehmen werden.

Das Papier der Harvard-Kommission: Pragmatische Lösung ethischer Konflikte?

Der Veröffentlichung des Harvard-Komitees aus dem Jahre 1968 kommt insofern besondere Bedeutung zu, als sie die Forderung nach Einführung des «Hirntod»-Kriteriums erstmals offiziell zum Ausdruck brachte und damit international Erfolg hatte.

Dieser Erfolg ist um so bemerkenswerter, als die Forderung der Harvard-Kommission durch keine inhaltliche Begründung gestützt wurde. Davon war oben (S. 157 f) die Rede. Es wäre zwar nicht gerechtfertigt, die in den folgenden Jahren und Jahrzehnten entwickelten Begründungsversuche schon allein deshalb für ungenügend zu erklären, weil sie einen anfangs offensichtlich pragmatisch begründeten Schritt nachträglich zu rechtfertigen versuchen. Dennoch ist es aufschlußreich zu rekonstruieren, wie diese Forderung überhaupt zustande kommen konnte: als Versuch, ethischen Konflikten durch die pragmatische Unbenennung von Sachverhalten aus dem Wege zu gehen.

Die Harvard-Kommission sah die Notwendigkeit, Patienten im «irreversiblen Koma» künftig für tot zu erklären, aus zwei Gründen gegeben: Erstens sei die Behandlung «Hirntoter» eine «Last», und zweitens stehe das geltende Todesverständnis der Organentnahme und damit dem Fortschritt der Organtransplantation im Wege. Der medizinische Fortschritt in Gestalt der Wiederbelebung und künstlichen Beatmung hatte begonnen, Opfer zu fordern: Opfer, die weiterlebten, nachdem ihr Gehirn durch Sauerstoffmangel irreversibel geschädigt worden war, und die erhebliche Ressourcen in Anspruch zu nehmen drohten. Die Frage lautete: Ist es ethisch zu rechtfertigen, daß der Arzt auf dem Boden einer unbestreitbar aussichtslosen (infausten) Prognose die künstliche Beatmung abbricht mit der unmittelbaren Folge, daß der Patient stirbt? Die äußere Ähnlichkeit eines solchen Behandlungsabbruchs mit einer Tötung ließ die Gesellschaft davor zurückschrecken, die Verantwortung für diese ethische Entscheidung zu übernehmen.[30] Sie scheute den Konflikt, scheute sich auch, den Konflikt für alle sichtbar bleiben zu lassen.

Die Opfer des medizinischen Fortschritts waren aber nicht nur eine Bedrohung, sie führten auch in Versuchung: Ihre Prognose war aussichtslos, ihre Fähigkeit, Bewußtseinszustände zu bekunden, für immer dahin, ihre Organe bis auf das Gehirn dagegen lebensfrisch – und daneben stand eine Transplantationsmedizin mit atemberaubenden Möglichkeiten, deren Etablierung und Weiterentwicklung durch nichts weiter gehindert wurden als durch einen Mangel an lebensfrischen Organen. Der daraus entstehende ethische Konflikt hätte einer ethischen Entscheidung bedurft: den Schritt zu verantworten, im Dienste der Transplantationsmedizin und der durch sie profitierenden Patienten die Ausschlachtung und aktive Tötung der ins irreversible Koma gefallenen und dem baldigen Tod unrettbar preisgegebenen Menschen in Kauf zu nehmen.

Beide Entscheidungskonflikte wurden 1968 durch eine Manipulation des Sprachgebrauchs zum Verschwinden gebracht. Aus dem gefürchteten Behandlungsabbruch mit unmittelbarer Todesfolge, aus der Ausschlachtung bei lebendem Leibe und Tötung durch Organentnahme wurde über Nacht ein durch Güterabwägung «gerechtfertigter» Umgang mit Leichen.[31]

Die Akzeptanz der «Hirntod»-Konzeption auf einer derart pragmatischen Grundlage öffnet Tür und Tor für Forderungen, auch gegenwärtige und zukünftige ethische Konflikte durch eine opportunistische Neudefinition der Begriffe zu maskieren. Man denke etwa an die Forderung, apallische Patienten und anenzephal, also ohne Großhirn geborene Kinder für tot zu erklären, um sich guten Gewissens ihrer vitalen Organe bemächtigen zu können, die längst nicht mehr nur in den USA, sondern auch in Deutschland von namhaften Ethikern erhoben wird.[32]

Die Spätstadien vieler anderer chronischer und irreversibler Krankheitsverläufe sind ebenfalls eine große Last für Patienten und Angehörige, sie stellen uns vor schwere ethische Entscheidungskonflikte und gehen mit einem erheblichen Verbrauch medizinischer Ressourcen einher – heute in weit größerem Maße als 1968. Müßten wir nicht feststellen, daß nach der Logik der Harvard-Kommission der Bedarf an neuen Todesdefinitionen ständig gewachsen ist? Warum sollte die schwere Last, mit der die Erweiterung des Todesbegriffs gerechtfertigt wurde, eine ausschließliche oder besser: eine spezifische Folge gerade des irreversiblen Komas sein?[33]

Die mißbräuchliche Berufung auf Papst Pius XII.

Als die Harvard-Kommission 1968 ihre Forderung nach Einführung des «Hirntod»-Kriteriums und damit nach einem grundlegenden Wandel des Todesverständnisses präsentierte, stützte sie sich zur Begründung in erster Linie auf den praktischen Bedarf eines solchen Wandels: Der medizinische Fortschritt sollte durch das überkommene Todesverständnis nicht länger behindert werden. Nur eine Stimme führte sie an, um die Leser davon zu überzeugen, daß dieser Wandel ethisch zu rechtfertigen sei und sein Vollzug in der Kompetenz der Medizin liege: die von Papst Pius XII., der am 24. November 1957 in einer über die Grenzen der Katholischen Kirche hinaus vielbeachteten Ansprache zu Fragen von Leben, Sterben und Behandlungsabbruch Stellung bezogen hatte.

Die Autorität dieses gewichtigen Zeugnisses blieb nicht ohne Wirkung. Sie ist – zum Teil in grob entstellter Weise[34] – noch in jüngsten Aufsätzen zur «Hirntod»- und Transplantationsproblematik bemüht worden, und es ist wohl berechtigt anzunehmen, daß sie bei dem Entschluß der Kirchen, sich in ihrer «Gemeinsamen Erklärung» von 1990 offiziell hinter das «Hirntod»-Konzept zu stellen, zumindest auf seiten der katholischen Bischöfe eine Rolle gespielt hat.

Eine Prüfung der von der Harvard-Kommission zitierten Passagen in ihrem textlichen Zusammenhang ergibt jedoch folgenden Befund: Die päpstlichen Äußerungen sind von der Harvard-Kommission und ihren Nachfolgern sinnentstellt interpretiert und mißbräuchlich für die Legitimation der «Hirntod»-Konzeption benutzt worden. Soweit die Stellungnahme des Papstes in diesem Zusammenhang herangezogen werden kann, geht im Gegenteil daraus hervor, daß die Für-tot-Erklärung eines Menschen aufgrund des unumkehrbaren Ausfalls seiner gesamten Hirnfunktionen ethisch *nicht* zu rechtfertigen ist.

Dies ist leicht nachzuvollziehen, wenn man die Aussagen des Harvard-Papiers mit dem Text der päpstlichen Ansprache vergleicht. In ersterem heißt es:

In einer Ansprache […] [stellte Papst Pius XII. fest]:
(1) Bei einem tief bewußtlosen Individuum können die Vitalfunktionen über eine längere Zeit nur durch außergewöhnliche Mittel aufrechterhalten werden. Die Verifikation des Todeszeitpunktes kann, wenn überhaupt, nur durch einen Arzt vorgenommen werden. Manche haben vorgeschlagen, daß der Todeszeitpunkt derjenige Zeitpunkt ist, an dem ein irreparabler und umfassender [overwhelming] Hirnschaden besteht. Pius XII. bestätigte, daß diese Feststellung nicht «in der Kompetenz der Kirche» liegt.
(2) Es obliegt dem Arzt, alle vernünftigen und gewöhnlichen Mittel zu ergreifen, um die spontanen Vitalfunktionen und das Bewußtsein wiederherzustellen, und darüber hinaus auch außergewöhnliche Mittel zu verwenden, soweit sie ihm dazu zur Verfügung stehen. Er ist dagegen nicht verpflichtet, in hoffnungslosen Fällen die Anwendung außergewöhnlicher Mittel unbegrenzt fortzusetzen. «Normalerweise ist man angehalten, nur gewöhnliche Mittel zu verwenden – entsprechend den Umständen der Personen, Orte, Zeiten und Kulturen –, das heißt diejenigen Mittel, die einem selbst oder einem anderen keine schwere Last auferlegen.» Nach Ansicht der Kirche gibt es einen Zeitpunkt, an dem wiederbelebende Maßnahmen abgebrochen und dem Tod kein Widerstand mehr geleistet werden sollte.

Kritik der «Hirntod»-Konzeption 173

Die Harvard-Kommission stützt sich also im wesentlichen auf zwei Aussagen des Papstes: Erstens habe er die Kompetenz der Medizin für die Festsetzung des Todeszeitpunktes ausdrücklich anerkannt. Zweitens sei der Arzt dazu berechtigt, lebensverlängernde Maßnahmen abzubrechen, wenn sie nicht mehr einem erkennbaren Wohl des Patienten dienten.

Das Papier der Kommission spart wesentliche Äußerungen des Papstes aus, die einer Vorverlegung des Todeszeitpunkts im Sinne des «Hirntod»-Kriteriums widersprechen. Es erleichtert deshalb das Verständnis, wenn zuerst diejenige Passage aus der päpstlichen Ansprache referiert wird, die keinen Eingang in das Harvard-Papier gefunden hat, obwohl sie unbedingt zum Thema gehört.

Mit seiner Ansprache gab Papst Pius XII. auf einen Fragenkatalog Antwort, der ihm von Ärzten (Anästhesisten) vorgelegt worden war. Eine der Fragen lautete:

Wenn nach einer zentralen Lähmung *der Blutumlauf* und das Leben *eines tief bewußtlosen Kranken nur durch künstliche Atmung erhalten werden*, ohne daß sich nach einigen Tagen eine Besserung zeigt: *in welchem Augenblick* betrachtet dann die Kirche einen solchen Kranken als «tot» oder *muß man ihn nach den Naturgesetzen als «tot» erklären* (Frage «de facto» und «de jure»)?

(Ist der Tod bereits eingetreten nach der schweren Schädelverletzung mit der durch sie verursachten tiefen Bewußtlosigkeit und der Lähmung des Atemzentrums, deren unmittelbar tödliche Folgen jedoch durch die künstliche Atmung verzögert werden konnten? – Oder erfolgt er nach der heute geltenden Ansicht der Ärzte erst mit der trotz verlängerter künstlicher Atmung endgültigen Einstellung des Blutumlaufs?)

Diese Frage ist sehr bemerkenswert, zeigt sich doch darin, zu welch einem frühen Zeitpunkt (1957 – zwei Jahre vor der Prägung des Begriffs «Coma dépassé») man sich schon der Problematik der Todesdefinition bewußt war und wie eindeutig sich die Ärzte zu dieser Zeit noch gegen eine Vorverlegung des Todeszeitpunktes aussprachen.[35] Der Papst beantwortete die Frage so:

Für die Feststellung der Tatsache in den Einzelfällen kann sich die Antwort aus keinem religiösen und sittlichen Prinzip ableiten, und die Kirche ist unter dieser Rücksicht auch nicht dafür zuständig. Die Frage wird also unterdessen offenbleiben. Doch lassen Überlegungen allgemeiner Art die Meinung zu, das menschliche Leben dauere so lange fort, als sich seine lebenswichtigen Funktionen – zum Unterschied vom einfachen Leben der Organe – von sich aus oder auch mit Hilfe von künstlichen Mitteln bemerkbar machen. Eine gute Anzahl von solchen Fällen sind Gegenstand eines unlösbaren Zweifels und sind zu behandeln nach den rechtlichen und tatsächlichen Voraussetzungen, von denen Wir gesprochen haben.

Die genannten «rechtlichen und tatsächlichen Voraussetzungen» (Rechts- und Tatsachenvermutungen) werden weiter oben wie folgt erläutert:

Im Fall eines unlösbaren Zweifels kann man auch zu den Vermutungen von Recht und Tatsache seine Zuflucht nehmen. Im allgemeinen wird man an der Fortdauer des Lebens festhalten, da es sich um ein grundlegendes, vom Schöpfer empfangenes Recht handelt, dessen Verlust mit Sicherheit bewiesen werden muß.

Wir finden hier bereits die Unterscheidung zwischen den integrativen Funktionen eines Organismus (seinen «lebenswichtigen Funktionen») und dem isolierten Überleben einzelner Organe. Diese Unterscheidung wird mit der Forderung verknüpft, sich bei der Festlegung des Todeszeitpunkts auf die Funktionen des Organismus als Ganzen zu konzentrieren. Der in dem oben zitierten Fragekatalog formulierte Vorschlag, sich statt dessen am Zustand des Gehirns zu orientieren, wird von Pius nicht aufgenommen. Er betont sogar, daß es gleichgültig sei, ob sich die Vitalfunktionen spontan («von sich aus») oder – wie dies nach dem Ausfall der Hirnstammfunktionen der Fall ist – nur noch in Abhängigkeit von medizinischen Apparaten («mit Hilfe von künstlichen Mitteln») äußern können. Auf dem Hintergrund des ihm vorgelegten Fragekatalogs kann dies nur als eine Stellungnahme gegen den Vorschlag der Anästhesisten gewertet werden, Menschen aufgrund des Ausfalls ihrer Hirnfunktionen für tot zu erklären.

Freilich schränkt Pius seine Antwort insofern ein, als er nur allgemeine moralische und religiöse Grundsätze formuliert, ohne daraus Schlußfolgerungen im Hinblick auf die konkreten Kriterien zur exakten Fixierung des Todeszeitpunkts zu ziehen. Es wäre auch verfehlt, den 1958 verstorbenen Papst in der gegenwärtigen Diskussion als Zeugen gegen ein Todeskriterium anzurufen, das zu

Kritik der «Hirntod»-Konzeption 175

seiner Zeit noch gar nicht hinreichend genau verifiziert werden konnte. Die zitierte Äußerung macht aber deutlich, wie problematisch es war, seine Ansprache ein Jahrzehnt später zur Legitimation der Forderung nach dem «Hirntod»-Kriterium zu vereinnahmen. Die (zweite) Aussage der Harvard-Kommission, der Papst habe den Behandlungsabbruch – auch mit unmittelbarer Todesfolge – bei Patienten mit infauster Prognose gerechtfertigt, ist sachlich nicht falsch, verfehlt aber das Thema. Es ist eines, bei einem sterbenden Patienten die Behandlung (Beatmung) abzubrechen, und ein anderes, ihn für tot zu erklären, um sich dann ungehindert seiner Organe bemächtigen zu können. Im Gegenteil ist es ja so, daß die Für-tot-Erklärung hirnfunktionsloser Patienten gerade nicht zum Abbruch, sondern zur Fortsetzung der «lebensverlängernden» Behandlung führt, nämlich immer dann, wenn der Betroffene als Spender in Frage kommt. Schließlich bleibt es unverständlich, warum die Harvard-Kommission im ersten Absatz ihrer Veröffentlichung unterstellt, die Frage, ob man die Behandlung bei Patienten im irreversiblen Koma abbrechen dürfe oder nicht, nötige zu einer Erweiterung der Todesdefinition, während sie in einem der letzten Absätze den Papst mit der ausdrücklichen ethischen Rechtfertigung des Behandlungsabbruchs bei diesen Patienten zitiert. Die Harvard-Kommission fühlte sich offenbar außerstande, zwischen der Für-tot-Erklärung eines Menschen einerseits und der Entscheidung anderseits zu unterscheiden, seinem Sterben nichts weiter entgegenzusetzen.[36]

Was schließlich die Kompetenzfrage angeht, so können einige der Papstäußerungen – darunter der erste Satz im obenstehenden Zitat – für sich allein betrachtet mißverstanden werden, nicht aber im Zusammenhang der päpstlichen Ansprache, wie das folgende Zitat daraus belegt:

Es ist Sache des Arztes und besonders des Anaesthesisten, eine klare und genaue Wesensbestimmung des «Todes» und des «Augenblicks des Todes» eines Kranken zu geben, der im Zustand der Bewußtlosigkeit stirbt. Man kann hierfür auf den gebräuchlichen Begriff der vollständigen und endgültigen Trennung von Seele und Leib zurückgreifen, aber in der Praxis muß man der Ungenauigkeit der Ausdrücke «Leib» und «Trennung» Rechnung tragen. Man kann die Möglichkeit außer acht lassen, daß ein Mensch lebendig begraben werde, da die Entfernung des Atemgerätes nach einigen Minuten den Stillstand des Blutkreislaufs und damit den Tod herbeiführen muß.

In die Kompetenz des Arztes fällt demnach die Feststellung des Todes *im Einzelfall*. Es gehört für den Papst zum ärztlichen Auftrag, in Anwendung eines gegebenen Todesverständnisses den Eintritt des Todes nach geeigneten Kriterien zu diagnostizieren – nicht aber etwa, dieses Todesverständnis nach eigenem Gutdünken zu «definieren» oder – insofern Zweifel über den Eintritt des Todes bestehen – den Todeszeitpunkt pragmatisch vorzuverlegen. Was dies betrifft, so betont Pius ja sogar ausdrücklich, daß man im Zweifelsfall «an der Fortdauer des Lebens festhalten» soll. Im letzten Satz des zitierten Absatzes klingt dann auch an, wann ein Patient nach dem für Pius geltenden Verständnis wirklich für tot erklärt werden kann: nachdem die Beatmungsmaschinen abgestellt und – «einige Minuten» später – die Lebensfunktionen endgültig erloschen sind. Unmißverständlich äußert er sich dazu auch dort, wo er auf das Sakrament der «Letzten Ölung» bei Sterbenden zu sprechen kommt. Pius' (an anderer Stelle in derselben Ansprache geäußerte) Forderung, «die Atmung noch so lange zu verlängern, bis dies geschehen ist», wäre nämlich unvertretbar, wenn – wie er ausdrücklich betont – «derjenige, der sie empfängt, sicher kein Mensch mehr wäre».

«Desintegration des biologischen Organismus» oder «Ende der bewußten personalen Existenz»

Die im vorangegangenen Kapitel referierte Begründung des Ganzhirntod-Kriteriums vereint zwei verschiedene Argumentationslinien, die es sorgfältig zu unterscheiden gilt.

Nach der einen ist menschliches Leben dann nicht mehr gegeben, wenn die «Einheit des (biologischen) Organismus» zerstört ist, wofür der Ausfall des (vegetativen) Hirnstamms ein geeignetes Kriterium sein soll. Die andere Argumentationslinie setzt menschliches Leben mit «Personalität» und «Individualität» in eins, die durch den Verlust spezifischer («kognitiver»), nichtvegetativer Hirnfunktionen nicht mehr gegeben seien. Dabei wird betont, beide Aspekte seien nicht voneinander zu trennen und erst ihre Zusammenschau ermögliche das Verständnis der «Hirntod»-Konzeption. Konfrontiert mit einer genauen Prüfung der jeweiligen Aussagen, erlaubt diese Konstruktion immer dann, wenn sich die Behauptungen oder Konsequenzen der einen Argumentationslinie als unhaltbar erweisen, auf die jeweils andere Linie auszuweichen.

Tatsächlich aber zwingt die konkrete Aussage jeder der beiden Argumentationslinien, sie als für sich allein hinreichende Begründung zu betrachten und sie folgerichtig auf diesen Anspruch hin zu prüfen:

Wenn das «Personsein» des Menschen auf spezifische Bewußtseinsleistungen seines Gehirns reduziert werden kann, wie die Behauptung nahelegt, daß der «unter allen Lebewesen einzigartige menschliche Geist [...] körperlich ausschließlich an das Gehirn gebunden [ist]»[37]: fällt es dann nicht schwer zu verstehen, wieso der Verbleib einzelner vegetativer Funktionen im Stammhirn daran hindern sollte, einen Menschen für tot zu erklären, bei dem die für diese Bewußtseinsleistungen zuständigen Gehirnareale abgestorben sind? Ist es dann nicht vielmehr naheliegend, mit den Befürwortern des «Teilhirntod»-Kriteriums zu folgern, daß der Eintritt des Todes schon mit der Zerstörung spezifischer Hirnareale (zum Beispiel dem Ausfall der Großhirnfunktionen) gegeben ist? In diesem Sinne ist die Feststellung von Kurthen, Linke und Moskopp zu verstehen:

Der «Teilhirntod» ist nichts weiter als der zu Ende gedachte «Hirntod», und es wird deutlich, daß die entscheidende Wandlung unserer Todesvorstellungen nicht etwa durch den Übergang vom Hirntod zum Teilhirntod markiert würde, sondern bereits vor zwanzig Jahren durch die Annahme des Hirntod-Konzepts vollzogen worden ist. [...] So liegt der positive Beitrag der Vorschläge zum Teilhirntod nicht zuletzt darin, daß sie in ihrer Überhöhung des Hirntodgedankens den tiefgreifenden, aber wenig bedachten Wandel erkennen lassen, der bereits diesem heute etablierten Todeskonzept zugrunde liegt. (1989, 140f)

Um den Konsequenzen zu entgehen, die «Teilhirntod»-Befürworter aus der Lokalisierung des «menschlichen Geistes» in spezifische

Hirnstrukturen ziehen, versuchen Verfechter des «Ganzhirntod»-Kriteriums diese Aussage mit einer Einschränkung zu entschärfen: Die «bleibende Bewußtlosigkeit» allein – gemeint ist das Absterben von Hirnstrukturen, die man für bewußtseinskonstitutiv hält, nicht aber der vegetativen Hirnstrukturen – mache «noch nicht den Tod des Menschen» aus (so die Kirchen in ihrer Stellungnahme). Damit geht man zu einer an der Einheit des biologischen Organismus orientierten Argumentationslinie über. Die logische Notwendigkeit einer solchen Einschränkung wird aber durch nichts ersichtlich. So heißt es etwa bei Heinz Angstwurm (1990): «Psychologisch und spirituell betrachtet, verliert der Mensch mit dem Absterben seines Gehirns eine notwendige und die unersetzliche somatische Bedingung seines gesamten seelischen und geistigen Lebens auf der Erde.» Wenn eine «notwendige Bedingung» für menschliches Leben wegfällt, dann muß dies das Ende menschlichen Lebens bedeuten.[38]

Es entspricht also der immanenten Logik der Aussage selbst, ein Entweder-Oder herauszufordern: Entweder die hirnorganischen Korrelate von Bewußtsein sind tatsächlich «notwendig» für menschliches Leben – dann sollte es für die Für-tot-Erklärung keine Rolle spielen, ob noch einzelne vegetative Funktionen im Hirnstamm erhalten sind oder nicht.[39] Oder es trifft zu, daß der Tod nicht eintritt, bevor die «übergeordnete Einheit des Organismus» (Angstwurm 1990) im biologischen Sinne zerstört ist. In diesem Fall bleibt umgekehrt ohne Erklärung, warum bewußtseinsspezifische Hirnfunktionen überhaupt erwähnt werden müssen beziehungsweise welche Rolle sie bei der sachlichen Begründung des «Ganzhirntod»-Kriteriums spielen sollen. Ein Todesverständnis, das auf der Desintegration des biologischen Organismus gründet, sollte keiner «Ergänzung» durch die Rede von spezifischen Bewußtseinsleistungen des Menschen bedürfen, weil die tatsächliche biologische Zerstörung des Organismus per definitionem immer auch mit einer Zerstörung der biologischen Korrelate von Bewußtsein einhergehen wird. Die entscheidende Frage lautet daher, ob der Ausfall des Hirnstamms zu Recht als Kriterium für die Desintegration der Einheit des Organismus herangezogen wird.

In der gegenwärtigen Diskussion dient die Verschmelzung der

beiden Argumentationslinien offenbar einem rhetorischen Zweck: Man fordert die «Zerstörung des biologischen Organismus», sobald aus der Ineinssetzung von spezifischen Hirnfunktionen mit der menschlichen Individualität die naheliegende Konsequenz der «Teilhirntod»-Position gezogen wird. Der Tod als «Ende der individuellen geistig-seelischen Existenz» wird herangezogen, sobald sich abzeichnet, daß der umschriebene Ausfall aller vegetativen Hirnstammfunktionen durchaus noch mit Bewußtseinsleistungen vereinbar ist («Locked-in-Syndrom») und somit in Wahrheit gar nicht die völlige Desintegration des Organismus zur Folge hat.[40] Das «Ganzhirntod»-Kriterium erscheint dabei nicht mehr als Ergebnis einer Reflexion des Todesbegriffs, sondern als ihr Ausgangspunkt: Die Argumentation wird zirkulär.

Im Dienste einer sachlichen Diskussion sind diese beiden Argumentationslinien künftig konsequent auseinanderzuhalten und im einzelnen zu überprüfen. Die Behauptung, daß personales Leben an die Fähigkeit zu Bewußtseinsleistungen gebunden sein soll, werden wir später einer kritischen Analyse unterziehen (S. 200ff).[41] Die Auffassung dagegen, daß vor der Desintegration des Organismus als einer übergeordneten Einheit keine Rede vom Eintritt des Todes sein kann, teilen wir.

Gegenstand der folgenden Kritik ist dagegen die Behauptung, von einer derartigen Desintegration wäre schon unmittelbar nach Ausfall der Hirnstammfunktionen auszugehen. Anders ausgedrückt: Unsere Kritik am «Teilhirntod»-Konzept bezieht sich auf das Todes*verständnis*, diejenige am «Ganzhirntod»-Konzept dagegen auf das – einem unbestrittenen Todesverständnis angeblich korrespondierende – Todes*kriterium*.

Der Ausfall des Hirnstamms – Kriterium für die «biologische Desintegration» des Organismus?

Ist der Ganzhirntod» – genauer: der Ausfall des vegetativen Hirnstamms – als Kriterium für eine Todesdefinition geeignet, die mit dem Hinweis auf «die Integrationsfunktion» des Gehirns der Leiblichkeit des Menschen gerecht zu werden versucht? Als Beispiel sei noch einmal die Erklärung der beiden deutschen Großkirchen (1990) zitiert, die zu dem Schluß kommt:

Nach dem Hirntod fehlt dem Menschen zugleich die integrierende Tätigkeit des Gehirns für die Lebensfähigkeit des Organismus: die Steuerung aller anderen Organe und die Zusammenfassung ihrer Tätigkeit zur übergeordneten Einheit des selbständigen Lebewesens, das mehr und etwas qualitativ anderes ist als eine bloße Summe seiner Teile. (18)

Im Folgenden werden wir genauer untersuchen, was unter der «Einheit des Organismus» zu verstehen ist. Die Ansicht der medizinischen Verfechter des «Ganzhirntod»-Kriteriums wird sich dabei an Ergebnissen der modernen Grundlagenforschung zur Struktur lebender Systeme zu messen haben.

Was bedeutet «Organismus als Ganzes»?

James L. Bernat (1981) gehört zu den wenigen «Hirntod»-Verfechtern, die sich ernsthaft bemüht haben, die Bedeutung des Begriffs «Organismus als Ganzes» zu klären. In seinem Aufsatz distanziert er sich von der anfänglich dominierenden Begründung des «Hirntod»-Kriteriums als «Tod der Person» infolge Bewußtseinsverlust und will das «Hirntod»-Konzept statt dessen rein biologisch verstanden wissen.

Wir definieren den Tod als denjenigen Zeitpunkt, an dem der Organismus als ein Ganzes für immer zu funktionieren aufhört. [...] Das Funktionieren des Organismus als eines Ganzen bezeichnet die spontanen und natürlichen Aktivitäten, die durch die Integration aller oder der meisten Subsysteme (wie zum Beispiel durch die neuroendokrine Kontrolle) zustande kommen, und das Vorhandensein einer zumindest begrenzten Antwort auf die Umgebung (zum Beispiel Temperaturveränderung und Reaktionen auf Licht und Schall). Allerdings muß es sich nicht notwendig um die Integration aller Subsysteme handeln. Einzelne Subsysteme können ersetzt werden (zum Beispiel durch Herzschrittmacher, Beatmungsgeräte, Medikamente zur Aufrechterhaltung des Blutdrucks), ohne daß der Status des Organismus als ein Ganzes dadurch verändert würde. (390) [42]

Kritik der «Hirntod»-Konzeption

Mit «Organismus als ein Ganzes» ist also das Zusammenwirken (die Interaktion) der einzelnen Organsysteme gemeint, das mehr darstellt als die bloße Summe aller Teile, als der «ganze Organismus». Bernat erkennt an, daß einzelne Teile (Organe) des Organismus ganz fehlen, vor allem aber, daß ganze Subsysteme durch künstliche Mittel ersetzt werden können, ohne daß der Organismus dadurch seine «Ganzheit», das heißt seine Integrationsfähigkeit einbüßen würde. Das entspricht der täglichen Realität auf Intensivstationen, auf denen für kürzere oder längere Zeit eine Vielzahl komplexer Funktionen von Apparaten übernommen wird (sogar die von Herz und Lunge), ohne daß jemandem einfiele, die betreffenden Patienten deshalb für tot zu erklären.

Die Frage nach der Eignung des «Ganzhirntod»-Kriteriums läßt sich also präzisieren zu der Frage, ob die Selbstintegration des Organismus durch den apparativen Ersatz der hirnstammvermittelten Funktionen aufrechterhalten werden kann. Um das beantworten zu können, muß zuerst geklärt sein, was aus Sicht der Naturwissenschaft unter einem selbstintegrativen System zu verstehen ist. Dazu ist es erforderlich, sich mit Ergebnissen der Grundlagenforschung zur Selbstorganisation lebender Systeme zu befassen.[43]

Wodurch unterscheidet sich ein selbstintegratives «lebendes» von einem nichtintegrativen «toten» System? — Entscheidend ist zunächst das, was Hermann Haken und Maria Haken-Krell als «das Streben der unbelebten Natur nach mikroskopischer Unordnung und makroskopischer Strukturlosigkeit» bezeichnen. Die genannten Autoren erläutern dies am Beispiel eines Gases, das sich in einem Behälter befindet: «Bringen wir diesen Behälter mit einem leeren Behälter, in dem also keinerlei Gas ist, zusammen und ziehen die Trennwand heraus, so erfüllt nach kurzer Zeit das Gas praktisch gleichmäßig beide Behälter. In der Natur kommt es nie vor, daß die Gasmoleküle sich spontan wieder in einen Behälter versammeln.» (1989, 9) Auf der makroskopischen Ebene betrachtet streben nichtintegrative «tote» Systeme also immer einen Zustand der Strukturlosigkeit an. Wir kennen dies aus unserer alltäglichen Erfahrung: die Dinge zerfallen oder «verrotten». Auf der Mikro-Ebene der einzelnen Atome betrachtet nähert sich das genannte Gas dabei einem Zustand vollständiger Unordnung an. Während man makroskopisch auf der Ebene des Behälters eine zunehmende Einheitlichkeit beobachten kann, fliegen die einzelnen Gasmoleküle vollkommen durcheinander. Wenn man vom Sonderfall energiearmer, kristalliner Systeme absieht, die – wie z. B. ein Eisklumpen – einen Zustand statischer Ordnung realisieren, nähern sich nichtintegrative «tote» Systeme immer einem Zustand maximaler Unordnung oder Zerstreuung (Entropie) an.

Im Unterschied dazu streben lebende Systeme immer einen geordneten Zustand an: sie sind dazu fähig, *sich selbst zu organisieren*.[44] Da dies ein ständiges Zersetzen (Zerstreuen) und Wieder-Ordnen bedeutet, gibt es viele verschiedene Zustände von «Ordnung», in denen sich ein lebendes System gerade befinden kann. Äußere Ereignisse haben dabei für seine Entwicklungsdynamik einen bestimmten Informationswert: Ihre Einwirkung entscheidet darüber, welchen Zustand das Gesamtsystem zu einem bestimmten Zeitpunkt einnimmt.

Der Wert einer Information hängt dabei von der inneren Organisation des Systems ab. So wird ein abwehrstarker menschlicher Organismus auf Erkältungsviren anders reagieren als ein Organismus mit geschwächtem Immunsystem. Die Viren haben für das starke System einen geringeren Informationswert als für das geschwächte: Sie sind für die Entwicklungsdynamik des abwehrstarken Systems weniger entscheidend als für ein System, das sich hinsichtlich seiner Entwicklungsdynamik gegenüber Viren unsicherer verhält.[45] Bei physikalischen Systemen ist eine derartige Wechselbeziehung zwischen der inneren Organisation des Gesamtsystems und bestimmten äußeren Ereignissen nicht zu beobachten. Für das Verhalten eines Sandhaufens[46] ist der Informationswert der Viren unter allen Umständen minimal. Das Ereignis «Virus» ist für seine Entwicklungsdynamik nicht entscheidungsrelevant. Der Sandhaufen wird sich mit Sicherheit immer derselben Form von «Ordnung» annähern: dem Zustand maximaler Unordnung.

Der Informationswert eines externen Ereignisses hängt bei einem lebenden System also nicht nur von äußeren Bedingungen, sondern auch von der inneren Organisation des Systems ab: Lebende Systeme selektieren Information. Diese Fähigkeit zur autonomen Selektion von Information ist Ergebnis der integrativen Tätigkeit eines Organismus und weist diesen damit als lebendige Einheit aus.[47] Verfechter des Ganzhirntodkriteriums sind der Versuchung erlegen, «Einheit» schlicht als dasjenige zu bezeichnen, was nicht mehr gegeben ist, wenn der Hirnstamm ausfällt. Gegenüber einer solchen zirkulären Definition ist freilich jeder Versuch einer sachlichen Argumentation zum Scheitern verurteilt. Daher kann es nicht verwundern, wenn Autoren wie Bartlett und Youngner Begriffe wie «organism as a whole» als «zu vage» und damit als unwissenschaftlich zurückweisen (1989, 207). Tatsächlich aber erlaubt die vorstehende Charakterisierung lebender Systeme eine exakte Definition dieser Begriffe, wenn man nur nicht den Hirnstamm von vornherein zum Ausgangspunkt aller definitorischen Überlegungen macht.

Die Einheit des «hirntoten» Organismus

Sowohl Bernat et al. (1981) als auch die President's Commission (1981) räumen ein, die Einheit des Organismus werde nicht dadurch beeinträchtigt, daß einzelne Integrationsfunktionen – wie die Regulation der Spontanatmung – ausfallen und nötigenfalls apparativ ersetzt werden. Beide behaupten jedoch, die Einheit des Organismus sei dahin, sobald «die Mehrzahl» seiner integrativen Leistungen ausgefallen sei[48]. An anderer Stelle ist von einem «Cluster» (einem charakteristischen Komplex) von Funktionen die Rede, dessen Vorhandensein für den Bestand der Einheit wesentlich sei.[49] Ausgerechnet und ausschließlich dem Hirnstamm wird dann die Qualität zugesprochen, die «Mehrheit» aller integrativen Leistungen beziehungsweise den charakteristischen «Cluster» von Attributen zu repräsentieren. Diese Zuweisung aber wird durch nichts begründet, ihre Willkür wird von den Autoren sogar implizit eingeräumt.[50] Der Hirnstamm wird in magisch anmutender Weise «gesetzt» als dasjenige Organ (eigentlich: Organteil), das den Sitz des Lebens verkörpert.

Bartlett und Youngner haben diese Argumentation als logisch

unhaltbar zurückgewiesen und das an einem fiktiven Patienten illustriert, bei dem die einzelnen zentralvegetativen Steuerungsfunktionen durch lokale Schlaganfälle nacheinander ausgeschaltet werden. Sie argumentieren, die Forderung nach dem Ausfall der «Mehrheit» der vegetativen Funktionen mache die Definition des Todes

> zu einem Zahlenspiel; Leben und Tod werden durch das Zählen der verbleibenden Attribute ermittelt. [...] Die Vorstellung, man könne Attribute abzählen, so als ob ein jedes ein diskretes Vorkommnis wäre: einfach zu identifizieren und distinkt von anderen Ereignissen, bedarf in der Tat einer kritischen Überprüfung. Es ist nur dann sinnvoll, von einer «Mehrheit» zu sprechen, wenn ein Einverständnis über die absolute Anzahl der Attribute besteht. [...] Manche Attribute sind wichtiger als andere. Um festzustellen, welche Attribute wichtiger sind als andere, bedürfen wir eines Standards, nach dem auszuwählen ist. Unseres Wissens existiert kein solcher Standard in irgendeinem der Argumente der Ganzhirn-Theoretiker. (1989, 209)[51]

Der Versuch, den Begriff der «Einheit des Organismus» gerade von demjenigen Funktionskomplex abhängig zu machen, der im Stammhirn lokalisiert ist, entbehrt einer sachlichen Begründung.[52] So berechtigt aber die von Bartlett und Youngner dagegen vorgebrachte Kritik ist, so vorschnell ist es, daraus zu schließen, «Einheit» oder «Integrationsfähigkeit» des Organismus seien grundsätzlich unbestimmbare Begriffe:

Die Frage der «Einheit» oder «Lebendigkeit» eines Systems entscheidet sich daran, ob es zur Selbstintegration fähig ist, das heißt: einen Zustand von Ordnung aufrechterhalten kann, der ihm erlaubt, äußere Ereignisse selbständig zu bewerten («Selektion von Information»). Ein System kann dann mehr oder weniger integrationsfähig sein; es ist aber so lange lebendig, wie es noch einen Rest an Integrationsfähigkeit besitzt.

Der Grad der Integrationsfähigkeit eines lebenden Systems bemißt sich nach der Anzahl der möglichen Zustände, die es durchlaufen oder bestehen kann, ohne seine Integrationsfähigkeit endgültig zu verlieren. Daß diese Zahl bei einem «Hirntoten» – verglichen mit einem Gesunden – beträchtlich verkleinert ist, unterscheidet jenen nicht grundsätzlich von anderen intensivmedizinisch behandelten Patienten. Schon geringfügige Zustandsänderungen aufgrund veränderter Umweltbedingungen können zum irreversiblen Zusammenbruch der Körperfunktionen eines «hirntoten» Patienten führen. Doch ist die Behauptung nicht gerechtfertigt, daß die Einheit eines Organismus schon in dem Augenblick zusammengebrochen ist, wo mit ihrem Zusammenbruch jederzeit gerechnet werden muß.

Ein Organismus ist auch ohne funktionierendes Gehirn dazu fähig, integrative Leistungen zu vollbringen beziehungsweise im oben genannten Sinne Ereignisse in seiner Umwelt nach systemimmanenten Kriterien auszuwerten. Es gibt keinen Grund, die biologischen Steuerungsfunktionen «Ganzhirntoter» schon allein deshalb für nichtig zu erklären, weil sie nicht vom Gehirn, sondern vom Rückenmark ausgehen oder weil sie – wie bei hormonell gesteuerten, «homöostatischen» Prozessen – nicht notwendig auf der Grundlage neuronaler Informationsverarbeitung ablaufen.[53]

Eine Reihe von Funktionen, die auf der Ebene des Rückenmarks oder – wie das Immun- oder Stoffwechselsystem – auf dem Niveau nichtneuronaler Prozesse anzusiedeln sind, bleiben auch nach dem Absterben des Gehirns bis zu einem gewissen Grad intakt. Es gibt sogar Funktionskomplexe, die sich nach dem Eintritt des «Hirntodes» wieder neu formieren, so daß man – informationstheoretisch betrachtet – eine autonome Veränderung des spezifischen «Selektionsverhaltens» des Organismus gegenüber Informationen aus seiner Umwelt beobachten kann.[54]

Von Verfechtern des «Hirntod»-Kriteriums wird immer wieder behauptet, daß es sich bei den verbleibenden Funktionen des «hirntoten» Organismus nur um die Tätigkeit von Teilsystemen eines verlorenen Ganzen handelt. Doch die zum Teil äußerst komplexe Organisation dieser Funktionen kann nur durch das Zusammenwirken (Interaktion) der verbliebenen Teilsysteme auf der Ebene des Gesamtorganismus aufrechterhalten werden.[55] Für dieses Zusammenwirken bedarf es keiner zentralen Vermittlungsinstanz. Es genügt, daß die durch den Blutkreislauf vermittelte Interaktion zwischen den Teilsystemen erhalten bleibt. Es gehört gerade zu den großen Entdeckungen der «nichtlinearen Dynamik», daß die Einheit von lebenden Systemen auch ohne die Existenz eines spezifischen «Integrationszentrums» (wie des Gehirns) zustande kommen kann.[56]

Aus naturwissenschaftlicher Perspektive erscheint die Vorstellung einer unersetzlichen biologischen Integrationsfunktion des Gehirns daher fragwürdig: «Das Gehirn ist ein Organ wie Leber, Herz, Niere usw. und *nur* im Verbund mit allen anderen Organen an der Aufrechterhaltung des Lebens beteiligt.»[57] Das «Hirntod»-Kriterium, das in den sechziger Jahren unter dem Eindruck einer «falschen ‹Verherrlichung› des Gehirns» (Roth) entstanden ist, ist wissenschaftlich nicht aufrechtzuerhalten.

Richtig ist vielmehr, daß der Organismus mit dem Eintritt des «Hirntodes» an Integrationsfähigkeit erheblich verliert: er ist «viel weniger integrativ», seine Fähigkeit, auf Veränderungen in seiner Umwelt durch die Wiederherstellung eines stabilen Gleichgewichts zu reagieren, nimmt ab. Doch damit hat das System Organismus seine Einheit noch nicht völlig verloren. Solange es der für ein totes desintegriertes System charakteristischen Entwicklungsdynamik in Richtung eines thermodynamischen Gleichgewichts noch etwas entgegenzusetzen hat, ist das System noch lebendig. Es befindet sich in einem Zustand, den man gemeinhin als «Sterben» bezeichnet.

Die Widersprüche, in die sich Vertreter des «Ganzhirntod»-Kriteriums angesichts derartiger Ungereimtheiten verstricken, werden unübersehbar, wenn man die jüngsten Vorstöße der Intensivmedizin in Betracht zieht. Der Fall der Erlanger Patientin Marion Ploch ist geradezu exemplarisch für die ganzheitlichen Leistungen eines hirntoten Organismus und für die durchaus realistischen Erwartungen, die Transplantationsmediziner unter bestimmten Umständen in einen solchen Organismus setzen:

Im Oktober 1992 wurde bei der im dritten Monat schwangeren Marion Ploch nach einem Verkehrsunfall der «Hirntod» diagnostiziert. Die zuständigen Mediziner stellten ihr den Totenschein aus.[58] Kurz darauf entschieden die behandelnden Ärzte, die Patientin während der fünf Monate, die das Austragen der Schwangerschaft bis zu einem sicheren Entbindungstermin noch erfordern würde, intensivmedizinisch «am Leben» zu erhalten.[59] Der Vorwurf, mit diesem Behandlungsversuch ein Experiment durchzuführen, wurde damit zurückgewiesen, daß der Erfolg des Unternehmens wahrscheinlicher sei als sein Mißerfolg.

Wie aber kann man die fünfmonatige Behandlung und anschließende (womöglich spontane) Entbindung einer Patientin projektieren, die man soeben zur «Leiche» erklärt hat und deren Zustand an anderer Stelle als «Ansammlung von Organen» bezeichnet wird, die «keinen sinnvollen Zweck mehr erfüllen» könne (so der Münchner Neurologe Heinz Angstwurm über den «hirntoten» Organismus[60])? Es zeugt von der Defensive, in der sich Verfechter der «Ganzhirntod»-Konzeption befinden, wenn daraufhin die Forderung erhoben wurde, für hirntote Schwangere eine Ausnahmeregelung vom «Hirntod»-Konzept zu definieren.[61]

Möglicherweise sind die bisher ungeklärten Überlebensraten schwangerer «hirntoter» Patientinnen durch Fortschritte im Verständnis der hormonellen Bedürfnisse hirnfunktionsloser Organismen auch bei anderen Patienten zu erzielen.[62] Einem Bericht des «New England Journal of Medicine» aus dem Jahre 1982 zufolge konnten die Lebensfunktionen eines als «hirntot» diagnostizierten männlichen Patienten 68 Tage aufrechterhalten werden (Parisi et al. 1982). Doch es genügt, wenn die Vitalfunktionen des «hirntoten» Gesamtorganismus nur kurze Zeit aufrechterhalten werden können, um die Vorstellung von einer völligen Desintegration durch den Ausfall seiner Hirnstammfunktionen augenfällig zu widerlegen.

Ungültige Einwände

Neben dem Kernargument der «Ganzhirntod»-Konzeption – der Behauptung einer völligen Desintegration des Organismus – finden sich in Schriften und Äußerungen ihrer Verfechter verwandte Behauptungen, vor allem:

☐ Ohne die Für-tot-Erklärung von «Hirntoten» sei der Abbruch der künstlichen Beatmung bei solchen Patienten ethisch nicht zu rechtfertigen.

☐ Der Organismus eines «Hirntoten» sei dem unaufhaltsamen

Verfall preisgegeben und könne deshalb bedenkenlos für tot erklärt werden.

☐ Die einem «hirntoten» Organismus unbestreitbar erhaltenen vitalen Funktionen stünden seiner Für-tot-Erklärung nicht im Wege, weil sie sofort zusammenbrächen, würde man dem Betreffenden die apparative («künstliche») intensivmedizinische Unterstützung entziehen.

Die Rechtfertigung des Behandlungsabbruchs bedarf nicht der Für-tot-Erklärung

Ein weitverbreiteter und tiefverwurzelter Einwand gegen die Notwendigkeit einer Abkehr vom «Hirntod»-Kriterium betrifft die Frage des Abbruchs der künstlichen Beatmung bei «hirntoten» Patienten, wenn diese als lebend (irreversibel komatös) anzusehen sind. Viele sähen sich durch den Verzicht auf das «Hirntod»-Kriterium vor ein unlösbares Dilemma gestellt: Einerseits sei der Abbruch der Beatmung nicht zu rechtfertigen, wenn dies zum Tod des Patienten führt. Anderseits sei es aber auch nicht zu verantworten, den aussichtslosen Zustand irreversibel komatöser Patienten durch lebensverlängernde Maßnahmen weiter aufrechtzuerhalten.

Schon 1968 wurde die Forderung nach dem «Hirntod»-Kriterium damit gerechtfertigt, es ermögliche einen Ausweg aus diesem Dilemma (siehe Seite 157 f). Es ist nur konsequent, wenn sich auch die immer lauter vorgetragene Forderung nach einem *«Teilhirntod»*-Kriterium dieser Logik bedient.[63] Die Vorstellung, der Eintritt des «Hirntodes» sei notwendige Voraussetzung für den Abbruch künstlicher Beatmung, ist heute unter Medizinern weit verbreitet.[64]

Tatsächlich haben die Feststellung des Todes und die Entscheidung, eine (lebensverlängernde) Behandlung abzubrechen, aber nichts miteinander zu tun.[65] Dazu muß man sich klarmachen, daß es in erster Linie die Durchführung einer – auch lebensverlängernden – Behandlung ist, die nach den traditionellen Normen ärztlichen Handelns der Rechtfertigung bedarf. Der Arzt hat jeden Schritt seiner Behandlung vor dem vornehmsten Grundsatz zu verantworten, «mehr zu nützen als zu schaden» (nil nocere – bene facere). Was dem Patienten nützt, bemißt sich aber nach seinem Wohl (salus aegroti suprema lex), nicht etwa nach seinem nackten Überleben.

Die Tatsache, daß eine Behandlung das bloße Überleben des Patienten verlängern würde, reicht also noch nicht aus, ihre (weitere) Durchführung ethisch zu rechtfertigen. Sobald eine Behandlung nicht mehr dem Wohle des Patienten dient, verliert ihre (weitere) Durchführung ihre Legitimation: Sie zu unterlassen beziehungsweise abzubrechen ist dann nicht nur das Recht, sondern auch die moralische Pflicht des Arztes.

So würde niemand darauf bestehen, Patienten im Endstadium eines chronischen Krebsleidens mit allen verfügbaren Mitteln bis zur Intensivtherapie zu behandeln oder sie beim Eintritt eines Herzstillstands zu reanimieren, bis sie unwiderruflich gestorben sind – selbst wenn ein solches Vorgehen ihr bloßes Überleben um eine gewisse Zeit verlängern würde. Vielmehr beruht die Entscheidung, eine Therapie fortzuführen, auf einer Abwägung ihres wahrscheinlichen Nutzens gegenüber den Belastungen, die die Therapie wahrscheinlich mit sich bringt. In der Praxis bedeutet dies, daß mit Rücksicht auf das Wohl des Patienten oft schon Monate vor dem Eintritt seines Todes von weiterer intensiver Behandlung abgesehen wird, obwohl sie unter Umständen lebensverlängernd wirken würde.[66]

Dieses Selbstverständnis der ärztlichen Profession[67] findet seine Entsprechung in der gesetzlichen Bestimmung, daß eine ärztliche Behandlung so lange als strafbare «Körperverletzung» anzusehen ist, wie sie nicht durch das Wohl des Patienten (ausgewiesen durch seine ausdrückliche oder mutmaßliche Zustimmung) legitimiert ist.[68]

Der Beginn einer künstlichen Beatmung rechtfertigt sich in der Regel durch die begründete Hoffnung, daß der Patient ein gegebenes Therapieziel erreichen wird – im Idealfall, daß er sein Bewußtsein und seine Gesundheit wiedererlangen kann. Jede Veränderung der Besserungsaussichten (Prognose) des Patienten nötigt dazu, die Rechtfertigung (Indikation) für eine Fortsetzung der Therapie zu überprüfen. Je schlechter die Aussichten werden, das

Therapieziel zu erreichen, desto fraglicher wird die Rechtfertigung der Belastung, die die Fortsetzung der intensivmedizinischen Behandlung für den Patienten darstellt.

Es gibt dann eine Grauzone, in der es sehr schwierig sein kann zu entscheiden, ob die Fortführung der künstlichen Beatmung noch zu rechtfertigen ist oder nicht. Die Abwägung der schwindenden Aussicht auf Besserung gegenüber den Belastungen durch die Fortführung der Behandlung wird außerdem dann erschwert, wenn der Patient die Entscheidung nicht mehr selber treffen kann. Liegt keine Vorausverfügung vor[69], so muß dies der Arzt unter Berücksichtigung früherer Äußerungen und der Stimme der Angehörigen leisten.[70]

Die Entscheidung über den Abbruch künstlicher Beatmung nach Eintritt eines irreversiblen kompletten Hirnschadens befindet sich aber jenseits dieser Grauzone: Da die «Hirntod»-Diagnose Sicherheit darüber gibt, daß überhaupt keine Aussicht auf Besserung mehr besteht, ist eine Fortsetzung der Behandlung nicht mehr gerechtfertigt, der Abbruch der künstlichen Beatmung daher ärztliche Pflicht. Die «Hirntod»-Diagnose leistet insofern die objektive Feststellung einer Nullprognose, das heißt einer Situation, die mit Sicherheit ohne jede Aussicht auf Besserung ist. Dadurch ist der Patient aber noch nicht für tot erklärt.

Daß er unmittelbar nach Abschalten der künstlichen Beatmung sterben wird, ist eine Folge seines medizinisch nicht zu bessernden Zustands und hat entgegen einer verbreiteten Vorstellung nichts mit «Tötung» zu tun.[71] Die hippokratische Tradition berechtigt nicht nur, sondern verpflichtet den Arzt, im Fall einer aussichtslosen Prognose das Sterben seines Patienten zu achten, indem er alle Maßnahmen unterläßt beziehungsweise abbricht, die dem Nahen des Todes entgegenwirken.[72]

Ein Sterbender ist nicht tot

Verteidiger der «Ganzhirntod»-Konzeption weisen häufig darauf hin, daß die Restfunktionen des Organismus eines «Hirntoten» innerhalb kürzester Zeit – Stunden oder Tage – zusammenbrechen

Kritik der «Hirntod»-Konzeption

müssen und daß eine Wiederherstellung oder Besserung ausgeschlossen sei. Stellvertretend sei Korein (1978) zitiert:

Wenn das kritische System eines Menschen, d. i. das Gehirn zerstört ist, ist der menschliche Organismus nicht länger in einem Zustand minimaler Entropie-Produktion: Sein Zustand wird durch spontane irreversible Fluktuationen zunehmend an Organisation verlieren. Deshalb wird er nie wieder zu dem ursprünglichen Zustand eines empfindungsfähigen menschlichen Wesens zurückkehren. Der zeitliche Verlauf mag durch künstliche Mittel verlängert werden, [...] doch das Ergebnis – die Auflösung des Systems – ist geradeso sicher wie im Fall eines irreversiblen Herzstillstands. [...] Wenn der Hirntod eintritt, folgt ihm der Herzstillstand unabhängig von allen Bemühungen der Wiederbelebung. Keiner der an diesem Buch beteiligten Untersucher hat Hinweise vorgelegt, daß der irreversible Herzstillstand länger als eine Woche verschoben werden könnte, und meistens treten diese finalen irreversiblen Veränderungen früher als 48 oder sogar 24 Stunden nach dem Hirntod ein. Das ist ganz klar nicht die Situation, in der ein irreversibel komatöser, durch die Persistenz von Hirnstamm-Funktionen gekennzeichneter Zustand vorliegt.[73]

Warum ist es Korein und anderen Vertretern des «Ganzhirntod»-Konzepts[74] so wichtig, die Irreversibilität und zeitliche Kürze des auf den «Hirntod» folgenden Sterbeprozesses zu betonen? Der letzte Satz des zitierten Passus (in dem ein Zustand umschrieben wird, der auch «apallisches Syndrom» heißt) gibt auf diese Frage eine Antwort: Korein sucht eine Argumentation, durch die er den Zustand «Ganzhirntod» glaubhaft von anderen Formen des irreversiblen Komas unterscheiden und seine herausragende Bewertung als Todeskriterium rechtfertigen kann.

Man stelle sich zwei Patienten vor, einen «Hirntoten» und einen irreversiblen Apalliker.[75] Erleidet der letztere eine Verletzung der Phrenikus-Nerven, die das Zwerchfell (also den Atemmuskel) versorgen, so ist auch er irreversibel beatmungspflichtig. Klinisch unterscheidet er sich von dem «Hirntoten» nur noch durch einige Hirnstammreflexe. Spätestens dann, wenn der irreversibel apallische und atemmuskelgelähmte Patient einer Lungenentzündung zu erliegen droht, zeigt sich die Willkür des Versuchs, die Offensichtlichkeit des Sterbeprozesses zum Merkmal der qualitativen Unterscheidung des «Hirntodes» von anderen irreversibel komatösen Zuständen stilisieren zu wollen. Der hirnstammtote und der hirnstammlebendige Patient erweisen sich jetzt beide als irreversibel komatöse, sterbende Menschen. Nur den einen von ihnen auf der Grundlage einiger ihm verbliebener Hirnstammreflexe für lebendig, den anderen aber für tot erklären zu wollen, bedürfte einer sachlichen Begründung.

Aber auch unter naturwissenschaftlichen Gesichtspunkten ist den Ausführungen Koreins nichts abzugewinnen. Wie wir auf Seite 183 ff gesehen haben, befindet sich der Organismus eben nicht auf dem geraden Weg in einen Zustand vollständiger Desorganisation (Entropie). Richtig ist vielmehr, daß der «hirntote» Organismus innerhalb gewisser, im Vergleich zum Hirngesunden engerer Grenzen sehr wohl Regelungsvorgänge zu seiner Stabilisierung und zur Wahrung seines geordneten (lebendigen) Zustandes vornehmen kann. Welchen Unterschied bedeutet es da, ob der «hirntote» Patient nun noch 24 oder 48 Stunden oder eine Woche am Leben erhalten werden kann?

Der «Hirntote» ist ein Sterbender. Wie das Beispiel Hans Jonas zeigt, war dies auch ohne informations- oder systemtheoretische Erkenntnisse schon im Jahre 1970 zu erkennen. Ein Sterbender aber ist nicht tot.

Ein irreversibel apparateabhängiger Patient ist nicht tot

In vielen Stellungnahmen zur Rechtfertigung des «Ganzhirntod»-Kriteriums wird der Eindruck erweckt, die völlige und unumkehrbare Abhängigkeit «hirntoter» Patienten von apparativ-intensivmedizinischer Unterstützung begründe ihre Für-tot-Erklärung:

> Der Hirntod ist der vollständige und irreversible Zusammenbruch der gesamten Funktionen des Gehirns – und jetzt kommt es : bei noch aufrechterhaltener Kreislauffunktion. Und hier darf ich bitte darauf hinweisen, daß das Aufrechterhalten etwas anderes ist als das von alleine noch Aufrechtsein. Denn wenn man die Kreislaufunterstützung wegnimmt, tritt dann das ein, was als sichere Todeskriterien bezeichnet wird, die Leichenstarre und die dann beginnende Zersetzung des Körpers.[76]

Kritik der «Hirntod»-Konzeption

Bei der President's Commission (1981) heißt es gar etwas theatralisch, nach dem «Abreißen» der «durch die künstliche medizinische Unterstützung geschaffenen Maske» bleibe «bloß noch eine Gruppe künstlich aufrechterhaltener Subsysteme» übrig (S. 35 f).

Die für die Wahrung der Integration wichtigsten Funktionen, die nach dem Ausfall des Hirnstamms nicht mehr selbständig wahrgenommen werden können, sind die Steuerung der Atmung, Steuerung eines Teils des Hormonhaushalts, die Blutdruck- und die Temperaturfeinregulation. Apparative Beatmung, die Zufuhr bestimmter Hormone, blutdruckhebender Medikamente und nötigenfalls externe Wärme sind geeignet, diese Ausfälle über einen mehr oder weniger langen Zeitraum wirksam zu ersetzen. Es wird nun unterstellt, durch die Übernahme ehemals vom Hirnstamm geleisteter Funktionen durch die apparative Medizin werde ein «künstlicher», nicht mehr als «lebendig» zu bezeichnender Zustand geschaffen. Der Mensch sei damit gleichsam zu einer an Fäden bewegten Marionette oder einer von außen angetriebenen, toten Maschine geworden.

Die Verbreitung dieses Gedankens hat im Zusammenhang mit dem oben referierten Geschehen um die schwangere und «hirntote» Erlanger Patientin Marion Ploch einen gewissen Aufschwung erfahren. Darin liegt auch die gespenstische und öffentlichkeitswirksame Suggestion, man könne «Hirntote» auf diese Weise beliebig lange «laufen lassen» – ein bemerkenswerter Gegensatz zu der bis vor kurzem noch gängigen und im vorgehenden Abschnitt (auf Seite 190 ff) referierten Behauptung, «Hirntote» seien dem Zusammenbruch ihres Organismus innerhalb kürzester Zeit verfallen.

Doch der menschliche Körper ist kein System kommunizierender Röhren. Die sauerstoffreiches Blut zuführenden (arteriellen) Gefäße teilen sich in ein breites Kapillarbett aus winzigsten, im Gewebe weitverzweigten Gefäßen, deren Durchblutung am Umkehrpunkt auf die Intaktheit der einzelnen Zellen angewiesen ist. Erst danach sammelt sich das Blut wieder in dem sauerstoffarmen (venösen) Gefäßnetz, das schließlich in das Herz zurückführt. Die Aufrechterhaltung der Blutzirkulation ist ein hochkomplexes und störanfälliges Geschehen, das von der Vitalität vieler Organe abhängt und das als Ausdruck der erfolgreichen integrativen Tätigkeit des Organismus zu werten ist. Ebendeshalb galt es bis vor kurzem als undenkbar, «hirntote» Patienten länger als wenige Tage mittels selbst maximaler Intensivtherapie am Leben zu erhalten. Die Maschinen ermöglichen es nicht, den Zusammenbruch des Organismus durch den irreversiblen Herz-Kreislauf-Stillstand über eine begrenzte Zeit hinaus zu verhindern.

Unstrittig bleibt, daß die Integration des Organismus eines «hirntoten» Patienten auf apparative Unterstützung angewiesen ist und innerhalb kurzer Zeit zusammenbräche, sobald sie dieser Unterstützung beraubt würde. Dies gilt jedoch gleichermaßen für einen jungen, dem Augenschein nach gesunden (insulinabhängigen) Diabetiker, für einen Dialysepatienten oder für ein tief bewußtloses, schwerstverletztes Unfallopfer (Polytrauma).

Gegen diesen Vergleich sind zwei Einwände seitens der «Hirntod»-Verfechter zu erwarten. So wird zum einen behauptet, der Ersatz «zentraler» (Hirnstamm-)Funktionen sei anders zu bewerten als der Ersatz auf peripherer (Organ-)Ebene. Man erkennt sofort, daß dieses Argument nur den alten Zirkelschluß variiert, der zum Ausgangspunkt des Denkens erhebt, was durch Denken erst begründet werden soll. Die Behauptung der Unersetzlichkeit der Hirnstammfunktionen [77] für die Aufrechterhaltung des biologischen Organismus ist in dem Augenblick widerlegt, wo es gelingt, durch apparative Unterstützung den Zusammenbruch des Organismus zu verhindern.

Es ist nicht zu begründen, warum ausgerechnet der Ausfall der zentralnervösen Steuerung unersetzlich für das menschliche Leben sein soll, während die Kompensation anderer Ausfälle bis hin zum vollständigen Ersatz mehrerer lebensnotwendiger Organe (Nierendialyse, Herz-Lungen-Maschine) als mit dem Leben vereinbar gilt. Oder warum sollte beispielsweise der Ersatz der Steuerung der Herztätigkeit anders zu bewerten sein als derjenige der Steuerung der Atmung, nur weil jene in spezialisiertem Herzgewebe (Sinusknoten) selbst, diese dagegen im Hirnstamm angesiedelt ist?

Der andere Einwand ist von der President's Commission erhoben worden: Der Vergleich zwischen der apparativen Am-Leben-Erhaltung «Hirntoter» mit derjenigen anderer schwerstkranker Patienten sei unzulässig, weil künstliche Mittel zwar zum Beispiel die «Funktionen der Atemmuskulatur» ersetzen können, nicht aber die

Myriade der Funktionen des Hirnstamms oder des übrigen Gehirns. [...] [Patienten mit intaktem Hirnstamm können im Gegensatz zu «Hirntoten»] nicht nur selbständig atmen, metabolisieren, Temperatur und Blutdruck aufrechterhalten, sondern auch seufzen, gähnen, Lichtreize mit ihren Augen verfolgen und auf Reflexstimulation reagieren. (35)

Mit derselben Logik könnte man einen Patienten mit Herzschrittmacher für tot erklären, weil der «künstliche» Schrittmacher nicht über die volle Flexibilität des biologischen Schrittmachers verfügt: Ziel der apparativen Unterstützung ist die funktionale Aufrechterhaltung des Ganzen, nicht die detailgetreue Imitation des ausgefallenen Organs. Und wieder ist der mit dem Wechsel unterschiedlicher Argumentationsstrategien vollzogene Zirkelschluß der «Ganzhirntod»-Verfechter zu beobachten. Denn es ist offensichtlich, daß die unbestreitbare «Myriade» der Hirnfunktionen – im übernächsten Absatz bezieht die President's Commission auch die Fähigkeiten «zu denken und zu interagieren» in die Aufzählung mit ein – in keinem inhaltlichen Zusammenhang mit der hier zu beantwortenden Frage steht, ob die Integration des Organismus nach dem Erlöschen der Hirnfunktionen noch möglich ist oder nicht.

Der «Locked-in-Patient»

Als «locked-in» (eingeschlossen) wird der Zustand bezeichnet, in dem allein die vegetativen Hirnstammzentren ausgeschaltet sind – der Patient also auf weitestgehende intensivmedizinische Unterstützung angewiesen ist –, das Großhirn und die für das Bewußtsein wichtige Formatio reticularis im Hirnstamm aber noch erhalten sind. Es läßt sich der Fall konstruieren, daß solche Patienten bei Bewußtsein sind.[78] Zu Recht argumentieren Bartlett und Youngner gegenüber dem «Ganzhirntod»-Befürworter Bernat, Patienten in diesem Zustand müßten folgerichtig für tot erklärt werden, wenn die Definition des Todes allein auf Grundlage der biologischen Einheit des Organismus zu treffen ist und der «Hirnstammtod» das Kriterium für deren Zerstörung sein soll:

> Alles, was zur Erfüllung dieser Definition erforderlich ist, ist die Zerstörung des Hirnstamms, nicht des ganzen Gehirns. Da [...] sowohl ganzhirntote Patienten als auch solche mit selektiver Zerstörung der vegetativen Hirnstammzentren die Fähigkeit verloren haben, die Subsysteme des Körpers zu integrieren, müßten sie nach Bernats Definition [beide] für tot angesehen werden. Gemäß seinem Kriterium hingegen gilt nur der erstgenannte als tot: denn nur bei ihm ist das ganze Gehirn zerstört. (207)

Um zu vermeiden, daß Locked-in-Patienten für tot erklärt werden, fordert Bernat mit dem «Ganzhirntod» ein Todeskriterium, das über seine an der biologischen Einheit des Organismus orientierte Todesdefinition hinausgeht. Doch irren Bartlett und Youngner, wenn sie daraus zu folgern versuchen, der Zusammenbruch der Einheit des Organismus sei zur Definition des Todeszeitpunkts ungeeignet. Vielmehr entgeht ihnen, daß die Unstimmigkeit bei Bernat auf einer fehlerhaften Prämisse beruht: auf der Behauptung, der Ausfall des Hirnstamms ziehe die Desintegration des Organismus nach sich. Wäre das wirklich der Fall, so ließen sich auch keine Bewußtseinsprozesse mehr beobachten.

Die Großhirnrinde ist das (gegenüber Sauerstoffmangel) empfindlichste Körpergewebe überhaupt, das Zustandekommen von Bewußtseinsleistungen immer auch eine komplexe Leistung des Gesamtorganismus. Wie sollte die Großhirnrinde intakt und ein Patient bei Bewußtsein sein können, nachdem sein Organismus zu komplexen integrativen Leistungen nicht mehr in der Lage ist? Tatsächlich ist der Locked-in-Patient der Beweis dafür, daß die vegetativen Hirnstammfunktionen durch intensivmedizinische Hilfe wirksam ersetzt werden können: ungeachtet des «Hirnstammtodes» ist in diesem Fall nicht nur die Fortexistenz des Organismus als eines Ganzen, sondern sogar auch die Aufrechterhaltung von Bewußtseinsleistungen möglich.

Es mutet wie Ironie an, daß ausgerechnet der «Ganzhirntod»-Befürworter Bernat sich in einem Leserbrief mit ebendiesem Gedanken gegen das damals noch fiktive Argument des Locked-in-Patienten verteidigt hat, freilich ohne zu bemerken, daß er damit seiner Behauptung über die unersetzliche Integrationsleistung des Hirnstamms den Boden entzog:

> Es hat noch niemals einen Organismus im Besitz seines Bewußtseins gegeben, der nicht gleichzeitig über genügend andere integrative Mechanismen verfügen würde, so daß der Organismus als ein Ganzes arbeitet.[79]

Kein «Hirntod» ohne «Hirnleben» – die Kirchen im Dilemma

Die Kritik der Gemeinsamen Erklärung der Deutschen Bischofskonferenz und des Rates der Evangelischen Kirche in Deutschland (siehe Seite 167f) ist Gegenstand anderer Beiträge in diesem Buch.[80] An dieser Stelle soll nur auf eine Inkonsequenz in der kirchlichen (besonders der römisch-katholischen) Position aufmerksam gemacht werden, die sich so vorbehaltlos darauf einläßt, einen Menschen ohne Hirnfunktionen für tot zu erklären, während sie anderseits die «Personqualitäten» von Embryonen verteidigt, die – wenigstens bis zum zweiten Monat – hirnfunktionslos sind.[81] Dem steht das von einigen Ethikern vorgeschlagene Konzept des «Hirnlebens» gegenüber, das offensichtlich sehr viel konsequenter nicht nur das Ende, sondern auch den Beginn menschlichen Lebens vom Vorhandensein der Hirnfunktionen abhängig machen will.[82]

Der Philosoph Reinhard Löw hat dieses Problem deutlich erkannt und versucht, im Namen einer «christlichen Bioethik» zwischen werdendem und sterbendem Leben zu unterscheiden.[83] Löws Ansatz, die «Personalität» des Menschen unter Berufung auf «das substantiell christliche Menschenbild»[84] aus seiner gottgewollten Hirnordnung auf spezifische menschliche Fähigkeiten (Selbstbewußtsein, Freiheit, Denken) abzuleiten, ist aus Sicht einer kritischen Philosophie zwar nicht ohne weiteres nachvollziehbar.[85] Sie soll aber im folgenden als Hypothese akzeptiert werden. Eine Prüfung ihrer inneren Logik zeigt, in welche Widersprüche sich der Versuch verwickelt, der Transplantationsmedizin das «Hirntod»-Kriterium zuzugestehen und gleichzeitig das ungeborene Leben vor dem Zugriff der Medizin bewahren zu wollen.

Löw verteidigt die besondere Schutzwürdigkeit ungeborenen Lebens gegenüber dem aus dem «Hirntod» gefolgerten Konzept des «Hirnlebens», indem er für den hirnfunktionslosen Embryo das Prinzip der Hinordnung menschlichen Lebens auf spezifische Bewußtseinsleistungen geltend macht. Der Embryo ist menschliches Leben, weil er einmal über Selbstbewußtsein, Denken und so weiter verfügen wird.

Demgegenüber rechtfertigt Löw das «Hirntod»-Konzept, indem er den Tod des Menschen mit dem Erlöschen spezifisch menschlicher Bewußtseinsleistungen in eins setzt.[86]

Eine erste – gewollte oder ungewollte – Konsequenz dieser Argumentation liegt darin, daß sie nicht nur den «Ganz»-, sondern auch den «Teilhirntod» zu rechtfertigen erlaubt. Denn das Prinzip der «Hinordnung menschlichen Lebens auf spezifische Bewußtseinsleistungen» läßt sich für das «Nicht-mehr-Sein» dieser Fähigkeiten kaum noch in Anspruch nehmen, so daß auch irreversibel apallische Patienten als «tot» gelten müßten. Daß Löw dennoch nach außen hin das «Ganzhirntod»-Kriterium vertritt und jede Festlegung auf einen Todeszeitpunkt letztlich als das Resultat einer pragmatischen Entscheidung bezeichnet, dürfte allenfalls einem emotionalen Vorbehalt gegenüber den logischen Konsequenzen seiner eigenen Metaphysik entspringen.[87]

Die zweite – jedenfalls ungewollte – Konsequenz von Löws Argumentation liegt in der Rechtfertigung der Ausschlachtung von ohne Großhirn geborenen (anenzephalen) Säuglingen zu Zwecken der Organverpflanzung. Denn ein anenzephaler Säugling wird niemals irgendeine der von Löw angeführten Bewußtseinsfunktionen besitzen und ist deshalb auch nicht darauf «hingeordnet». Es ist aufschlußreich zu verfolgen, wie Löw dieser Konsequenz aus dem Wege zu gehen versucht. Er unterscheidet zunächst zwischen der befruchteten Eizelle, die «auf die Entwicklung zur vollen Persönlichkeit hingeordnet ist», und dem «hirntoten» Leben, das diesen auf Ziel und Zweck hingeordneten Charakter verloren hat. Die Verwendung von anenzephalen Föten oder Kindern zu Explantationszwecken wird dann mit dem Argument zurückgewiesen, daß diese Wesen noch nie ein bewußtes Leben geführt hätten: «Die Natürlichkeit des geführten Lebens ist allerdings Voraussetzung für die genannte Todesdefinition [gemeint ist: die «Hirntod»-Definition, die Verf.] in der bewußten Situation.» (130) Mit anderen Worten: Wer sein «Gehirnleben» verloren hat, ist tot; wer es aus medizinischen Gründen gar nicht erst erlangen kann, lebt.

Was verbirgt sich hinter einer Logik, die derart willkürlich zwischen embryonalem und «hirntotem» Leben unterscheidet? Ist das gerade auch von Theologen immer wieder bemühte Argument von der «Hingeordnetheit» des werdenden Lebens auf die Fülle seines «personalen» Daseins nicht symptomatisch für die Hilflosigkeit der Moderne im Umgang mit der wesentlich unpopuläreren Frage nach dem Ende menschlichen Lebens? Steht nicht auch das Schwinden der Lebenskräfte eines Menschen in Kontinuität mit der Blüte seiner «personalen» Existenz? Die Metaphysik der «Hirntod»-Befürworter wird hier zum Spiegelbild einer Epoche, die den Wert eines Menschen ausschließlich an seinem «Vermögen» bemißt. Auch das gebrochene Leben eines Menschen verdient, in seiner Unverletzlichkeit geachtet zu werden.

Plädoyer für ein menschenwürdiges Todesverständnis

Auf der Suche nach einem menschenwürdigen Todesverständnis gehen wir zuerst der Frage nach, ob es möglich ist, zur Klärung des Todesverständnisses das «Wesen des Menschen» zu bestimmen. Wir werden finden, daß – allen Versuchen zum Trotz – eine solche Wesensbestimmung weder naturwissenschaftlich noch philosophisch zu leisten ist. In Ermangelung eines metaphysischen Konsenses müssen wir uns bei der Bestimmung des Todesverständnisses vielmehr darauf beschränken, den «Tod des Menschen» aus unserer praktischen Erfahrung, aus unserem Umgang mit dem menschlichen Gegenüber, dem «Anderen» zu erschließen.

Was verpflichtet uns der Würde eines anderen Menschen? Viele Ethiker verweisen bei der Beantwortung dieser Frage auf die Notwendigkeit, seine spezifischen Interessen zu achten oder seine autonomen Handlungsabsichten zu respektieren. In der Konsequenz dieser Logik werden dann spezifische Bewußtseinsleistungen – als Grundbedingung für die Verfolgung von Interessen oder als Voraussetzung für die Fähigkeit selbständigen Handelns – zum Grund ethischer Anerkennung erklärt. Wir halten das für einen elementaren Irrtum. *Vor* jeder Berücksichtigung seiner Interessen und *vor* jeder Beurteilung seiner Handlungskompetenz steht vielmehr die leibliche Begegnung mit dem Anderen, die uns dazu verpflichtet, ihn in seiner Würde und Unverletzbarkeit zu achten. Daher kann vom Tode des Anderen so lange nicht die Rede sein, wie er uns als leibliche Einheit entgegentritt.

Damit bieten wir die philosophische Grundlage für ein Todesverständnis, das auch seitens vieler überzeugter Befürworter des «Ganzhirntod»-Kriteriums in Anspruch genommen wird: daß der Mensch erst mit der Zerstörung seines Organismus als eines Ganzen als tot gelten darf. Dieser Todesbegriff findet seine naturwissenschaftliche Entsprechung aber nicht in dem Absterben des Gehirns, sondern in dem irreversiblen Zusammenbruch der Vitalfunktionen des Gesamtorganismus. Die Medizin hat diagnostische Verfahren zu entwickeln, die diesen Zeitpunkt frühestmöglich bestimmen.

Wesensbestimmung des Menschen – nicht möglich und nicht nötig

Im Zuge der Begründung der «Hirntod»-Konzeption ist vorgeschlagen worden, zwischen einer Definition des Todes einerseits und Kriterien sowie diagnostischen Tests zur Feststellung des Todes anderseits zu unterscheiden.[88] Die Bedeutung der «Todesdefinition» wurde durch die Frage präzisiert: «What does it mean for a human being to die?»[89]

Hinter dieser Frage verbarg sich im Zusammenhang mit der Rechtfertigung des «Hirntod»-Kriteriums stets auch eine andere: die nach dem Subjekt des Todes («Wer oder was stirbt?»). Diese Ebene, so meinen Kurthen, Linke und Moskopp (1989), müsse der eigentliche Schauplatz der Debatte um den Todeszeitpunkt werden:

Kritik der «Hirntod»-Konzeption

Auf dieser vierten Ebene wäre dann eine Bestimmung des Subjekts des Todes zu leisten, die sich nicht in einer bloßen Definition dieses Subjekts erschöpfen darf, sondern ihre eigene weltanschauliche, historische und gesellschaftliche «Kontextsensitivität» mitreflektieren muß, um einen sicheren Ausgangspunkt für eine noch zu konzipierende «Ethik des Todes» zu bilden. (139f)

Und selbstkritisch fügten sie hinzu:

Durch die Vermehrung der Beschreibungsebenen werden die philosophisch-begrifflichen Probleme der Todesdefinition zwar nicht gelöst, aber es wird doch ein Weg gewiesen, sie anzugehen.[...] [Di]es ist die eigentliche begriffliche Arbeit. (140)

Wenn nun Befürworter des «Ganzhirntod»-Konzeptes den Tod als «Zusammenbruch der Einheit des Organismus» definierten (wie zum Beispiel Bernat 1981), dann wurde darin – so Kurthen, Linke und Moskopp – nicht ausreichend deutlich, inwiefern «der Organismus» den Menschen als Subjekt des Todes repräsentiere. Gleichermaßen greife das Vokabular der «Teilhirntod»-Konzeption auf «nicht konsensfähige Begriffe» zurück wie «‹Bewußtsein›, ‹Denken›, ‹personales Leben› etc.»: «Wie sollen Hirnstrukturen festgelegt werden, die etwa ‹für das Denken verantwortlich› sind, wenn nicht einmal Einigkeit darüber besteht, was überhaupt ‹Denken› ist?» (139)

Muß also das «menschliche Wesen» definiert werden, bevor wir eine Aussage über den Eintritt des Todes machen können? Durch die Eröffnung dieser neuen Ebene hat man das Problem, das Kurthen, Linke und Moskopp richtig erkannt haben, in Wahrheit nur verschoben, ohne seiner Lösung einen Schritt näher gekommen zu sein. Unter den gegebenen Bedingungen radikaler gesellschaftlicher Pluralität ist es ebensowenig möglich zu definieren, «was der Mensch ist», wie es möglich wäre zu sagen, «was der Tod ist». Eine solche Bestimmung gründet notwendig auf metaphysischen Annahmen: Das gälte für ein Verständnis des Todes als Prozeß der Loslösung einer Geistseele vom Körper ebenso wie für eine am positivistischen Modell eines materialistischen oder physikalistischen Weltbildes ausgerichtete Wesensbestimmung – denn mit der Definition des Wesens menschlichen Lebens überschreiten die

Naturwissenschaften den Rahmen dessen, was naturwissenschaftlich begründet werden kann. Die Todesdefinitionen im Zusammenhang mit der Diskussion um das «Hirntod»-Kriterium kranken daran, daß sie zu definieren versuchen, was nicht konsensfähig zu definieren ist – daran ändert auch der gutgemeinte Versuch nichts, dem eigentlichen Problem eine eigene Ebene der Diskussion zu verschaffen.

Schon an dieser Stelle wird deutlich, daß ein ganz anderer, bescheidenerer Weg beschritten werden muß, wenn wir uns der Bestimmung des Todeszeitpunkts nähern wollen. Doch bevor wir diesen Weg – den unserer praktischen Erfahrung – einschlagen, wollen wir die grundsätzlichen Bedenken gegenüber dem Versuch einer «Wesensbestimmung» des Menschen vorübergehend beiseite setzen und uns das Menschenbild aus der Nähe betrachten, das dem «Hirntod»-Kriterium zugrunde liegt.

«Bewußtsein» als Wesensmerkmal des «Menschlichen»: Ein wissenschaftlicher und philosophischer Holzweg

Befürworter des «Teilhirntod»-Kriteriums wie auch viele Verfechter des «Ganzhirntodes» pflegen spezifische Bewußtseinsleistungen zum Merkmal des Menschlichen zu erklären. Im Hirntod erblicken sie den Wegfall des Bewußtseins und schließen daraus auf das Ende des «Personseins» des Menschen.[90] Abgesehen davon, daß es sich bei dieser Zuordnung entgegen aller Beteuerungen nicht um ein Faktum, sondern um eine konsensbedürftige, vorwissenschaftliche Festlegung handelt, ist die Berufung auf den «Verlust des ‹Bewußtseins›» aus zweierlei Gründen fragwürdig: 1. Die Lokalisierung von «Bewußtsein» in bestimmten Hirnstrukturen läßt sich naturwissenschaftlich nicht verifizieren. 2. Die Orientierung an «Bewußtseinsleistungen» als dem ethisch entscheidenden Merkmal unseres Menschseins geht mit einer Verschiebung des Menschenbildes einher, die äußerst problematische ethische Konsequenzen nach sich zieht.

Zum ersten Grund:
Was weiß die Wissenschaft wirklich über die Zuordnung von

Bewußtseinsereignissen zu den Strukturen des Körpers? Aus naturwissenschaftlicher Sicht könnte man sich zum Beispiel fragen, wieso nicht auch das dezerebrierte Rückenmark eines «Hirntoten» dazu fähig sein sollte, rudimentäre Empfindungen zu vermitteln. Die klassische (behavioristische) Theorie, derzufolge das Rückenmark nach dem mechanistischen «Dominostein-Prinzip» einer Kettenreaktion funktioniert («Reflexkettentheorie»), läßt sich in dieser Form nicht mehr aufrechterhalten. Orientiert man sich an neueren, systemtheoretischen beziehungsweise synergetischen Theorien zur Organisation des Nervensystems, so wird man vielmehr davon ausgehen müssen, daß sich die Organisationsstruktur des Rückenmarks nicht prinzipiell von der Organisationsstruktur des Gehirns unterscheidet.[91] Daß sich der «Hirntote» in einem Zustand tiefer Bewußtlosigkeit befindet, steht außer Zweifel. Aber wissen wir wirklich, daß ein Mensch im sogenannten Zustand tiefer Bewußtlosigkeit überhaupt nichts mehr empfindet? «Wer kann wissen» – so Hans Jonas über den Zustand eines «Hirntoten» –, «wenn jetzt das Seziermesser zu schneiden beginnt, ob nicht ein Schock, ein letztes Trauma einem nichtzerebralen, diffus ausgebreiteten Empfinden zugefügt wird, das noch leidensfähig ist?»[92]

Angesichts der Tatsache, daß schon im letzten Jahrhundert erbittert über die Existenz einer «Rückenmarksseele» diskutiert wurde, erinnern derartige Erkenntnisfortschritte daran, wie problematisch es ist, sich in Fragen der ethischen Handlungsorientierung vorbehaltlos den kontingenten Erkenntnissen der Naturwissenschaften anzuvertrauen.[93] Und es wäre ein Irrtum zu glauben, die Naturwissenschaften – speziell die Neurophysiologie – seien heute mehr als damals in der Lage, uns über das Wesen von Bewußtseinsleistungen Aufschluß zu verschaffen. Denn wenn Physiologen von «Empfindungen» oder «Bewußtsein» sprechen, ist in Wirklichkeit nur von neurologischen Prozessen die Rede, die unter Untersuchungsbedingungen von Empfindungen oder Bewußtsein *begleitet* sind. Wir können mit Hilfe neurophysiologischer Untersuchungsverfahren nachvollziehen, wie wir Reize klassifizieren und koordinieren, wie spezifische Reaktionen zustande kommen und welche Gehirnareale daran beteiligt sind. Doch wir können uns auf diesem Wege keinerlei Erkenntnis über das «Wesen von Empfindung und Bewußtsein» selbst verschaffen. Daß es überhaupt so etwas wie Empfindungen oder Bewußtsein gibt, läßt sich nicht in der Natur beobachten. Wir wissen davon nur, weil wir selber empfindungs- und bewußtseinsfähige Wesen *sind*.[94]

Wenn wir andere Menschen einem Reiz aussetzen, sind wir davon überzeugt, daß sie dabei etwas «empfinden». Diese Sicherheit hängt aber ausschließlich damit zusammen, daß wir uns in ihren Zustand aus eigener Erfahrung «hineinversetzen» können. Man muß deshalb sogar noch einen Schritt zurückgehen und fordern, nicht voreilig von den spezifischen Empfindungsmustern, die das Bewußtsein uns besonders ähnlicher Lebewesen (Primaten, Wirbeltiere, Säugetiere...) prägen, auf alles übrige Leben zu schließen. Denn es ist nicht einmal sicher vorauszusetzen, daß Bewußtsein in seiner allgemeinsten Form die Existenz eines Nervensystems voraussetzt. Damit soll nicht positiv behauptet werden, daß Pflanzen empfindungsfähige Wesen seien. Es gilt lediglich klarzustellen, daß wir über das Auftreten von Bewußtseinsphänomenen keine auch nur annähernd gesicherte Erkenntnis besitzen. Wer sich im Vertrauen auf die Empfindungsfähigkeit von Pflanzen mit seinem Gummibaum bespricht, verhält sich nicht weniger «rational» als der, der im Vertrauen auf neurowissenschaftliche Theorien daran glaubt, Empfindungen seien ausschließlich im Gehirn zu lokalisieren.[95]

Der Neurophysiologe Detlef Bernhard Linke (1993) hat diesen Unterschied zwischen dem Gegenstand neurophysiologischer Forschung und dem «Wesen» von Empfindungen deutlich gesehen, wenn er im Blick auf die Eigenschaften eines «hirntoten» Menschen schreibt:

> So kann es bei einem solchen «Toten» durchaus zu einer dauerhaften Erektion kommen. Aus der Sicht der Neurophysiologie handelt es sich dabei lediglich um einen Rückenmarksreflex. Aber was heißt hier «lediglich»? Irgendwann wird auch das neurophysiologische Korrelat unserer sublimsten Lebensregungen – Liebe, Staunen, Dankbarkeit etwa – aufgewiesen sein. Werden wir dann sagen, daß es sich dabei auch lediglich um ein neurophysiologisches Geschehen handele und wir, die wir diese Lebensregungen empfinden, eigentlich tot seien? (119f)

Der Versuch, das Ende menschlichen Lebens mit dem Ausfall sämtlicher Bewußtseinsfunktionen ineins zu setzen, leidet also daran, daß die räumliche Zuweisung von «Bewußtsein» an das Gehirn naturwissenschaftlich nicht zu rechtfertigen ist, ja, daß die Naturwissenschaft überhaupt keine eindeutigen Aussagen über «Bewußtsein» machen kann. Doch wir wollen auch diesen Mangel vorübergehend zurückstellen und uns überlegen, zu welchen moralischen Konsequenzen eine Ethik führen kann, die sich vorbehaltlos an einem bewußtseinsfixierten Menschenbild ausrichtet.

Zum zweiten Grund:

Als Hans Jonas in seinem 1970 verfaßten Aufsatz als einer der ersten Philosophen über die logischen Konsequenzen des «Hirntod»-Kriteriums nachzudenken begann, hat er einen immer wiederkehrenden Einwand der «Hirntod»-Befürworter bereits vorweggenommen: «Aber nein, so werden die Berufsvertreter protestieren, an so etwas denkt doch niemand.» Jonas antwortete auf diesen Einwurf im Geiste des «Prinzips Verantwortung»:

Vielleicht nicht. Aber ich habe gerade gezeigt, daß man daran denken *kann*, und mein Argument ist, daß die vorgeschlagene Definition des Todes jeden Grund beseitigt, nicht daran zu denken, und, einmal gedacht, es nicht zu tun, wenn es als wünschenswert befunden [wird]. (232)

Fragt man sich heute erneut nach den möglichen Konsequenzen des dem «Hirntod»-Kriterium zugrundeliegenden Menschenbildes, so ist es hilfreich, sich dazu an einigen Grundgedanken des Philosophen Peter Singer zu orientieren – einer Philosophie, die in Deutschland ganz zu Unrecht tabuisiert wird, da sie im Grunde nur die logischen Schlüsse aus einer Entwicklung zu ziehen versucht, die wir praktisch schon weitestgehend mitvollzogen haben. Vielleicht erklärt sich daraus die Emotionalität, mit der die Auseinandersetzung um seine utilitaristische Ethik hierzulande geführt wird.[96]

Singers Überlegungen zur ethischen Bedeutung der Empfindungs- und Bewußtseinsqualitäten des Menschen setzen bei der vielleicht elementarsten Form von Empfindungs- und Bewußtseinsfähigkeit an: der Empfindung von Schmerz. Mit welchem

Recht bezweifeln wir, daß «der Schmerz, den Schweine und Mäuse empfinden, nicht ebenso schlimm ist wie der von Menschen verspürte»? Singer stellt die Selbstverständlichkeit in Frage, mit der die christlich-abendländische Kultur den Menschen über das Tier setzt. Statt wie gewöhnlich einfach zwischen Menschen und Tieren zu unterscheiden, führt er deshalb eine neue Differenzierung ein: Er unterscheidet zwischen der Schutzwürdigkeit von Lebewesen, die lediglich zu Lust und Leidensempfindungen, und solchen, die zu Reflexion und Selbstbewußtsein fähig sind. Weil nur die letzteren eine Vorstellung von ihrem zukünftigen Leben besitzen, können auch nur sie eine Tötung als «schmerzhaft» empfinden. Nach Singer hätte man deshalb zwischen solchen Wesen zu unterscheiden, deren Leben aufgrund ihrer Schmerzempfindlichkeit lediglich einen allgemeinen Wert besitzt, und solchen, die im eigentlichen Sinne als Personen zu gelten haben, da sie über Selbstbewußtsein verfügen. Konsequenterweise hätten nun auch einige Säugetiere (zum Beispiel Menschenaffen, Delphine und vielleicht auch Hunde, Schweine) als Personen zu gelten, während umgekehrt einigen Menschen (Neugeborene, geistig Schwerstbehinderte, Alzheimer-Patienten) lediglich ein allgemeiner Lebenswert zugesprochen werden kann. Im Sinne dieser durchaus schlüssigen Argumentation liegt es dann auch nahe zu folgern, «daß etwa die Tötung eines Schimpansen schlimmer ist als die Tötung eines schwer geistesgestörten Menschen, der keine Person ist».

Singers Personkonzept macht ungewollt deutlich, wie problematisch es ist, die Achtung vor der Unverfügbarkeit menschlichen Lebens von Bewußtseinsqualitäten abhängig zu machen. Man muß allerdings betonen, daß es ihm dabei keineswegs um die Diskriminierung von Behinderten und Kindern, sondern in erster Linie um die Forderung nach einem adäquaten Schutz tierischen Lebens geht. Der Versuch, unserer rücksichtslosen Umgangsweise mit Tieren durch eine bewußtseinstheoretische Neudefinition des «Personbegriffs» beikommen zu wollen, erweist sich aber bei näherem Hinsehen als ein außerordentlich gefährliches Unternehmen. Man kann mit guten Gründen bezweifeln, daß wir überhaupt dazu fähig wären, gegenüber Tieren Gefühle von Schuld und Achtung in der Form zu entwickeln, wie wir dies gegenüber Menschen selbst dann tun, wenn wir diese ethische Dimension unseres Erlebens nachträglich durch unser Handeln zu leugnen versuchen. Denn die Erfahrung ethischer Achtung ist nicht loslösbar von spezifischen, kulturell vermittelten Verhaltens-, Wahrnehmungs- und Erfahrungsmustern, die unser Verhältnis zu menschlichen und nichtmenschlichen Lebewesen a priori bestimmen.[97] Die Anerkennung der Unverfügbarkeit des Anderen ist nicht auf eine intime Form von Mitleid oder Empathie zu reduzieren, die wir natürlich auch gegenüber Tieren entwickeln und die unser Gewissen auf ihre Weise durchaus belasten können.[98]

Was heißt es, einen anderen Menschen als unverfügbar zu erfahren oder ihm eine «Würde» zuzuerkennen? Ist es überhaupt gerechtfertigt, ein System von Verhaltensregeln unter dem Namen einer «Praktischen Ethik» zu diskutieren, wenn es nicht erlaubt, zwischen der bloßen Wertschätzung und der Achtung eines Menschen zu unterscheiden? Was einen Wert hat – so Immanuel Kant –, hat einen Preis. «Was einen Preis hat, an dessen Stelle kann auch etwas anderes, als *Äquivalent*, gesetzt werden; was dagegen über allen Preis erhaben ist, mithin keinen Äquivalent verstattet, das hat eine Würde.» (Grundlegung zur Metaphysik der Sitten, BA 78) Die Unterscheidung zwischen Wert und Würde, Wertschätzung und Achtung berührt das Fundament eines jeden ethisch qualifizierten Personkonzepts.[99] Singers zweifellos gutgemeinte Logik zur Unterscheidung zwischen Personen und Nichtpersonen läuft deshalb zwangsläufig auf eine Unterhöhlung des *ethischen Gehalts* dieser Begriffe hinaus: Würde man noch verstehen, was es bedeutet, sich zur Achtung einer «Person» genötigt zu fühlen, wenn man plötzlich bestimmte Tiere wie Menschen und bestimmte Menschen wie Tiere behandelte? Jeder Versuch, den Begriff der «Menschenwürde» zugunsten einer ethischen Aufwertung von Tieren zu relativieren, muß schon aus logischen Gründen darauf hinauslaufen, den durch nichts zu relativierenden Begriff menschlicher Würde durch den relativen Begriff eines Wertes zu ersetzen. So läuft Singers Einschränkung ungewollt auf eine *Liquidierung* der Idee der Menschenwürde hinaus.

Die Unverfügbarkeit des Anderen –
Kritik des «Teilhirntod»-Kriteriums

Das dem «Hirntod»-Kriterium zugrundeliegende Menschenbild orientiert sich an spezifischen Bewußtseinsleistungen des Menschen. Die Achtung vor der Unverfügbarkeit und Unverletzlichkeit eines Menschen stützt sich dabei auf unsere Fähigkeiten, mit ihm bewußt in Kontakt zu treten. Bewußtseinszustände lassen sich nämlich nur dann mit empirischen Aussagen – zum Beispiel über das Gehirn – verbinden, wenn wir uns selber in einen solchen Zustand hineinversetzen können. Man sieht das sehr deutlich daran, daß wir zum Beispiel dort, wo wir über die Bewußtseinszustände von Tieren sprechen, auf Analogiebildungen zurückgreifen: Wir vergleichen ihr Verhalten mit demjenigen von «Menschen wie du und ich»[100].

Bei der Aufstellung von Theorien über das Verhältnis von Empirie und Bewußtsein müssen wir uns über den zu untersuchenden Bewußtseinszustand immer auch mit dem Untersuchungsobjekt selbst verständigen können: Wir stützen unser Wissen auf die Deutung von spezifischen «Zeichen» (Worten, Gesten), die einen Bewußtseinszustand signalisieren, der uns auch aus eigener Erfahrung bekannt ist – selbst wenn wir das unter Umständen nur im übertragenen Sinne tun können, wie dies zum Beispiel bei der Beobachtung von Tieren der Fall ist, wo wir bestimmte Verhaltensweisen als Zeichen werten. Bei einem irreversibel komatösen Patienten ist dies unmöglich, da dieser Zustand – im Unterschied etwa zum Zustand von «Scheintoten» oder reversiblen Komapatienten – vollkommen analogielos ist: «Hirntote» können sich über ihren Zustand nicht äußern, und es gibt auch keine «ehemaligen Hirntoten», so wie es etwa ehemalige «Scheintote» gibt, die diesen Zustand aus eigener Erfahrung kennen. Wir können deshalb über das Bewußtsein eines irreversibel Komatösen keine gesicherten Aussagen machen. Das «Hirntod»-Kriterium orientiert sich strenggenommen nicht an der gesicherten Nichtexistenz von Bewußtsein, sondern lediglich an der gesicherten Abwesenheit von spezifischen Bewußtseinsäußerungen.

Damit steht im Grunde eine bestimmte Form von *Beziehungs-*

Kritik der «Hirntod»-Konzeption ——————————— 209

fähigkeit im Zentrum des Menschenbildes der «Hirntod»-Befürworter. Eine derartige Betrachtungsweise ist an sich durchaus legitim. Doch in unserem Fall wird dabei in unzulässiger Weise von der Leiblichkeit des Anderen – dem Phänomen der «Fremdleiblichkeit» – abstrahiert, ohne die es gar nicht möglich wäre, mit einem anderen Menschen in Beziehung zu treten. Da die Erfahrung der Leiblichkeit des Anderen auch für die Begegnung mit irreversibel komatösen Patienten kennzeichnend ist, begründet die Reflexion auf die ethische Bedeutung von Leiblichkeit den wichtigsten Einwand gegen das «Teilhirntod»-Kriterium.

Die Unverletzlichkeit des Leibes als ethisches Prinzip

Wie wir auf Seite 188 ff dargelegt haben, weiß die traditionelle ärztliche Standesethik noch sehr genau zu differenzieren zwischen dem Verbot, einen Menschen zu töten, und dem Gebot, einem notleidenden Menschen Hilfe zu leisten, beziehungsweise der Verpflichtung, die Durchführung einer medizinischen Maßnahme abzubrechen, wenn diese für den Patienten eine unzumutbare Belastung darstellt. Dieser Differenzierung entspricht in den traditionellen Ethiken die Unterscheidung zwischen einer (verbotenen) «aktiven» und einer (erlaubten) «passiven» Sterbehilfe («Euthanasie»). Ob man eine lebensverlängernde Maßnahme abbricht oder ob man ein tödliches Gift verabreicht, macht nach dieser Differenzierung einen entscheidenden Unterschied. Denn im letztgenannten Fall handelt es sich um eine verbotene Tötungshandlung – selbst wenn der Patient damit einverstanden ist.

In der jüngeren ethischen Diskussion ist diese Differenzierung immer häufiger in Frage gestellt worden. Dies hängt aber nicht nur damit zusammen, daß eine präzise handlungstheoretische Differenzierung zwischen einem bewußten Tun (Tötung) und einem bewußten Nichttun (Sterbenlassen) kaum zu begründen ist.[101] Sondern auch und vor allem damit, daß sich einflußreiche Autoren in der gegenwärtigen Ethik – wie Peter Singer – ausschließlich an der Abwägung von Interessen orientieren.[102]

Wir haben oben gesehen, was dies für die Bewertung der «Personwürde» eines irreversibel komatösen Patienten bedeutet. Da er nicht mehr dazu fähig ist, Interessen zu äußern, sind wir auch nicht mehr dazu verpflichtet, ihn als ein «Gegenüber» anzuerkennen.

Die Logik der Interessenabwägung wird aber auch in der Diskussion um die Differenz zwischen «Töten» und «Sterbenlassen» relevant. Denn die willentliche Tötung eines Patienten ist dann nicht schon an sich verwerflich, sondern nur insofern sie nicht im Einklang mit den Interessen des Patienten steht. Nach dem amerikanischen Philosophen John Ladd könnte «die Gabe einer tödlichen Substanz an einen unheilbaren, leidenden Patienten [...] unter manchen Umständen tugendhaft sein, unter anderen nicht» (Ladd 1979, 180). Die Begründung für die Tötung (aktive Euthanasie) ist im wesentlichen dieselbe wie die für die Aufnahme einer Behandlung, denn beider Ziel ist des Patienten allgemeine Wohlfahrt und die Erfüllung seiner Bedürfnisse.[103]

Hat sich die traditionelle Unterscheidung zwischen dem Abbruch einer Behandlung und der Tötung eines Menschen also als überholt erwiesen? Will man den Sinn dieser Unterscheidung verstehen, so genügt es offenbar nicht, auf den Charakter der jeweiligen Handlung («aktiv» versus «passiv») Bezug zu nehmen. Sie scheint vielmehr auf einer viel grundlegenderen Differenz zu beruhen: dem Unterschied zwischen einer bestimmten Anerkennungshandlung einerseits, die von den veränderlichen Interessen dessen abhängt, der durch diese Handlung Anerkennung findet, und einem ethischen Prinzip andererseits, einem Gesetz, dessen Gültigkeit jede Anerkennungshandlung immer schon voraussetzen muß, wenn sie wirklich den Anspruch erhebt, als eine ethische Handlung zu gelten. Wodurch aber werde ich dazu befähigt, ein Lebewesen als unverfügbar zu achten, wenn nicht durch die Erfahrung seiner *leiblichen* Unverfügbarkeit?

In der Begegnung mit einem anderen Menschen ist die Erfahrung seiner leiblichen Existenz bedeutsam, lange bevor wir auf seine spezifischen Interessen und Bewußtseinszustände reflektieren können. In der Tötungshemmung gegenüber anderen Menschen wird diese unableitbare ethische Bedeutung von Fremdleiblichkeit unmittelbar erfahrbar: Wir fühlen uns verpflichtet, ihn als unverletzlich zu achten. Das Tötungsverbot, in dem sich diese Ver-

Kritik der «Hirntod»-Konzeption _____ 211

pflichtung mittelbar widerspiegelt, hat deshalb den Status eines moralischen Prinzips: Weil die Unverletzlichkeit des Leibes unsere Achtung *vor* aller Reflexion begründet, kann und muß sie nicht selber noch einmal durch (nachgeschobene) Argumente begründet werden.

Das Tötungsverbot muß deshalb auch grundsätzlich von denjenigen Geboten unterschieden werden, die sich aus der Anerkennung der Interessen eines anderen Menschen ergeben: Daß ich den Anderen als jemanden respektiere, der – wie ich – Interessen verfolgen kann, setzt die Erfahrung seiner Unverletzlichkeit faktisch und logisch immer schon voraus. Denn der Andere ist nicht nur «ein Ich», in das ich mich hineinversetzen kann. Er ist wesenhaft ein Anderer als ich und nur als ein solcher kann er mich mit ethischen Forderungen konfrontieren. Keine Reflexion auf sein «Wie-ich-Sein» kann dieser ethischen Bedeutung seines Anders-Seins entsprechen, ohne sie immer schon vorauszusetzen.

Würde man den Unterschied zwischen dem positiven Gebot, die legitimen Ansprüche anderer Menschen zu respektieren, und dem Tötungsverbot einebnen, so bliebe völlig unerklärlich, wie ich dem Anderen wirklich als Anderem begegnen kann: dem Anderen als einer unüberschreitbaren Grenze meines eigenen Handelns. Die Begegnung mit dem Anderen begrenzt mein Handeln eben nicht nur in einem symbolisch-abstrakten Sinne, sondern auch und vor allem in seiner handgreiflichen Präsenz als Leib. Erst in der Erfahrung der Unverletzlichkeit seines Leibes gibt er sich als Ursprung einer ethischen Verpflichtung zu erkennen.

Um zu verstehen, was es bedeutet, sich vor einem anderen Menschen zu verantworten, muß ich einem Menschen leibhaftig begegnen.[104] Weil das Verständnis einer ethischen Forderung aber schon aus logischen Gründen auf die Begegnung mit einem fremden «Sender» verweist, der mich mit einer solchen Forderung konfrontiert, ist die Erfahrung von Leiblichkeit meiner Verantwortlichkeit gegenüber Anderen zeitlich und logisch vorgängig.[105] Unsere Verpflichtungen gegenüber den spezifischen Interessen und Willensäußerungen eines Menschen sind ihr a priori nachgeordnet: Sein Leib hat einen «transzendentalen» Status. Daß wir der Wort- oder Körpersprache eines Menschen Bedeutung beimessen und sie nicht mit einem bloßen «Geräusch» verwechseln, läßt sich nicht darauf zurückführen, daß wir die Bedeutung derartiger Zeichen «verstehen» – das wäre ein Zirkelschluß. Wir verstehen die Bedeutung derartiger Zeichen, weil sie zu sprechen begonnen haben, bevor wir ihren willentlich intendierten Sinn begreifen. Die Bedeutung sinnlich-körperlicher Zeichensysteme – und es gibt keine anderen – beginnt nicht erst dort, wo wir verstanden haben, was der Andere «uns damit eigentlich sagen wollte». Weil sie immer auch die Begegnung mit einem anderen Menschen bezeugen, ist dieses Zeugnis ihrer semantischen Bedeutung – ihrem «geistigen Gehalt» – vorgängig.

Auch die Worte und Töne, die der Andere von sich gibt, gehören zu seinem Leib. Und sie spalten uns von der unmittelbaren Gegenwart ihrer «eigentlichen» Bedeutung in ebendemselben Augenblick ab, in dem sie der unerreichbaren «Nähe» des Anderen Ausdruck verleihen.[106] Nicht das Bewußtsein, der Leib des Anderen ist der «Ursprung» seiner Ausdruckskraft – auch wenn wir noch so sehr danach trachten, den «eigentlichen» Ursprung der Zeichen in das «Innere» des anderen Menschen zu verlegen. Und es ist dieser Ursprung ihres «eigentlichen (innerlichen) Ursprungs», der seinen Körper immer auch als einen unverletzlichen Leib erscheinen läßt, vor dem ich mich zu verantworten habe.[107]

Die Begegnung mit einem anderen Menschen wird nicht erst dadurch bedeutsam, daß wir um seine Interessen und Bedürfnisse wissen. Wenn es ihn wirklich gibt, so ist die «nackte» Gegenwart seines Leibes «Triebfeder» einer ethischen Handlungsorientierung, lange bevor wir uns auf seine Interessen und Absichten verstehen.[108] Emmanuel Lévinas hat für diese Bedeutung des anderen Leibes den Begriff des «Antlitzes» geprägt, eine Metapher, die die imperativische Bedeutung des menschlichen Körpers als solche bezeichnet und zugleich auch die Exponiertheit des Anderen zum Ausdruck bringt, die sich im Tötungsverbot artikuliert: «Das Antlitz ist exponiert, bedroht, als würde es uns zu einem Akt der Gewalt einladen. Zugleich ist es das Antlitz, das uns verbietet zu töten.» («Ethik und Unendliches», 65) Die Tötungshemmung, die sich im Tötungsverbot ausspricht, ist der Sinn dieses Antlitzes: Wir können den Anderen nicht töten – auch wenn die Autorität des

Verbotenen in den Fällen, wo wir es dennoch tun, nur im schlechten Gewissen über die begangene Tat erhalten bleibt; einem Gewissen, das sich philosophisch beschwichtigen, nicht aber auslöschen läßt.

Die praktischen Konsequenzen dieser elementaren Bedeutung des Tötungsverbots lassen sich genauer ermessen, wenn man es mit der positiven Verpflichtung zur Hilfeleistung gegenüber einem notleidenden Menschen vergleicht. Setzt diese Verpflichtung doch ein spezifisches Überlebensinteresse des Betroffenen voraus. Für sich betrachtet ist das Überleben eines Menschen ethisch indifferent: Es gibt weder ein Gebot noch ein Verbot zu überleben. Unsere positiven Verpflichtungen gegenüber anderen Menschen sind variabel: Sie hängen von den konkreten Umständen ab, in denen mir der Andere als hilfsbedürftig begegnet. Dies unterscheidet sie vom Tötungsverbot. Denn dieses benennt lediglich eine negative Grenze, die wir respektieren, sobald wir den Anderen als Anderen achten. Unsere Verpflichtung, zugleich auch seinen legitimen Interessen und Absichten Rechnung zu tragen, ist dieser ursprünglichen Bedeutung ethischer Verpflichtung von vornherein nachgeordnet. Deshalb können wir dem Tötungsverlangen eines Menschen nicht Folge leisten, ohne den Grund unserer Achtung – die Unverletzlichkeit seines Leibes – zu mißachten.

Weil das Tötungsverbot als Ausdruck der Unverletzlichkeit des Anderen zu verstehen ist, müssen wir selbst dort, wo wir einen normalen medizinischen Eingriff an seinem Leib vornehmen, von einer Mißachtung seiner Unverletzlichkeit sprechen. Die Achtung des expliziten oder mutmaßlichen Lebens- und Überlebenswillens eines Patienten läßt einen derartigen begrenzten Eingriff aber nicht nur als legitim, sondern sogar als geboten erscheinen. Wir sind verpflichtet, einem Menschen zu helfen, solange die Schwere des medizinischen Eingriffs durch eine im Urteil des Patienten realistische Heilungschance aufgewogen wird. Unter keinen Umständen aber ist die Tötung eines Menschen zu rechtfertigen, da dies einer absoluten Verfügung über seinen Leib entspricht, die durch das zukünftige Wohl des Patienten niemals aufgewogen werden kann. Umgekehrt aber kann von einer «absoluten Verfügung» über den Leib eines Menschen nicht die Rede sein, wo die ärztliche Handlung sich darauf beschränkt, einen vor dem betreffenden Patienten nicht mehr zu rechtfertigenden Eingriff zu beenden, wie das beim Abbruch der künstlichen Beatmung eines irreversibel komatösen Patienten der Fall ist.

Leiblichkeit und Todesdefinition

Wir haben gesehen, daß der Versuch einer konsensfähigen Wesensdefinition des Menschen über das «Bewußtsein» naturwissenschaftlich und philosophisch problematisch ist, da er zwangsläufig mit rational nicht überprüfbaren Argumenten operiert und zu ethisch fragwürdigen Konsequenzen führt. Die Beantwortung der Frage nach dem Todeszeitpunkt ist aber auch gar nicht davon abhängig, einen metaphysischen Konsens über «essentielle Personattribute» zu erzielen. Um ein Wort richtig zu verstehen, bedarf es keiner «Wesensdefinition» seiner Bedeutung. Der Schreinermeister braucht nicht zu wissen, wie man das Wort «Leim» definiert – er muß es lediglich richtig gebrauchen.[109] Wenn wir der Frage nach dem Todeszeitpunkt eines Menschen nachgehen wollen, genügt es deshalb zu klären, wie wir die Begriffe «tot» und «lebendig» im konkreten Umgang mit sterbenden Menschen verwenden.

Dazu muß man sich aber zunächst einmal Rechenschaft über den praktischen Zweck der Für-tot-Erklärung eines Menschen geben. Denn es geht uns bei der Ausstellung eines Totenscheins ja nicht um einen naturwissenschaftlich-empirischen Konsens über die Eigenschaften eines toten Körpers. Es ist uns vielmehr um die Beantwortung der Frage zu tun, wie wir mit dem Körper eines Menschen umgehen: ob wir uns *zu ihm* verhalten, weil wir uns ihm gegenüber verantwortlich fühlen, oder ob wir *über ihn* wie über einen uns zum Gedächtnis anvertrauten Gegenstand verfügen, den man feierlich begräbt oder verbrennt oder unter Umständen sogar seziert. Die Für-tot-Erklärung dient einem ethischen Zweck.

Nun wäre es aber verkürzt, sich ausschließlich auf Regeln unseres verbalen Sprachgebrauchs zu konzentrieren. Unsere Sprach- und Verhaltensregeln entsprechen immer auch bestimmten Formen, äußere Ereignisse wahrzunehmen. Wir verhalten uns beim

Kritik der «Hirntod»-Konzeption 215

Anblick eines Menschen anders als beim Anblick eines Granitblocks. Sprache, Verhalten und Wahrnehmung bedingen sich gegenseitig und begründen ein komplexes Wechselspiel. Dieses Wechselspiel kann außerdem von Kultur zu Kultur variieren. Ein streng religiöser Inder zum Beispiel, der mit Kühen anders umzugehen pflegt als mit Schweinen, wird eine grasende Kuh anders wahrnehmen als der durchschnittliche, fleischfressende Europäer, der beide Tiere – buchstäblich – «in einen Topf wirft».

Dieses Phänomen läßt sich auch für die Frage der Todesdefinition geltend machen. Dort betrifft sie dann vor allem die Differenz zwischen «Körper» und «Leib» beziehungsweise die Differenz der damit korrespondierenden «Wahrnehmungstypen» und Verhaltensmuster. Wie verhalten wir uns gegenüber einem lebendigen menschlichen Körper? Wird er stets als ein unverletzlicher «Leib» erfahren oder unter Umständen auch als ein bestenfalls obszöner Gegenstand?[110]

Wir haben gesehen, daß sich unser Verhältnis zum Leib eines Menschen vor allem in der Tötungshemmung niederschlägt, die sich in den abendländischen Kulturen im Tötungsverbot gegenüber Menschen widerspiegelt. Wir haben dort aber auch gesehen, daß diese Erfahrung der Zuschreibung von Bewußtseinsqualitäten logisch vorgeordnet ist. Sie kann sich folglich nur am äußeren Erscheinungsbild eines menschlichen Körpers festmachen. Theorien über besondere Funktionen des Gehirns (Integration, Bewußtseinsäußerung und andere) helfen uns in der Frage nicht weiter, ob auch ein irreversibel komatöser Mensch als «Leib» zu gelten hat. Solange sich das äußere Erscheinungsbild eines Hirntoten nicht eindeutig vom Anblick einer Leiche unterscheidet, hat dieser Mensch als lebend zu gelten.

Die Frage nach dem Todeszeitpunkt kann sich deshalb immer nur an «phänomenologischen» Kriterien orientieren, die das – im übrigen durchaus objektiv analysierbare – äußere Erscheinungsbild eines lebendigen menschlichen Körpers als Leib betreffen. Die Begegnung mit dem Leib des Anderen ist auch unserer Reflexion über die empirischen Eigenschaften seines Gehirns vorgeordnet. Werden diese doch in unserer Frage erst dann relevant, wenn wir schon mit Bewußtseinszuschreibungen operieren.

Empirische Theorien können innerhalb des theoretischen Diskurses der empirischen Wissenschaften Anspruch auf Geltung erheben. Sie können aber nicht beanspruchen, die praktische Verbindlichkeit unserer Wahrnehmung zu normieren. Denn das hieße, das Verhältnis von theoretischer Reflexion und ethischer Verbindlichkeit auf den Kopf zu stellen: Wir achten andere Menschen – beispielsweise als Gesprächspartner in wissenschaftlichen oder nichtwissenschaftlichen Diskursen –, weil wir uns ihnen gegenüber a priori verantwortlich fühlen. Sie als Diskurspartner zu achten, weil wir uns zuvor auf ihre Anerkennungswürdigkeit geeinigt haben, hieße das Pferd von hinten aufzäumen. In welchem Diskurs hätte dieser Konsens zustande kommen sollen?

Nichtsdestoweniger ist das, was uns vorgängig als eine verbindliche Wahrnehmung erscheint, einer nachträglichen kritischen Reflexion zugänglich. Die hier vollzogene kritische Verhältnisbestimmung von Ethik und Theorie verschafft uns dann auch Aufschluß darüber, *was* zum Gegenstand der Reflexion werden kann: nicht der empirische Körper der Naturwissenschaft – ein Körper, der uns nur in Sektionssälen und Lehrbüchern begegnet –, sondern der Körper, den wir alltäglich als lebend erfahren. Deshalb müssen wir uns fragen, wodurch der Tod das äußere Erscheinungsbild eines Menschen prägt. Erst dann können wir darauf reflektieren, welche empirischen Bedingungen erfüllt sein müssen, damit ein Mensch von uns nie wieder als lebend erfahren werden kann (Todeskriterium) und welche empirischen Zeichen das Eintreffen dieser Bedingungen anzeigen.

Körperliche Anzeichen können eine doppelte Bedeutung haben, je nachdem ob wir sie unter dem Gesichtspunkt ihrer ethischen Bedeutung (als Zeichen von Leiblichkeit) oder unter dem Gesichtspunkt ihrer empirischen Bedeutung betrachten. Der Ausfall der Atmung zum Beispiel wird als ein empirisches Zeichen gewertet, wenn er als Ausdruck des irreversiblen Ausfalls der Hirnstammfunktionen verstanden wird. Er kann aber auch eine ethische Bedeutung annehmen: etwa wenn wir einen Menschen, der nicht mehr atmet und dessen Herz zu schlagen aufgehört hat, als einen Toten erfahren, dessen Körper wir nun wie einen Leichnam behandeln.

Kritik der «Hirntod»-Konzeption

Die Unterscheidung zwischen einem (ethischen) Todesverständnis («Welche Zeichen werden von uns als Todeszeichen gedeutet?») und einem empirischen Todeskriterium («Welche Zeichen zeigen den unserem Todesverständnis am besten entsprechenden empirischen Zustand an?») ist das Resultat einer theoretischen Abstraktionsleistung, dem in der Realität nicht notwendig verschiedene Zeichensysteme entsprechen müssen. Entscheidend ist lediglich der Gesichtspunkt, unter dem man ein Zeichen auswertet.

Das «Hirntod»-Konzept ignoriert die Bedeutung der Erfahrung des Todes und kehrt das Verhältnis von Ethik und Theorie, Leiblichkeit und Reflexion um. Man könnte das ihm zugrundeliegende Todesverständnis deshalb auch als «phono-» oder logozentrisch» bezeichnen. Im Falle des «Hirntodes» wird diese Wort- und Logos-Fixiertheit sogar besonders sinnfällig: Nicht die Zeichen des sterbenden Körpers, sondern sprachliche oder elektrophysiologische Zeichen (das «Null-Linien-EEG») artikulieren die ethische Bedeutung «tot». Das Urteil naturwissenschaftlich konditionierter Experten hat das letzte Wort, während das Antlitz des Sterbenden auf seine empirische Bedeutung als ein medizinisches «Präparat» reduziert wird.

Einwände

Gegen ein Todeskriterium, das sich am äußeren Erscheinungsbild (dem Phänotypus) menschlichen Lebens orientiert, haben Befürworter des «Hirntod»-Kriteriums folgende Einwände vorgebracht[111]:

1. Phänomenale Kriterien seien übergebührlich «relativistisch» und dadurch «interessenabhängig».
2. Der Todeszeitpunkt dürfe nicht davon abhängen, wann andere einen Menschen als tot erachten.
3. Wenn der Todeszeitpunkt auf unsere Erfahrung des Todes zurückgeführt würde, müßten auch «Scheintote» für tot erklärt werden.

Zum ersten Einwand:

Wenn man unter «relativistisch» die Abhängigkeit des Todesbegriffs von der Reflexion auf subjektive Erfahrungen versteht, so sind auch bewußtseinsfixierte Todeskriterien «relativistisch»: Bevor man ein entsprechendes naturwissenschaftliches Todeskriterium benennen kann, muß man sich zunächst darüber verständigen, was unter «Bewußtsein» verstanden werden soll. Und auch hier kann man sich nicht – wie oben gezeigt wurde – an empirischen Fakten, sondern nur an unserer subjektiven Kenntnis des Phänomens «Bewußtsein» orientieren. In ähnlicher Weise wird man sich bei einer Todesdefinition, die die Leiblichkeit des Menschen ernst nimmt, zunächst über den Begriff des Leibes verständigen müssen. Daß wir unsere alltägliche Erfahrung von Leiblichkeit normalerweise an äußerlichen Zeichen wie Atmung und Herzschlag festmachen, bedeutet nicht, daß der Begriff des Leibes nicht auch unabhängig von diesen speziellen Zeichen exakt bestimmt werden kann.

Dabei ist dem vor allem in der «logozentrischen» Metaphysik des Abendlandes weitverbreiteten Mißverständnis entgegenzuwirken, die Deutung eines Körpers als «Leib» setze voraus, daß dieser Körper zu spezifischen Bewußtseinsäußerungen fähig sei.[112] Wir haben vielmehr gesehen, daß genau das Gegenteil der Fall ist: Die Bewußtseinszuschreibung gegenüber einem anderen Menschen setzt die Erfahrung von Leiblichkeit voraus. Weil wir den Körper des Anderen als Leib erfahren, können wir ihm Bewußtsein zuerkennen. Wir können uns mit der Zeit daran gewöhnen, im Anderen ein bewußtseinsfähiges Wesen zu sehen und sogar empirische Theorien über «Bewußtseinsleistungen» seines Gehirns entwickeln. Nichtsdestoweniger handelt es sich dabei um eine unbeweisbare Vermutung, die der Achtung seines Leibes nachgeordnet bleibt.

Zur Definition des Leibesbegriffs müssen wir uns deshalb mit einer Rückbesinnung auf das Prinzip der Leibeseinheit begnügen, das – als Prinzip der Unteilbarkeit – den lebendigen Leib des Anderen von einem teilbaren, toten Körper unterscheidet. Wenn wir einen toten Körper zerteilen, erhalten wir zwei Körper. Wenn wir einem Menschen den Arm abschneiden, erhalten wir empirisch gesehen auch zwei Körper, aber wir erfahren diesen Menschen immer noch als einen einzigen Leib.

Für die Frage nach dem Todeszeitpunkt genügt es nun zu fordern, daß der Körper eines Menschen nie wieder als eine Einheit erfahren werden kann. Wie bei allen Versuchen, den Menschen als eine Einheit zu definieren, lassen sich natürlich auch hier Fälle konstruieren, die dieses Einheitsprinzip ad absurdum führen – Fälle, die das «Antlitz» eines Menschen bis zur Unkenntlichkeit entstellen. Im Unterschied zu (Wesens-)Bestimmungen der «Identität» oder «Personalität» des Menschen handelt es sich bei dem vorgeschlagenen Todesverständnis aber ausschließlich um ein ethisch-praktisches Prinzip. Es definiert nicht das Wesen der «Person» (und nicht «den Tod»), sondern reflektiert auf eine elementare Wechselbeziehung von Wahrnehmung und praktischem Verhalten. Es mögen sich nun Fälle konstruieren lassen, die von unseren lebensweltlichen Erfahrungsmustern so weit abweichen, daß wir nicht mehr wüßten, wie wir uns verhalten sollen. Doch wer uns mit der Entscheidung konfrontierte, ein bis zur Unkenntlichkeit entstelltes menschliches Organsystem am Leben zu erhalten oder nicht, hätte längst die Grenze des ethisch Legitimierbaren überschritten. Die Frage, wie man mit einem solchen Gebilde ethisch verantwortlich umzugehen hätte, würde sich in dieser Form nicht mehr stellen. Wenn es sinnvoll ist, sich zur Bestimmung der Einheit des Menschen an einem ethisch qualifizierten Begriff der Leibeseinheit auszurichten, so braucht sich dieser praktische Begriff körperlicher Identität nicht an Fallbeispielen zu messen, die unseren lebenspraktischen Erfahrungshorizont überschreiten. Der Versuch, sich in ethischen Fragen an einer verbindlichen Definition der Identität von Bewußtsein zu orientieren, hat an diesem Punkt mit ganz anderen Schwierigkeiten zu kämpfen.[113]

Wir werden im nächsten Abschnitt aufzeigen, daß sich das Prinzip der Leibeseinheit in den für uns relevanten Fällen auch auf die Ebene des Todeskriteriums mit einer Präzision übersetzen läßt, die der des «Hirntod»-Kriteriums um nichts nachsteht.

Zum zweiten Einwand:

Wir haben gesehen, daß auch ein an der Wahrnehmbarkeit orientiertes Todeskriterium mit kritisch überprüfbaren Begriffen operieren kann und sich nicht auf oberflächliche Intuitionen zurückzuziehen braucht. Im übrigen ist jedes Todeskriterium von der Erfahrung anderer abhängig – die Toten selbst haben keine Stimme.

Zum dritten Einwand:
Jedes Todeskriterium hat per definitionem der Irreversibilitätsforderung zu genügen. Ein beatmeter Bewußtloser mit Null-Linien-EEG, der nur einen unvollständigen und reversiblen Hirnschaden erlitten hat, ist nur scheinbar «hirntot» – was sich in der Besserung des EEG bei wiederholten Messungen ausdrücken wird. Und so wie Patienten nur scheinbar «hirntot» sein können, so hat auch ein Mensch, der – etwa aufgrund eines Kreislaufstillstands – wie ein Toter «wirkt», als «scheintot» zu gelten, wenn er nach Durchführung entsprechender Maßnahmen wieder als lebendig wahrgenommen werden kann. Deshalb bedarf es neben einem Todesbegriff auch eines entsprechenden Todeskriteriums, das unter Zuhilfenahme diagnostischer Tests sicherstellt, daß der Zusammenbruch der Leibeseinheit eines Menschen wirklich irreversibel eingetreten ist.

Ein menschenwürdiger Todesbegriff
Vorschlag zur Neustrukturierung der Diskussion

Wir haben gesehen, daß es zur Beantwortung der Frage des Todeszeitpunkts keiner «Wesensdefinition» des Menschen oder des Todes bedarf. Es genügt, sich in diesem Zusammenhang auf die Grundstrukturen ethischer Verbindlichkeitserfahrung zu besinnen – auch wenn diese stets von den konkreten Formen ihrer kulturellen Ausgestaltung abhängig sind.

Wir schlagen daher vor, die gängige Strukturierung der Diskussion nach drei (oder vier) Ebenen: (Attribution,) Definition, Kriterium und Test zu verlassen und sich statt dessen an der elementareren Unterscheidung zwischen einem praktischen Todesverständnis einerseits und seiner naturwissenschaftlichen Entsprechung andererseits zu orientieren:

1. Todesverständnis: «Ab wann können wir einen Menschen als tot behandeln?»

Kritik der «Hirntod»-Konzeption _____ 221

2. Naturwissenschaftliche Entsprechung: «Welcher physiologische Zustand entspricht dem Zeitpunkt, an dem wir einen menschlichen Körper als tot behandeln, und wie läßt sich dieser Zustand diagnostizieren?»
Die erste Ebene kann als der etwas bescheidenere Versuch gewertet werden, der Forderung nach einer «Definition» im Schema von Bartlett und Youngner (1989) zu entsprechen. Entscheidend ist dann die Frage, wie lange wir uns dazu verpflichtet fühlen müssen, einen Menschen als «Gegenüber» zu behandeln. Die Beantwortung dieser Frage muß ihren Ausgangspunkt dementsprechend an Überlegungen zum Problem der Fremdexistenz nehmen: Wodurch wird es überhaupt möglich, einen Anderen als Gegenüber zu erfahren?
Die zweite Ebene beinhaltet die Ebenen von Kriterium und Diagnose. Die Beantwortung der Frage «Ab wann können wir einen Menschen als tot behandeln?» führt so in gerader Linie zu einem physiologischen Todeskriterium und schließlich zu «harten» diagnostischen Tests.

Ab wann können wir einen Menschen als tot behandeln?

Der Tod ist kein kontinuierlicher Prozeß. Legt man der Bestimmung des Todeszeitpunkts ein Todesverständnis zugrunde, das sich an der leiblichen Erfahrung des Anderen (am «Phänomen der Fremdleiblichkeit») als einer unteilbaren Einheit orientiert, so fällt der Tod eines Menschen mit dem Zusammenbruch seines Organismus zusammen. Das klingt trivial, ist aber angesichts des «Hirntod»-Kriteriums alles andere als selbstverständlich: Der Sterbeprozeß eines menschlichen Organismus ist erst in dem Augenblick abgeschlossen, da dieser *sämtliche* Vitalfunktionen verloren hat und von Lebensprozessen nur noch auf der Ebene einzelner Organe oder Zellen gesprochen werden kann. Für jene, die sich schon bisher an der «Einheit des Organismus» orientiert haben, dürfte dieses Todesverständnis ohne weiteres akzeptabel sein.
Bei der Formulierung des Todeszeitpunkts kann man folglich an Hans Jonas' Unterscheidung zwischen dem «Tod des Organismus

als eines Ganzen» und dem «Tod des ganzen Organismus» anknüpfen. Sind wir doch normalerweise dazu fähig, mit hinreichender Präzision zwischen einem menschlichen Organismus und seinen einzelnen Organen oder – auf der nächstniedrigeren Ebene – zwischen einem lebendigen Organ und einzelnen Zellen zu unterscheiden. Sowenig wir den Leib eines Menschen auf der Mikroebene seiner Zellen ansiedeln, so wenig betrachten wir ihn als ein Organ. Die Zerstörung aller Organe und Zellen eines Organismus (des «ganzen Organismus») ist für die Fixierung des Todeszeitpunkts nicht zwingend erforderlich – zumindest wenn man dieses Problem ausschließlich unter ethischen Gesichtspunkten reflektiert.[114]

Vom Tod des Organismus als eines Ganzen ist erst dann zu sprechen, wenn wirklich *alle* Vitalfunktionen auf der Ebene des Gesamtorganismus erloschen sind. Was das im einzelnen bedeutet, läßt sich anhand von systemtheoretischen Überlegungen präzisieren:

Der chilenische Neurologe und Philosoph Humberto Maturana hat in seinen Arbeiten zur Selbstorganisation lebender Systeme gezeigt, daß wir – in Analogie zur vorgenannten Differenzierung – zwei Phänomenbereiche unterscheiden müssen, wenn wir eine zusammengesetzte Einheit beobachten:

«1. den Bereich der Phänomene der Bestandteile der Einheit, d. h. den Bereich, in dem alle Interaktionen der Bestandteile stattfinden, und

2. den Bereich der Phänomene der Einheit, d. h. den Bereich, der durch die Interaktionen der zusammengesetzten Einheit als einer einfachen Ganzheit bestimmt wird.» (1982, 246)

Der erstgenannte Phänomenbereich benennt die physiologischen Eigenschaften des Organismus, die auf dem Zusammenwirken seiner Teile beruhen. Demgegenüber sind im zweiten Phänomenbereich alle Ereignisse anzusiedeln, die die Interaktion des Organismus mit seiner Umwelt betreffen. Wir haben weiter oben (Seite 180ff) unter dem Gesichtspunkt einer informationstheoretischen Analyse der Organisation lebender Systeme gezeigt, was darunter zu verstehen ist: die Fähigkeit eines Systems, äußerliche Ereignisse (Informationen) nach systemimmanenten Gesichtspunkten zu selektieren. Maturanas Differenzierung läßt sich insofern auch für die Beschreibung der Einheit eines «hirntoten» menschlichen Organismus geltend machen.

Naturwissenschaftliche Entsprechung Todeskriterium

Im Gegensatz zu Maturanas Überzeugung ist diese Differenzierung von unserem praktisch-lebensweltlichen Erfahrungshorizont nicht vorbehaltlos loslösbar. Sie erlaubt nicht wirklich, von den Erfahrungen des «Beobachters» eines Systems zu abstrahieren, sondern ist immer auch das Resultat vorwissenschaftlicher Wertungen. Zur Erstellung eines Todeskriteriums eignet sie sich deshalb nur dann, wenn schon im Vorfeld geklärt wurde, auf welche «Lebenseinheit» sich dieses Kriterium beziehen soll.[115]

Was dieses Vorverständnis betrifft, so haben wir gesehen (auf Seite 200 ff), daß der Versuch einer allgemeinen «Wesensdefinition» der «Lebenseinheit» Mensch mit unlösbaren Schwierigkeiten zu kämpfen hat. Wir haben aber auch gezeigt, daß dies nicht daran hindert, sich in der Frage des Todeszeitpunkts am lebensweltlichen Begriff der Leibeseinheit zu orientieren. Gemessen an unserer Fragestellung – der Suche nach einem Prinzip der ethischen Achtung vor der Unverfügbarkeit des Anderen – ist dieser Begriff hinreichend präzis. Der Phänomenbereich der Einheit im Sinne Maturanas entspricht dann demjenigen Körpersystem, das wir lebensweltlich als den Leib eines Menschen erfahren. Konkret auf den Fall eines irreversibel komatösen Patienten bezogen heißt dies: Solange es bei ihm noch zu System-Umwelt-Interaktionen kommt, die seinen Körper als Gesamtsystem betreffen, müssen wir seinen Körper als einen lebendigen Leib anerkennen.

In diesem Sinne sind die Lebensäußerungen eines «Hirntoten» (Reflexe, Herzschlag und anderes mehr) so lange als Manifestation seines leiblichen Daseins zu bewerten, wie sein Körper als ein in sich regenerationsfähiges System erhalten bleibt. Entscheidend ist dann nicht die Funktionsfähigkeit bestimmter Organe (etwa des Gehirns oder Herzens), sondern die Fähigkeit des Gesamtorganismus, über die Blutzirkulation ein funktionales Gleichgewicht zwischen den verbleibenden Organen aufrechtzuerhalten. Unter Regenerationsfähigkeit ist dabei der zirkuläre Zustand eines Systems zu verstehen, in dem sich die Funktionsfähigkeit des Ganzen und die Funktionsfähigkeit der Teile wechselseitig bedingen. Genauer: Die Wechselbeziehung (Interaktion) zwischen den Teilen eines Systems hält einen Gesamtzustand aufrecht, der als Ganzes wiederum für die Aufrechterhaltung der Interaktion zwischen seinen Teilen verantwortlich ist.

Konkret bedeutet dies, daß von einem regenerationsfähigen (lebendigen) menschlichen Organismus so lange gesprochen werden muß, wie ein Blutkreislauf die Durchblutung (Perfusion) und Interaktion der lebenswichtigen Organe gewährleistet. Als lebenswichtig haben dabei diejenigen Organe zu gelten, deren Funktion den Fortgang der Zirkulation ermöglicht beziehungsweise deren unersetzlicher Ausfall dieser Zirkulation ein Ende setzt.

Der Eintritt des Todes ist mit demjenigen Zeitpunkt gleichzusetzen, an dem die Interaktion zwischen Gesamtorganismus und Organen unumkehrbar zusammenbricht. Um noch einmal Mollaret und Goulon, die Erstbeschreiber des (von ihnen als «Coma dépassé bezeichneten) «Hirntodes», zu Wort kommen zu lassen:

Dieses Überleben geht wirklich zu Ende, wenn der Herzstillstand definitiv geworden ist und jeder Rückgriff auf eine Wiederbelebung auszuschließen ist.[116]

Vom «klassischen» Kriterium des Herz-Kreislauf-Stillstandes wie auch vom «Hirntod»-Kriterium unterscheidet sich dieses Kriterium aber dadurch, daß es sich nicht auf die Funktionsfähigkeit einzelner Organe (hier: des Herzens oder des Gehirns) stützt, sondern auf ein spezifisches Verhältnis der dem System verbleibenden Organe. Auch die Blutzirkulation ist nicht als solche für die Lebendigkeit eines Menschen entscheidend, sondern nur sofern sie als eines unter mehreren Subsystemen die Interaktion zwischen den übrigen Subsystemen und damit die Selbstorganisation des Gesamtsystems gewährleistet.

Diagnose des eingetretenen Todes

Es gibt grundsätzlich mehrere Möglichkeiten, den endgültigen Zusammenbruch der Wechselbeziehung zwischen dem Gesamtsystem Organismus und seinen Teilen diagnostisch zu erfassen. Die Diagnose der «klassischen Todeszeichen» (Leichenstarre, Leichenflecken, Verwesung) ist sicherlich eine davon. Wir schlagen den irreversiblen Kreislaufstillstand vor als die nach derzeitiger Erkenntnis früheste Möglichkeit, diesen Zusammenbruch zu diagnostizieren.

Entscheidend für die Diagnose des Todes ist die Feststellung der Irreversibilität des eingetretenen Zustands. Nicht anders als es beim Gehirn (organ)todesgleiche Zustände gibt (etwa nach schweren Schlafmittelvergiftungen), kommt es auch zu Kreislaufstillständen, die durch die Herz-Lungen-Wiederbelebung überwindbar sind. Und in Analogie zu der Praxis, die Zerstörung des Organs Gehirn durch wiederholte Aktivitätsmessungen über einen längeren Zeitraum zu messen, schlagen wir vor, den Stillstand von Herz und Kreislauf mittels Elektrokardiogramm und/oder Doppler-Ultraschalldiagnostik so lange nachzuweisen, bis nach wissenschaftlich gesicherten Erkenntnissen eine Wiederbelebung ausgeschlossen werden kann.

Konsequenzen für die Organtransplantation

Gesetzliche Regelung der Entnahme von Organen

Erkennt man wieder an, daß ein Mensch mit irreversibel zerstörtem Gehirn lebt, so müssen die ethischen und rechtlichen Grundlagen für die Legitimation der Organentnahme neu diskutiert werden.[117]

Voraussetzung für die Rechtfertigung einer jeden medizinischen Maßnahme ist das ausdrückliche Einverständnis (informed consent) des Patienten. Ist der Patient nicht bei Bewußtsein, so soll er entsprechend seinem «mutmaßlichen Willen» behandelt werden. Wenn die allein mit Blick auf eine mögliche Organ-«Spende» erfolgende Wiederbelebung mit anschließender lebensverlängernder Weiterbehandlung und Organentnahme in keiner Weise dem Eigenwohl des Patienten dient, darf von einem mutmaßlichen Einverständnis des Patienten nicht ausgegangen werden. Unabdingbar ist deshalb eine im voraus erteilte ausdrückliche Zustimmung des Betreffenden, die auf einem vollen Verständnis der Umstände beruhen muß. Angehörige können unter Umständen eine entsprechend eindeutige mündliche Willensäußerung bezeugen, nicht jedoch stellvertretend für den Patienten einer Organentnahme zustimmen. In der Gesetzgebung zur Organtransplantation ist dieser Forderung durch die Verankerung einer «engen Zustimmungslösung» Rechnung zu tragen.

Für viele Menschen bedeutet das Warten auf einen Organ-«Spender» die letzte Hoffnung auf ein Überleben. Die Verpflichtung, anderen Menschen zu helfen, wird aber nicht nur durch die Begrenztheit unserer technischen und wirtschaftlichen Möglichkeiten, sondern auch durch die Begrenztheit des ethisch Vertretbaren beschränkt.

Nach Emmanuel Lévinas sind wir nicht frei, uns der Verantwortung für das «Verenden» eines Menschen zu entziehen. In seinem «Antlitz» begegnen uns die Unbeholfenheit und Endlichkeit seiner Existenz mit dem Imperativ: «Du sollst mich in meinem Sterben nicht alleine lassen.»[118] Der Respekt vor dem Sterben eines anderen Menschen und die Verpflichtung, ihm in seinem Sterben beizustehen, darf unter keinen Umständen zur Disposition einer Verteilungsökonomie gestellt werden, die sich an der «Nachfrage» nach Organen orientiert.

Deshalb ist eine Umkehrung der Beweislasten im Sinne einer vor allem von Transplantationsmedizinern favorisierten engen oder weiten Widerspruchslösung unter keinen Umständen vertretbar. Niemand hat das Recht, über das Leben eines sterbenden Menschen zu verfügen, der sich nicht im vollen Bewußtsein der Grenzen unseres Wissens zu einer Organentnahme bereit erklärt hat. Es ist nicht legitim, aus der Unfähigkeit oder Scheu vieler Menschen, sich mit der Endlichkeit ihrer Existenz rechtzeitig auseinanderzusetzen, Profit zu schlagen. Gerade dies geschieht aber dort, wo das Fehlen einer Widerspruchserklärung von seiten des «Spenders»

Kritik der «Hirntod»-Konzeption ─────────────── 227

(enge Widerspruchslösung) oder der Angehörigen (erweiterte Widerspruchslösung, euphemistisch auch: «Informationslösung») als Zustimmung zu einer Organentnahme gewertet wird.[119]

Doch selbst unter der notwendigen Voraussetzung einer engen Zustimmungslösung ist die Entnahme von «lebensfrischen» Spenderorganen ethisch und juristisch nicht unproblematisch.

Offene Fragen
Intensivbehandlung vor der Klärung der Spendebereitschaft

Wiederbelebung und Weiterbehandlung allein im Blick auf eine mögliche Organentnahme[120] erfolgen nicht selten zu einem Zeitpunkt, an dem noch keine Informationen über den diesbezüglichen Willen des Betroffenen vorliegen. Stellt sich im nachhinein heraus, daß der potentielle Spender sich nicht zu einer Organspende bereit erklärt hatte, so handelt es sich bei der bis dahin erfolgten Behandlung um eine nicht gerechtfertigte «Körperverletzung» im Sinne von Paragraph 223 StGB. Potentielle Spender so lange «provisorisch» am Leben zu erhalten, bis Klarheit über das Vorliegen eines Einverständnisses zur Entnahme besteht, bedeutet eine Verletzung des Rechts auf körperliche Unversehrtheit, die mit einem schwerwiegenden Eingriff in den Sterbeprozeß des Betroffenen verbunden ist. Dies im Interesse eines erhöhten Organangebots in Kauf zu nehmen, unterstellt eine Sozialpflichtigkeit des Körpers. Inwieweit dies legitimierbar ist, bedarf einer ausführlichen Diskussion, die dem Schutz der Würde des Menschen auch im Sterben Rechnung trägt.[121]

Organentnahme – «Tötung auf Verlangen»

Die Entnahme von Organen wie Herz, Leber oder Lunge stellt strenggenommen einen tödlichen Eingriff dar. Etwas anderes ist die Entnahme von Gewebeteilen wie Hornhaut oder Gehörknöchelchen, da diese auch noch Stunden nach dem Tode des Spenders durchgeführt werden kann.[122] Im erstgenannten Fall ist die ausdrückliche Einwilligung des Patienten gemäß Paragraph 216 StGB als «Tötung auf Verlangen» zu interpretieren. Denn es besteht ein fundamentaler Unterschied zwischen dem rechtlich erlaubten Abbruch lebensverlängernder Maßnahmen, der unmittelbar zum Tode des Patienten führt, und der Tötung dieses Patienten etwa durch eine tödliche Spritze oder eben die Entnahme seines Herzens.[123] Eine Organentnahme wird sich nur dann rechtfertigen lassen, wenn hier eine Ausnahme von dem Verbot der Tötung auf Verlangen gefunden wird, mit allen Konsequenzen und Gefahren, die mit einer Aufweichung dieses Grundsatzes verbunden sind.[124]

Die Entwicklung der letzten drei Jahrzehnte zeigt, daß die Gesellschaft die Organtransplantion gewollt und gefördert hat. Es gibt mittlerweile unzählige Menschen, die dank einer Organspende statt frühzeitig zu sterben bei guter Gesundheit leben. Doch ist diese Entwicklung bisher um den Preis der Umbenennung und Verschleierung eines zentralen Sachverhalts erkauft worden: Der «Kadaverspender»[125] lebt.

Mit der Vorstellung, die Organentnahme würde an Toten durchgeführt, sind Spende, Empfang und Transplantation von Organen für viele Menschen «einfacher» geworden. Doch durch die Akzeptanz des «Hirntod»-Kriteriums wird die mit der Organentnahme verbundene Tötung vom Operationssaal an den Schreibtisch verlegt. Der Verantwortung für diese Entscheidung ist auf diesem Wege nicht zu entkommen. Mehr noch: Indem der ethische Konflikt unsichtbar und damit unkalkulierbar wird, ist dem Einzelnen die Grundlage für eine mündige Entscheidung entzogen.

Es weckt Mißtrauen, wenn man wie im Fall des «Hirntod»-Kriteriums durch eine verstellte Sprache den verunsicherten Menschen die Möglichkeit nimmt, ihre Ängste und Einwände anders als irrational, nämlich als Ausdruck eines begründeten und ernstzunehmenden Vorbehalts zu artikulieren. Spiegelt sich in den Schuldgefühlen, die viele Familien von «Organspendern» gegenüber ihrem verstorbenen Angehörigen empfinden, nicht eine ethische Grunderfahrung wider, die für unser Verhalten gegenüber anderen Menschen bestimmend ist?[126]

Erst wenn man den Konflikt offenlegt, der einer Entscheidung über den Empfang oder die Spende von Organen zugrunde liegt, können Befürwortung und Ablehnung gleichermaßen ernst genommen werden.[127]

Ein allgemeines Verbot der Organtransplantation, um dem Prinzip des Tötungsverbots die Treue zu halten, erscheint uns heute weder durchsetzbar noch erstrebenswert. Solange sich Menschen dazu bereit finden, einer Organentnahme unter der Bedingung des irreversiblen Komas zuzustimmen, begründen die Möglichkeiten der Organverpflanzung einen unlösbaren ethischen Konflikt. Durch ein Verbot der Organtransplantation könnte der Gesetzgeber dieser Situation, die potentielle Organempfänger mit einer existentiellen Bedrohung konfrontiert, kaum gerecht werden. Unter juristischen Gesichtspunkten betrachtet erinnert dieser Konflikt an das Problem der Tötung ungeborenen Lebens. Die Suche nach einem entsprechenden juristischen Kompromiß könnte sich deshalb an den Erfahrungen orientieren, die man in der Diskussion um eine konsensfähige Regelung des Paragraphen 218 gewonnen hat. In keinem Fall ist es zu verantworten, der Schärfe dieses Konflikts durch eine Manipulation des Todeskriteriums auszuweichen.

Über die Autoren

Siehe Seite 22.

Literatur

Ammundsen, D.: The Physician's Obligation to Prolong Life, a Medical Duty Without Classical Roots. Hastings Center Report 8 (1978), 23–30

Angstwurm, H.: Der Hirntod – ein sicheres Todeszeichen. WMW Diskussionsforum Med. Ethik Nr. 4 (1990), 4–5

Angstwurm, H.: Brain Death as Death of a Human Being, A Matter of Image of Man. In: Land, W., Dossetor, J. B. (Hg.) 1991, 241–244

Annas, G.: The Health Care Proxy and the Living Will. N. Engl. J. Med. 324 (1991), 1210–1213

Bartlett, E. T. und Youngner, S. J. (1989): Human Death and the Destruction of the Neocortex. In: Zaner 1988, 199–215
Böckle, F.: Probleme der Organtransplantation in theologisch-ethischer Sicht. In: Toellner (Hg.) 1991, 89–96
Baust, G.: Sterben und Tod. Medizinische Aspekte. Berlin 1988
Beecher, H. K. et al.: A Definition of Irreversible Coma. Report of the Ad Hoc Committee of the Harvard Medical School to Examine the Definition of Brain Death. JAMA 205 (1968), 85–88
Berger, H. G., Oettinger, W., Rössler, D., Schreiber, H.-L.: Grenzen der Intensivtherapie in der Chirurgie. In: Deutsches Ärzteblatt 88 (1991): 2461–2465
Beller, F. K. und Czaia, K.: Hirnleben und Hirntod, erklärt am Beispiel des anenzephalen Feten. Medizinethische Materialien 20. Bochum, Zentrum für Medizinische Ethik 1988
Bernat, J. L., Culver, C. M., Gert, B.: On the Definition and Criterion of Death. Annals of Internal Medicine, 94 (1981), 389–394
dies.: Defining Death. In: Theory and Practice – the Report of the President's Commission. Hastings Center Report 12,1 (1982), 5–9
Bernat, J. L.: The Definition, Criterion, and States of Death. In: Seminars in Neurology 4 (1984), 45–51
Bockenheimer-Lucius, G., Seidler, E. (Hg.): Hirntod und Schwangerschaft. Dokumentation einer Diskussionsveranstaltung der Akademie für Ethik in der Medizin zum «Erlanger Fall». Stuttgart 1993
Bundesärztekammer: Richtlinien für die Sterbehilfe und Kommentar. In: Deutsches Ärzteblatt 14 (1979), 957–960
Bundesärztekammer: Kriterien des Hirntodes. Entscheidungshilfen zur Feststellung des Hirntodes. In: Deutsches Ärzteblatt 14 (1982), 45–55
Bundesärztekammer: Kriterien des Hirntodes. Entscheidungshilfen zur Feststellung des Hirntodes. Fortschreibung der Stellungnahme des Wissenschaftlichen Beirates «Kriterien des Hirntodes» vom 9. April 1982. In: Deutsches Ärzteblatt 43 (1986), 2940–2946
Bundesärztekammer: Kriterien des Hirntodes. Entscheidungshilfen zur Feststellung des Hirntodes. In: Deutsches Ärzteblatt 49 (1991), B-2855–2860
Bundesärztekammer: Der endgültige Ausfall der gesamten Hirnfunktionen («Hirntod») als sicheres Todeszeichen. In: Deutsches Ärzteblatt 90, Heft 44, 5. November 1993 (42), B-2177–2179
Canguilhem, G.: Grenzen medizinischer Rationalität. Historisch-epistemologische Untersuchungen. Tübingen 1989
Cranford, R. E.: The Persistent Vegetative State, The Medical Reality (Getting the Facts Straight). Hastings Center Report 18 (1988), 27–32
Derrida, J.: Die Stimme und das Phänomen. Ein Essay über das Problem des Zeichens in der Philosophie Husserls. Frankfurt am Main 1979

Eigler, F. W.: Gehirntod aus der Sicht der Transplantationschirurgie. In: Wiener Medizinische Wochenschrift. Diskussionsforum medizinischer Ethik 4 (Oktober 1990)

Engelhardt, H. Tr., Jr.: Defining Death, A Philosophical Problem for Medicine and Law. Ann. Rev. Respiratory Dis. 112 (1975), 587

Eser, A.: Lebenserhaltungspflicht und Behandlungsabbruch aus rechtlicher Sicht. In: A. Auer, H. Menzel, A. Eser: Zwischen Heilauftrag und Sterbehilfe. Zum Behandungsabbruch aus ethischer, medizinischer und rechtlicher Sicht. Tübingen 1977

Fieber, A.: Chancen und Risiken der Organverpflanzung. Die Grenzen der Machbarkeit. Unter wissenschaftlicher Beratung und mit Beiträgen von Uni.-Prof. Dr. Raimund Margreiter. Wien 1991

Frowein, R. A., Forster, B.: Artikel Todesfeststellung, Todeskriterium, Todeszeitpunkt, in: Eser, A., Lutterotti, M., Sporken, P. (Hg.): Lexikon Medizin, Ethik, Recht. Freiburg i. Br. 1989

Gahl, K.: Lebenserhaltung Schwerstkranker aus der Sicht des Klinikers. In: Ethik in der Medizin 3 (1991), 206–208

Gründel, J.: Theological Aspects of Brain Death with Regard to the Death of a Person. In: Land, W., Dossetor, J. B. (Hg.) 1991, 245–248

Haken, H.: Information and Self-Organisation, A Macroscopic Approach to Complex Systems. Berlin, Heidelberg, New York 1988.

Haken, H., Haken-Krell, M.: Entstehung von biologischer Information und Ordnung, Dimensionen der modernen Biologie 3. Darmstadt 1989

Hinrichsen, K. V.: Realisationsstufen in der vorgeburtlichen Entwicklung des Menschen. In: Zentrum für Medizinische Ethik (Hg.): Medizinische Materialien, Bochum 1990, 24, 32 f

Hirsch, H., Kubicki, S., Kugler, J., Penin, H.: Empfehlungen der Deutschen EEG-Gesellschaft zur Bestimmung der Todeszeit. In: Z. EEG EMG 2. Suppl. 1 (1970), 53–54

Honecker, M.: Artikel Organtransplantation, III. Ethisch, in: Evangelisches Staatslexikon Bd. II, Stuttgart [3]1987

Hoff, J./in der Schmitten, J.: Tot? In: Die Zeit, Nr. 47, 13. November 1992

dies.: Organspende – nur über meine Leiche? In: Die Zeit, Nr. 7, 12. Februar 1993

Hucklenbroich, P.: Selbstheilung und Selbstprogrammierung. Selbstreferenz in medizinischer Wissenschaftstheorie und Künstlicher Intelligenz. In: Riegas, V., Vetter, C.: Zur Biologie der Kognition. Frankfurt am Main 1990

Jecker, N.: Knowing When to Stop, The Limits of Medicine. Hastings Center Report 21,3 (1991), 5–8

Jonas, H.: Gehirntod und menschliche Organbank. Zur pragmatischen Umdefinierung des Todes. In: Technik, Medizin und Ethik. Zur Praxis des Prinzips Verantwortung. Frankfurt am Main 1985, 219–239

Kant, Immanuel: Grundlegung zur Metaphysik der Sitten. Hamburg 1971
Kant, I.: Kritik der praktischen Vernunft (= KPV). Hamburg 1990
Korein, J.: The Problem of Brain Death: Developement and History. In: Annals New York Academy of Sciences 315 (1978), 19–38
Kurthen, M., Linke, D. B., Moskopp, D.: Teilhirntod und Ethik. In: Ethik Med. 1 (1989), 134–142
Ladd, J.: The Definition of Death and the Right to Die. In: Ladd, J. (Hg.) 1979, 119–145
Ladd, J. (Hg.): Ethical Issues Relating to Life and Death. Oxford 1979
Land, W., Dossetor, J. B. (Hg.): Organ Replacement Therapy, Ethics, Justice, Commerce. First Joint Meeting of ESOT and EDTA/ERA. Berlin/Heidelberg 1991
La Spina, F., Bessone, E., Verlato, R., Pizzi, C.: Brain Death as Identity Loss. In: Land, W., Dossetor, J. B. (Hg.) 1991, 266–267
Laufs, A.: Juristische Probleme des Hirntodes. Ges. Neurol. 3 (1985), 559–564
Laufs, A.: Rechtsfragen der Transplantations- und Intensivmedizin. In: Arztrecht. München [4]1988, 85–108
Lévinas, E.: Ethik und Unendliches, Gespräche mit Philippe Nemo. Wien 1992
Lévinas, E.: Humanismus des anderen Menschen. Hamburg 1989
Lévinas, E.: Jenseits des Seins oder anders als Sein geschieht. München 1992
Linke, D. B., Kurthen, M., Reuter, B. M., Hamilton, P.: Der Hirntod, Testung, Kriterienfindung, Definition, Attribution und Personkonzept. In: Toellner (Hg.) 1991, 73–79
Linke, D. B.: Hirnverpflanzung. Reinbek 1993
Lo, B.: Family Decision Making on Trial, Who Decides For Incompetent Patients? N. Engl. J. Med. 324 (1990), 1228–1231
Löw, R. (Hg.): Bioethik, philosophisch-theologische Beiträge zu einem brisanten Thema. Köln 1990
Mann, M. C., Votto, J., Kambe, J., McNamee, M. J.: Management of a Severely Anemic Patient Who Refuses Transfusion: Lessons Learned during the Care of a Jehovah's Witness. In: Annals of Internal Medicine 117 (1992), 1042–1048
Maturana, H.: Erkennen. Die Organisation und Verkörperung von Wirklichkeit. Braunschweig/Wiesbaden 1982
Meran, J., Poliwoda, S.: Der Hirntod und das Ende menschlichen Lebens. In: Ethik Med. 4 (1992)
Molitor, D.: Dürfen Transplanteure manchmal träumen? Therapiewoche 42, 45 (1992) 2653–2655
Mollaret, P., Goulon, M.: Le Coma Dépassé (Mémoire preliminaire). Rev. Neurol. 101 (1959), 3–15

Nagel, T.: What is it like to be a bat? In: Moral Questions, Cambridge 1979, 166 ff
Nicolis, John S.: Dynamics of Hierarchical Systems. An Evolutionary Approach, Berlin. Heidelberg, New York 1986
Ohnesorge, H.: Kirchen plädieren für freiwillige Organspende. In: Die Welt, 30.9.78
Parisi, J. E., Kim, R. C., Collins, G. H., Hilfinger, M. F.: Brain Death with Prolongued Somatic Survival. In: New Engl. J. Med. 306 (1982), 14–16
Pichlmayr, R. und I.: Lebenschance Organtransplantation. Wissenswertes über Durchführung und Probleme von Organtransplantationen. Stuttgart 1991
Pius XII.: Moralische Probleme der Wiederbelebung. Acta Apostolicae Sedis 49, 1957, 1031 f. Übers. in: Der Anästhesist 7 no. 8 (1958), 243 f
Pohlmann-Eden, B.: Zur Problematik der Hirntod-Diagnose. DMW 116 (1991), 1523–1530
President's Commission for the Study of Ethical Problems. In: Medicine and Biomedical and Behavioral Research. US Government Printing Office, Washington D.C. 1981
Puccetti, R.: Does Anyone Survive Neocortical Death? In: Zaner 1989, 87 ff
Rat der Evangelischen Kirche in Deutschland, Deutsche Bischofskonferenz: Organtransplantation. Gemeinsame Erklärung des Rates der Evangelischen Kirche in Deutschland und der [römisch-katholischen] Deutschen Bischofskonferenz, in: Gemeinsame Texte 1, 39 (1990)
Rossel, P.: What Were the Problems of Getting Brain Death Accepted in Denmark. The Beginning and End of a Controversy. In: Land, W., Dossetor, J. B. (Hg.) 1991, 259–262
Salomon, F.: Bin ich wirklich tot? Theologische Gedanken zur Organspende. In: Die Schwester/Der Pfleger 9 (1992)
Sass, H. M.: Hirntod und Hirnleben. Medizinethische Materialien, Heft 20. Zentrum für Medizinische Ethik, Bochum 1989
Singer, P.: Praktische Ethik. Stuttgart 1984
Schreiber, H. L.: Rechtliche Fragen der Organentnahme – auch der Lebendspende. In: Arbeitskreis Organspende (Hg.): Ethik und Organtransplantation. Frankfurt am Main 1989
Schreiber, H. L.: Legal Implications of the Principle Primum Nihil Nocere As It Applies to Live Donors. In: Land, W., Dossetor, J. B. (Hg.) 1991, 13–17
Schuster, H. P.: Intensivmedizin. In: Classen, M., Diehl, V., Kochsiek, K.: Innere Medizin. München 1991, 1287–1299
SVR für die KAiGw: JG 1992, Baden-Baden 1992
Thielicke, H.: Wer darf leben? Der Arzt als Richter. Tübingen 1968
Toellner, R. (Hg.): Organtransplantation. Beiträge zu ethischen und juristischen Fragen. Stuttgart/New York 1991

Veatch, R. M.: The Whole-Brain Oriented Concept of Death. An Out-moded Philosophical Formulation. In: J. Thanatology 3 (1975), 13
ders.: The Impending Collapse of the Whole-Brain Definition of Death, Hast. Cnt. Rep. 23, no. 4 (1993), 18 – 24
Weißauer, W., Opderbecke, H. W.: Tod, Todeszeitbestimmung und Grenzen der Behandlungspflicht. In: Anaesth. Information 14 (1973), 2 – 19
Youngner, S. J., Bartlett, E. T.: Human Death and High Technology. The Failure of the Whole-brain Formulations. In: Ann. Intern. Med. 99 (1983), 252 – 258
Wittgenstein, L.: Philosophische Untersuchungen. Frankfurt am Main 1967
Zaner, R. M. (ed.): Death, Beyond Whole-Brain Criteria. Dordrecht 1988

Anmerkungen

1 Der Begriff des Hirntodes wurde schon von Xavier Bichat (1771 – 1802) geprägt (Angstwurm 1990); die Frage der Abgrenzung der Hirnfunktionen gegenüber dem übrigen Organismus wurde im 19. Jahrhundert im Rahmen des Streits um das Vorhandensein einer «Rückenmarksseele» diskutiert (Linke et al. 1991), blieb aber praktisch ohne Relevanz.

2 Schon vor der Einführung der Herz-Lungen-Wiederbelebung war man sich der Irreversibilitätsbedingung für die Todesfeststellung bewußt: «A major consideration in these classical constructs of death is irreversibility of state» (Korein 1978, 23).

3 «Death is the cessation of life; the ceasing to exist; defined by physicians as total stoppage of the circulation of the blood, and the cessation of the animal and vital functions thereupon, such as respiration, pulsation, etc.» (Black's Law Dictionary 1951, zitiert nach Beecher et al. 1968).

4 «La survie d'un tel malade, en effet, cesse *automatiquement* dès que le contrôle respiratoire ou circulatoire est arrêté […] Cette survie prend véritablement fin quand l'arrêt cardiaque est définitiv, tout recours à une circulation extracorporelle étant actuellement exclu.»

5 Der Veröffentlichung der Harvard-Ad-hoc-Kommission vom 5. August 1968 ging die erste Herztransplantation durch Christiaan Barnard am 3. Dezember 1967 in Kapstadt voraus. Dazu Fieber 1991 (115): «Daß Barnard damals als erster eine derartige Transplantation am Menschen durchführen konnte, verdankte er der Tatsache, daß die Pioniere auf diesem Gebiet in Amerika aufgrund der damaligen Gesetzeslage das Herz eines Hirntoten nicht entnehmen durften.»

6 Im Original: «Our primary purpose is to define irreversible coma as a new criterion for death. There are two reasons why there is need for a definition: (1) Improvements in resuscitative and supportive measures have led to

Kritik der «Hirntod»-Konzeption 235

increased efforts to save those who are desperately injured. Sometimes these efforts have only partial success so that the result is an individual whose heart continues to beat but whose brain is irreversibly damaged. The burden is great on patients who suffer permanent loss of intellect, on their families, on the hospitals, and on those in need of hospital beds already occupied by these comatose patients. (2) Obsolete criteria for the definition of death can lead to controversy in obtaining organs for transplantation.»

7 Zur Entstellung der Äußerungen Pius' XII. durch die Harvard-Kommission und andere Verfechter des «Hirntod»-Kriteriums siehe Seite 171 ff.

8 In Dänemark und Schweden wurde das «Hirntod»-Kriterium erst vor wenigen Jahren und gegen heftigen Widerstand etabliert (Rossel 1991). In Japan und Nordkorea (Fieber 1991) sowie in Israel (Meran 1990) konnte es sich nicht durchsetzen. Für die Bundesrepublik vgl. Seite 167.

9 Vgl. für viele Molitor 1992: «Wir Ärzte [!] sollten uns [...] jegliche Meinungsmache, sei es aus Profilneurose oder Sensationslust, verbitten. Die Feststellung des Tatbestands [des Hirntodes] ist und bleibt ein medizinischer und somit ärztlicher, reproduzierbarer und nachprüfbarer Vorgang gemäß den Richtlinien der Bundesärztekammer außerhalb ethischer, philosophischer und emotionaler Spekulation.» Und Angstwurm 1990: «Angehörige eines Verstorbenen [...] brauchen verständnisvolle Hilfe, um den medizinisch eindeutigen Sachverhalt des Hirntodes als Tod des Menschen annehmen zu können.»

10 Dazu der Neurophysiologe D. B. Linke (1993): «Es ist erstaunlich, daß es noch Mediziner gibt, die wider alle Vernunft tatsächlich der Ansicht sind, daß es sich beim Hirntod um den naturwissenschaftlich belegten Tod des Menschen handle und nicht um eine philosophische Definition. Natürlich werden bei der Bestimmung des Hirntodes naturwissenschaftliche Geräte zur Messung eingesetzt. Natürlich ist die Auswahl der Kriterien für die Messung an naturwissenschaftlichen Parametern orientiert, und ebenso natürlich ist auch die Definition schon im Hinblick auf naturwissenschaftliche Geschehnisse erfolgt. Die Zuschreibung des Hirntodes zum Tod des Patienten steht jedoch völlig außerhalb jeder Naturwissenschaft und macht gerade das Mark und das ‹Herzstück› des Hirntodkonzeptes aus» (123). Und: «Niemand braucht zu befürchten, bei einer Hirntoddiagnose nicht wirklich hirntot zu sein. Ob er beim Hirntod aber auch tot ist, das ist eine andere Frage und hängt davon ab, was für einen Todesbegriff man ansetzt» (124).

11 Überdies wäre sichergestellt, daß die Forderung nach einem vollständigen und endgültigen Ausfall dieser Hirnstruktur eine naturgegebene und damit auch biologisch sowie naturwissenschaftlich-medizinisch eindeutige Grenze zwischen Leben und Tod benennt, die jeder Mensch irgendwann einmal überschreitet, so daß auch keinerlei Zweifel über die Analogielosigkeit dieses Ereignisses aufkommen kann – auch wenn dies für Außenstehende nicht ohne weiteres als ein sicheres Todeszeichen zu erkennen ist.

12 Die Unterscheidung dreier Ebenen in der Diskussion um den Todeszeitpunkt stammt nicht von uns. Bartlett und Youngner (1988) haben entsprechende Vorschläge aus den siebziger und achtziger Jahren im Zusammenhang ihrer Argumentation zugunsten eines «Teilhirntod»-Kriteriums präzisiert. Sie bezeichnen die erste Ebene als «definitorisch». Zur Kritik dieser Bezeichnung und des darauf aufbauenden Vorschlags einer zusätzlichen Ebene der «Attribution» durch Kurthen et al. (1989) vgl. Seite 200 ff.

13 «... there is not the remotest possibility of an individual recovering consciousness following massive brain damage» (339). Dazu: Bartlett und Youngner 1989, 201.

14 Zitiert nach Bartlett und Youngner 1989, 201.

15 Das «apallische Syndrom» umfaßt im weiteren Sinne auch solche Patienten, die ihr Bewußtsein zumindest in Teilen wiedererlangen können. Die Diagnose des irreversiblen apallischen Syndroms (persistent vegetative state) im Sinne des unwiederbringlichen Verlusts aller hirnvermittelten Bewußtseinsfunktionen läßt sich bisher bereits bei 5 Prozent der Apalliker mit Sicherheit nachweisen. Mit der Weiterentwicklung der Positron-Emissions-Tomographie(PET)-gestützten Diagnose wird dieser Anteil zunehmen (Cranford 1988).

16 «Viele, die mir bis hierher gefolgt sind, würden nichtsdestotrotz vor dem Problem zurückschrecken, wie die Entsorgung der noch selbständig atmenden menschlichen Überreste zu bewerkstelligen ist» («... would balk at the problem of disposing of human remains capable of breathing spontaneously»). Die logische Antwort angesichts eines solchen Menschen laute aber: «'Er ist tot, aber sein Körper atmet noch; also werden wir der Atmung ein Ende machen und den Körper für das Begräbnis vorbereiten.'» Puccetti (in: Zaner, 1989, 87f) geht nicht darauf ein, warum er die Beendigung der Spontanatmung vor dem Begräbnis überhaupt für nötig hält, wo es sich bei dem Apalliker doch um einen Leichnam (corpse) handelt, «already dead whether breathing or not».

17 Veith, F.J. 1978, 1653, zitiert nach Bartlett und Youngner 1989, 202.

18 «We define death as the permanent cessation of functioning of the organism as a whole. [...] The definition of death as the irreversible loss of that which is essentially significant to the nature of man seems initially very attractive but we disagree with it on several grounds. [...] The concept ‹person› is not biological but rather a concept defined in terms of certain kinds of abilities and qualities of awareness. It is inherently vague. Death is a biological concept» (Bernat 1981, 390. Dazu Bartlett und Youngner 1989, 204).

19 Dazu Bartlett und Youngner 1989, 205f.

20 A.a.O. 207. Zum Locked-in-Syndrom vgl. auch Linke 1993, 130ff.

21 Ohne Angabe von Literatur referiert in Predident's Commission 1981, 35.

22 Bernat 1981, nach: Bartlett und Youngner 1989, 208.

23 Bernat 1984, nach: Bartlett und Youngner 1989, 208.

24 Weitere Stellungnahmen (1986, 1991) dienten lediglich dazu, die *Diagnose* des «Hirntodes» gemäß dem Stand der Forschung fortzuschreiben. Auch der 1993 erstmals unternommene Versuch einer eigenständigen Begründung der «Hirntod»-Konzeption durch die Bundesärztekammer (BÄK) hält an dieser Argumentation fest: «Der Organismus ist tot, wenn die Einzelfunktionen seiner Organe und Systeme sowie ihre Wechselbeziehung unwiderruflich nicht mehr zur übergeordneten Einheit des Lebewesens in seiner funktionellen Ganzheit zusammengefaßt und unwiderruflich nicht mehr von ihr gesteuert werden. Dieser Zustand ist mit dem Tod des gesamten Gehirns eingetreten. [...] Beim Menschen bedeutet dieser Ausfall schließlich den Verlust der unersetzlichen physischen Grundlage seines leiblich-geistigen Daseins in dieser Welt. Darum ist der nachgewiesene irreversible Ausfall der gesamten Hirnfunktionen (‹Hirntod›) auch beim Menschen ein sicheres Todeszeichen» (B-2177).

25 Eigler 1990, Pichlmayr 1991.

26 Frowein 1989, Pohlmann-Eden 1991, Angstwurm 1990, 1991; vgl. auch den Beitrag Angstwurms in diesem Buch, Seite 41 ff.

27 Laufs 1985, 1988, Schreiber 1989, 1991.

28 Gründel 1991, Böckle 1991, Honecker 1987.

29 Der von der EKD und der DBK dazu eingesetzten Arbeitsgruppe gehörten acht Theologen, zwei Juristen und fünf Transplantationsmediziner an, darunter der Chirurg Rudolf Pichlmayr und der Neurologe Heinz Angstwurm.

30 Zu Behandlungsabbruch und «aktiver Tötung» vgl. die Ausführungen auf Seite 188 ff und 209 ff.

31 Eine Leiche ist juristisch eine Sache. Die Pietät gegenüber dem Toten tritt hinter den Interessen der Transplantation weit zurück. Vgl. dazu die Gemeinsame Stellungnahme der EKD und DBK (1990): «Die Interessenabwägung gilt bei Transplantationsfällen als unproblematisch. Den Interessen des Organempfängers am Weiterleben und erst recht am Überleben ist, bei allem Respekt vor dem fortwirkenden Persönlichkeitsrecht des Toten, Vorrang einzuräumen» (19).

32 Beller, Czaia 1988.

33 Vgl. dazu das «Substanztod»-Szenario auf Seite 159 ff.

34 Vgl. etwa Pichlmayr, Rudolf; Pichlmayr, Ina, 1991, 18: «In den frühen 60er Jahren reiste [...] eine Abordnung leitender Anästhesisten zu Papst Pius XII., um ethische Richtlinien für den behandelnden Arzt unter den Bedingungen des Hirntodes zu beraten. Die Ergebnisse der Überlegungen wurden unter dem Titel ‹Moralische Probleme der Wiederbelebung› in der Ansprache Papst Pius XII. vom 24.10.1957 dargelegt und 1958 veröffentlicht. Übereinstimmend wurde der nach klinischer Erfahrung und wissenschaftlichen Kriterien

festgestellte Hirntod als Ende des Menschenlebens angesehen, der alle weiteren Maßnahmen erübrigt.»
Zur Richtigstellung: Die Abordnung reiste natürlich in den späten fünfziger und nicht in den frühen sechziger Jahren nach Rom. Pius' Ansprache fand am 24. 11. und nicht am 24. 10. 1957 statt. Die «wissenschaftlichen Kriterien» zur Feststellung des «Coma dépassé» (später «Hirntod») wurden von Mollaret und Goulon erst 1959, ein Jahr nach dem Tode Pius' XII., vorgelegt. Zu Pichlmayrs Behauptung, der Papst habe sich dann auch noch zugunsten des Hirntodkonzeptes ausgesprochen, siehe Text.

35 Damit ist der in der Gemeinsamen Erklärung der Kirchen (1990, 17) aufgenommenen Unterstellung einiger Transplantationsmediziner entschieden zu widersprechen, es bestehe eine geschichtliche Kontinuität der Auffassung, der Mensch sei tot, wenn sein Gehirn zerstört ist.

36 Eine besonders markante Fehlrezeption der Äußerungen Pius' XII. hat der evangelische Theologe Helmut Thielicke nahezu zeitgleich mit der Harvard-Veröffentlichung in der damaligen Bundesrepublik vorgelegt (vgl. ders., 36). Pius hatte die Berechtigung zum Behandlungsabbruch unter anderem durch die ungewöhnlichen Belastungen legitimiert, die die Wiederbelebung in aussichtslosen Fällen für die Angehörigen der Patienten bedeutet. Thielicke versucht nun in geradezu grotesker Art und Weise, diese Äußerung mit der Hirntoddiskussion in Verbindung zu bringen: «Der Papst dürfte [...] an eine psychische Friktion denken: an die Last nämlich, liebend und in menschlicher Zuwendung einem Gebilde zugewandt zu bleiben, das nur noch ein personal entleertes Gefäß des humanum ist» (36). Diese «Interpretation» steht in einer Linie mit Thielickes Versuch, die Reanimation von irreversibel komatösen Patienten zu einer «besonderen Weise der Konservierung» (62) von Leichenteilen zu erklären, um dann gegenüber den Kritikern des Hirntodkonzeptes polemisch zu folgern: «Ich verstehe nicht, worin hier ein ethisches oder religiöses Problem bestehen sollte» (ebd.). Daß der Papst dem von Thielicke als ein «personal entleertes Gefäß» bezeichneten «Gebilde» das Sakrament der Krankensalbung («Letzte Ölung») spenden wollte, enthält Thielicke dem Leser vor. Ebenso wäre es aus Sicht des Papstes unsinnig gewesen, zwischen Tötung und Behandlungsabbruch zu unterscheiden, wenn sich seine Ausführungen zum Behandlungsabbruch auf eine Leiche bezogen hätten. Bemerkenswert bleibt allerdings, daß Thielicke die oben dargelegten – und nicht weniger fragwürdigen – Argumentationsstrategien der «Ganzhirntod»-Befürworter in dieser frühen Veröffentlichung schon in vielen Punkten vorweggenommen hat.

37 So die gemeinsame Erklärung der EKD und DBK 1990.

38 Man könnte einwenden, daß Angstwurm in dem wiedergegebenen Zitat vorsichtig von «seelischem und geistigem», nicht von «menschlichem» Leben spricht. Gerade diese Undurchsichtigkeit aber ist Gegenstand der Kritik: Wenn «seelisches und geistiges Leben» nicht seinerseits als notwendige

Bedingung menschlichen Lebens anzusehen wäre, dann bliebe unverständlich, warum Angstwurm im Zusammenhang mit einer Todesdefinition davon spricht.

39 Von Bartlett und Youngner (1989) stammt das Szenario, daß bei einem Apalliker die Hirnstammfunktionen durch kleine Schlaganfälle eine nach der anderen ausfallen. Sollte von zwei Patienten, deren einer noch über einen letzten primitiven Hirnstammreflex verfügt, während der andere alle Hirnstammfunktionen verloren hat, wirklich der eine lebendig, der andere aber tot sein? Die Autoren kommen zu dem Schluß: «We believe that only the higher brain functions, consciousness and cognition, define the life und death of a human being. If the remaining philosophical problems with such a definition cannot be resolved, we must return to a metabolic activity or vital fluid flow definition of death. The whole-brain theories simply do not work» (215).

40 Vgl. die Kritik von Youngner und Bartlett (1989, 205 f) an Bernat (1981 und 1984).

41 Die Frage, welche Hirnstrukturen mit der Aktualisierung dieser Fähigkeiten in Zusammenhang stehen, nimmt in unserer Betrachtung eine untergeordnete Rolle ein, vgl. dazu aber Roth und Dicke in diesem Band auf Seite 51 ff.

42 «We define death as the permanent cessation of functioning of the organism as a whole. [...] The functioning of the organism as a whole means the spontaneous and innate activities carried out by the integration of all or most subsystems (for example, neuroendocrine control), and at least limited response to the environment (for example, temperature change and responses to light and sound). However, the integration of all of the subsystems is not necessary. Individual subsystems may be replaced (such as, by pacemakers, ventilators, pressors) without changing the status of the organism as a whole.»

43 Auch Bernat, der dem «hirntoten» Organismus die Qualität der Integrationsfähigkeit (und damit des Lebens) abspricht, beruft sich auf eine Arbeit, die die Frage nach der Lebendigkeit eines Systems unter informationstheoretischen und thermodynamischen Aspekten untersucht (Korein 1978), s. dazu Anmerkung 52.

44 Es gibt auch physikalische oder chemische Systeme (Wirbelstürme, Laser, Autokatalysatoren usw.), die diese Fähigkeit zur Selbstorganisation besitzen. Die hier vorgelegten Kriterien zur Unterscheidung zwischen nichtintegrativen toten und selbstintegrativen lebenden Systemen lassen sich deshalb nicht ohne weiteres zu allgemeinen Unterscheidungsmerkmalen zwischen physikalischen und biologischen Systemen generalisieren. Man kann sogar mit guten Gründen bezweifeln, daß eine rein naturwissenschaftliche Unterscheidung zwischen biologischen und physikalischen Systemen überhaupt möglich ist (vgl. dazu Anm. 47). Für die Frage nach dem Zeitpunkt des endgültigen Zusammenbruchs der Integrationsfunktionen eines Organismus ist die Beantwortung dieser grundsätzlichen Frage aber nicht von Belang. Lebendigkeit

setzt Integrationsfähigkeit voraus. Die Frage, ab wann ein Organismus diese notwendige Bedingung seines Lebendigseins nicht mehr erfüllt, läßt sich deshalb auch unabhängig von der Frage beantworten, ob die Integrationsfähigkeit eines Systems allein schon dazu ausreicht, von einem biologischen System zu sprechen. Die Unterscheidung zwischen biologischen und physikalischen Systemen selbst bleibt immer an unser lebensweltliches Vorverständnis dieser Begriffe gebunden.

45 Information wird analog dazu im Sinne der klassischen Informationstheorie C. E. Shannons als «Reduktion von Unsicherheit» definiert. Daß der Informationswert eines Ereignisses in Abhängigkeit vom Empfängersystem zu definieren ist, ist eine Entdeckung der jüngeren Theorie «gleichgewichtsferner» Systeme (vgl. Haken/Haken-Krell 1989, 37–46). Der Begriff der «Unsicherheit» hat allerdings prinzipiell nichts mit einer «Schwäche» des Systems zu tun, auch wenn das vorliegende Beispiel einen derartigen Zusammenhang suggeriert. Unsicherheit kann zum Beispiel auch Kreativität bedeuten. Dazu auch Anm. 54.

46 Vgl. dazu ebd. 50.

47 Für die sich anschließend stellende Frage nach der Einheit und Integrationsfähigkeit des «hirntoten» Organismus sind damit die wichtigsten Unterscheidungsmerkmale zwischen selbstintegrativen lebenden und nichtintegrativen toten Systemen hinreichend auseinandergesetzt. Der sachlichen Vollständigkeit halber soll die vorgenommene Unterscheidung an dieser Stelle aber noch etwas präzisiert werden.

Der Informationswert eines externen Ereignisses hängt nicht nur vom augenblicklichen Zustand des Systems ab. Das Verhalten eines lebenden Systems ist immer auch von seiner individuellen oder artspezifischen Vorgeschichte abhängig. Lebende Systeme sind nämlich dazu fähig, im Verlaufe ihrer Evolution oder Individualgeschichte Informationen intern in Form von «Gedächtnisspuren» abzulagern, die ihr Verhalten in zukünftigen Situationen beeinflussen und die Komplexität des Systems erhöhen («Solidifikation von Information», vgl. Haken, 1988, 28; zum Begriff der Komplexität vgl. Nicolis 1986, 342). So wird z. B. das erwähnte Immunsystem auf bestimmte Krankheitserreger, die ihm schon aus früheren Situationen bekannt sind, anders reagieren als auf unbekannte Erreger. Sein Verhalten hängt nicht nur von aktuellen, sondern auch von früheren «Informationen» ab – in diesem Falle von einem Vorgang, der sich in seiner Individualgeschichte ereignet hat.

Für die *Existenz* des jeweiligen Individuums ist die Fähigkeit, Informationen zu solidifizieren (aus Ereignissen zu «lernen»), jedoch nicht konstitutiv. Denn auch Systeme, bei denen Lernprozesse nur auf der Ebene des Kollektivs zustande kämen – «Solidifikation» durch das Aussterben «schwacher» Systeme im Sinne einer darwinistischen Zuchtwahl –, müßten als lebende Systeme bezeichnet werden. Der (zumindest partielle) Ausfall der Lernfähigkeit eines hirnfunktionslosen menschlichen Organismus ist insofern für die Frage der Todesdefinition nicht von Bedeutung. Ginge der Organismus jeder Lernfähigkeit verlustig, so wäre sein Zustand demjenigen eines anterograden Amnestikers (Verlust des «Neugedächtnisses») auf der Bewußtseinsebene vergleichbar. Im übrigen operiert auch die hier vorgelegte, scheinbar rein naturwissenschaftliche Differenzierung zwischen lebenden und toten Systemen mit lebensweltlichen Begriffen (z. B. der Rede von bestimmten «Individuen»), die einer streng naturwissenschaftlichen Definition unzugänglich sind (dazu auch Anm. 44). Der Begriff der Einheit und Unteilbarkeit eines bestimmten biologischen Systems knüpft immer an unser praktisches Vorverständnis von der Existenz solcher Organismen an (vgl. Anm. 115). Das hindert uns aber nicht daran, ihre Einheit praktisch hinreichend exakt zu definieren.

48 Vgl. Seite 166.

49 Bernat 1984, 48; President's Commission 1981, 36.

50 Vgl. die President's Commission über den Versuch einer Unterscheidung «hirnstammtoter» von vergleichbar irreversibel (groß)hirnverletzten, aber noch «hirnstammgesunden» Patienten: «It is not easy to discern precisely what it is about patients in the latter group that makes them alive while those in the first category are not.» Im Anschluß daran wird die These von dem «Cluster von Attributen» aufgestellt; anstelle einer Begründung heißt es dann: «While it is valuable to test public policies against basic conceptions of death, philosophical refinement beyound a certain point may not be necessary.»

51 «In fact, the idea of counting attributes as though each one were a discrete occurrence, readily identifiable and distinct from other events, needs to be carefully examined. It makes sense to talk about a majority only if there is agreement on the total number of attributes. [...] Some attributes are more important than others. In order to determine which attributes are more important than others, we need a standard of selection. To the best of our knowledge, no such standard exists in any of the arguments of the whole-brain theorists.»

52 Vgl. auch eine frühere Arbeit von Korein (1978), auf die Bernat (1981) sich mit dem Hinweis beruft, dort würde das «Ganzhirntod»-Kriterium informations- und systemtheoretisch begründet. Tatsächlich finden sich bei Korein solche Ausführungen, deren Anwendung auf die Frage des Todeskriteriums einen hohen Anspruch an das «kritische System» stellen, dessen Ausfall den Tod des Organismus begründen würde: «The critical system is that system which is irreplaceable by an artefice, be it biological, chemical or electro-mechanical» (26). Korein bleibt aber eine stichhaltige naturwissenschaftliche Begründung schuldig, warum das Gehirn – angesichts der beim Hirntoten verbleibenden integrativen Funktionen und angesichts der unbestreitbaren temporären Ersetzbarkeit der Hirnstammfunktionen – diesem Anspruch genügen sollte. Vielmehr wechselt er in einem Nebensatz im Sinne des oben beschrie-

benen Ausweichmanövers auf die – im Zusammenhang mit der biologischen Integrationsfähigkeit des Organismus gänzlich bedeutungslose – anthropologische Ebene: «Further, the critical system subserves the essential behavioral characteristics of the individual» (26). Außerdem verwechselt er die Feststellung, ein Organismus sei desintegriert, mit derjenigen, er sei auf dem Wege zur Desintegration (vgl. Seite 26f). Bezeichnenderweise gesteht Korein sogar eigene Zweifel an der logischen Geschlossenheit der «Ganzhirntod»-Konzeption ein, wenn er schließlich das «Teilhirntod»-Kriterium in Erwägung zieht und lediglich pragmatische Argumente dagegen geltend machen kann: «It is not unreasonable that many contributors to this volume would consider extending the definition of death of a person to such patients [im irreversiblen apallischen Koma]. [...] Currently there is no significant degree of social acceptance of such a concept» (27).

53 Man denke zum Beispiel an die rückenmarkgesteuerte Blutdruckregulation oder an die gehirnunabhängige, komplexe Steuerung des Natrium- oder Kalziumhaushaltes (Renin-Angiotensin-Aldosteron-System, Parathormon-Vitamin D-Stoffwechsel). Dazu auch: Linke, D.B. et al. (1991), wo es unter anderem heißt: «Auch die in der Bundesrepublik Deutschland of verwendete Definition als irreversibler Verlust der integrativen Hirnfunktion [...] beläßt viele Unklarheiten, da nicht deutlich ist, was unter ‹integrativen Funktionen› verstanden werden soll» (75).

54 Man denke etwa an die Wiederherstellung der Rückenmarksreflexe nach dem spinalen Schock, der – ähnlich wie bei Querschnittsgelähmten – bei «Hirntoten» häufig zu beobachten ist (persönliche Mitteilung von D.B. Linke). Nach einer entsprechenden Restitutionsphase werden mechanische Reize durch den Organismus anders «bewertet» als zuvor. Um dies zu verstehen, muß man das Wiederauftreten von Reflexen lediglich einer systemtheoretischen Beschreibung unterziehen: Der mechanische Reiz führt zu einer Destabilisierung seines Gesamtzustands, auf die der Organismus durch einen Zustandswechsel reagiert, der ihn erneut in ein stabiles Gleichgewicht bringt. Man sieht an diesem Beispiel auch sehr gut, wieso die erhöhte Sensibilität (Unsicherheit!) eines Systems gegenüber äußeren Ereignissen nicht notwendig ein Zeichen von «Schwäche», sondern im Gegenteil in den meisten Fällen ein Zeichen von gesteigerter «Lebenskraft» ist.

55 Besonders deutlich wird dies am genannten Beispiel des Subsystems «Rückenmark», dessen Restitution nicht ohne die Interaktion mit anderen Subsystemen des Organismus (vor allem des erhaltenen Kreislaufsystems) zustande kommt. Selbst die spezifischen Verhaltensänderungen, die sich nach seiner Restitution einstellen, betreffen das Gesamtsystem des Organismus. So gehen zum Beispiel reflexbedingte Lageanderungen mit Veränderungen in der Blutdruckregulation des Organismus einher (periphere Vasokonstriktionen), die ihrerseits wiederum mit dem Rückenmark rückgekoppelt sind. Vgl. auch

D. B. Linke: «Man muß darauf hinweisen, daß das Rückenmark in der Tat sehr integrative Funktionen vollführt. Es sind auch Fälle in der Literatur beschrieben worden, wo Hirntote geatmet haben, d. h. das Hirntodkriterium war dann eigentlich ein Kriterium des intrakraniellen Todes. Das sind Fälle aus der amerikanischen Literatur. Nach unseren Kriterien würde man diese nicht streng als hirntot ansehen, aber es waren Fälle, in denen die Atmung vom Rückenmarksbereich aus ausging. Es können auch andere komplexe Funktionen vom Rückenmark ausgehen. Es kann zu einer Erektion kommen, ein Hirntoter ist passiv kopulationsfähig. Es kann zu komplexen Bewegungen kommen. Ich selbst habe einen Fall beobachtet, wo er Umarmungsbewegungen durchgeführt hat, immer dann, wenn die Schwester seinen Kopf hob. [...] Desgleichen ist das Lazarussyndrom beschrieben, bei dem Gehbewegungen beim Hirntoten stattfinden» (D. B. Linke, in: Bockenheimer-Lucius/ Seidler 1993, 91).

56 Vgl. dazu: Haken, Hermann; Haken-Krell, Maria, a. a. O.

57 Persönliche Korrespondenz mit Gerhard Roth (Direktor des Instituts für Hirnforschung in Bremen) vom 10.12.92.

58 Dazu der zuständige Rechtsmediziner H.-B. Wuermeling: «Der Totenschein ist abgeschickt worden. Der Standesbeamte hat sich aber geweigert, den Tod zu beurkunden mit der Begründung, er stehe dann später vor der Notwendigkeit, die Geburt eines Menschen zu beurkunden, der keine Mutter habe, und das könne er nicht» (Bockenheimer-Lucius/Seidler, 21).

59 Zum Zeitpunkt des Hirntodes befand sich Marion P. in der 14. Woche (vgl. Bockenheimer-Lucius/Seidler, 20). «Unsere Zielvorgabe», so Hans-Bernard Wuermeling, «war von da an: Ende der Schwangerschaft» (ebd. 28; gemeint ist das Behandlungsziel, die Lebensfunktionen von M. P. bis zur Geburt des Kindes aufrechtzuerhalten); dazu Hoff und in der Schmitten in Die Zeit, Nr. 47, 56.

60 «The organism, the living being, then ceases to exist and becomes a collection of organs which can only continue to function with continued external support, and which no longer fulfils any meaningful purpose» (242).

61 Vgl. Bockenheimer-Lucius, G., und Seidler, E., 73 f und 98. Man berief sich dazu auf die Tatsache, daß «der Fötus hier eine gewisse hormonelle Basissteuerung für gewisse Hypophysenhormone übernimmt» (ebd. 99). Nach welchem Kriterium wird hier eigentlich definiert, welche Hormone in welchem Umfang für die Einheit des Organismus konstitutiv sind?

62 Zu den hormonellen Bedürfnissen der Erlanger Patientin Marion Ploch vgl. die Aussage ihres behandelnden Arztes, des Transplantationschirurgen J. Scheele (Bockenheimer-Lucius/Seidler, 17): «Die medikamentöse Therapie bestand in einer Basissubstitution von Schilddrüsenhormon und Nebennierenrindenhormon, ansonsten nichts. Der zugezogene Endokrinologe hat uns versichert, daß der Fötus eine völlig autarke hormonale Regula-

tion besitze und daß er vielmehr sogar in der Lage sei, über die Plazenta die Mutter quasi mitzuversorgen.»

63 So bei Roland Puccetti in: Zaner (1989). Dabei wird das irreversible Koma zur Rechtfertigung nicht nur des Behandlungsabbruchs (Stopp künstlicher Ernährung), sondern auch der aktiven Euthanasie (Tötung) erklärt. Vgl. dazu Anm. 16.

64 «Ein Abbruch aller Therapiemaßnahmen einschließlich Beendigung der Beatmung ist dagegen nur bei zweifelsfrei nachgewiesenem dissoziiertem Hirntod gestattet.» (Schuster, in: Classen, Diehl, Kochsiek 1991, 1287–1299). Schuster meint das offenbar nicht nur (arzt)ethisch, sondern auch rechtlich.

65 Wenn man von der trivialen Tatsache absieht, daß der Eintritt des Todes natürlich immer den Abbruch einer bis dahin fortgesetzten Therapie nach sich zieht.

66 Ein anderes Beispiel ist die Bluttransfusion bei Zeugen Jehovas. Wer aus Glaubensgründen eine Bluttransfusion ablehnt, hat das Recht, ihre Unterlassung oder – wenn sie begonnen wurde, als er noch bewußtlos war – ihren Abbruch zu fordern. Ob Fortsetzung oder Abbruch einer lebensverlängernden Behandlung in seinem Wohle liegt, kann und muß der Patient als der Betroffene letztlich selbst bestimmen (voluntas aegroti suprema lex). Nach Möglichkeit sollte der Therapieabbruch natürlich einverständlich zwischen Arzt und Patient beschlossen werden. Manche an Krebs erkrankte Patienten wählen auch früh die nur symptomatische Behandlung im Hospiz und entscheiden sich damit gegen den Versuch einer Lebensverlängerung durch belastende medizinische Therapie (vgl. Mann et al. 1992).

67 Vgl. Bundesärztekammer (1979), Weißauer und Opderbecke (1973), Beger et al. (1991).

68 Zur rechtlichen Situation vgl. Eser (1977, 127), Laufs (1988) und Schreiber (1989, 1991).

69 In den USA werden Patienten zunehmend ermutigt, ihren Willen hinsichtlich der Aufrechterhaltung lebensverlängernder Therapien vorauszuverfügen, so daß Arzt und Familie der Last enthoben werden, in dieser Grauzone über den eigentlich Betroffenen fremdbestimmen zu müssen. Vgl. Lo (1990), Annas (1991) und das Jahresgutachten 1992 des Sachverständigenrats für die Konzertierte Aktion im Gesundheitswesen, Kapitel Patientenrechte.

70 Vgl. dazu die Äußerungen von Papst Pius XII. in seiner Ansprache vom 24.11.57, der einen Verzicht auf «außergewöhnliche Maßnahmen» und den Abbruch künstlicher Beatmung für den Fall nahelegte, daß die Last für die Beteiligten untragbar werde.

71 Ausführlicher hierzu Seite 209 ff.

72 Zur Rechtfertigung des Abbruchs lebensverlängernder Therapie durch die hippokratische Tradition vgl. Ammundsen (1978) und Jecker (1991).

Kritik der «Hirntod»-Konzeption 245

73 «If the critical system, i. e., the brain, in a man is destroyed, the human organism is no longer in a state of minimal entropy production; its state will progressively become more disorganized by spontaneous irreversible fluctuations. Therefore it will never return to its initial state as a sentient human being. The time course may be prolonged by artificial means [...] but the outcome of dissolution of the system is just as certain as that resulting from irreversible cardiac arrest. [...] [W]hen brain death [...] occurs, irreversible cardiac arrest will inevitably follow regardless of the maintenance of all resuscitative procedures. No investigator contributing to this volume has presented evidence that irreversible cardiac arrest may be postponed more than a week [...], and most often these final irreversible changes occur prior to 48 and even 24 hours after brain death. This is clearly not the situation in which there may be an irreversible noncognitive state with persistence on brain-stem structures, [...]» (26 f)

74 Besonders augenfällig ist die Position Fred Salomons, der den Hirntod als den Zeitpunkt bestimmt, «wo die Schwelle zum Tod unwiderruflich überschritten ist» (1992, 820). Günter Baust (1988, 146) hat in diesem Zusammenhang versucht, den Begriff individuell-menschlichen Lebens funktionalistisch auf die Fähigkeit zu überleben einzugrenzen. Für den Prozeß des Sterbens muß er dann zwischen einer «lebendigen» und einer «toten Sterbephase» differenzieren: «Prinzipiell gehört das Sterben nur bis zu dem Zeitpunkt noch zum Leben, wo seine Reversibilität noch nachweisbar ist. Sobald klinische Symptome erkennbar sind, die das irreversible Sterben belegen, beginnt der Tod als Abschluß des Lebens.» Im Blick auf die letztgenannte Phase, die mit dem «Hirntod» eintritt, spricht Baust dann auch von einem «Partialüberleben des Organismus» (161), das von ihm auch als ein «intermediäres Leben» bezeichnet und vom «Individualtod» unterschieden wird (162). Nach einer philosophischen Begründung dieser kontraintuitiven Differenzierung und des ihm zugrundeliegenden funktionalistischen Menschenbildes wird man bei Baust allerdings vergeblich suchen. Letztlich laufen derartige Unterscheidungen darauf hinaus, den Begriff des Sterbens durch den Begriff einer (zumindest prinzipiell reversiblen) lebensbedrohlichen Krankheit zu ersetzen. Wo die Medizin an die Grenzen ihrer therapeutischen Möglichkeiten stößt, wird das verbliebene Leben für bedeutungslos erklärt.

75 Der irreversible Apalliker ist nicht anders als der «hirntote» Patient irreversibel bewußtlos, doch verfügt er noch über eine eigenständig gesteuerte Atmung und über einige Reflexe mehr. Zur Sicherheit der Diagnose eines irreversiblen apallischen Syndroms vgl. Anmerkung 15.

76 So Dr. P. Knuth als Sprecher der Bundesärztekammer bei der Sachverständigenanhörung der SPD-Bundestagsfraktion zu Fragen der Organtransplantation am 22. Januar 1993, zitiert nach dem autorisierten Wortprotokoll. Ähnlich auch Angstwurm (1990): «Übrig bleibt [nach dem Hirntod] eine Teilsumme von Organen, die zwar noch anatomisch einen Restkörper bilden, aber

nicht mehr spontan, sondern nur mit ständiger intensivmedizinischer Hilfe tätig sein können.»

77 Vgl. President's Commission: «[T]he centrality accorded to the brain reflects [...] the immediate and devastating consequences of its loss for the organism as a whole» (35).

78 Vgl. Bartlett und Youngner 1989, 205 f. Vgl auch Linke 1993, 130 ff.

79 «There has never been an organism that is conscious that does not have enough other integrating mechanisms functioning so that the organism is functioning as a whole» (Bernat [1984] in einer Antwort auf Youngner und Bartlett [1983]).

80 Vgl. Jörns, Grewel und Lang.

81 Datum der Synaptogenese. Vgl. Hinrichsen 1990, 24, 32 f.

82 Vgl. Sass (1989).

83 «Bioethik und Organtransplantation», in: Löw 1990.

84 Ders., «Anthropologische Grundlage einer christlichen Bioethik», ebd.

85 Löw entwickelt eine Naturteleologie, die ethische Fragen von vornherein mit theologischen Postulaten belastet, indem sie die Unverfügbarkeit werdenden menschlichen Lebens aus seiner «Bestimmung, Mensch zu sein» (126) ableitet. Eine derartige Vermengung ethischer und theologischer Fragestellungen ist – zumindest aus philosophischer Perspektive – als Rückfall in den unkritischen Dogmatismus der vorkantischen Philosophie zu werten. Ganz abgesehen davon, daß er in einer säkularisierten Gesellschaft kaum zu vermitteln ist. Gegenüber neueren «Persondefinitionen», die das Personsein vom tatsächlichen oder dispositionellen Gegebensein spezifischer Bewußtseinsleistungen abhängig machen, mag Löws Metaphysik eines «substantiellen Personprinzips» immerhin als ernstzunehmende Alternative angesehen werden.

86 «Da beim Tod vom Ende des menschlichen Lebens die Rede ist, wäre für seine Konstatierung das Ausbleiben aller Vitalfunktionen eine zu weitgehende Forderung; insofern das Leben ein menschliches ist, gehen die Ärzte davon aus, daß der Tod mit dem irreversiblen Gehirntod zusammenfällt, in welchem ebenso irreversibel Denken, Empfinden, Bewußtsein des Menschen erloschen sind» (128).

87 Für die Diskussion um die Organexplantation an «Teilhirntoten» gesteht Löw dies sogar ausdrücklich zu, wenn er auf das «emotionale Unbehagen» verweist, «daß man selbst auch Gegenstand eines solchen Eingriffs werden könnte» (129).

88 Im Ansatz bei Korein (1978), deutlich bei Bernat (1981 und 1984).

89 Bartlett und Youngner 1989.

90 Vgl. unsere Analyse auf Seite 176 ff.

91 Vgl. Haken, Haken-Krell 1989, 164 ff.

92 Ders., Technik, Medizin und Ethik, Seite 222.

93 An diesem Streit beteiligten sich führende Physiologen der zweiten Hälfte des 19. Jh. «Pflüger (1853) hatte angenommen, daß bei dezerebrierten Katzen die erhaltene Spinalmotorik Ausdruck seelischer Regungen sei, während Lotze (1853) dem entgegenhielt, daß die Funktionen des Rückenmarks nur auf die Spuren früherer willkürmotorischer Initiierungen durch die Seele zurückgingen, von einer Rückenmarksseele also nicht zu sprechen sei» (Linke et al. 1991, 73). Die Position von Lotze dürfte heute als widerlegt gelten. Auch das dezerebrierte Rückenmark ist in gewisser Weise «lernfähig». Zumindest kann es prinzipiell Bewegungen zustande bringen, die es zu «Lebzeiten» seines Gehirns noch nicht kannte. Vgl. Haken/Haken-Krell a. a. O.

94 In seinem berühmten Aufsatz «What is it like to be a bat?» (Wie ist es, eine Fledermaus zu sein?) hat der amerikanische Philosoph Thomas Nagel dieses naturwissenschaftlich unlösbare Problem sehr pointiert zur Sprache gebracht: «[...] [T]he fact that an organism has conscious experience *at all* means, basically, that there is something it is like to *be* that organism. There may be further implications about the form of the experience; there may even be (though I doubt it) implications about the behavior of the organism. But fundamentally an organism has conscious mental states if and only if there is something that is it like to *be* hat organism – something it is like *for* the organism» (Nagel 1979, 166).

Es gibt offenbar so etwas wie «Bewußtsein». Doch keine Naturwissenschaft der Welt kann uns erklären, was das ist. Wir können die Verhaltensweisen und besonderen sensorischen Fähigkeiten einer Fledermaus studieren, aber ob und wie sie dabei empfindet – wie es *ist*, eine Fledermaus zu sein –, vermag uns niemand zu sagen.

95 Die Deutung des Gehirns als «Sitz» der Seele hat in der abendländischen Philosophie eine lange, wenn auch – im Gefolge der aristotelischen Philosophie – umstrittene Tradition. Bei Descartes wird die unteilbare Seelensubstanz dann gleichsam einem Punkt im Gehirn (der «Zirbeldrüse») zugeordnet, von dem aus sie sich über den ganzen Körper ausbreitet – eine «metaphysiologische» Deutung (Georges Canguilhem), die von der positivistischen Vorstellung, daß das Gehirn Denken und Empfindung wie einen besonderen «Saft» absondert, immer noch weit entfernt ist. Doch erst die metaphysikkritische Philosophie des 20. Jahrhunderts hat sich ganz von dem Versuch gelöst, das «Subjekt» des Denkens und Empfindens räumlich-körperlich zu lokalisieren. Das Bewußtseinssubjekt ist kein «Teil» der Welt, sondern dasjenige, das die Welt zu meiner Welt werden läßt. Die Erscheinung der Welt setzt das Subjekt des Denkens immer schon voraus. Vgl. dazu in Anlehnung an Wittgenstein und Merleau-Ponty: Canguilhem 1989, 32 f.

96 Zum folgenden: 1984, hier: 70–145.

97 Wir werden später ausführlicher auf diesen ethischen Aspekt der Erfahrung des Anderen zu sprechen kommen. Zur Unhintergehbarkeit dieser

Erfahrungsdimension vgl. auch den Aufsatz von Johannes Hoff in diesem Band.

98 Zur Unterscheidung des Gefühls der Achtung von Neigungen oder gar Liebesgefühlen, die man in der Tat auch gegenüber Tieren entwickeln kann, vgl. auch: Kant, Kritik der Praktischen Vernunft, A 135/136.

99 Singer beantwortet die Frage nach dem spezifisch ethischen Gehalt seines «Personbegriffs» durch das skeptische Bekenntnis zu einem ethischen «Minimalismus», der die Möglichkeit einer letzten Begründung ethischer Normen in Frage stellt (24 f). Es ist sicherlich richtig, daß wir einen Menschen nicht durch logische Argumente zu ethischem Handeln bewegen können. Doch das enthebt nicht der Notwendigkeit, rational zu reflektieren, warum diejenigen, die sich dennoch an ethischen Maßstäben orientieren, bestimmte Phänomene als relevant und andere als ethisch bedeutungslos erachten.

Verzichtet man darauf, die Struktur ethischer Verbindlichkeitserfahrungen mitzureflektieren, so gerät man in einen schlechten Zirkel. Warum soll gerade die *Achtung der Interessen* anderer Lebewesen zum Gegenstand der moralischen Gleichheitsforderung erhoben werden? Das scheint für uns selbstverständlich zu sein. Aber aus der Prämisse, die Singer seiner Ethik zugrunde legt, nämlich der Forderung, alle Fälle mit demselben Maß zu messen, geht das nicht zwingend hervor. Theoretisch könnte man sich statt dessen ebensogut am «Gesetz des Stärkeren» orientieren. Wenn ich in Kauf nehme, selber zu den «Schwachen» zu gehören: orientiere ich mich dann nicht ebensogut an einem moralischen Gesetz, das dieser Forderung Rechnung trägt? Zu behaupten, daß dieses Gesetz keinen *ethischen* Wert repräsentiere, hieße willkürlich vorauszusetzen, was erst zu begründen ist. Selbst Singers Anspruch, wenigstens den Erfordernissen eines *ethischen* Minimalismus zu genügen (24 f), scheint auf diesem Hintergrund überzogen. Die «ethische» Qualifikation seines Personkonzepts beruht letzten Endes auf einem gutgemeinten Vorurteil.

100 Selbst Peter Singer kommt nicht umhin, zunächst auf Analogiebildungen zurückzugreifen, die die Zuschreibung von mentalen Prädikaten aus dem Vergleich mit Menschen ableiten. Tiere, die Schmerzen empfinden, «benehmen sich so wie Menschen» (Singer, 86).

101 Der amerikanische Philosoph John Ladd hat die Unhaltbarkeit einer ethisch generalisierbaren kategorialen Differenzierung zwischen «aktiven» und «passiven» Handlungen überzeugend aufgezeigt (vgl. ders. 1979, 170–180).

102 Ladd hat die in diesen Interessen begründeten Rechte auch als «ideale Rechte» bezeichnet: Rechte, die sich am Prinzip der Wechselseitigkeit orientieren und die ethischen Forderungen nicht durch unveränderliche Prinzipien, sondern aus den legitimen *Ansprüchen* begründen, die jeder einzelne an seine Mitmenschen richten kann (vgl. 1979, 137–140). Ladd hält allerdings

Kritik der «Hirntod»-Konzeption —————————————— 249

nicht jedes Bedürfnis für achtenswert, sondern orientiert sich am Ideal eines «guten Lebens».

103 «Die Begründung für die Tötung (aktive Euthanasie) ist in wichtiger Hinsicht dieselbe wie die für die Aufnahme einer Behandlung überhaupt, denn beider Ziel ist des Patienten allgemeine Wohlfahrt und die Erfüllung seiner Bedürfnisse» (1979, 181).

104 Unsere Darlegungen zum Problem der Fremdleiblichkeit und der Bedeutung des Tötungsverbots verdanken sich in weiten Teilen der Philosophie Emmanuel Lévinas'. Wenn wir dabei von einer «Phänomenologie» des Leibes und von einer «Wahrnehmung» oder «Erfahrung» des Anderen sprechen, so können diese Begriffe dem nicht wirklich gerecht werden, was uns Lévinas zu bedeuten versucht, wenn er von der «Epiphanie des Antlitzes» des Anderen spricht. Da es aber letzten Endes unmöglich ist, die Begegnung mit dem Anderen von der Wahrnehmung seiner empirisch-gegenständlichen Existenz zu isolieren, scheint es im Blick auf konkrete, praktisch-ethische Fragestellungen unumgänglich, mit Metaphern zu operieren, die von vornherein eine Interferenz von Ethik und Empirie, Wahrnehmung und Begegnung unterstellen. (Vgl. dazu auch die Kritik der Ethik Lévinas' in: Hoff, in diesem Band, Seite 295 ff.) Lévinas selbst ist sich dieser Aporie an sich durchaus bewußt, beschränkt sich aber darauf, ihr durch «Verneinungen» zu begegnen: «Ich weiß nicht, ob man von einer ‹Phänomenologie› des Antlitzes sprechen kann, denn die Phänomenologie beschreibt das, was erscheint. Auch frage ich mich, ob man von einem Blick sprechen kann, der auf das Antlitz gerichtet wäre, denn der Blick ist Erkenntnis, Wahrnehmung. Ich denke vielmehr, daß der Zugang zum Antlitz von vornherein ethischer Art ist. Wenn Sie eine Nase, Augen, eine Stirn, ein Kinn sehen und sie beschreiben können, dann wenden Sie sich dem Anderen wie einem Objekt zu. Die beste Art, dem Anderen zu begegnen, liegt darin, nicht einmal seine Augenfarbe zu bemerken. […], was das Spezifische des Antlitzes ausmacht, ist das, was sich nicht darauf reduzieren läßt» (Ethik und Unendliches, 64).

105 Vgl. dazu auch: Hoff, in diesem Band Seite 288 ff.

106 Bei Lévinas kommt diese Differenz in der Unterscheidung zwischen «Sagen» und «Gesagtem» zum Ausdruck (vgl. «Jenseits des Seins oder anders als Sein geschieht«, 29 ff). Die systematische Verdrängung dieser prä-logischen Bedeutungsdimension kann man mit Jacques Derrida als «Logozentrismus» bezeichnen: Die sinnliche Bedeutungsschicht des äußerlichen (Schrift-)Zeichens wird zugunsten einer Verabsolutierung der logischen Bedeutung einer scheinbar vollständig verinnerlichten Seelensprache (des «inneren Monologs» im Sinne Husserls) zum Schweigen gebracht (vgl. 1979, vor allem 157–159).

107 Vgl. auch: Lévinas, Ethik und Unendliches, 74. Zur Unmöglichkeit einer eindeutigen Differenzierung zwischen Körperlichkeit und Leiblichkeit vgl. Hoff, in diesem Band auf Seite 295 ff.

108 Zum Begriff der «Triebfeder» vgl. Hoff auf Seite 290 f. Im Abendland

verweist die Erfahrung von Fremdleiblichkeit fast immer auf die Leiblichkeit eines anderen Menschen. Das schließt allerdings nicht aus, daß wir einigen Lebewesen mentale Eigenschaften zuschreiben, obwohl wir vor ihnen keinerlei Achtung in einem ethisch qualifizierten Sinne empfinden. Bestätigt diese Zuschreibung die Priorität des Menschlichen doch gerade darin, daß wir dabei – wie erwähnt – nahezu zwangsläufig auf anthropomorphe Analogiebildungen zurückgreifen müssen. Es wäre allerdings problematisch, diesen kulturell bedingten Anthropozentrismus zu einem «ehernen Gesetz» zu erklären (vgl. auch: Hoff, Seite 298 ff, 305 ff). Die Bedeutung von Singers Kritik des abendländischen «Speziesismus» liegt gerade darin, uns die Kontingenz ethischer Verbindlichkeitserfahrung deutlich werden zu lassen. Die Aufgabe zukünftiger Ethiken wird dann aber – gegen Singer – gerade darin liegen, die Erfahrung unbedingter Verbindlichkeit im Bewußtsein ihrer Endlichkeit und Vorläufigkeit ernst zu nehmen (vgl. auch: Anm. 113). Daß sich das «Du sollst nicht töten» des jüdischen Gesetzes nur in endlichen Existenzgestalten zeigt, berechtigt nicht dazu, die Erfahrungsgestalten unserer «Besorgnis vor Übertretung» (Kant) zu einer vernachlässigbaren Nebensache zu erklären. Schon Kant wußte um die Kontingenz unserer ethischen Situation und bezweifelte, daß wir aus eigenem Vermögen «jemals in den Besitz der Heiligkeit des Willens kommen können» (Kant, KPV A 145/46).

109 «Denk an die Werkzeuge in einem Werkzeugkasten: es ist da ein Hammer, eine Zange, eine Säge, ein Schraubenzieher, ein Maßstab, ein Leimtopf, Leim, Nägel und Schrauben. – So verschieden die Funktionen dieser Gegenstände, so verschieden sind die Funktionen der Wörter. (Und es gibt Ähnlichkeiten hier und dort.)» Ludwig Wittgenstein, Philosophische Untersuchungen, Aph. 11.

110 Zur Obszönität des Leichnams vgl. Hoff, in diesem Band auf Seite 328 f.

111 Vgl. etwa: Birnbacher in diesem Band auf Seite 28 ff.

112 Vgl. etwa die Position von Klaus Steigleder in diesem Band.

113 Vergleichbare Grenzfälle lassen sich auch für bewußtseinsfixierte Personkonzepte konstruieren. Man denke etwa an die Diskussion um die Teilbarkeit des Gehirns und die Möglichkeit von Hirntransplantationen (vgl. Linke 1993). Die Notwendigkeit einer Neuformulierung ethischer Prinzipien unter den relativistischen Bedingungen radikaler Kontingenz erscheint auf diesem Hintergrund immer dringlicher. Ein erster Schritt in dieser Richtung wird darin liegen, sich von der Anbindung an eine «Wesensdefinition» des Menschen zu verabschieden. Wenn die medizinisch-technischen Innovationen der Gegenwart wirklich eine Herausforderung für das abendländische Menschenbild bedeuten, dann insofern, als sie dazu zwingen, sich vom substanzmetaphysischen Wunschtraum einer ethischen Theorie zu verabschieden, die unser Verhalten in «jeder denkbaren Welt» normiert.

114 Mit dieser Schwelle ist natürlich nur eine Minimaldefinition des Todes-

zeitpunkts gegeben. Sie orientiert sich an dem, was auf begrifflicher und – im Anschluß daran – empirischer Ebene hinsichtlich unserer Achtung vor dem Leben eines Menschen mit hinreichender Sicherheit rekonstruiert werden kann. Das schließt nicht aus, daß man aus religiöser Überzeugung oder schlichtweg aus persönlicher Erfahrung den im klassischen Sprachgebrauch durch die «Trennung von Körper und Seele» bezeichneten Todeszeitpunkt zu einem späteren Zeitpunkt ansiedelt. Die metaphysische Erfahrung des Todes als Prozeß eines kontinuierlichen «Entschlafens» stellt eine ernstzunehmende Form der Begegnung mit dem Sterben eines anderen Menschen dar. Man muß sich deshalb darüber im klaren sein, daß die hier gegebene Definition ausschließlich der ethischen Dringlichkeit einer allgemeinverbindlichen Grenzziehung entsprechen kann. Minimalistisch ist diese Grenzziehung dann insofern, als sie lediglich den frühesten Zeitpunkt benennt, an dem die (juristische) Für-tot-Erklärung eines Menschen verantwortbar ist. Das schließt nicht aus, daß dies vom einzelnen als «zu eng» empfunden wird. Bei einer Regelung der Gewebeentnahme (Hornhaut, Knochen usw.) an Menschen, die nach der hier vorgelegten Definition für tot erklärt werden könnten, wäre dies entsprechend zu berücksichtigen.

115 Schon wenn wir die Einheit eines einzelnen Organs zu definieren versuchen – etwa indem wir im Sinne des «Hirntod»-Kriteriums zwischen Hirnstamm und Rückenmark differenzieren –, operieren wir mit Urteilen, die die Zweckmäßigkeit dieser Identifikation zur Beschreibung der Funktionsfähigkeit des Gesamtorganismus betreffen. Natürlich könnte man in diesem Zusammenhang noch versuchen, vom «Beobachter» zu abstrahieren – es handelt sich ja hier nur um ein Modell zur Beschreibung der *inneren* Organisation des Gesamtorganismus. Bei der Identifizierung des Gesamtorganismus selbst ist das aber nicht mehr möglich, denn das Modell existiert nur im Verhältnis zu einem Beobachter. Würde man sich hier mit Maturana ausschließlich an der Fähigkeit des Systems orientieren, sich selbst zu reproduzieren (seiner «Autopoiesis»), so könnte man nicht einmal eindeutig zwischen einem lebendigen Organismus und einem einzelnen überlebenden Organ (zum Beispiel einer perfundierten Niere) differenzieren. Vgl. dazu auch Hucklenbroich, 1990: «Der Begriff der Autopoiesis [...] deckt nur das allgemeine Strukturmerkmal des Lebensprozesses im ganzen als eines großen Entwicklungs- und Selbsterhaltungsprozesses, taugt jedoch nicht ohne zusätzliche Kriterien zur Identifikation individueller Organismen und daher auch nicht zur sicheren Erkennung des *Todes* eines Individuums» (ebd. 126).

116 «Cette survie prend véritablement fin quand l'arrêt cardiaque est définitif, tout recours à une circulation extracorporelle étant actuellement exclu» (Mollaret und Goulon 1959).

117 Eine erste Anregung, sich unter dieser Prämisse neu zu orientieren, findet sich bei Linke et al., in: Toellner 1991, 75 f.

118 Lévinas 1989, 136.
119 Zur Diskussion der gesetzlichen Regelung vgl. auch: Hoff und in der Schmitten 1993.
120 Gemeint sind Fälle, in denen die Prognose für den Betreffenden selbst aussichtslos ist und die notärztliche Behandlung (Wiederbelebung) von vornherein unter dem Gesichtspunkt der Konservierung der Organe des Sterbenden erfolgt.
121 Vgl. auch den Beitrag von Christine Lang in diesem Buch auf Seite 397ff.
122 Zum technischen Aspekt vgl. Ina Pichlmayr, Rudolf Pichlmayr, a.a.O. 31. Wir haben die ethische Rechtfertigung solcher Organentnahmen in diesem Beitrag unberücksichtigt gelassen, vgl. aber Anmerkung 114.
123 Vgl. Seite 209ff.
124 Vgl. dazu Hans Jonas' berechtigte Kritik an unserer im November 1992 veröffentlichten ersten Stellungnahme zu dieser Frage, S. 24f.
125 Fieber 1991, 27.
126 Die Schwierigkeit, den «Hirntod» emotional zu verarbeiten, erschwert den Trauerprozeß der Angehörigen nicht unbeträchtlich. Das berührt vor allem ihre Fähigkeit, sich emotional von der körperlichen Existenz des Verstorbenen zu lösen. La Spina et al. (in: Toellner 1991, 266f) berichten von Fällen, in denen die Angehörigen das Leben des Verstorbenen in den Organempfänger projizierten. Aufgrund der Unmöglichkeit, zu diesem Empfänger in irgendeine Beziehung zu treten, kam es mit dem allmählichen Einsetzen des Trauerprozesses zum Auftreten von Schuldgefühlen. Das Gefühl, den Verstorbenen verlassen zu haben, führte zu einer Verdrängung der Erinnerung an seine Vergangenheit. Die damit einhergehende Verzögerung der psychologischen Trauerarbeit war häufig von psychosomatischen Komplikationen begleitet.
127 Die vor allem unter Transplantationsmedizinern verbreitete Überzeugung, daß die Entscheidung zugunsten einer Organspende oder der Wille, mit Hilfe fremder Organe zu überleben, auf rationalen Prämissen beruhe, versteht sich keineswegs von selbst – auch wenn Organtransplantationen in den reichen Industriestaaten de facto schon fast zu einer Selbstverständlichkeit geworden sind. «In nicht wenigen Ländern der Dritten Welt, in denen Erkrankungen durch Parasiten und Infektionen die häufigste Todesursache bilden, gilt die Organtransplantation als irrational» (Canguilhem 1989, 52).

DRITTER TEIL
Anstöße, Hintergründe, Perspektiven

Nekrose des Hirns oder der Funktionen?
Justitias Schwert und die Ganzheit
Detlef B. Linke und Martin Kurthen

Die ganze Würde: mehr Demokratie bitte!

Jedem einzelnen Menschen kommt Würde zu. Er wird nicht nach «Wert»bemessen, denn sonst könnte er unter Umständen über Wertungen antastbar sein. Der Begriff der Würde soll zum Ausdruck bringen, daß jeder Mensch außerhalb des Systems von Bewertungen zu respektieren ist. Ihm kommt Würde zu, auch wenn er wie eine Gestalt aus einem Beckettschen Schauspiel verstümmelt in der Mülltonne vegetiert.

Dieser Gedanke der Würde ist ein großartiger Gedanke, obwohl man immer mehr beobachten kann, daß er im alltäglichen Sprachgebrauch in sein Gegenteil verkehrt wird. So kann man hören, daß das Eingekerkertsein in eine Krankheit, daß ein bestimmter qualvoller Sterbeprozeß nicht menschenwürdig sei und daß solch einem Leiden und Sterben ein Ende zu bereiten sei. Der Würdebegriff, der grundsätzlich ein Schutzbegriff ist, wird häufig auch als Handlungsaufforderung verstanden in dem Sinne, daß einem Menschen aus schwierigen Situationen geholfen werden soll. Dieser handlungsauffordernde Charakter im umgangssprachlichen Gebrauch des Würdebegriffs läuft dem Schutzaspekt des Würdebegriffs zuwider, wenn die Handlungsaufforderung bei «menschenunwürdigen» Situationen so aussieht, als ob die Tötung des betreffenden Menschen etwas die Würde Erhaltendes sei. Dieser in unseren alltäglichen Redeweisen sich anbahnende Sieg des handlungsauffordernden Aspekts des Würdebegriffs gegenüber dem Schutzcharakter desselben wird deutlich, wenn der Würdebegriff nun plötzlich auf jene ausgedehnt wird, für die der Kampf der Aufklärung wohl nicht gefochten wurde: die Leichname.

Im Länderentwurf zum Organtransplantationsgesetz vom Frühjahr 1993 findet sich ein eigener Paragraph (Paragraph 6) mit der Überschrift «Die Würde des Leichnams». Bisher waren es die Totenruhe und die Pietät, die gegenüber dem Leichnam gewahrt werden sollten. Auch kannte man über den Tod hinaus wirksame Personenrechte. Den grundrechtlichen Begriff der Würde nun aber auch für den Leichnam zu benutzen, ist ein problematisches Manöver. Natürlich ist es eindrucksvoll, die Würde, unseren höchsten Rechtsbegriff, möglichst weit auszudehnen. Aber wird er durch diese Ausdehnung nicht verdünnt und geschwächt? Wenn Würde Lebenden und Toten gleichermaßen zukommt, was kann sie dann noch für die Lebenden bedeuten? Will man jetzt die Emanzipation der Leichname betreiben? Oder soll eine begriffliche Wiedergutmachung erfolgen angesichts kursierender Formulierungen vom «Ersatzteillager Mensch»?

Von vielen Seiten sind Mechanismen in Gang gesetzt, welche den Würdebegriff des Menschen durch Wertungen zu unterlaufen geeignet sind, so daß, wenn man nicht achtgibt, die Äußerung von Botho Strauß, Würde – «ach, Leihfloskel vom Fürstenhof!» – sei ein bloßes feudalistisches Dekor, nicht mehr einfach als Dichterrhetorik abgetan werden könnte.

Sterben gehört zur Würde des Menschen, auch wenn es unter «menschenunwürdigen» Bedingungen geschieht. Die begrifflichen Mittel der Aufklärung, welche auf Gleichberechtigung aller Menschen zielten, wären in eine perfektiokratische Differenzierung pervertiert, wenn man Gleichberechtigung nur dem Menschen zuschreiben wollte, der im Vollbesitz seiner geistigen Kräfte und seiner Freiheit sich befindet. Der Würdebegriff ist gerade deshalb so bedeutsam, weil er von den biologischen und psychologischen Unterschieden zwischen den Menschen abstrahiert und ihnen unabhängig von diesen gleiches Recht einräumt. Biologische oder geistige Integrität und Perfektion sind nicht Voraussetzung der Würde eines einzelnen Menschen. Bestimmt man den Würdebegriff von der menschlichen Freiheit her, so wäre es auch unangemessen, freiwillig verfügte Organentnahme als unwürdigen, rein mechanistischen Umgang mit dem menschlichen Körper zu betrachten. Die Freiheit des Menschen besteht darin, sich zumindest mit seinem außergehirnlichen Körper in eine Differenz setzen zu können. Dies muß anerkannt werden.

Die Würde des Menschen bestimmt sich im wesentlichen aus einer prinzipiellen Freiheit. Besitzt er diese Freiheit aus biologischen und intellektuellen Gründen nicht, so sind wir aufgerufen, ihm diese dennoch zuzuschreiben und zu ergänzen. Wie weit uns dies gelingen kann, ist eine Frage unserer Kräfte, aber auch unserer Bemühungen, idealtypisches Ethos beziehungsweise idealtypische Ethik noch zu formulieren. Eine bloße Reziprozitätsethik der gegenseitigen Anerkennung im Sinne eines gleichen Rechts aller setzt bereits ein Ergänzungsmoment voraus, da biologisch und psychologisch eben nicht alle gleich sind und in den Extremsituationen des Lebens und Sterbens auch nicht gleich bleiben. Denkfiguren, welche nun Freiheit und Würde, also von der Biologie abstrahierende Begriffe, wieder mit der Biologie in Verbindung setzen wollen, müssen äußerst genau geprüft werden, da sie auf versteckte Weise einen Wertemechanismus ins Spiel bringen können.

Die Aufklärung träumte davon, für jedes Subjekt gebe es einen Bereich der Freiheit, den es verwirklichen könne, ohne den anderen dabei zu tangieren. Heute äußert der Filmautor Thomas Bergmann: «Sexualität ist für manche Menschen fast die einzige Rückzugsbastion der Freiheit.» Es hat sich für viele gezeigt, daß die Ermächtigung des Subjekts kaum noch ohne die Subjektion anderer Subjekte gelingt. In der Tat, der Tod ist auch nicht mehr Gegenstand der menschlichen Freiheit. Zwar wird der «Freitod» straffrei gelassen, sich aber bei schlagendem Herzen noch für lebend zu halten, soll für den Fall des endgültigen Hirnausfalls nicht gestattet sein.

Natürlich mag es einem absurd erscheinen, einen Entscheidungsspielraum bei der Bestimmung des Todes für den einzelnen Bürger offenhalten zu wollen. Der Tod gehöre doch zu den letzten von der Natur oder von Gott gegebenen Dingen, über die man wohl schlecht nach Art eines Abstimmungsverfahrens sein Votum abgeben könne. Natürlich kann dies auch nicht in die Beliebigkeit derart gesetzt werden, daß man bereits in dem Moment beerdigt werden möchte, in dem man als Alzheimer-Patient seine geistige Existenz verloren glaubt. Nachdem der natürliche Tod durch die ärztliche Kunst doch mehr und mehr zum künstlichen Tod geworden ist, der auch noch kunstvoll in zwei Teile gespalten wurde, nämlich den Tod bei schlagendem und den Tod bei nichtschlagendem Herzen, sollte es dem Bürger aber vielleicht gestattet sein, hierüber selber zu bestimmen.

Die Entwicklung verläuft jedoch anders. Schon gibt es Bemühungen, den Unterschied zwischen den zwei Toden auch sprachlich auszumerzen und als identischen Tod bei nur unterschiedenen Diagnoseverfahren zu charakterisieren. Die Sachverhalte entwickeln sich aber anders, und wenn wir nicht aufpassen, werden wir Mühe haben, mit unserer Sprache noch das zu beschreiben, was geschieht. So wird in den Niederlanden zwecks besserer Ausschöpfung der Organressourcen bereits versucht, den guten alten Herztod wieder einzuführen, allerdings in dem Sinne, daß man von Tod auch bei intaktem Hirn sprechen könne, wenn das Herz über mindestens drei Stunden irreversibel in seiner Funktion ausgefallen sei. Es erscheint wichtiger denn je, auf die Worte zu achten: Ein derartiger Herztod ist kein Herztod, denn das Hirn funktioniert bei dem durch technische Systeme unterstützten Organismus durchaus weiter, und ein versagendes Herz kann nach sechs oder sieben Tagen technischer Unterstützung des Organismus durchaus wieder zu eigener Kraft zurückfinden. Mit der unzureichenden Unterscheidung der Begriffe fängt es an. Die Medizin hat faktisch mehrere Tode etabliert. Für das Zivil- und Erbrecht wäre es nicht einfach, die freie Wahl eines Todeskonzeptes vorsehen zu lassen. Den Organspendewilligen mitentscheiden lassen, im Falle des irreversiblen vollständigen Ausfalls seiner Hirntätigkeit sich rechtlich so behandeln zu lassen, als ob er ein Toter wäre, würde die rechtliche Festschreibung des Hirntodes als Tod des Menschen nicht erforderlich machen und auf diese Weise helfen, die vielfältigen kulturellen Implikationen bei der Selbstdeutung des Menschen nicht auftreten zu lassen.

Die Astronomie mußte sich mit ihrem kopernikanischen Weltbild gegen eine abweichende Formen des Denkens nicht tolerierende Tradition durchsetzen. Im Laufe von Jahrhunderten hat sich dabei eine Sichtweise etabliert, in welcher es für die Zwecke der Astronomie sinnvoll ist, die Erde um die Sonne kreisen zu lassen, während es für den Alltag, die Urlaubsreise und die Poesie durchaus statthaft bleibt, die Sonne am Morgen durch die Zweige aufsteigen zu sehen oder am Abend ihren Untergang zu bewundern. Beim Hirntod geht es nicht um die Himmelsmechanik «da draußen», sondern um den Menschen selber. Und «die Wissenschaft» nimmt bei dieser Frage heute interessanterweise eine dogmatische Haltung ein, die sie früher zu ihrer eigenen Etablierung gegenüber weltanschaulichen Traditionen noch zu kritisieren wußte. Das Verhältnis von Wissenschaft und Weltanschauung hat sich offenbar umgekehrt. Viele ihrer Vertreter möchten mit dem Anspruch auftreten, im Rahmen der Naturwissenschaft sagen zu dürfen, was der Tod des Menschen sei (vgl. Eigler 1991). Dies erscheint uns gerade im Hinblick auf die Organspendebereitwilligkeit bedenklich, da die Irritationen gegenüber der Organspende hauptsächlich aus dem Versuch entstehen, den Hirntod als eindeutiges Todeskonzept zu etablieren. Angemessener von vornherein wären konsequente Aufklärung und die Respektierung der Entscheidungsfreiheit jedes einzelnen in den letzten Dingen.

Es ist verständlich, wenn einige das bei Dissens übliche demokratische Verfahren der freien Wahl jedes einzelnen an dieser Stelle, wegen möglicher Verunsicherung der Menschen hinsichtlich ihres eigenen Lebens und Sterbens, nicht riskieren wollen. Die Verunsicherung wird jedoch auf lange Sicht durch den Versuch, die normative rechtliche Festschreibung eines, und nur eines Todeskonzepts zu erwirken, nur immer größer.

Erinnert man sich an Thomas Hobbes' Aussage, daß die Menschen sich nur in dem einen Punkt einig werden können, daß sie gegen den Tod sind, dann ist unschwer zu erkennen, daß das für die Organtransplantation ertragreiche Hirntodkonzept politisch trotz aller kulturellen, weltanschaulichen und ethischen Bedenken verwirklicht werden wird. Denn was sollte heute Politik, welche aufgrund der vertragstheoretischen Konzeption der Neuzeit eine Verwirklichung des Vertrages gegen den Tod ist, auch sonst verwirklichen? Für andere Entwürfe müssen ihr offenbar Grundlage und Verständnis fehlen, und man sollte nicht meinen, daß die Erarbeitung eines entsprechenden Verständnishorizontes die Schwierigkeiten des gesellschaftlichen Zusammenlebens der Menschen ohne weiteres mindern würde; denn Politik, die mit der Sterbebereitschaft spielt, läßt sich auf ein riskantes Abenteuer ein (vgl. Linke 1993 b).

Angesichts der Hobbes-Transformation – sie bedeutet, daß eine Gesellschaft, die die Bekämpfung des Todes zu ihrem theoretischen Fundament gemacht hat, sich in ihrem Kampfesengagement bei der Bestätigung ihrer vertragstheoretischen Grundlagen immer nur weiter steigern wird – bleibt also nur zu fragen, ob und inwieweit für den vom juristischen Denken unabhängigen Kulturspielraum, wo es einen solchen denn gibt, Todeskonzepte noch aufrechterhalten werden können, die den Empfindungen und Bedürfnissen derjenigen Menschen, die nicht auf ein Organ warten, sondern in den Sterbeprozeß eintreten oder deren Angehörige tödlich erkrankt sind, näherkommen. Der Kulturkampf um das Hirntod- und Todeskonzept kann nach dem Hobbes-Prinzip politisch wohl nur in einer Richtung entschieden werden. Dennoch stellt kulturelle Schadensbegrenzung eine nicht unwichtige Aufgabe dar. Ist solch eine Schadensbegrenzung aber überhaupt möglich? Soll man die private Sprechweise vom Tode weiter kultivieren, als ob es die naturwissenschaftliche Auflösung der Ganzheitsvorstellung von Leib und Seele nicht gäbe? Darf man weiter vom beseelten Leib sprechen, wenn im Hirntod die Dissoziation in einen unbeseelten Körper und ein bewußtseinsbezogenes Hirn verwirklicht wird? Hat es überhaupt Sinn, die doppelte Sprechweise, die zwei Kulturen von Geistes- und Naturwissenschaften, wie im Falle der Erdumlaufbahn und der den Geist inspirierenden Morgenröte, so auch angesichts der zerstückelnden Umgangsweise auch mit einem Dichterhirn oder Dichterkörper beizubehalten?

Das Hirntodkonzept stellt einen radikalen Bruch mit der Vielfalt unserer Todesvorstellungen dar. Die traditionelle Rede vom Exitus letalis, vom tödlichen Ausgang einer Erkrankung oder eines Unfalls, kann in Beziehung zur platonischen Todesvorstellung gesehen werden, derzufolge der Mensch stirbt, wenn die Seele aus dem Leib herausgeht. Beim Hirntod handelt es sich jedoch höchstens um einen Exitus vitalis, das heißt die Postulierung eines Austritts (exitus) der Seele (spiritus) aus dem Leib (forma humana) trotz Weiterlebens des Körpers (corpus). Das Weiterleben des Körpers wird, wenn man erst die entscheidenden endokrinologischen Stoffe gefunden hat, die bei schwangeren Hirntoten den Körper stabilisieren, dann auch therapeutisch gesichert werden können. Christiaan Barnard, der erste Herzverpflanzer (1967), schreibt zur Zeit an einem Roman, in welchem Hirntote als Organreservoirs herangezüchtet werden. In einem Interview äußerte er seine Begeisterung über die hieraus erwachsenden Möglichkeiten für die Transplantationsmedizin. Man muß nicht auf derartige futuristische Phantasmen hinweisen, um zu erkennen, auf welche Weise sich das Leben jenseits des «Hirntodes» verselbständigen kann. Auch die geschicktesten Definitionsmanöver, das Leben auf das Hirnleben einzuschränken, können nicht darüber hinwegtäuschen, daß der Bruch mit unserem traditionellen Lebensbegriff vollzogen ist.

Die für unseren zwischenmenschlichen Umgang so wichtige Intuition, beseelt sei der gesamte Leib, wird durch das Wissen bedrängt, nach dem Hirntodkonzept müsse ein warmer pulsierender Körper unter Umständen als Lebensattrappe angesehen werden. Nicht unsere aus dem zwischenmenschlichen Bereich erwachsenden Intuitionen, sondern der technische Kampf um den Tod bestimmt unseren Wirklichkeitsbegriff. Das Ergebnis wird sein, daß am Ende wir selber nicht mehr wirklich sind. Daß der Sonnenaufgang kein Aufsteigen der Sonne ist, daran haben wir uns gewöhnt. Aber wie werden wir damit leben, daß der lebende Mensch kein lebender Mensch ist?

Hätten die Astronomen darauf bestanden, daß keiner mehr vom «Sonnenaufgang» spricht, so hätten sie es schwer gehabt, sich durchzusetzen. Beim «Hirntod»-Konzept postulieren die Naturwissenschaftler fast ausnahmslos das Dogma, daß der «Hirntod» als Wahrheit anerkannt werden müsse. Wäre es nicht besser, hier dem freien Konsens einen Raum zu garantieren?

Die vielfältigen Vorstellungen von Leben, Sterben und Tod werden durch das Hirntodkonzept eindimensionalisiert werden — interessanterweise aber nicht erst durch die Folgewirkung, sondern bereits durch die Postulate der Hirntodkonzeptverteidiger, denen historische Brüche offenbar unangenehm sind. Die Hirntoddiskussion macht aber gerade dies so problematisch, daß die dabei auftretenden kulturellen Veränderungen für nicht relevant gehalten werden sollen. Die Tradition früherer Leibesvorstellungen findet sich zum Beispiel in der Monographie von Bernath, auf die wir verweisen.

Es ist nicht schwer zu prognostizieren, daß die kulturelle Vielfalt der Deutungen von Leben, Sterben, Tod und Leib-Seele-Zusammenhang eingeengt werden wird, wenn man jetzt schon nicht wahrhaben will, daß sie überhaupt existieren. Doch läßt sich noch gar nicht absehen, wie wichtig diese Entwürfe und Selbstdeutungen des Menschen für das gesellschaftliche Zusammenleben sind. Vielleicht sind sie für eine Gesellschaft genauso wichtig wie jene Begriffe, auf die man sich beim Aufstellen von Theorien des gesellschaftlichen Zusammenlebens explizit beruft.

Nach Einsicht in das Hobbes-Prinzip bleibt für die Geistes- und Gesellschaftswissenschaften nicht mehr viel zu tun. Es gilt eine Schwächung des Würdebegriffs abzuwehren, die bei dessen Ausdehnung auf den Leichnam erfolgen müßte, obwohl es verständlich ist, daß man bei Zerstückelung der Leiche ihr kompensatorisch einen größeren Respekt zuschreiben möchte. Es gilt ferner und vor allem einer indirekten Wiedereinführung von Wertungen entgegenzutreten, die bei einer Anbindung des Würdebegriffs an bestimmte biologische Bedingungen des Organismus stattfinden kann, insbesondere wenn dies begrifflich explizit gemacht wird. Würde muß dem Menschen als Ganzem zugeschrieben werden, gerade und vor allen Dingen dann, wenn ihm etwas zu ergänzen ist. Das Leben an der leib-seelischen Ganzheit festzumachen, heißt aber, daß Vorsicht walten muß, heißt, daß defizitäre Formen des Lebens als Sonderfall überhaupt noch zugelassen, ja sogar besonders wirksam geschützt werden. Mit dem Begriff des Ganzen und der Ganzheit hat man in der Geschichte schon zu vieles kleingekriegt.

Die ganze Teilbarkeit

Der Herztod (welcher erst ein vollständiger Tod ist, wenn auch das Hirn abgestorben ist) und der Hirntod (der im Sinne der klassischen Vorstellung erst ein vollständiger Tod ist, wenn auch das Herz abgestorben ist) sind nicht ein und derselbe Tod. Der isolierte Hirntod widerspricht dem klassischen Todeskonzept. Permutationsmanöver, die zum Überleben verwirklicht werden, wie der Austausch eines Herzens, ändern an diesem Widerspruch nichts. Daß die Permutationsakte am Gehirn bisher nur in geringem Maße verwirklicht wurden, ändert an der Halbherzigkeit, der gleichzeitigen Traditionsbrüchigkeit und immanenten Feindseligkeit des Hirntodkonzeptes gegenüber dem neurowissenschaftlichen Fortschritt nichts. Die Zeiten werden kommen, in denen raffinierte Formen der Neurotransplantation unter Zuhilfenahme von Wachstumsfaktoren und Enthemmern von Wachstumsfaktorenhemmern das Transplantationsgeschäft im Bereich der inneren Organe an Bedeutung weit hinter sich lassen werden. Die Zwittrigkeit des jetzigen Hirntodkonzeptes wird sich dann als Tribut an den Zeitgeist entlarven. In der Tradition wurde der gesamte Leib als beseelt betrachtet. Die Seele wurde als Form des Körpers angesehen. In der Tat wurde dabei auch eine «forma formarum», eine Form der Formen, gedacht, also eine höchste Seeleninstanz, die in ordnendem Bezug zu den unterschiedlichen Organen stand. Meist war es das Herz gewesen. Nun kann man sich eine Lokalisationsverschiebung für dieses höchste Zentrum, wie es sie vom Zwerchfell über die Nieren zum Herzen schon gegeben hatte, jetzt vom Herzen zum Hirn durchaus vorstellen. Dazu braucht man nur anzunehmen, daß man eben erst jetzt entdeckt habe, daß das Hirn die eigentliche Mitte des Menschen sei, die man früher mit dem Herzen benannt haben wollte. Forschungen über den Phantomschmerz zeigen ja, daß auch ein nichtvorhandener Körperteil vom Hirn als «wirklich» erlebt werden kann. In diesem Sinne wäre auch das hirnbedingte Erleben eines «Phantomherzens» nach Herzentfernung denkbar. Insofern hat die Lokalisationsverschiebung vom Herzen zum Hirn durchaus ihre neurophysiologische Berechtigung. Es kommt jedoch darauf an, wie man «die Mitte», «das Zentrum», dann verstehen will.

Das Entscheidende am Hirntodkonzept ist doch, daß es hierbei um den dissoziierten Hirntod, das heißt um das Hirnversagen bei erhaltener Körperfunktion geht. Das Verständnis der neuen Mitte, des Zentrums, ist hier also extrem monarchistisch und völlig anders geartet als in der antiken Fabel vom Aufstand der Organe gegen den Kopf, die für Jahrtausende lehrte, daß alle aufeinander angewiesen sind. In der jüngsten Verlautbarung der Bundesärztekammer und dem Artikel von Birnbacher et al. wird dem Gehirn eine Sonderstellung eingeräumt, die wohl im Konzept des dissoziierten Hirntodes steckt, nicht aber in Einklang steht mit der Funktionsorganisation des Organismus und den therapeutischen Vorgehensweisen intervenierender Medizin. Die Aussage «Die Integration der einzelnen Körperfunktionen zum Ganzen des Organismus Mensch wird ausschließlich durch das Gehirn wahrgenommen» (Birnbacher et al. 1993) kann nur als eine unter dem Sog des Hirntodkonzepts stehende Fehleinschätzung angesehen werden. Auch das Immunsystem leistet eine notwendige Integrationsfunktion (Varela 1992).

Ganzheitskonzepte sind häufig problematisch, da in ihnen nicht selten verdeckt Partikularitäten als Ganzheit gesetzt werden. Bei dem Versuch, mit dem Ganzheitskonzept, bei dem die Ganzheitsfunktion dem Gehirn zugeordnet wird, das Hirntodkonzept zu stützen, wird Ganzheit zum Instrument der Partikularisierung des Organismus. Ganzheit erscheint bei Birnbacher et al. gerade nicht im Sinne einer ganzheitlichen, sondern im Gegenteil jener Medizin, welche die Auflösung des Ganzen vorbereitet. «Das Subjekt des Todes ist das menschliche Individuum als leiblich-seelische Ganzheit» für Birnbacher und seine Mitautoren: «Der ganze Mensch, nicht sein körperlicher Aspekt allein, lebt, wächst heran, altert und stirbt.» Faktisch wird mit dem Hirntodkonzept das Individuum doch in Hirn und extrazerebrales Körpersystem dividiert, und nicht der ganze Mensch, sondern das zum Ganzheitsorgan erklärte Gehirn wird zum Träger des Todes erklärt.

Im strengen Sinne kann es eine Ganzheitsmedizin gar nicht geben, da Ganzheit den Tod einschließt, Medizin aber im gewöhnlichen Verständnis gegen diesen antritt. «Ganzheitsmedizin» nennt man eine Medizin, welche bei therapeutischen Interventionen das Zusammenspiel des gesamten Organismus berücksichtigt. Setzt man jedoch das Gehirn als Ganzheitsorgan an, dann tritt an die Stelle des ganzheitlichen Aspekts die einen Teil totalisierende Überbewertung eines, des zweifellos entscheidenden Organs des Menschen. Die partikularistische Medizin, die sich hier zeigt, tritt in dem ihr entgegengesetzten Begriffskostüm als Ganzheitsmedizin auf. Weltanschaulich neutral sind die «Begründungen» ohnehin nicht, deutlich erkennbar ist vielmehr, daß das Gehirn, dem kein im mentalen Bereich eindeutig Zuzuordnendes entspricht, in dieser Redeweise die Funktion eines axiomatischen Begriffs bekommt.

Birnbacher et al. gehen nicht von der leiblich-seelischen Ganzheit aus, sondern reduzieren diese auf das Gehirn, stellen hier aber der auch in den Neurowissenschaften faktischen Ergänzungsmedizin Schranken auf, wenn sie darauf beharren: «Darüber hinaus ist es entscheidend, daß der Organismus selbst diese Steuerungs- und Integrationsleistungen ausübt.» Hirngewebeeinpflanzung und Steuerungen des zentralen Nervensystemwachstums durch Wachstumsfaktoren sowie die Implantation von Neurochips sind aber Einbringungen von Steuerungs- und Integrationsleistungen von außen (Linke 1993a). Wird diese Argumentation, welche die Organ-Transplantationschirurgie absichern soll, angesichts der sich entwickelnden Neuro-Transplantationschirurgie aufrechterhalten werden können? Es ist abzusehen, daß unter dem Druck der Entwicklung der Neurowissenschaften diese konzeptuelle Begründung des Hirntodes relativiert werden wird. In der Tat, bereits eine Woche später als Birnbacher et al. wird in derselben Zeitschrift, zum Teil sogar mit gleicher Autorenbesetzung, das Konzept des Gehirns als Ganzheitsorgan auf von uns (unter anderem Kurthen et al. 1989) stets vorausgesehene Weise relativiert: «Im übrigen ist zu prüfen, ob dieser Nachweis von Restfunktionen einzelner Neuronenverbände nicht mit dem Verlust aller integrativen Hirnfunktionen zu vereinbaren ist» (Haupt et al. 1993).

Da ist also die Ganzheit geblieben! Nicht mehr das ganze Gehirn ist Träger der Ganzheit. Es geht jetzt um die ganze Ganzheit. Solche Mechanismen sind dem Ganzheitsdenken immanent. Jetzt ist nicht mehr das Hirn der Orientierungspunkt, sondern die ihm untergeschobene Ganzheit selber. Plötzlich ist nicht mehr das Gehirn als Ganzes dem Ganzen zugeordnet. Es finden also nicht zum Beispiel anthropologische Reflexionen darüber statt, inwieweit quantenmechanische Prozesse im Sterbeprozeß beim Zerfall des Gehirns für die Psyche noch eine Rolle spielen könnten, sondern die Ganzheit wird zum Selbstzweck. Ebendies ist der Punkt, weswegen wir die dem Hirntodkonzept inhärente Dynamik in Richtung auf den Teilhirntod immer wieder problematisiert wissen wollten. Der von Birnbacher et al. gezeichnete Artikel gibt in der Überschrift an, vom «anthropologischen Hintergrund» des Hirntodkonzepts zu sprechen. Die vorgeführte Anthropologie ist aber höchst selektiv und läßt beispielsweise die «Anthropologie der Unvollständigkeit» eines Helmuth Plessner, der Deutschland wegen des sich anbahnenden totalitären Regimes verließ, ganz außer acht. Dies erscheint uns als eine szientistische Beschleunigung der Kulturhomogenisierung.

Wir sollten uns nicht gegen eine Zeitdiagnose wehren

Das Hirntodkonzept ist ein pragmatisches Konzept, bei dessen Abschaffung für die Transplantation schwierige juristische Manöver erforderlich wären. Aus Scheu vor entsprechenden Gesetzesänderungen flüchtet man sich in eine Selbstdeutungseinengung des Menschen, zum Teil mit Begriffen, die gewöhnlich das Gegenteil signalisieren. Solange Hobbes' Diagnose, daß die Menschen sich nur in der Abwehr des Todes einig sind, fast zum erklärenden Prinzip erhoben werden kann, scheint eine Kritik an den Verhältnissen kaum nützlich. Die kritische Vernunft ist hier selber an ihr Ende gekommen, da sie stets vom Überlebenswillen des Menschen überrundet wird, wenn auch nicht immer in ihrer Artikulation, so doch in der Lebensweise ihrer Träger. Der Nachweis, daß es sich bei den Versuchen, das Hirntodkonzept begrifflich zu stützen, um magische Beschwörungen mit Hilfe von Begriffen handelt, wird daran auch nicht viel ändern, solange wir uns nicht alle plötzlich und unerwartet in der Lage sähen, sterben zu lernen (Linke 1993 b). Dafür gibt es zur Zeit aber keinen Anhalt. Ein winziges Samenkorn hierfür aber in kulturell schwierigen Zeiten bereitzuhalten, erscheint uns als unsere Pflicht. Die Zeiten werden schwieriger werden. Das Hirntodkonzept wird nicht erst durch Hirnverpflanzung und Neurochips aufgelöst werden. Es ist schon aufgelöst: Bei Feten wird der Tod noch nach den klassischen Herz- und Atemstillstandskriterien diagnostiziert (fehlender Pulsschlag, fehlende Nabelschnurpulsation, fehlende Inspiration). Infolgedessen kann Hirngewebe transplantiert werden, auch wenn einige es zur Zeit noch als Träger von Ganzheit apostrophieren. Es ist vorauszusehen, daß das Gehirn auch ethisch partikularisiert werden wird mit je nach Hirnregion unterschiedlichen Restriktionen für die Transplantation. Die Wertediskussion wird dann in das Gehirn Einzug halten, und es wird not tun, sich auf den ersten medizinischen Auftrag zu besinnen, der Ergänzung der Defizienten, und mit der Beschwörung einer partikularen Ganzheit aufzuhören.

Die Todesstrafe ist abgeschafft, aber Justitias Schwert will weiter den Kopf vom Rumpf trennen. Was mit Ockhams Rasiermesser angefangen hat, läßt sich nicht so leicht aufhalten, insbesondere wenn im Namen der Ganzheit zerteilt wird.

Über die Autoren

Siehe Seite 92

Literatur

Bernath, K.: Anima Corporis. Eine Untersuchung über die ontologischen Grundlagen der Anthropologie des Thomas von Aquin. Bonn: Bouvier (1969)

Birnbacher, D., Angstwurm, H., Eigler, F. W., Wuermeling, H.-B.: Der vollständige und endgültige Ausfall der Hirntätigkeit als Todeszeichen des Menschen. Anthropologischer Hintergrund. Deutsches Ärzteblatt 90, Heft 44, C-1968–C-1971 (1993)

Eigler, F. W.: Gehirntod aus der Sicht der Transplantationschirurgie. Wiener Medizinische Wochenschrift 4 (1990)

Haupt, W. F., Schober, O., Angstwurm, H., Kunze, K.: Die Feststellung des Todes durch den irreversiblen Ausfall des gesamten Gehirns («Hirntod»). Deutsches Ärzteblatt 90, Heft 45, C-2016–C-2018 (1993)

Hobbes, Th.: Elementorum philosophiae sectio tertia de cive. Paris: 1642. Deutsche Übersetzung von Max Frischeisen-Köhler und Günter Gawlik unter dem Titel «Vom Bürger» in der Philosophischen Bibliothek als Band 158 im Verlag Felix Meiner in Hamburg 1959 erschienen, 1966 in einer zweiten, verbesserten Auflage. Im 5. Kapitel «Staatsgewalt. Von den Ursachen und der Entstehung des Staates» heißt es in § 12: «Ich habe bereits früher genügend dargelegt, wie und in welchen Schritten viele natürliche Personen ihrer Selbsterhaltung wegen und aus gegenseitiger Furcht sich zu einer Rechtsperson, Staat genannt, verbunden haben. Übrigens geschieht diese Unterwerfung unter einen andern aus Furcht entweder unter den, welchen sie fürchten, oder unter einen andern, von dem sie Schutz erhoffen. In der ersten Weise geschieht es von denen, welche im Kriege besiegt wurden, um dem Tode zu entgehen; in der letzten Weise von denen, die noch nicht besiegt sind, damit sie nicht besiegt werden.»

Kurthen, M., Linke, D. B., Moskopp, D.: Teilhirntod und Ethik. Ethik in der Medizin 1, 134–142 (1989)

Linke, D. B.: Hirnverpflanzung. Die erste Unsterblichkeit auf Erden. Reinbek bei Hamburg: Rowohlt (1993 a)

Linke, D. B.: Wie alt sollen Menschen werden? Fallstudien aus der Praxis. Gütersloh: Gerd Mohn (1993 b)

Luhmann, N.: Das Recht der Gesellschaft. Frankfurt am Main: Suhrkamp (1993)

Strauß, B.: Anschwellender Bocksgesang. Der Spiegel Nr. 6, 202–207 (1993).
– Zitiert wird aus dem Absatz: «Selbstverständlich muß man grimmig sein dürfen gegen den ‹Typus› des Deutschen als Repräsentanten der Bevölkerungsmehrheit. Die Würde der bettelnden Zigeunerin sehe ich auf den ersten Blick. Nach der Würde – ach, Leihfloskel vom Fürstenhof! – meines deformierten, vergnügungslärmigen Landsmannes in der Gesamtheit seiner Anspruchsunverschämtheit muß ich lange, wenn nicht vergeblich suchen. Wie sähe, denke ich oft, mein protziger Nächster aus, wenn ihn der jähe Schmerz oder Kummer träfe? Vielleicht träte zum Vorschein dann seine Würde. Man muß sie doch wenigstens einmal gesehen haben, bevor man sie ins gesetzliche Glaubensbekenntnis aufnimmt.» (Seite 203)

Varela, F.: Das zweite Gehirn unseres Körpers. In: Fischer, H. R., Retzer, A., Schweitzer, J.: Das Ende der Entwürfe. Frankfurt am Main: Suhrkamp (1992)

Wissenschaftlicher Beirat der Bundesärztekammer: Kriterien des Hirntodes. Entscheidungshilfen zur Feststellung des Hirntodes. Deutsches Ärzteblatt 88, Heft 49, C-2417–C-2422 (1991)

Youngner, St. J. et al.: Human Death and High Technology. The Failure of the Whole-Brain Formulations. Annals of Internal Medicine 99, 252–258 (1983)

Von der Herrschaft über das Leben –
Zur Kritik der medizinischen Vernunft

Johannes Hoff

Angesichts einer Erörterung über die Grenzen der ärztlichen Behandlungspflicht kommt ein angesehener zeitgenössischer Intensivmediziner auf die Aufklärungspflicht des Arztes zu sprechen. Seine Überlegungen münden ein in einen Appell an den «humanitären Auftrag» seiner medizinischen Fachkollegen: «Vor die Entscheidung gestellt, lebenserhaltende Maßnahmen einzuleiten bzw. fortzuführen oder dem Schicksal seinen Lauf zu lassen, müßte der Patient zunächst rückhaltlos über die Aussichtslosigkeit seines Leidens aufgeklärt werden. Entgegen anderen Meinungsäußerungen ist dies aber m. E. nur in Ausnahmefällen mit dem *humanitären Auftrag des Arztes* in Einklang zu bringen. Auch aus ärztlicher Perspektive erscheint die Hoffnung als eine Grundvoraussetzung menschlichen Lebens. In Umkehr der bekannten Sentenz muß man sagen: ‹Der Mensch lebt, solange er hofft›, wenn menschliches Leben mehr ist als ein bloßes Dahinvegetieren. In früheren Zeiten wurde dem Sterbenden diese unentbehrliche Hoffnung durch die christliche Religion vermittelt und bekräftigt [...]. Der Mehrzahl unserer Zeitgenossen fehlt diese gläubige religiöse Bindung. Der heutige Mensch schöpft seine Zuversicht aus diesseitigen Hoffnungen und sei es die Hoffnung auf ein medizinisches Wunder. Der Arzt, der die letzte Hoffnung zerstört, gleicht einem Seelsorger, der einem Gläubigen in der Sterbestunde erklärt, sein Glaube an das Jenseits sei eine Illusion» (Opderbecke 1976).

Hat sich die medizinische Heilkunst zu einer modernen Variante politisch-religiöser Herrschaft verwandelt? Zu einer Heilslehre, die den Arzt zum Agenten einer säkularisierten *Pastoralmacht* werden läßt, die ihren «Patienten» den Blick für ihr eigenes Dasein verstellt?

Angesichts wachsenden Mißtrauens gegenüber den Errungenschaften der modernen naturwissenschaftlichen Medizin würde eine derartige Deutung ihrer gesellschaftlichen Rolle zu kurz greifen. Will man die Komplizenschaft von Medizin, Wissenschaft und Macht verstehen, so darf man sich nicht damit zufriedengeben, die Erlösungsphantasien professioneller Repräsentanten unseres medizinischen Weltbildes bloßzustellen. Es ist vielmehr unabdingbar, sich einen differenzierteren Einblick in den Zussammenhang von Ethik, Wissenschaft und Politik zu verschaffen.

Im folgenden soll zunächst – in Anknüpfung an Immanuel Kant – eine allgemeine Verhältnisbestimmung von Theorie und Praxis versucht werden. Denn erst auf der Grundlage einer kritischen Abgrenzung der unterschiedlichen Fragestellungen von theoretischer Argumentation und ethischer Reflexion wird verständlich, worin das eigentliche Problem der neuzeitlichen Vorherrschaft medizinischer und humanwissenschaftlicher Modelle der Selbstdeutung des Menschen liegt.

Zum Verständnis der Rolle, die die Medizin im Kontext dieser Selbstdeutungen spielt, wenden wir uns dann dem besonderen «Gegenstand» der medizinischen Wissenschaft zu: dem menschlichen Leib, der uns als ein fremder, äußerlicher Leib begegnet, den man wie ein Objekt behandeln kann. Im zweiten Abschnitt soll es deshalb um die Frage gehen, wie und warum der Körper des anderen von einem bloßen Objekt zu unterscheiden ist.

Erst auf dieser Grundlage wird es möglich, das Verhältnis von Medizin und Macht einer Kritik zu unterziehen. Dabei wird deutlich, daß das Menschenbild der Medizin nicht nur das Denken der Mediziner beherrscht. Es bestimmt zynischerweise auch das Verhalten und Erleben derer, die im Namen einer «selbstbestimmten Gesundheitsfürsorge» *gegen* die medizinische Bevormundung des Patienten durch den Arzt Einspruch erheben.

Ziel dieses Beitrags ist, gegen das durch die Medizin nachhaltig geprägte Welt- und Menschenbild der abendländischen Moderne einige kritische Vorbehalte geltend zu machen. Gerade die Diskussion um das «Hirntodkriterium» zeigt, daß eine systematische Destruktion unseres vermeintlich wissenschaftlichen Menschenbildes immer dringlicher wird. Muß es nicht mißtrauisch stimmen, wenn die Bundesärztekammer – nach alter Seelsorgermanier – schon auf der ersten Seite ihrer jüngsten Stellungnahme (1993) zum «Hirntodkriterium» von einer *inneren Wahrheit* des menschlichen Todes spricht, die – «nach außen hin verborgen» – nur dem Blick medizinischer Experten zugänglich ist?*[1] Wird hier nicht einer pseudowissenschaftlichen Mystifizierung medizinischen Wissens das Wort geredet?

Die vermeintliche Rationalität des «Hirntodkriteriums» mag den Erfordernissen einer oberflächlichen Verdrängungsprozedur genügen. Wie wenig sie dem Zustand eines «Hirntoten» wirklich gerecht wird, zeigt anschaulich folgende Aussage eines Krankenpflegers: «Erst nachdem ich all diese Informationen gesammelt hatte, begann ich rational zu denken und akzeptierte den Hirntod als eine neue Form des Sterbens. Ins Grübeln kam ich jedoch wieder, als ich ein Kleinkind betreuen mußte, das aufgrund einer Sturzverletzung hirntot wurde. Mein Sohn war gerade im selben Alter wie mein kleiner Patient, und ich versetzte mich recht schnell in die Situation der Eltern. [...] Wäre es mein Sohn gewesen, hätte ich mir gewünscht, er könne in meinem Arm ‹sterben›. Ich hoffte in diesem Augenblick, daß auch die Eltern des Kleinen einer Organentnahme nicht zustimmen würden» (Striebel 1991, 46f).

Nicht die naturwissenschaftliche Unhaltbarkeit der «Hirntod»-Vereinbarung soll uns im folgenden beschäftigen[2], sondern die Frage, ob es rational zu rechtfertigen ist, unsere unmittelbaren Erfahrungen gegenüber «Hirntoten» für irrational zu erklären.

Die beiden ersten Abschnitte dieses Beitrags werden manchen Lesern ungewohnt abstrakt vorkommen. Es soll ja gerade gezeigt werden, daß unsere unmittelbare Erfahrung nicht nur aus intuitiven, sondern auch auch rationalen Gründen ohne Alternative ist. Überlegungen, die die Grenzen theoretischer oder naturwissenschaftlicher Rationalität erkunden, erfordern Geduld. Gegen wissenschaftlich verkleidete Strategien der Entmündigung unserer ethischen Erfahrungskompetenz können wir uns wirksam nur mit rationalen Argumenten zur Wehr setzen.

* Die hochgestellten Ziffern verweisen auf die «Anmerkungen» am Ende dieses Beitrages.

Kant und die Frage nach dem «Sollen»

> Es gibt nur *eine* Ursache des Übels –
> die allgemeine *Schwäche*, und diese
> Schwäche ist nichts als geringe sittliche
> Empfänglichkeit und Mangel an Reiz
> der Freiheit.
> *Novalis*

Wie beginnen?

Es kommt nur sehr selten vor, daß wir einem zurechnungsfähigen, erwachsenen Menschen begegnen, der nicht zumindest so tut, als könne er seine Verhaltensgrundsätze gegenüber anderen rechtfertigen. Verbindet er dies mit einem ernstzunehmenden ethischen Anspruch, so läßt er sich darauf ein, über den Tellerrand seiner persönlichen Interessen hinauszudenken. Das wäre aber unmöglich, könnte er sich dabei nicht an einem verbindlichen ethischen Maßstab orientieren. Wie aber gelangt man zu verbindlichen Maßstäben in einer Gesellschaft, für die die Existenz allgemeiner Verbindlichkeiten alles andere als selbstverständlich ist? Wo ein universales weltanschauliches Prinzip (zum Beispiel Gott) nicht ohne weiteres vorausgesetzt werden kann, muß man sich zunächst einmal über den besonderen Zweck dieser Frage Rechenschaft geben. Die Erkenntnis, daß es auch unter dieser eingeschränkten Bedingung möglich ist, zu ethischen Maßstäben zu gelangen, gehört zu den großen Verdiensten der Philosophie Immanuel Kants.

Kants «Deduktion» des Sittengesetzes versteht sich nicht als Versuch einer logischen Ableitung des Gesetzes aus einem allgemeinen Prinzip. Es geht ihm zunächst lediglich darum, den besonderen Stellenwert sittlicher Forderungen zu rekonstruieren.[3] Was erlaubt uns überhaupt, nach der moralischen Qualität einer Handlungsabsicht zu fragen oder zwischen guten und schlechten Handlungsmotiven zu unterscheiden? Welche Bedingungen müssen erfüllt sein, damit die Motive einer Handlung als moralisch «gut» oder «schlecht» bewertet werden können?

Durch diese Vorgehensweise gelingt es Kant, von der Uneinheitlichkeit der konkreten Motive und Zielsetzungen einer Handlung (wie Liebe, Glück oder Mitleid) zu abstrahieren. Denn die Tatsache, daß wir unterschiedliche Handlungsmotive als moralisch gut bewerten können, setzt immer schon voraus, daß die «Gutheit» als eine allgemeine Eigenschaft des Willens verstanden werden muß: eine Eigenschaft, die nur deshalb unterschiedlichen Motiven zugeordnet werden kann, weil die Motive lediglich sichtbar machen, welcher Wille sich dahinter verbirgt («Grundlegung zur Metaphysik der Sitten» A 4, 19). Die konkreten Motive einer Handlung (Zuneigung, Streben nach Glück und so weiter) können einen «guten Willen» widerspiegeln. Doch sie sind nicht schon aus sich heraus moralisch gut. Der «gute Wille» braucht konkrete Motive, um sichtbar zu werden – so wie das Licht einer Taschenlampe erst dadurch sichtbar wird, daß es von Gegenständen reflektiert wird. Doch wie das Licht kein leuchtender Gegenstand (selbst die leuchtende Glühbirne einer Taschenlampe ist nicht ein Licht, sondern eine Birne) ist der «gute Wille» keine endliche Neigung.

Wenn es nun aber einen derartigen «guten Willen» überhaupt nicht gibt? Kant wußte, daß man den guten Willen weder einfach nur voraussetzen noch theoretisch herleiten kann. Wir müssen uns vielmehr genauer fragen, welchen konkreten Stellenwert moralische Urteile in unserem Leben haben. Das Verhalten endlicher Wesen läßt sich immer auch von zufälligen Gefühlen oder Neigungen bestimmen. Diese können für den einzelnen einen gewissen Wert haben, aber dadurch werden sie noch nicht zu einem moralischen Gut. Endliche Wesen handeln nicht zwangsläufig aus Vernunftgründen im Sinne eines «moralischen Gesetzes».[4] Sie müssen vielmehr durch eine besondere Regel dazu genötigt werden, moralisch zu handeln. Moralische Bewertungsregeln haben deshalb in unserem Leben einen ganz bestimmten Ort. Erst durch Forderungen in der Form vom Imperativen werden wir dazu veranlaßt, unser Handeln vor anderen auch als moralisch gut zu rechtfertigen.[5] Die Frage nach dem besonderen Stellenwert von sittlichen Forderungen fällt deshalb mit der Frage nach dem besonderen Stellenwert von Imperativen zusammen.

Was können Sollens-Sätze von uns fordern? Man kann niemanden zu altruistischen Gefühlen der Liebe oder des Mitleids nötigen. Aber daraus folgt noch nicht, daß Imperative uns nicht zu verantwortungsbewußtem Handeln verpflichten können. Wir müssen uns also genau überlegen, was Imperative von uns fordern können und was nicht. Damit ist der Ausgangspunkt der Kantischen Ethik benannt. Weil sie sich an endliche Wesen richtet, kann ihre «Deduktion» nicht mit einer Diskussion der allgemeinen Gesetzmäßigkeiten des menschlichen Willens beginnen oder etwa – im Sinne des australischen Philosophen Peter Singer – mit einem Appell an unser Mitleidsgefühl einsetzen. Die Frage nach dem guten Willen hat sich vielmehr an dem besonderen Geltungsanspruch von Imperativen zu messen. Was kann ein Imperativ von uns fordern?

Die Kritik und das Ende der Alleinherrschaft des Theoretikers

Für das Selbstverständnis der Kantischen Ethik ist diese Vorgehensweise ganz und gar grundlegend. Denn sie distanziert sich damit von rationalistischen Versuchen, moralische Verbindlichkeiten aus theoretischen (reflexiven) Einsichten in allgemeine Eigenschaften unseres Wollens oder Handelns verständlich zu machen. Die Reflexion auf moralische Verbindlichkeiten braucht aber auch nicht beim Nullpunkt zu beginnen. Jeder von uns weiß, was es bedeutet, von einem anderen zu etwas verpflichtet zu werden – selbst wenn wir uns nicht daran halten. Die «Deduktion» des Kantischen Sittengesetzes beginnt deshalb mit einer Analyse der besonderen Eigenschaft von Sätzen, deren Verbindlichkeit wir immer schon verstanden haben: der Struktur des Imperativs. Theoretische Überlegungen können diesen Ausgangspunkt nicht ersetzen. Denn theoretische Sätze können immer nur Feststellungen formulieren. Sie erklären uns, was der Fall ist. Nur ein Gott könnte deshalb das Sittengesetz auch aus der Reflexion auf eine allgemeine Struktur seines Willens herleiten. Es würde dann beschreiben, warum Götter gar nicht anders als gut handeln können, und wäre praktisch vollkommen überflussig. Dort aber, wo es der Formulierung allgemeiner moralischer Regeln wirklich bedarf, kann sich das Sittengesetz nur in der Form eines Imperativs Geltung verschaffen. Es erübrigt sich also, nach einem allgemeinen theoretischen Anfangsgrund oder irgendeiner «logischen» Zwangsläufigkeit zu suchen, aus denen sich moralische Forderungen ableiten lassen. Weil sie fordern, was nur gefordert werden kann, ist ihr Geltungsanspruch nicht von anderem abhängig, er ist unbedingt. Nichts kann ihre Gültigkeit begründen, sofern sie sich nicht von selbst versteht.

Im Anschluß an die «Sprachspieltheorie» Ludwig Wittgensteins läßt sich diese Vorgehensweise noch etwas präzisieren. Wittgenstein hatte entdeckt, daß Sätze und Wörter eigentlich nicht dadurch verständlich werden, daß man ihre Bedeutung exakt zu definieren versucht. Man versteht sie vielmehr erst in dem Augenblick, wo man sich auf ihren Gebrauch versteht («Philosophische Untersuchungen», Aph. 11, 12, 23, 31). So ist es zwar möglich, Imperative aus einer neutralen theoretischen Perspektive zu analysieren. Die eigentümliche Bedeutung von Imperativen wird aber erst dann verständlich, wenn man sich durch sie verpflichten läßt, das heißt: sie nicht durch ein theoretisches, sondern durch ein praktisches Verhalten erwidert. Wer zum Beispiel den Imperativ «Schließen Sie die Tür!» mit dem Satz «Sie haben eine Anweisung formuliert» beantwortet, reagiert auf diesen Imperativ durch ein theoretisches Verhalten, das von seiner praktischen Bedeutung abstrahiert. Wer ihn hingegen als eine praktische Forderung gelten läßt, wird ihn nicht durch einen Kommentar, sondern seinerseits durch ein praktisches Verhalten beantworten (die Tür schließen, dem «Sender» dieser Forderung widersprechen, ihn bewußt ignorieren und so weiter). Der Geltungsanspruch, den wir einem Satz zugestehen, verändert sich, je nachdem, welchen Gebrauch wir von ihm machen.[6] Kein Leser dieser Zeilen hier wird sich dazu genötigt fühlen, irgendeine Tür zu schließen. Man geht mit theoretischen Abhandlungen eben anders um als mit einer ausdrücklichen Anrede.

Der situationsgerecht gebrauchte Imperativ «Schließen Sie die Tür!» läßt sich deshalb auch niemals durch einen theoretischen Satz ersetzen – etwa durch einen Satz über den medizinischen oder psychologischen Zustand des Senders oder eine Definition seines Personseins. Man könnte beispielsweise versuchen, ihn durch eine ganze Kette von empirischen oder anthropologischen Sätzen zu ersetzen: «Die Tür steht auf» (empirisch), «Ich bin erkältet» (medizinisch), «Ich fühle mich durch Sie nicht ernst genommen» (psychologisch), «Ich habe ein Recht auf Anerkennung» (anthropologisch). Aber all diese Sätze beschreiben immer nur einen Ist-Zustand. Keiner von ihnen hat den Charakter einer Anrede, die – wie der Imperativ – den Empfänger dieser Sätze wirklich zum Handeln veranlassen kann.

Dies erklärt, warum alle Versuche, den Geltungsanspruch von Verpflichtungen theoretisch zu begründen, scheitern müssen. Der Glaube, von einer vermeintlich logischen Notwendigkeit («Jeder vernünftig denkende Mensch muß voraussetzen...») auf eine praktische Nötigung oder Handlungsverpflichtung («*Du* mußt...» im Sinne von «Du sollst») schließen zu können, beruht auf der Mehrdeutigkeit des Verbs «müssen». Daß hier durchgängig mit zweideutigen Formulierungen – wie der Rede von einer «logischen Nötigung» – operiert wird, kann nicht darüber hinwegtäuschen, daß praktische Sollensfragen nicht auf theoretische Fragestellungen zurückgeführt werden können.[7]

Von der Unmoral der Moralisten

Wir können versuchen, das Phänomen der Verpflichtung theoretisch zu reflektieren, um seine besondere Bedeutung für unser Handeln besser zu verstehen. Den Geltungsanspruch einer Verpflichtung – ihre Kraft, zu fordern – werden wir aus den dabei gewonnenen Einsichten aber nicht ableiten können. Verpflichtungen gelten un-bedingt. Ihre eigentümliche Bedeutung läßt sich durch theoretische Überlegungen ebensowenig verständlich machen, wie man die Pointe eines Witzes theoretisch erfassen kann. Wer die Erklärung eines Witzes fordert, hat seine Pointe unwiederbringlich verpaßt.[8]

Der Versuch, ethische Verbindlichkeiten aus der Reflexion auf allgemeine Regeln des Handelns oder Sprechens zu begründen, muß deshalb in einen Selbstwiderspruch – eine Antinomie – geraten. Denn in dem Maße, wie es uns gelingt, die un-bedingte

Verpflichtung zu verantwortlichem Handeln logisch zu begründen, wird sie zum Glied einer Argumentationskette, sie hängt von Bedingungen ab: Weil du Interessen hast, mußt du auch die Interessen anderer respektieren; weil du deinem Leben einen Wert beimißt, mußt du auch das Leben anderer Menschen respektieren und so weiter. Die Verpflichtung hört auf, sich von selbst zu verstehen. Sie erscheint als bedingt. Wäre dem nicht so, warum sollte man eine derartige Begründung versuchen? Versuche einer «moralischen Letztbegründung» haben ungewollt immer etwas Taktloses an sich.

Das schließt natürlich nicht aus, daß wir uns an allgemeinen Regeln orientieren. Aber sie ersetzen nicht unser praktisches Verständnis von moralischen Verbindlichkeiten. Wir müssen derartige Regeln deshalb mit jenem kritischen Vorbehalt versehen, der aus der (logisch) unlösbaren Antinomie erwächst, daß sie ihre Verbindlichkeit nicht begründen können, daß sie Gesetze ohne Gesetzeskraft darstellen. Besonders nachdrücklich kommt dieser Vorbehalt in der Philosophie Jacques Derridas zum Tragen, wenn er schreibt: «Im voraus über die Allgemeinheit einer Regel im Sinne einer Lösung für die Antinomie [...] zu verfügen, darüber wie über ein (vor)gegebenes Vermögen oder ein vorhandenes Wissen [...] zu verfügen, die der Besonderheit jeder Entscheidung, jeden Urteils, jeder Erfahrung vorausgehen, um sie mit Normen zu regeln und sich auf sie wie auf einzelne Fälle zu beziehen – damit wäre die sicherste, beruhigendste Bestimmung der *Verantwortung als Unverantwortlichkeit* gegeben, die Moral mit dem juridischen Kalkül verwechselt, die Politik in Gestalt einer Techno-Wissenschaft eingerichtet. Die Erfindung des Neuen, die sich nicht der Probe der Antinomie unterzieht, ist ein gefährlicher Schwindel: Sie ist die Immoralität *samt* gutem Gewissen, zuweilen ist sie auch das gute Gewissen *als* Immoralität» (Derrida 1992 b, 53).

Bei der Diskussion um das «Hirntodkriterium» spielt diese Einsicht eine entscheidende Rolle. Wir werden im nächsten Abschnitt (2) sehen, daß auch der lebendige Körper eines Menschen als eine Art Imperativ verstanden werden muß. Für den menschlichen Körper als ein sinnliches Zeichen gilt dann, was für alle Imperative gilt. Seine Fähigkeit, uns mit ethischen Forderungen zu konfrontieren, ist durch keine theoretische oder medizinische Aussage über seine gegenständlichen Eigenschaften ersetzbar.

Das Quasi-Faktum der Vernunft und die unbefleckte Innerlichkeit des Philosophen

Die Rede von «allgemeinen Gesetzmäßigkeiten» der praktischen Vernunft hat bei Kant vor allem die Funktion, ethische Geltungsansprüche vor Übergriffen seitens der Theorie zu schützen – es geht ihm zunächst um die Eigengesetzlichkeit praktischen Verstehens. Ein äußerst schwieriges Unternehmen. Denn wer eine kritische Grenzziehung zwischen Theorie und Praxis versucht, kommt nicht umhin, selber aus einer theoretischen Perspektive zu argumentieren. An diesem Punkt gilt es deshalb klar zu unterscheiden. Man kann versuchen, etwas theoretisch zu begründen; man kann aber auch versuchen zu begründen, warum bestimmte Phänomene keiner zusätzlichen theoretischen Begründung bedürfen (weil sie sich von selbst verstehen). Verwischt man diese Differenzierung, so läuft die Reflexion auf unser praktisches Verstehen Gefahr, ihre Einsichten in die Eigengesetzlichkeit von Verpflichtungen mit dem Verstehen der Verpflichtung selbst zu verwechseln. Man kann ex negativo versuchen zu verstehen, warum sich die Bedeutung von Imperativen nicht theoretisch erklären läßt. Aber man würde in die Irre gehen, wenn man glauben würde, nun die «wahre» Bedeutung des Imperativs verstanden zu haben. Auch dieses Verstehen wäre das Resultat einer Theorie. Eine Theorie des Witzes ersetzt nicht die Verständigkeit dessen, der über einen Witz wirklich zu lachen vermag. Eine Theorie des Imperativs ersetzt nicht seinen praktisch vernünftigen Gebrauch.[9]

Die Gültigkeit des moralischen Gesetzes ist mit dem Vernehmen eines Imperativs unmittelbar gegeben. Was das bedeutet, wird verständlich, wenn man praktische und theoretische Gesetze vergleicht. Die Gültigkeit theoretischer Gesetze läßt sich immer nur indirekt begründen, indem man sie an der gegenständlichen Wirklichkeit überprüft. Gesetze liegen nicht auf der Wiese herum. Man muß sie sich im vorhinein ausdenken. Die Gegenstandswelt kann lediglich nachträglich bestätigen, ob unsere «Vorurteile» über die Wirklichkeit tragfähig sind. Aber auch das Umgekehrte gilt. Unsere Aussagen über die Gegenstandswelt hängen immer schon von allgemeinen theoretischen Vorausannahmen ab (nach Kant zum Beispiel dem Gesetz der Kausalität). Wenn wir die Gegenstandswirklichkeit anerkennen, müssen wir auch die Gesetze gelten lassen, durch die sie für uns überhaupt erst als eine zusammenhängende Gegenstandswelt erkennbar wird.

Die Gültigkeit des Sittengesetzes ist davon fundamental verschieden. Denn diese ist nicht indirekt, sondern direkt mit dem bloßen Gebrauch von Imperativen gegeben. Für wen oder was aber gilt dieses Sittengesetz, wenn es sich nicht – wie theoretische Gesetze – auf die gegenständliche Wirklichkeit bezieht?

Die Beantwortung dieser Frage führt Kant zur Entdeckung eines ganz besonderen «Vermögens»: des Vermögens, Handlungen im Sinne des Sittengesetzes spontan hervorzubringen («Kritik der praktischen Vernunft» = KPV A 81–83). Dieses Vermögen, das von Kant als Freiheit bezeichnet wird, ist mit dem moralischen Gesetz unmittelbar «gleichsam als ein Faktum» (KPV A 96) gegeben.

Dem Gesetz der Verpflichtung wird also im Rückschlußverfahren eine eigene Form von «Wirklichkeit» untergeschoben: das Quasi-Faktum der Freiheit. Dieses Faktum existiert für uns spontan und unbedingt. Deshalb macht es keinen Sinn, es als ein sinnliches Faktum zu begreifen, das wie alle sinnlichen Gegenstände dem Gesetz von Ursache und Wirkung unterliegt. Die Fähigkeit, eine Verpflichtung als verbindlich anzuerkennen, läßt sich zumindest ihrem Selbstverständnis nach nicht als Resultat einer Ursache-Wirkungs-Beziehung begreifen. Es wäre unsinnig zu sagen: «Ja, wenn Sie erkältet sind, dann war Ihr Satz ‹Schließen Sie die Tür!› wohl ein Imperativ.» Wenn dieser Satz meine Verantwortung herausfordert, dann verpflichtet er mich bedingungslos und unmittelbar. Wer die Freiheit aus Ursache-Wirkungs-Beziehungen erklären wollte, müßte zwangsläufig in einem sinnlosen Gefasel enden. Denn wenn er damit fertig wäre, hätte er uns etwas anderes erklärt als das, was wir im praktisch relevanten Sinne unter «Freiheit» verstehen. Aus diesem Grund ordnet Kant das Quasi-Faktum der

Freiheit einer anderen als der sinnlichen Natur zu: einer «übersinnlichen Natur» (KPV A 74) des Menschen, die nicht dem Kausalgesetz der Sinnenwelt, sondern nur ihrem eigenen Gesetz unterliegt – dem Sittengesetz.[10]

Wenn man sich auf unseren Ausgangspunkt zurückbesinnt – auf die Frage nach dem besonderen Stellenwert von Sollens-Sätzen –, so muß dieser Schritt verunsichern. Setzt das Vernehmen eines Imperativs nicht die Existenz einer sinnlichen Zeichenwelt voraus? Wir werden im folgenden darauf zu achten haben, ob Kant nicht etwas vorschnell von der Äußerlichkeit sinnlicher Zeichen abstrahiert. Es fällt schwer, die Verpflichtung als etwas schlechterdings «Übersinnliches» zu begreifen, als ein «Quasi-Faktum», das unserer sinnlichen Erfahrungswelt vollkommen «jenseitig» ist – was auch immer man darunter verstehen mag. Muß der Satz der Verpflichtung, um für mich überhaupt vernehmbar zu werden, nicht zuvor einen Bereich durchqueren, der meiner «geistigen» Natur fremd ist?

Von der frustrierten Willkür

Ungeachtet dieser Vorbehalte muß an der Eigenständigkeit und spontanen Gültigkeit ethischer Verpflichtungen festgehalten werden: Die Verpflichtung ist unbedingt. Alles, was mit ihr zusammenhängt, ist mit dem Vernehmen der Verpflichtung unmittelbar gegeben. Wenn wir uns in der Reflexion auf dieses Quasi-Faktum dazu genötigt sehen, ihm ein spezifisches Vermögen (die Freiheit) zuzuordnen, so muß dieses Vermögen im Phänomen der Verpflichtung unmittelbar enthalten sein.

Dieser Freiheitsbegriff ist keineswegs so abwegig, wie er auf den ersten Blick erscheinen mag. Wie «funktioniert» denn ein Imperativ? Sobald eine Verpflichtung Achtung einfordert, wird jede Reaktion des angesprochenen «Ich» dieser Forderung in irgendeiner Weise entsprechen. Ich unterliege gleichsam einem Zwang zur Freiheit. Ob ich dem Imperativ Folge leiste oder nicht: Ich bin dazu bestimmt, dies als meine Entscheidung zu verantworten. «Denn wo das sittliche Gesetz spricht, da gibt es objektiv weiter keine Wahl in Ansehung dessen, was zu tun sei» («Kritik der Urteilskraft» = KUK § 5, 16).

Man kann eine Verpflichtung ignorieren, man kann ihr widersprechen oder sie bewußt mißachten – doch man kommt nicht umhin, ihr in irgendeiner Weise Geltung zuzuerkennen. Auch der Ungehorsame achtet das Gesetz. Indem er sich ihm widersetzt, respektiert er seinen Geltungsanspruch. Der Empfänger kann sich dem «Du sollst» der Verpflichtung nicht entziehen, denn er weiß: *ich* bin damit gemeint. Das «Ich» des Empfängers steht zur Autorität des Senders in einem Verhältnis der «Abhängigkeit», der «Nötigung»[11]. Die Verpflichtung ist einer Geiselnahme analog. Das «Du sollst» gebietet eine Antwort, erzwingt eine Art der Rechtfertigung. Der unbedingten Autorität des Senders, von dem die Forderung ausgeht, entspricht die unbedingte Verantwortung des Empfängers, der seiner Forderung Achtung verleiht. Freiheit (Verantwortung) und Gesetz markieren verschiedene Aspekte ein und desselben Ereignisses.[12]

Das Erscheinen der Freiheit und das Vernehmen der Forderung sind von vornherein (a priori) aufeinander verwiesen. Man kann sie nicht isoliert voneinander betrachten. Über Kant hinausgehend sollte man aber auch noch einen zweiten Aspekt der Verpflichtung hervorheben. Es ist ebenso unmöglich, Sender und Empfänger einer Forderung gleichzeitig in ein und derselben Instanz, in ein und demselben «Ich» zu verorten. Selbst wenn man sich in einem «inneren Monolog» selbst befehlen wollte, müßte man wenigstens fiktiv zwischen einem «Ich» und einem «anderen» unterscheiden. Und auch hier wäre der Monolog auf den Gebrauch von Zeichen angewiesen, die nur dadurch wirksam werden, daß sie die Außenwelt des «Ich» durchqueren, es von sich selber abspalten. Das Fremde, das andere des Ich ist a priori im Spiel – und sei es nur in Form einer Zeitdifferenz, ohne die jede «Selbstverpflichtung» sinnlos wäre, da sie mir nichts «Neues» zu verstehen geben könnte.[13]

So kommt im Inneren der Verpflichtung eine ursprüngliche Differenz zum Tragen, die die Freiheit von ihrem Ursprung abspaltet. Der Ursprung der Verpflichtung ist ihrem Empfänger niemals unmittelbar, die Verpflichtung erreicht ihn immer als Spur eines

«Außen» – obwohl sie von ihm immer nur als unmittelbar erfahren wird. Man kann mit Jacques Derrida sogar so weit gehen, in der Differenz als Spur einer Verpflichtung den ursprünglichen Ermöglichungsgrund von Autonomie zu erblicken: «Es gäbe keine Verantwortung ohne dieses Zuvorkommen der Spur, und wäre die Autonomie eine primäre oder absolute. Die Autonomie selbst wäre nicht möglich noch die Achtung vor dem Gesetz [...] im strikt Kantischen Sinne dieser Worte» (Derrida 1989, 56).

Auf diesem Hintergrund läßt sich präzisieren, wodurch sich der praktische Freiheitsbegriff Kants vom naiven Begriff der Freiheit als «Wahl-» oder «Willensfreiheit» unterscheidet. Denn das Verhältnis von Gesetz und Freiheit entspricht ja gerade nicht dem endlichen Verhältnis zwischen einer Gehorsamsforderung und ihrer möglichen Befolgung oder Nichtbefolgung, wie dies der Gedanke einer Wahlfreiheit unterstellt. Die Freiheit des Ich kommt nicht erst in seiner nachträglichen Reaktion auf die (vernommene) Verpflichtung zum Tragen, sie ist mit dem Vernehmen der Verpflichtung unmittelbar gegeben. Es gibt kein Nacheinander zwischen Vernehmen und Anerkennen. Egal, wie wir auf eine Verpflichtung reagieren, wir haben ihre Autorität immer schon anerkannt. Es wäre vergeblich, sich ihr nach eigenem Gutdünken entziehen zu wollen.

Dies erklärt auch, wieso das Quasi-Faktum der Freiheit nicht durch das Gesetz der Kausalität relativiert werden kann. Selbst wenn sich mein Verhalten aus meiner Vorgeschichte wie aus einer Kettenreaktion herleiten ließe, könnte ich mich der Nötigung nicht entziehen, mein Tun hier und jetzt vor anderen zu verantworten. Die Frage, wie sich diese Freiheit im Feld der geschichtlichen Erfahrungswirklichkeit faktisch niederschlägt, ist dann allerdings nicht mehr zu beantworten. Wenn man von einer «Kausalität aus Freiheit» spricht, so muß dieser Begriff von Kausalität jeden Vergleich mit jener kettenförmigen Kausalität unmöglich machen, die wir unseren Theorien über die gegenständliche Wirklichkeit zugrunde legen. Schon allein dies muß die Kluft zwischen theoretischem und praktischem Verstehen als unüberbrückbar erscheinen lassen.

In gewisser Weise bestätigt sich damit die Einsicht, daß es unmöglich ist, die Gesetze der praktischen Vernunft in unser theoretisches Wirklichkeitsverstehen zu überführen. Kant wußte um diese Kluft – auch wenn sie das Einheitsstreben seiner Philosophie zutiefst beunruhigte (Prauss 1983, 83 ff). Selbst wenn der Verteidiger die Verfehlungen des Angeklagten aus seiner Vorgeschichte überzeugend herleiten könnte, würden wir uns praktisch dazu genötigt fühlen, seine Tat zu verurteilen[14] – «weil die Vernunft, wenn es auf das Gesetz unserer intelligiblen (moralischen) Existenz ankommt, keinen Zeitunterschied anerkennt und nur frägt, ob die Begebenheit mir als Tat angehöre» (KPV A 177). Kant selbst ist über diesen «einer hellen Darstellung kaum empfänglichen» Gegensatz nie wirklich hinausgekommen. «Allein, ist denn jede andere [Darstellung] die man versucht hat oder versuchen mag, leichter und faßlicher?» (KPV 184).

Von den Krückstöcken des Verstandes

Welchen Stellenwert hat nun aber die Rede von einer «spontanen Kausalität», wenn sie – ungeachtet der Kluft zwischen Theorie und Praxis – dennoch mit dem Anspruch auftritt, uns den «Witz» ethischer Verantwortung zugänglich zu machen? An diesem Punkt muß man sich auf die bescheidene Aufgabe besinnen, die wir der kritischen Verhältnisbestimmung zwischen Theorie und Praxis zugesprochen haben: ethische Fragestellungen vor der Vereinnahmung durch die Theorie zu schützen. Das «kognitive Monster» (Lyotard) einer spontanen Kausalität fungiert dann als Platzhalter für eine Leerstelle theoretischen Verstehens – ein «x», das verhindern soll, daß wir uns die Pointe praktischen Verstehens durch unkritische Theorien verderben lassen. Welchen Sinn der Gebrauch eines solchen Platzhalters hat, wird aber erst verständlich, wenn man aus der Reflexion über den Begriff der Freiheit praktische Folgerungen zu ziehen versucht.

Normalerweise bedient sich die Urteilskraft vermittelnder Vorstellungen, der sogenannten Schemata (zum Beispiel: das Schema der Aufeinanderfolge), um Erscheinungen der Gegenstandswelt unter reine Verstandesbegriffe (wie den Kausalitätsbegriff) zu bringen. Die praktische Reflexion auf unser sittliches Handeln hat demgegenüber mit der Schwierigkeit zu kämpfen, daß das Quasi-Faktum der Freiheit unabhängig von den Gesetzen der gegenständlichen Natur gilt.[15] Da der Verstand aber gar nicht anders kann, als in der Form von allgemeinen Naturgesetzen zu denken, verschafft er sich einen Ersatz. Er orientiert sich an dem Modell (Typus) herkömmlicher Naturgesetze und behandelt das Quasi-Faktum der Freiheit so, als ob es sich dabei um ein Naturgesetz handle.[16] Wenn eine konkrete sittliche Handlung zur Beurteilung ansteht, verhält sich das praktische Urteil so, als ob es die Gesetzmäßigkeit eines Vorgangs zu überprüfen gälte.[17]

Weil wir nicht umhinkönnen, unser Handeln zu reflektieren, bleibt uns praktisch nichts anderes übrig, als unsere persönlichen Verhaltensgrundsätze so zu überdenken, als ob sie als konkrete Fälle eines allgemeinen Gesetzes zu gelten hätten: als Vorzeigebeispiele für ein Gesetz, das – wie alle allgemeinen Gesetze – unter allen Umständen und für alle gleichermaßen gültig ist. Auf diesem Wege gelangt Kant zur Formulierung seines kategorischen Imperativs: «Frage dich selbst, ob die Handlung, die du vorhast, wenn sie nach einem Gesetz der Natur, von dem du selbst ein Teil wärest, geschehen sollte, du sie wohl als durch deinen Willen mögliche ansehen könntest?» (KPV A 122). Der kategorische Imperativ entspricht demnach der Notwendigkeit, dem Gefühl der Achtung vor einer ethischen Verpflichtung in der Reflexion meiner persönlichen Verhaltungsgrundsätze unter allen Umständen Geltung zu verschaffen. Er versucht der Tatsache gerecht zu werden, daß die Verpflichtung von uns als ein Gesetz erfahren wird, das unbedingte Gültigkeit beansprucht.

Man muß aber zugleich den besonderen Status dieses «Naturgesetzes» berücksichtigen. Es definiert ein Gesetz ohne Gesetzeskraft, weil es seine Verbindlichkeit aus einem Ereignis bezieht, das sich dem Zugriff begrifflicher Reflexion entzieht: aus dem «Du sollst», vor dem ich mich zu verantworten habe. Unser Denken unterliegt dem Gesetz der moralischen Faulheit. Wenn wir über Moral nachzudenken beginnen, hat das moralische Gesetz in Wirklichkeit schon längst zu sprechen aufgehört. Der kategorische Imperativ kann dann nur noch die Aufgabe einer brauchbaren Fiktion, eines «Als-ob-Gesetzes» wahrnehmen. Er fingiert, was unser Denken nicht wirklich zustande bringt, um wenigstens nachträglich auf den «Ruf» des Gesetzes Rücksicht nehmen zu können.[18]

Mit dem Zeigefinger ins Auge oder Warum man sich selbst nicht befehlen kann

An dieser Stelle hat Lyotard zu Recht auf die Gefahr eines Mißverständnisses aufmerksam gemacht, das die kritische Differenzierung zwischen theoretischem und praktischem Verstehen zunichte macht. Wir haben oben gesehen, daß die Verpflichtung asymmetrisch ist. Sender und Empfänger lassen sich niemals gleichzeitig in ein und demselben Ich lokalisieren. Es ist immer «der andere», der mich in die Pflicht nimmt – selbst wenn man diese Situation in einem Monolog simulieren wollte. Das Besondere dieser Asymmetrie geht aber verloren, wenn wir eine theoretische Perspektive einnehmen. Denn in dieser Perspektive wird «der andere» zum austauschbaren Exemplar eines «Ich»: ein Ich unter «Ichen». Das ist in der praktischen Begegnung mit «dem anderen» niemals der Fall. Mit dem «Du», an das «der andere» sich wendet, bin *ich selbst* gemeint, so wie das Wort «ich» aus meiner Perspektive niemals auf jemand anderen als mich zutrifft. Jedes Kind kennt diese Differenz und weiß um die darin begründete Schwierigkeit, die Worte «ich» und «du» richtig zu gebrauchen. Der kategorische Imperativ hingegen ignoriert diese Differenz, denn er behandelt mich als ein Exemplar der Menschheit, «ein Ich», das wie alle anderen «Iche» demselben Gesetz untersteht.[19] Er ignoriert, daß der Sender der Verpflichtung meinem Ichsein fremd und unvertraut ist. Sein Anderssein ist ihm wesentlich. Er ist anders als ich, anders als alles, was ich mir vorstellen kann, anders als alles, was ich aus eigener Erfahrung kenne.

Besonders deutlich wird diese Nivellierung in denjenigen Formulierungen, die «die Menschheit» gleichermaßen zum Adressaten und Sender der Verpflichtung erklären: «Handle so, daß du die Menschheit, sowohl in deiner Person als in der Person eines jeden anderen, jederzeit zugleich als Zweck, niemals bloß als Mittel gebrauchst» («Grundlegung zur Metaphysik der Sitten» BA 66, 77). Die ursprüngliche Asymmetrie der Verpflichtungssituation wird hier durch einen abstrakten Begriff (die «Menschheit» in mir und anderen) überbrückt. So läuft die Kantische Anthropologie doch noch Gefahr, den besonderen Geltungsanspruch ethischer Sätze theoretisch zu vereinnahmen. Denn in dieser Formulierung dominiert die Position des neutralen Beobachters, der das Verhältnis zwischen «ich» und «du» aus der Perspektive des unbeteiligten Dritten beschreibt.

Der kategorische Imperativ verleitet dazu, die ethische Verpflichtung auf eine Gemeinschaft, auf ein «Wir» aus differenzlosen «Einzel-Ichen», einzugrenzen, von denen jedes zugleich als Sender und Empfänger der Verpflichtung auftritt: eine Gemeinschaft von «Personen», die als gleichwertige Partner miteinander in Austausch treten. Mit Lyotard wird man sich aber fragen müssen, «ob nicht der Ausdruck der Person selbst schon haltlos ist. Denn er meint, daß ein und dieselbe Wesenheit die gesetzgebende Instanz – die Instanz des Ich in *Ich kann* – und die Instanz des Verpflichteten – des Du in *Du sollst* – einnimmt. Er meint die Autonomie einer einzigen Wesenheit» (Lyotard 1987, 11).

Eine der wichtigsten Konsequenzen dieser modernen Variante des Personbegriffs wird – zumindest in der Wirkungsgeschichte der Kantischen Philosophie – darin liegen, daß die Bedingungen zur Entgegennahme einer ethischen Verpflichtung (Handlungskompetenz et cetera) nun auch zu Bedingungen der Artikulation einer Verpflichtung erklärt werden. Die praktische Vernunftbegabtheit eines Menschen bürdet ihm zwar eine besondere Verantwortung gegenüber anderen auf. Die Fähigkeit, sich dem Gesetz zu unterwerfen, wird nun aber auch zum Grund der Achtungswürdigkeit des anderen erklärt. In der Praxis muß dies darauf hinauslaufen, unsere Verantwortung gegenüber anderen immer mehr auf diejenigen Wesen einzuschränken, von denen wir auch eine entsprechende Gegenleistung erwarten dürfen.[20] Ein fataler Irrtum.

Der Leib des anderen

Warum Erwachsenwerden sinnlich macht

Der Versuch, die Autonomie des Subjekts in einer hermetisch abgeriegelten, übersinnlichen Wesenheit zu lokalisieren, die sich vorbehaltlos selbst verpflichten kann, scheitert an der Asymmetrie der Verpflichtung. Es gäbe keine Autonomie ohne das Zuvorkommen der Spur eines «Außen», die sich der Verinnerlichung durch das Subjekt entzieht. Wo die Autonomie des Subjekts zu verantwortlichem Handeln verpflichtet, setzt sie die Gegenwart eines «Fremden» voraus. Die Achtung vor dem Gesetz ist nicht loslösbar von der Begegnung mit «dem anderen», der das Subjekt zur Geisel einer ethischen Forderung werden läßt. Will man das Prinzip autonomer Verantwortung nicht mit einem Prinzip subjektiver Willkür verwechseln, so bleibt die Freiheit des Subjekts auf ein Gesetz verwiesen, das niemals auf ein zur Pflicht hochstilisiertes Tausch- und Geschäftsverhältnis zwischen gleichwertigen Vertragspartnern zurückgeführt werden kann.

Auf diesem Hintergrund läßt sich die Bedeutung der Philosophie Emmanuel Lévinas' ermessen, die sich als der bisher radikalste Versuch präsentiert, die Freiheit des Subjekts vom anderen her zu denken. Die Asymmetrie der Begegnung mit dem anderen wird dabei nicht nur zum Ursprung bestimmter moralischer Verpflichtungen. Sie ist zugleich der oberste Grund philosophischer Reflexion. Wie kommt Lévinas zu dieser Behauptung? Worin liegt eigentlich die Aufgabe philosophischer Reflexion?

Es gehört sicherlich nicht zu den Aufgaben einer kritischen Philosophie, theoretische und juridische Kalküle zu entwickeln, die uns von der ständigen Last des Selber-denken-Müssens befreien. Sie hat sich vielmehr der elementaren Aufgabe zu stellen, uns zur Freiheit des Selberdenkens zu ermutigen. Frei zu denken aber heißt, «sich seines Verstandes ohne Anleitung eines anderen zu bedienen» (Kant) – auch ohne einen «wissenschaftlichen» Souffleur, der an seinem Schreibtisch oder in seinem Labor ausgerechnet zu haben glaubt, wer ich bin und was ich zu wollen habe. Als frei erweise ich mich erst dort, wo ich zu einem spontanen, unbedingten, nicht auf etwas anderes zurückführbaren Urteil fähig bin. Unter einem mündigen Vernunftgebrauch hat man demnach die Kunst zu verstehen, sich seiner Gedanken spontan, ohne Anleitung eines anderen und ohne Anleitung der Gedanken anderer zu bedienen. Paradoxerweise ist es nun aber gerade die Begegnung mit dem anderen, die mich zu einem spontanen Urteil befähigt. Nur in dieser Situation ist mein Denken und Tun unvertretbar und unbedingt: *Ich* habe meine Entscheidung zu verantworten. Die Freiheit des Subjekts ist immer die Freiheit eines Denkens in der Verantwortung für andere. Die Verpflichtung gegenüber dem anderen erweist sich nicht nur als transzendent, als etwas, das sich der Reflexion entzieht; sie ist zugleich der Ursprung aller Reflexion: «Wenn die Philosophie darin besteht, in kritischer Weise zu wissen, d. h. für ihre Freiheit einen Grund zu suchen, sie zu rechtfertigen, dann beginnt sie mit dem moralischen Bewußtsein, in dem der Andere als Anderer gegenwärtig ist; im moralischen Bewußtsein kehrt sich die Bewegung der Thematisierung um. Aber diese Umkehr besteht nicht darin, daß ich ‹mich› als intentionales Thema des Anderen ‹erkenne›, sondern darin, daß ich mich einer Forderung, einer Moralität unterwerfe. Der Blick, mit dem mich der Andere mißt, läßt sich nicht vergleichen mit dem, durch den ich ihn entdecke. Die Dimension der *Höhe*, in der der Andere steht, ist wie die primäre Wölbung des Seins, die den Vorrang des Anderen, den Niveauunterschied der Transzendenz, begründet» (Lévinas 1987, 119f).

Der Begriff der «Höhe», den Lévinas in diesem Zitat ausdrücklich hervorhebt, bringt nun einen zweiten Aspekt der Begegnung mit dem anderen zum Ausdruck, der aus der Vorrangigkeit der Gegenwart des anderen unmittelbar folgt. Indem sie meine Freiheit buchstäblich herausfordert, begründet sie zugleich das Unvermögen, den anderen zum bloßen Objekt meiner Freiheit zu degradieren. Angesichts ihres Ursprungs erweist sich meine Freiheit als machtlos. Und es ist diese Machtlosigkeit meiner Freiheit, die der Begegnung mit dem anderen ihre elementarste ethische Bedeutung zuweist: die Bedeutung des «Du sollst nicht töten». «Der Andere zwingt sich mir auf als eine Forderung, die diese Freiheit dominiert, und von daher als etwas, das ursprünglicher ist als alles, was in mir vorgeht. Die außergewöhnliche Gegenwart des Anderen drückt sich darin aus, daß es mir ethisch unmöglich ist, ihn zu töten; dadurch bezeichnet er das Ende der Vermögen. Ich kann ihm gegenüber keine Macht mehr haben, weil er jede *Idee*, die ich von ihm haben kann, absolut überschreitet» (ebenda 120).

Wen diese Gedanken zu poetisch anmuten, den mögen an dieser Stelle Kants Überlegungen zu den «Triebfedern der reinen praktischen Vernunft» weiterhelfen (KPV A 126 ff). Kant versteht unter Triebfeder («elater animi») den «subjektiven Bestimmungsgrund des Willens eines Wesens [...] dessen Vernunft nicht, schon vermöge seiner Natur, den objektiven Gesetzen notwendig gemäß ist» (A 127). Sie bezeichnet also das, was mich dazu antreibt, eine Verpflichtung zu achten. Insofern nun aber die Verpflichtung selbst als Triebfeder meines Handelns fungiert, kann der, von dem diese Verpflichtung ausgeht, niemals zum Objekt meiner Interessen werden. Meine Beziehung zu ihm ist weder primär die Beziehung zu einem Objekt, noch kann meine Achtung vor ihm als Resultat eines Interesses an seiner Existenz verstanden werden. Nicht einmal der Wille, anderen zu einem «glücklichen Leben» zu verhelfen, oder das Bedürfnis, meinem Mitleid gegenüber dem «Leiden anderer Kreaturen» Ausdruck zu verschaffen, könnte meine Achtung vor dem anderen begründen. Das Umgekehrte ist vielmehr der Fall. *Der andere ist nicht Gegenstand, sondern Ursprung meines Interesses am Guten.*

Dieses Interesse wird nicht aus irgendeinem sentimentalen Einfühlungsvermögen motiviert – es ist nicht das Resultat meiner subjektiven Neigungen und Empfindungen. Es kommt vielmehr gerade dadurch zustande, daß eine «vorhergehende, (objektive) Willensbestimmung und Kausalität der Vernunft» (A 143) meinen Neigungen und Empfindungen eine negative Grenze setzt, indem sie mich mit einer unbedingten Forderung konfrontiert. So wird die Verpflichtung von jedem «vernünftigen von Neigungen affizierten Subjekt» zunächst als «Demütigung» (KPV 133) empfunden. Doch in dem Maße, wie die Vernunft ihren Widerstand gegen das Gesetz überwindet und in ihm den Grund ihrer Freiheit entdeckt, wird diese Negativ-Erfahrung zugleich als positiv erlebt.

«Darum kann dieses Gefühl der Achtung auch ein Gefühl der Achtung für das moralische Gesetz [...] genannt werden» (KPV 133). Gerade dadurch, daß ich mich dem anderen gegenüber als machtlos erweise, wird er für mich als achtenswert erfahrbar. Lévinas' Versuch einer philosophischen Annäherung an die Begegnung mit dem anderen geht aber über Kant hinaus. Denn er stellt nicht die Frage nach dem Gesetz, sondern die Frage nach dem «Anderssein» des anderen in den Mittelpunkt seiner Überlegungen.[21] Wie ist es möglich, daß dieser andere von mir als ein anderer und eben nicht bloß als ein Objekt erfahren werden kann? Bevor ich auf Lévinas' Gedanken zu dieser Frage zu sprechen komme, will ich versuchen, ihren Sinn im Anschluß an den letzten Abschnitt zu präzisieren.

Es genügt offenbar nicht, sich in der Frage nach dem anderen auf die Deutung verbaler Imperative zurückzuziehen. Denn die Wirksamkeit eines Imperativs setzt das «Anderssein» des anderen, die Differenz zwischen mir und dem anderen immer schon voraus. Man kann diese Differenz deshalb zunächst als das formale Apriori der Verantwortung gegenüber anderen begreifen. Sie hat einen transzendentalen Status. Da das Erscheinen dieser transzendentalen Differenz aber immer an die konkrete, sinnliche Begegnung mit dem anderen gebunden ist, wäre es willkürlich, sie nur an den sprachlichen Zeichen der Begegnung mit dem anderen festmachen zu wollen. Der andere gibt sich mir in seiner ganzen leiblichen Existenz als anderer zu erkennen.

Genau an diesem Punkt setzen Lévinas' Überlegungen zum Tötungsverbot an. Denn das Tötungsverbot reflektiert nicht auf irgendwelche Absichten, deren Respektierung der andere mir in Form von Imperativen abverlangen kann. Es reflektiert die befremdliche Neigung, den anderen zu verletzen – ihm das Gesicht zu zerkratzen –, und die damit einhergehende Hemmung, dies wirklich zu tun. Erst in seiner Verletzlichkeit gibt sich mir der andere als ein leibliches Gegenüber zu erkennen.

Lévinas verwendet für diesen Aspekt der Verletzlichkeit des anderen die Metapher des Antlitzes.[22] Das Antlitz ist nicht irgendeines unter beliebig vielen Zeichen. Es ist der unmittelbare Ausdruck der Andersheit des anderen, der ursprünglichste Ausdruck seiner Befehlsgewalt. Ich könnte die willentlichen Äußerungen des anderen gar nicht verstehen, wenn sie nicht von vornherein seine Existenz als «Antlitz» bezeugen würden. Ohne das Antlitz wären seine sprachlichen Willensbekundungen so bedeutungslos wie das Knarren einer Tür. Das Knarren hätte für das geübte Ohr des Handwerkers zwar einen gewissen Zeichenwert. Aber dieses Zeichen würde nichts zum Ausdruck bringen. Erst das Antlitz konfrontiert mich mit der Befehlsgewalt eines Zeichens, der Forderung, mich vor dem anderen zu verantworten. «Ich analysiere die zwischen-menschliche Beziehung so, als wäre in der Nähe zum *Anderen* – jenseits des Bildes, das ich mir von anderen Menschen mache – sein Antlitz, der Ausdruck des *Anderen* (und in diesem Sinne ist mehr oder weniger der ganze menschliche Körper Antlitz), das, was mir *befiehlt*, ihm zu dienen» (Lévinas 1992b, 74). Eine «extreme Formulierung» – wie Lévinas einräumt. Doch für das Verständnis dessen, was den anderen zum anderen macht, sind diese Gedanken außerordentlich erhellend. Der Körper des anderen kann von mir nur deshalb als Leib eines anderen Menschen wahrgenommen werden, weil seine Präsenz von mir als Demütigung (Kant) empfunden wird. Diese Demütigung wird im Tötungsverbot explizit.

Von Epiphanien und Löchern – und warum es keinen Sinn hat, hinter die Kulissen blicken zu wollen

Lévinas' Fragestellung ist nicht neu. In der transzendentalphilosophischen Tradition wurde sie vor allem von Jean-Paul Sartre thematisiert (Sartre 1962, 299ff). Wenn der andere mir wirklich transzendent ist, wenn er wirklich ein anderer ist, der in meiner eigenen Wirklichkeitsdeutung nicht aufgeht, so kann er nicht einfach als ein bloßes «Objekt» wahrgenommen werden, das neben anderem «Zeug» zu den Bestandteilen meiner Welt hinzuaddiert werden kann. Seine Wahrnehmung muß «wesenhaft von anderem Typus sein als die von unbelebten Gegenständen» (449). Sartres Versuch, die Differenz zwischen diesen beiden unterschiedlichen Wahrnehmungstypen näher zu bestimmen, hat aber wenig Erfolg gehabt, da er sich allzusehr am Subjekt-Objekt-Schema der klassischen Philosophie orientierte (dazu: Theunissen 1977, 187–240). Lévinas geht an diesem Punkt einen entscheidenden Schritt weiter, wenn er die Begegnung mit dem anderen von vornherein unter dem Gesichtspunkt ihrer ethischen Bedeutung befragt.

Nur in der ethischen Beziehung zum anderen wird eine Form von «Äußerlichkeit» wirksam, die nicht unter empirischen Gesetzen steht. Aus diesem Grund spricht Lévinas wiederholt von einer «Epiphanie» des anderen. Sein Antlitz ist die Manifestation einer transzendenten, unräumlichen Äußerlichkeit – eine Art «Loch in der Welt», wie Lévinas einmal in Anspielung auf Sartre formuliert (Anmerkung 25). Das mag auf den ersten Blick theologisch klingen. Doch es geht an dieser Stelle zunächst nur um das ethische Phänomen der Unableitbarkeit meiner Verantwortung gegenüber dem anderen: «Die Transzendenz als solche ist ‹moralisches Bewußtsein›» (Lévinas 1987, 382).

Die Bedeutung des Leibes als Antlitz entzieht sich unserem begrifflichen Verstehen. Seine Wahrheit ist transzendent. Weil das Antlitz als Triebfeder unseres Denkens wirksam wird, ist es der Ursprung einer Transzendenz. Zugleich aber ist es auch das, worauf sich unsere Transzendenz richtet. Das Antlitz *selbst* ist unserer Reflexion entzogen. Es gibt keinen Grund, hinter diesem Antlitz noch etwas anderes, «Wesentlicheres» vermuten zu wollen. «Die Exteriorität ist das eigentliche Bedeuten. Und nur das Antlitz in seiner Moralität ist außen. In dieser Epiphanie strahlt das Antlitz nicht wie eine Form, die einen Inhalt bekleidet, wie ein Bild, sondern als Blöße des Prinzips, hinter dem es nichts mehr gibt. Das tote Antlitz wird Form, Totenmaske, es zeigt sich, statt sehen zu lassen; aber gerade so erscheint es nicht mehr als Antlitz» (Lévinas 1987, 382).

Die Achtung des anderen richtet sich nicht auf eine tiefere, «geistige» Bedeutung seiner leiblichen Existenz. Es ist der Leib des anderen selbst, der uns dazu verpflichtet, ihn als anderen zu achten. Solange der Körper des anderen lebt, solange dieser Körper von mir als verletzlich erfahren werden kann, ist dieser Körper zugleich auch der andere, ist dieser Körper als Leib zugleich auch ein moralisches «Außen», das meine Freiheit demütigt. «Die Exteriorität definiert das Seiende als Seiendes, und die Bedeutung des Antlitzes liegt an der wesensmäßigen Koinzidenz des Seienden und des Signifikanten. Die Bedeutung kommt nicht zum Seienden hinzu. [...] Der Symbolismus des Zeichens setzt schon die Bedeutung des Ausdrucks, das Antlitz, voraus. Im Antlitz präsentiert sich das Seiende schlechthin. Und der ganze Leib, eine Hand oder eine Rundung der Schulter, können ausdrücken wie das Antlitz. Das ursprüngliche Bedeuten des Seienden [...], seine Art, unaufhörlich aus seinem plastischen Bild herauszuspringen, ereignet sich konkret als eine Versuchung der vollständigen Verneinung und als der unendliche Widerstand gegen den Mord des Anderen qua Anderen» (Lévinas 1987, 382 f).

Der Körper des anderen ist nicht darauf angewiesen, seine Fähigkeit zu verantwortlichem Handeln unter Beweis zu stellen. Nicht der wechselseitige Austausch zwischen verantwortlichen Subjekten steht am Anfang einer ethischen Relation. Die Fähigkeit, Verantwortung zu übernehmen, wird vielmehr umgekehrt erst durch die leibliche Beziehung zum anderen ermöglicht. «In diesem Sinne bin ich verantwortlich für den Anderen, ohne Gegenseitigkeit zu erwarten, und wenn es mich das Leben kosten würde. Die Gegenseitigkeit, das ist seine Sache» (Lévinas 1992 b, 75).

Der «andere als anderer» taucht nicht erst dort auf, wo sein Körper irgendwelchen Theorien über sein «geistiges» oder biologisches «Innenleben» gerecht werden kann. Sobald wir seinen Körper als lebendig erfahren, wird er für uns auch zum Ursprung eines unbedingten Verbots: des Verbots, über ihn zu verfügen, ihn zu töten oder zu verletzen. Für die Diskussion um das «Hirntodkriterium» ist diese Einsicht ganz entscheidend. Denn wenn es uns verboten ist, einen Menschen zu töten, so ist es uns erst recht untersagt, ihn juristisch für tot zu erklären. Wer einen «Hirntoten» tötet, macht sich einer Tötungshandlung schuldig – auch wenn wir diese Tötungshandlung aus Gründen der Rücksichtnahme auf die Überlebenschancen eines Organempfängers tolerieren.[23] Der Versuch aber, die Tötung eines Menschen für inexistenz zu erklären, entspricht der Logik des «perfekten Verbrechens» (J. F. Lyotard). Man hat den Opfern der modernen Medizin sogar das Recht genommen, das an ihnen begangene Unrecht als Unrecht sichtbar werden zu lassen. Die Für-tot-Erklärung von «Hirntoten» ist nicht irgendein Gewaltakt. Sie ist das größte Unrecht, das man dem anderen zufügen kann: das totale Opfer, der totale Krieg gegen den anderen als anderen.[24]

Warum man dem Humanismus der Philosophen mißtrauen muß

Lévinas Philosophie könnte auf den ersten Blick allzu poetisch anmuten. Doch seine Phänomenologie der Begegnung vermag sich dem spezifischen Wahrnehmungstypus, der die Erfahrung des anderen von der Erfahrung eines toten Gegenstandes unterscheidet, besser anzunähern, als dies etwa die Phänomenologie Jean-Paul Sartres zu tun vermochte.[25] Dennoch hat Jacques Derrida Lévinas' Philosophie einer scharfen Kritik unterzogen (Derrida 1976a).

Derridas Einwand richtet sich vor allem gegen die von Lévinas bewußt betriebene Ausblendung einer selbstkritischen, erkenntnistheoretischen Reflexion seiner Ethik. Lévinas' Interesse an einer Priorität der Ethik vor der Theorie scheint dies nicht ohne weiteres zuzulassen. Derrida bezweifelt aber, daß die ethische Bezugnahme auf das Antlitz des anderen wirklich den Gewaltsamkeiten eines Denkens entkommt, das die Fremdheit des anderen auf bestimmte, beschränkte Eigenschaften seiner gegenständlichen Existenz reduziert. Dies dürfte nach Lévinas' eigenem Anspruch niemals geschehen. Denn damit würde der andere zu einem bloßen Objekt meiner Welt, einem «Anderen-Exemplar», so wie die nachkantische Philosophie die Beziehung zwischen Personen auf die symmetrische Beziehung zwischen «Ich-Exemplaren» reduzierte. Wie auch immer man die Begegnung mit dem anderen benennt, die Kehrseite einer jeden Benennung liegt darin, daß man das Benannte nachträglich zum Objekt einer Theorie machen kann, die die praktische Bedeutung dieser Benennung aus den Augen verliert.

Was zum Beispiel soll man unter der Metapher des Antlitzes verstehen, wenn damit nicht zugleich auch ein gegenständliches Phänomen benannt ist? Nach Lévinas ist die Autorität des Antlitzes unbedingt. Sie zeigt sich uns, ohne von irgendeiner gegenständlichen Bedingung abhängig zu sein. Der Zugang zum Antlitz ist wesentlich ethischer Art: «Wenn Sie eine Nase, Augen, eine Stirn, ein Kinn sehen und sie beschreiben können, dann wenden Sie sich dem *Anderen* wie einem Objekt zu. Die beste Art, dem Anderen zu begegnen, liegt darin, nicht einmal seine Augenfarbe zu bemerken» (Lévinas 1992 b, 64).

Sobald man dieses Antlitz aber einmal benannt hat, könnte man seine Bedeutung theoretisch mißverstehen. Würde man etwa sagen: «*Weil* dieser Körper ein lebendiger menschlicher Körper ist, achte ich ihn», so wäre diese Achtung nicht mehr unbedingt, sondern bedingt. Sie würde sich nicht mehr «von selbst verstehen» – so wie sich ein Imperativ von selbst versteht. Meine Verantwortung gegenüber dem anderen wäre von nun an kalkulierbar – es würde sich erübrigen, ihm wirklich als anderem zu begegnen. Der andere ist aber immer anders, als ich ihn mir vorstelle, denn er kommt meinen gegenständlichen Vorstellungen und Intentionen zuvor. Meine Berechnung könnte sich als eine Täuschung erweisen und mich dazu verleiten, seine wirkliche – und das heißt immer auch veränderliche – Gegenwart aus den Augen zu verlieren. Wir werden im nächsten Abschnitt im Zusammenhang mit der Frage nach der ethischen Autorität von Tieren sehen, daß diese Problematik auch von praktischer Bedeutung sein kann.

Sobald der andere für uns denkbar wird oder – was für Lévinas dasselbe ist – in einem Diskurs zur Sprache kommt, wird er durch die Endlichkeit unserer Metaphern und Vorstellungen kontaminiert.[26] Wir können von ihm nicht sprechen, ohne sein Gesicht in die endlichen Formen unserer verfallenen, ethisch ignoranten Gewohnheitssprache zu pressen. Das heißt aber nicht, daß wir von unserer Verantwortung vor dem anderen nicht reden dürfen. Seine ethische Autorität zu verschweigen wäre der schlimmste Gewaltakt, den man ihm zufügen kann. Doch wir können ihr Recht nicht einfordern, ohne uns zugleich einer Sprache zu bedienen, die diese Autorität mit der Gewalt des Vergessens bedroht, indem sie ihn zum bloßen Objekt unserer Theorien degradiert. Derridas Ausweg aus diesem Dilemma liegt in der über Lévinas hinausgehenden Forderung, uns nicht nur vor dem anderen zu verantworten, sondern auch im Sinne einer kritischen Selbstreflexion Verantwortung für unseren konkreten Sprachgebrauch zu übernehmen. Es gilt, eine Art Kräftegleichgewicht herzustellen zwischen der praktischen Notwendigkeit, den anderen zu benennen, und der Notwendigkeit, die Gültigkeit dieser Benennungen kritisch zu hinterfragen. Deshalb sollten uns die Brüche unserer Sprache, die geheimen Verschleierungen und Grenzüberschreitungen unseres Denkens mehr interessieren als der Kampf um das Ideal eines herrschaftsfreien Miteinanders. Die Verwirklichung dieses Ideals wäre nur um den Preis einer gefährlichen Selbstverleugnung zu erlangen.

Die Achtung vor der Unverletzlichkeit des anderen ist mit der Gefahr einer «Vergewaltigung» seines Andersseins, seiner Reduktion auf ein empirisches Objekt unauflöslich verschränkt. Aber auch das Umgekehrte gilt: Dort wo wir dem anderen begegnen, bleibt seine empirische Äußerlichkeit mit einer irreduziblen ethischen Bedeutung behaftet (Derrida 1985, 175). In den Spuren seiner leiblichen Existenz überlagern sich die empirischen und ethischen Aspekte seiner Äußerlichkeit zu einer a priori unentflechtbaren Mehrdeutigkeit des «Außen».

Dies genügt, um sich an Lévinas' Gedanken auch dann zu orientieren, wenn sie sich als ein Provisorium erweisen. Wir dürfen nicht vergessen, daß seine Reflexion auf den anderen auf kontingenten, durch die Zufälligkeiten der Geschichte unseres Sprechens und Erlebens bedingten Prämissen beruhen, die die Möglichkeit einer angemessenen Thematisierung der Unverletzlichkeit des anderen jederzeit gefährden. Doch solange wir uns ebenso unausweichlich vor anderen zu verantworten haben, wäre es noch gefährlicher, ihre Existenz zu verschweigen.

Reim dich oder ich freß dich

> Ein Mensch ist kein Tier!
> B. Brecht

Was ist eigentlich ein Mensch? Und was rechtfertigt seine Sonderstellung? Wenn wir einen Menschen als Person achten, so achten wir immer auch «das Tier» in ihm als Person. Wollte man die Achtung vor der Unverletzlichkeit einer Person von vornherein auf das Leben von Menschen eingrenzen, so könnte man nicht umhin, teleologisch zu argumentieren: Das «Tier» im Menschen wird seiner Personwürde erst dadurch teilhaftig, daß es sich mit «höheren geistigen Fähigkeiten» verbindet. Damit verlassen wir aber den Bereich dessen, was auf der Grundlage rein biologischer Beobachtungen faßbar ist, und begeben uns in den Bereich metaphysischer Aussagen. Wir müssen das Wesen dieser «höheren geistigen Fähigkeiten» definieren.

An diesem Punkt stößt man auf ein unlösbares Problem. Was auch immer man als das geistige Privileg des Menschen benennen mag: Es läßt sich nicht eindeutig mit den mentalen Qualitäten anderer Wesen vergleichen. Man könnte zum Beispiel «Selbstbewußtsein» als ein Privileg des Menschen betrachten. Aber es ist gar nicht so ohne weiteres möglich zu definieren, wieso diese Eigenschaft den Menschen gegenüber anderen Lebewesen privilegiert. Man müßte Selbstbewußtsein schon auf bestimmte äußerliche Leistungen reduzieren, die wir gewohnheitsmäßig damit verbinden und die uns gegenüber Tieren als «überlegen» erscheinen lassen (etwa sich im Spiegel zu erkennen oder eine Sprache zu gebrauchen). Sobald man genauer hinschaut, stellt sich allerdings heraus, daß derartige Leistungen – sofern sie sich empirisch beobachten lassen – überhaupt nicht in einer eindeutigen Beziehung zu spezifischen Bewußtseinsqualitäten stehen. Aus der Perspektive moderner biologischer Systemtheorien hindert prinzipiell nichts daran, sie auch ohne die Annahme von Bewußtsein zu erklären (etwa indem man das Sich-im-Spiegel-Erkennen auf einen entsprechenden sensomotorischen Rückkopplungsmechanismus zurückführt).²⁷ Rein naturwissenschaftlich betrachtet, könnte man sich ohne weiteres eine Welt vorstellen, die in jedem Detail mit der unsrigen übereinstimmt, obwohl niemand von ihr ein Bewußtsein hat – auch wenn es widersinnig wäre, sich einen Kosmos zu ersinnen, der für niemanden existiert.²⁸

Es gibt offenbar Selbstbewußtsein. Keiner von uns bezweifelt ernsthaft, daß wir um die Existenz unserer selbst und unserer Welt in irgendeiner Weise «wissen». Doch das reicht noch nicht aus, aus diesem Wissen eine privilegierte Sonderstellung menschlichen Lebens abzuleiten. Kann man behaupten, daß die Welt für das Tier weniger existiert – etwa weil es sie fragloser hinnimmt als der Mensch? Und woran bemißt sich dieses «weniger», wenn nicht an unseren eigenen Maßstäben? Es steht außer Zweifel, daß Tiere zu ihrer Welt ein anderes Verhältnis unterhalten als wir. Doch wir können derart verschiedene «Bewußtseine» nicht vorurteilslos miteinander vergleichen. Uns ist immer nur eines zugänglich, und dieses eine Bewußtsein wird immer in seinen eigenen Bewertungsmaßstäben befangen bleiben. Ein redlicher Vergleich müßte schon an die Existenz eines neutralen Richters, einen «Gott» appellieren, wollte er zu einem gültigen Urteil über unser besonderes Vorrecht gelangen.²⁹

Mit anderen Worten: Entweder stützt sich die Unterscheidung zwischen Mensch und Tier auf rein empirische Merkmale – dann argumentiert sie im trivialsten Sinne des Wortes «rassistisch»; oder sie orientiert sich am «Geist» – dann wird sie entweder metaphysisch oder kriterienlos.

In ähnliche Schwierigkeiten verstrickt man sich, wenn man versucht, Personsein durch das «Wissen um seinen eigenen Tod» zu definieren.³⁰ Was ist eigentlich damit gemeint, wenn dabei auf den Tod eines Wesens Bezug genommen werden soll, das wesentlich etwas anderes denn ein bloß biologisches Wesen ist? Entweder ist die durch dieses Wissen gekennzeichnete Person ein «rein biologisches Wesen» – dann wissen wir, was das Wort «tot» bedeutet, können sie aber nicht einmal mehr von einer Mikrobe unterscheiden. Oder wir können sie von anderen Lebewesen unterscheiden – dann können wir das Wort «tot» ohne metaphysische Zusatzannahmen nicht mehr eindeutig definieren.³¹

«Persondefinitionen» scheinen nur so lange zu funktionieren, wie man nicht scharf darüber nachdenkt, was damit eigentlich definiert werden soll. Man wird einwenden, diese Kritik sei spitzfindig. Das ist richtig. Aber eine philosophische Definition, die den Anspruch auf universale Gültigkeit erhebt, muß schon an den geringsten begrifflichen Ungereimtheiten zerbrechen. In der Praxis haben wir keinerlei Schwierigkeiten, zwischen Mensch und Tier zu unterscheiden. Unser Verständnis dieser Differenzierungen kann sich aber nicht von vornherein auf philosophisch verallgemeinerbare, ewig gültige Wahrheiten berufen. Sie ist vielmehr eingebettet in die komplexe Welt unserer praktischen Lebensgestaltung, das nahezu unüberschaubare Feld feinsinniger Existenztechniken, die unser Wahrnehmen und Erleben im Laufe einer langen kulturellen Tradition tief geprägt haben. Wir nehmen Tote anders als Lebende, Tiere anders als Menschen wahr. Und nur einem lebenden Menschen ordnen wir jenen Wahrnehmungstypus zu, der uns daran hindert, ihn wie ein Tier zu behandeln, das man – ohne daß der gewöhnliche, fleischessende Europäer dem eine tiefere Bedeutung beimessen würde – töten und essen darf.

Vom guten Essen und anderen Fleischopfern

> Die Soubirous hält, so gut es sich in diesem Gefängnis bewerkstelligen läßt, auf Sauberkeit. […] Die Reinlichkeit ist die letzte Würde des Menschen, die ihm übrigbleibt, wenn alles verloren ist.
>
> *Franz Werfel*

Die Unterscheidung von Mensch und Tier ist nicht das Resultat einer philosophisch neutralen Einsicht in das «Wesen» unseres Menschseins. Wo von ihr die Rede ist, steht das Selbstverständnis unseres Daseins auf dem Spiel: unser tagtäglich gelebter Anspruch auf Souveränität – nicht nur gegenüber anderen Tieren, sondern auch gegenüber dem Tier, das wir selber sind. Ein ebenso merkwürdiger wie gewaltsamer Anspruch. Denn diese Souveränität hat ihren Preis. Sie verlangt von uns Opfer. Geht sie doch immer mit einer Verneinung der Existenzweise des Tieres einher – dem gerade in der Moderne bis zum Wahn gesteigerten Zwang, das Tier zu verleugnen, es zu verzehren, auszugrenzen, zu unterdrücken. Die archaische Menschheit besaß nicht immer die Gewißheit, sich von der Tierheit zu unterscheiden. Der Glaube an die Unverwechselbarkeit ihres Menschseins gewann erst in dem Augenblick Konturen, wo sie ihren Göttern im allgemeinsten Sinne des Wortes Fleischopfer darzubringen begann – worin auch immer sich diese Geste der Distanzierung vom Tier konkret Ausdruck zu verschaffen suchte.

Diese Behauptung wird zunächst auf Widerspruch stoßen. Eine Konsumgesellschaft, die die Rituale und Tabus ihrer Vorfahren längst hinter sich gelassen zu haben glaubt, sollte ihren Göttern «Fleischopfer» darbringen? Und was den Souveränitätsanspruch des Menschen betrifft: Hat sich dieser Anspruch nicht gerade als unhaltbar erwiesen? Wir werden sehen, warum sich derartige Einwände bei genauerem Hinsehen als substanzlos erweisen. Selbst die fortgeschrittensten Vegetarier praktizieren das «Fleischopfer». Um mit Derrida zu reden: «Sie praktizieren einen anderen Brauch der Verneinung.»[32]

Schon G. F. W. Hegel hatte entdeckt, daß die Souveränität des Menschen mit einem Gewaltakt beginnt. Der Sklave ist derjenige, der sein Leben nicht aufs Spiel setzt, der es mit allen Mitteln erhalten will. Erst indem er sich über das Leben erhebt und dem Tod ins Angesicht blickt, gelangt er zu Freiheit und Souveränität gegenüber sich und anderen.[33] Der Souverän setzt sein Leben aufs Spiel. Doch auch der Sklave ist in gewisser Weise ein Herrscher. Indem er alles daransetzt, sein Leben zu erhalten, unterdrückt er seine animalischen Begierden, verschiebt den Genuß, arbeitet an seinem Überleben. Die Souveränität des Menschen beginnt mit der Verneinung seiner Animalität.

Das klingt auf den ersten Blick dramatisch und will auch in diesem Sinne verstanden sein. Hegels «Dialektik» bevorzugt den Eulenflug in der Dämmerung. Bei Tageslicht betrachtet, erinnert das Hegelsche Drama allerdings eher an eine Komödie. Auch der Souverän wird nur überleben, wenn er sein Leben nicht wirklich aufs

Spiel setzt. Letzten Endes bleibt auch der Herr ein Sklave. Solange er nicht auch seine «Souveränität» in Frage stelle, täuscht er das «absolute Wagnis» nur vor.[34] Nur der vergessene Souverän ist ein wirklicher Herr, nur der tote Sklave ein echter Souverän. Der Versuch einer «dialektischen Letztbegründung» unseres Personseins hat immer etwas Komisches an sich.

Das Scheitern der Hegelschen Dialektik von Herrschaft und Knechtschaft führt uns zu den weniger philosophischen, naiveren und alltäglicheren Gestalten der Hervorbringung von Souveränität (wenngleich wir ihnen fortan nicht ohne eine gewisse Distanz begegnen können – auch die dialektische Logik der Hegelschen Philosophie ist in gewisser Weise naiv). Der Philosoph Georges Bataille hat deshalb als einer der ersten den Versuch unternommen, das Problem der Souveränität zum Gegenstand systematischer soziologischer und ethnologischer Studien zu machen. Für unseren Zusammenhang sind dabei vor allem seine Ausführung zum Verhältnis von Mensch und Tier von Bedeutung.

Im Mittelpunkt seiner Überlegungen steht zunächst das Verbot, denn das Verbot begründet – ähnlich wie die Überlebensstrategie des Hegelschen Sklaven – die elementarste Grenzziehung zwischen Mensch und Tier: «Die Verbote haben die Art und Weise verändert, in der der Mensch seine animalischen Bedürfnisse befriedigte, seine Art zu essen und seine Art auszuscheiden, aber sie haben sich vor allem auf zwei Bereiche erstreckt. Auf den des Todes einerseits und auf den der Fortpflanzung andererseits. Die Menschen zeichnen sich durch das Vermögen aus, die Befriedigung hinauszuschieben, die unmittelbaren Triebe zu zügeln und manchmal sogar zu beherrschen. Der Promiskuität substituierten sie Regeln. Sie bemühen sich, den verfemten Bereich, in dem die Gewalt des Todes wütet – der für ansteckend gehalten wird – von dem Bereich, in dem das friedliche Alltagsleben abläuft, zu trennen» (Bataille 1978, 51). Die systematische Differenzierung zwischen Arbeit und Genuß, verbotenen und erlaubten sexuellen Praktiken und die Praktizierung von Bestattungsriten, wie man sie schon seit rund 50000 Jahren beobachten kann (Nougier 1989) – all dies muß als Versuch einer Verneinung des Tiers begriffen werden. «Es war die Einhaltung der Verbote und nicht der Gebrauch der Vernunft, der dem Menschen das Gefühl vermittelte, kein Tier zu sein» (ebenda).

Zugleich aber eröffnet sich den Menschen mit dieser Grenzziehung die Möglichkeit der Übertretung des Verbotenen. Dabei stoßen wir auf das bemerkenswerte Paradox, daß sich das Recht zur Überschreitung des Verbotenen (zum Beispiel das Recht, Menschen zu töten) mit der Souveränität der Könige und Götter verbindet – bis hin zu dem Punkt, an dem sogar das ausgegrenzte Tier selbst als ein souveräner Gott erscheint.[35] Man würde diesen Vorgang aber mißverstehen, wenn man in ihm eine Revision der ursprünglichen Grenzziehung erblicken wollte. Das Phänomen der Grenzüberschreitung setzt die Existenz einer derartigen Grenze ja gerade voraus. Die Paradoxie dieser merkwürdigen Verkehrung entspricht dann auch der eigentümlichen Logik souveränen Handelns. Die Souveränität des Menschen konstituiert sich in der Opposition gegen das Gegebene. Ist dieses Gegebene zunächst die Animalität des Menschen, so verneint der Mensch das Tier; werden die daraus erwachsenen Verbote selber zu einer Gegebenheit, so opponiert er gegen das Gesetz. Da das Gesetz aber dennoch in Kraft bleibt, vollzieht sich diese Opposition nicht in der Form eines gewöhnlichen Exzesses. Nur der ritualisierte Genuß, nur die ritualisierte Orgie, nur der ritualisierte Exzeß verwandelt den Sklaven zu einem «heiligen» Souverän. Auf der Ebene des Alltäglichen steht das Verbot an erster Stelle. «Aber es ist mit der Überschreitung, mit der souveränen Würde, die selbst im Schoß des Christentums das Fundament des Sakralen geblieben ist, wie es noch dem würdelosesten Menschen zukommt, solidarisch» (Bataille 1978, 55).

Hieraus erklärt sich dann auch, wieso sakrale Personen in vieler Hinsicht wie «befleckte» Personen, heilige Objekte wie obszöne Objekte (Exkremente, Leichen...) behandelt werden: Man muß vermeiden, sie zu berühren, muß für sie einen eigenen Bereich errichten und so weiter.

Was nun die Ebene des Alltäglichen – die Souveränität des Sklaven – betrifft, so fällt es nicht schwer, die ihr zugrundeliegende Haltung körperlicher Selbstaufopferung auch in modernen Industriegesellschaften wiederzufinden. Vieles berechtigt sogar zu der

Vermutung, daß diese Form der Verneinung des Tiers immer mehr in den Rang eines obersten Organisationsprinzips ihrer Fortschrittskultur aufrückt. Es entbehrt nicht einer gewissen Ironie, wenn eine Gesellschaft, die sogar den Wert ihrer Urlaubs- und Freizeitgestaltung oder den Luxus des Schenkens an Leistungskriterien mißt, sich selbst das Prädikat einer «Luxusgesellschaft» beilegt. Man müßte sich schon sehr anstrengen, wollte man in der 30 000jährigen Geschichte, die seit dem Auftreten des Homo sapiens sapiens verstrichen ist, eine Kultur ausfindig machen, die sich so wenig auf Genuß und Luxus versteht wie die unsrige.[36]

Damit ist zunächst aber nur ein negatives Abgrenzungsverhalten benannt. Auch die scheinbar zügellosen Praktiken säkularisierter Gesellschaften kennen den «Ekel» vor obszönen Objekten und Verhaltensweisen.[37] Solange wir den Wert unseres Tuns an Leistungskriterien bemessen, solange wir zur Verrichtung unserer Ausscheidungen oder zur Befriedigung sexueller Bedürfnisse abgeschiedene Orte aufsuchen, solange wir unsere Leichen nicht auf dem Komposthaufen beerdigen, so lange wird uns die Vorstellung, sich «wie ein Tier» zu verhalten, als obszön oder zumindest lächerlich erscheinen – so lange gehört die Verneinung des Tiers weiterhin zu den prägenden Prinzipien unserer Wirklichkeitserfahrung.

Für die positive Konstituierung von Souveränität spielen aber konventionalisierte Formen des Luxus, der unproduktiven Verausgabung, eine viel entscheidendere Rolle. Um es noch einmal zu betonen: der Luxus beginnt nicht dort, wo wir uns etwas «leisten» können. Er beginnt dort, wo wir uns unter dem Gesichtspunkt unseres Marktwertes unproduktiv verhalten. Das gemeinsame Mahl, die Reinlichkeit der Louise Soubirous ist Luxus. Nur unnütze Verhaltensweisen gehören der Souveränität des «Heiligen» an.[38]

Man kann diesen Gedanken auch mit Derrida formulieren: Die Frage der Moral entscheidet sich am guten Essen (Derrida 1992 c, 296f) – wobei Derrida «Essen» als Metapher für jeden Vorgang gebraucht, bei dem wir durch die «Löcher unseres Körpers» (Augen, Nase, Mund, Ohren et cetera) etwas Sinnliches in uns aufnehmen oder eindringen lassen. Mit anderen Worten: Ob wir ein Wesen als «Objekt» oder als «Gegenüber» wahrnehmen, entscheidet sich an denjenigen Verhaltensweisen, durch die wir unserer Identifikation mit anderen Ausdruck verleihen, uns anderen anzugleichen versuchen, unser sinnliches Verhältnis zu anderen verinnerlichen (internalisieren) – an Praktiken der Gastfreundschaft, des guten Lebensstils, der Freundschaft, des Schenkens, des guten Sprechens und so weiter. Die Frage der Moral entscheidet sich nicht an der Frage, was gut zu essen ist – ob man Pflanzen oder Tiere, Tiere oder Menschen «verspeist». Sie entscheidet sich daran, wie man das, was man verzehrt, gut verzehrt.

Erst auf diesem Hintergrund läßt sich die Bedeutung von Derridas Kritik an der Ethik Lévinas' ermessen. Sie problematisiert die Selbstverständlichkeit, mit der der andere bei Lévinas als anderer Mensch («l'autre comme homme») verstanden wird und das Tötungsverbot von vornherein auf den Menschen eingeengt wird.[39] Es sind dies die Selbstverständlichkeiten einer religiösen und spirituellen Tradition – der jüdisch-christlichen Überlieferung[40] –, die unser Verhalten selbst dort noch zu prägen vermag, wo wir uns oberflächlich von ihr schon längst verabschiedet zu haben glauben. Dabei geht es Derrida keineswegs darum, diese Tradition in Mißkredit zu bringen. Solange die Philosophie aber mit dem Anspruch auftritt, auf theologische Lehrsätze verzichten zu können, sollte sie sich darüber im klaren sein, daß ihre ethischen Wahrheiten auf endlichen Fundamenten ruhen.

Vom Privileg des Nach-Denkens oder Warum der Kopf der Weisheit letzter Schluß nicht ist

Wird die philosophische Reflexion auf die Endlichkeit unserer höchsten Wertmaßstäbe nicht einem hemmungslosen ethischen Relativismus Vorschub leisten? Läßt sich die Einsicht in die Konstituierung ethischer Autorität durch ritualisierte Opferpraktiken nicht zugunsten einer totalitären «Umprogrammierung» unseres Verhaltens mißbrauchen? Hat nicht gerade das 20. Jahrhundert gezeigt, daß derartige Versuche zu einer bedrohlichen Realität werden können? Unsere Wahrnehmungs- und Verhaltensgewohnheiten sind konservativ. Sie entziehen sich einer kurzfristigen Manipulation, auch wenn der Blick über die Jahrtausende einen derartigen Eindruck erwecken mag. Dennoch sind an dieser Stelle zwei Bemerkungen angebracht:

1. Der Verlust handlungsorientierender Verbindlichkeiten beginnt niemals in den «Köpfen» der Philosophen. Ihre theoretische Re-flexion ist – wie der Name schon sagt – reaktiv. Sie erlaubt, auf Verpflichtungen gegenüber anderen Rück-sicht zu nehmen. Doch ihre progressiven Fähigkeiten sind außerordentlich beschränkt. Wir nehmen die Welt nicht schon deshalb anders wahr, weil wir uns andere Ideologien ersinnen, sie zu erklären.

Unter ethischen und politischen Gesichtspunkten betrachtet, können theoretische Überlegungen einem praktischen Relativismus deshalb nur insofern Vorschub leisten, als sie nachträglich Veränderungen in unserem praktischen Verhalten legitimieren, die langfristig auf eine Zerstörung unserer ethischen Erfahrungskompetenz hinauslaufen. Die Auflösung elementarer ethischer Wertmaßstäbe ereignet sich nicht dort, wo wir von der Endlichkeit oder Kulturrelativität unseres Wertesystems Kenntnis nehmen. Sie vollzieht sich «schleichend» überall dort, wo unsere Fähigkeit, zwischen verschiedenen Erfahrungswerten zu differenzieren, im Namen des medizinisch-technischen Fortschritts stillschweigend untergraben wird. Das «Hirntodkriterium» ist nur eines von vielen Beispielen, die dieser Entwicklung Vorschub leisten.

Eine Ethik des Denkens, die nicht nur unser Tun, sondern auch die praktischen Folgen unseres Denkens zu verantworten sucht, ist in dieser Situation von äußerster Dringlichkeit. Die jüngsten politischen Entwicklungen in Europa lassen sich nicht isoliert von der Frage nach unserem «wissenschaftlichen Menschenbild» und der Problematik des technischen Fortschritts diskutieren. Denn diese Fragen berühren die elementarsten Grundlagen unserer Erfahrung des anderen Menschen.

2. Unser Handeln kann sich immer nur vor dem Geltungsanspruch praktischer Verbindlichkeitserfahrungen legitimieren. Es gibt eine Vielzahl kulturell prägender Verhaltensmuster, die unsere ethische Erfahrung auch unabhängig von der philosophischen Reflexion auf ihre Bedeutung wesentlich bestimmen. Kein Argument, das den Anspruch erhebt, Veränderungen zu legitimieren, kann diese Verbindlichkeiten außer Kraft setzen. Denn wenn es

einen ernstzunehmenden ethischen Geltungsanspruch erheben will, muß es deren Gültigkeit immer schon voraussetzen. Dies zwingt uns keineswegs zu einem ethischen Konservativismus. Sollten wir in Zukunft zum Beispiel zu der Einsicht gelangen, daß unsere Achtung vor dem anderen zumindest in modifizierter Form auch auf Tiere auszuweiten ist, so würde dem nach Maßgabe dieser gegebenen Verbindlichkeiten nichts im Wege stehen.[41] Niemals aber wären Praktiken legitimierbar, die einen einmal erreichten Stand ethischer Verbindlichkeit nachträglich rückgängig machen.

Ethische Rückschritte lassen sich allenfalls auf der Grundlage von moralischen Theoriekonzepten rechtfertigen, die von unserer praktischen Erfahrungskompetenz unzulässig abstrahieren. Deshalb setzt sich gerade die Theoriefixiertheit universalistischer Ethikkonzepte dem Verdacht aus, sich zum Komplizen ethisch reaktionärer Tendenzen zu machen.

Von den falschen Ritualen der Moderne und der ewigen Wiederkehr des Jenseits

Angesichts der Thematik dieses Buches drängt sich noch eine zweite Frage auf. Muß nicht auch die Praxis der Organtransplantation als eine moderne Variante des Fleischopfers verstanden werden? Die besondere Struktur dieses Opfers dürfte es allerdings kaum zulassen, in dieser Frage auf den Vergleich mit archaischen Bestattungsritualen zurückzugreifen. Hat man auf dem Hintergrund unserer Analyse des Phänomens der Fremdleiblichkeit doch davon auszugehen, daß die Explantation von Organen gerade nicht an einem Leichnam, sondern an einem lebenden Menschen vollzogen wird.[42] Angesichts der permanenten Abstoßungsreaktionen zwischen dem «Empfängerorganismus» und dem implantierten Fremdorgan kann nicht einmal von einer dem Kannibalismus vergleichbaren Verinnerlichung oder Konsumtion der Organe des «Spenders» die Rede sein. Kannibalismus ist Luxus: Er setzt die Existenz von gemeinschaftlichen Ritualen des Verzehrs, der sinnlosen Verschwendung der Lebenskraft eines Menschen voraus. Man muß den anderen verkochen – der Verzehr seiner Lebenskraft unterliegt den Spielregeln des guten Essens. Der vor allem unter Kritikern der Organtransplantation verbreitete Vergleich mit kannibalistischen Ritualen mag sich auf äußere Analogien stützen. Zeichentheoretisch betrachtet, entspricht die Praxis der Implantation menschlicher Organe bestenfalls den Spielregeln eines falschen Rituals. Es erreicht nicht annähernd den Grad an ritueller Ernsthaftigkeit, den man dem Kannibalismus zugestehen muß.[43]

Indirekte Analogien ergeben sich allerdings aus dem Vergleich mit asketischen Praktiken, die sich im Umfeld eines ethisch mißverstandenen «Leib-Seele-Dualismus» entwickelten und vor allem in der «Fleischesverachtung» einiger christlicher Traditionsstränge wirksam wurden (Wils 1986). Die Tendenz zu einer radikalen Vergegenständlichung des leiblichen «Diesseits» zugunsten der Identifikation mit einem transzendenten «Jenseits» gehört sicherlich zu den hervorstechendsten Merkmalen dieser Praktiken. Daß sich gerade das 20. Jahrhundert vom klassischen Körper-Seele-Dualismus verabschiedet hat, scheint der dieser Praxis zugrundeliegenden Opferhaltung dann auch wenig Abbruch getan zu haben. Wir werden im nächsten Abschnitt sehen, welche Gestalt dieser asketische Dualismus im Gefolge einer fortschreitenden «Medizinisierung» unseres Selbstverhältnisses angenommen hat: Die Identifikation mit einer übersinnlichen Wahrheit des Subjekts (seiner Seele) wurde durch die Identifikation mit einer transzendenten Gesundheitsnorm ersetzt. Man könnte den dem «Hirntodkriterium» zugrundeliegenden Dualismus insofern als einen «Leib-Norm-Dualismus» bezeichnen. Gerade in der Diskussion um das (Teil-)«Hirntodkriterium» erweist sich die innere Logik eines derart funktionalen Dualismus dann als geradezu paranoisch präzise: Wo sich das individuelle gesundheitliche Normalitätsprofil zu einem unerreichbaren Ideal verwandelt, wird die Therapie des Lebens zu einem Dauerzustand. Die Schwelle zum Tod ist dann in dem Augenblick überschritten, wo das Leben sich als «nicht mehr therapierbar» erweist.

Von der Herrschaft über das Leben —————————— 309
Medizin und Macht

Sex und Politik

Der Versuch, einen verbindlichen Begriff vom Wesen des Menschen oder seines «Personseins» zu formulieren, scheint schon aus philosophischen Gründen nur zu fragwürdigen Ergebnissen führen zu können. Wie erklärt sich aber, daß man seit Beginn des 19. Jahrhunderts von einem regelrechten «Siegeszug» der sogenannten Humanwissenschaften sprechen kann? Obwohl sie gar nicht dazu fähig sind, uns einen seriösen Maßstab der Verhaltensorientierung an die Hand zu geben, scheint ihre praktische Relevanz in den modernen Industriegesellschaften beständig zu wachsen. Wie kommt es, daß wir unserer eigenen Erfahrungskompetenz immer mehr mißtrauen und statt dessen selbst in intimsten Lebensfragen bei «Ratgebern» um Hilfe ersuchen, die – und das ist das Widersinnige – mit dem Anspruch auf «Wissenschaftlichkeit» auftreten? Will man dieses Phänomen nicht unerklärt lassen, so muß man den für jede Kultur charakteristischen Zusammenhang zwischen bestimmten Formen der Selbstreflexion und den ihnen entsprechenden gesellschaftlichen Praktiken mit in Betracht ziehen. Die mit dem Auftauchen der Humanwissenschaften institutionalisierte Frage nach der «Wahrheit des Menschen» ist nur als Bestandteil einer gesellschaftlichen Machtkonstellation plausibel, in der die Produktion von Informationen über den Menschen mit der Produktion von bestimmten ritualisierten Praktiken im Umgang zwischen Menschen einhergeht.

In seiner Studie zur Geschichte der Sexualität im 19. Jahrhundert hat der Philosoph Michel Foucault diesen machtpolitischen Aspekt der Humanwissenschaft deutlicher herausgearbeitet. Foucault zeigt, wie das Wissen um Sexualität in der Moderne zu einem zentralen Bestandteil einer politischen Technologie des Körpers wird, die mit ihrem Wissen zugleich ein System subjektiver Bedürfnisse und Verhaltensweisen hervorbringt (Foucault 1983). Das Wissen der Humanwissenschaften wird zu einem entscheidenden Machtfaktor im Kampf um die Disziplinierung unseres körperlichen Erlebens.

Um Mißverständnisse zu vermeiden, muß man an dieser Stelle aber zunächst einmal verdeutlichen, was Foucault unter «Macht» versteht. Besonders nachdrücklich wendet er sich in der genannten Studie gegen die sogenannte «Repressionshypothese» der Macht. Grob gesprochen besagt diese Hypothese, daß wir uns im Verlauf der europäischen Geschichte von einer Periode relativer Offenheit hinsichtlich unserer Körper und unseres Sprechens auf zunehmende Repression und Heuchelei hin bewegten, die dann im 19. Jahrhundert in den «monotonen Nächten des viktorianischen Bürgertums» (Foucault 1983, 11) ihren Höhepunkt erreichte. Demgegenüber zeigt Foucault, wie die Sexualität gerade im 19. Jahrhundert zu einem alles beherrschenden Thema wird – einem Thema, das entgegen dem äußeren Anschein nicht mit einer repressiven Unterdrückung, sondern mit einer radikalen Ausdifferenzierung und Vervielfältigung sexueller Lüste einhergeht. Auch das Reden über Sex ist eine Form, seinen sexuellen Lüsten Ausdruck und Gestalt zu verleihen. Die Suche nach der Wahrheit des Sexes wird selber zum treibenden Prinzip einer sexuellen Lustökonomie, als deren wichtigste Rituale die Praxis der sexuellen Überwachung und das sexuelle Geständnis fungieren. «Aber indem so die Sexualität Gegenstand vordringlicher Beschäftigung und Analyse wird, zur Zielscheibe von Überwachung und Kontrolle, erzeugt sie gleichzeitig die Intensivierung der Wünsche eines jeden für, in und auf seinen eigenen Körper» (Foucault 1976b, 91–98).

Für unseren Zusammenhang ist entscheidend, daß im Gefolge dieser Entwicklung der menschliche Körper immer mehr in den Stand eines bloßen Objekts einrückt. Er wird zu einem empirischen Gegenstand, über den man diskutiert und den man subtilen Prozeduren der Überwachung und Manipulation unterziehen muß. Man macht keinen Sex, man spricht über den Sex; man macht keine körperlichen Erfahrungen, man spricht über seinen Körper; man urteilt nicht mehr aus eigener Kompetenz, sondern be-urteilt seine Erfahrung nach sekundären Maßstäben. Der Verlust an individueller Erfahrungskompetenz geht dabei mit einem gesteigerten Normierungsbedarf des Verhaltens einher, der durch die Humanwissenschaften (Psychologie, Pädagogik, Medizin und so weiter) befriedigt wird.

Das Prinzip dieser Selbstvergegenständlichung bleibt auch für die «Sex-Philosophie» des 20. Jahrhunderts bestimmend, wenngleich sich die konkreten Formen gesellschaftlicher Normierung und Disziplinierung seit den sechziger Jahren zunehmend «lockerer», stimulierenderer Normierungsstrategien bedienen: «Entkleide dich [...], aber sei schlank, schön, gebräunt!» (Foucault 1976b, 92 f).

Die Wissenschaft vom Menschen übernimmt in dieser Konstellation eine zentrale Vermittlungsrolle. Denn sie soll dem einzelnen dazu verhelfen, die verborgenen Wahrheiten seines Lebens aufzudecken. «Zum einen sind wissenschaftliche Formen und der Diskurs der unparteiischen wissenschaftlichen Analyse (besonders der medizinische Diskurs) in der abendländischen Gesellschaft so mächtig geworden, daß sie fast als heilig erscheinen. Zudem ist das Individuum durch die erweiterten Methoden der Wissenschaft gegenüber sich selbst und anderen zum Wissensobjekt geworden, zu einem Objekt, das die Wahrheit über sich sagt, um sich zu erkennen und erkannt zu werden, einem Objekt, das lernt, Veränderungen an sich selbst zu bewirken» (Dreyfus/Rabinow 1987, 206).

Auf dieser Grundlage wird nun auch besser verständlich, wieso moderne Herrschaftssysteme nicht nach dem vertikalen Schema eines Repressionssystems funktionieren, bei dem ein übergeordneter Herrscher seine armen Untergebenen unterdrückt.[44] Man entkommt der Macht nicht dadurch, daß man ihre äußeren Repräsentanten denunziert. Das Umgekehrte scheint vielmehr der Fall zu sein. Die Kritik an der «Repressionsgewalt» gesellschaftlicher Institutionen wird nahezu zwangsläufig selber zu einem «herrschaftsstabilisierenden Faktor». Der vor allem in den sechziger Jahren verbreitete Versuch, die «jahrhundertelang unterdrückte Sexualität» im Namen des «wahren Sexes» zu befreien, macht dieses Phänomen besonders anschaulich. Operierte er doch stillschweigend mit den gleichen Strategien wie das etablierte Machtsystem: Man redete bis zum Autismus *über* seinen Körper und *über* seine Gefühle – auch wenn man dadurch der Normen einer revolutionären Selbstbefreiung zu entsprechen glaubte. Seit den achtziger Jahren begegnet man dieser diskursiven Praxis in jeder Talk-Show. Im Namen der «Wahrheit des Sexes» führte die «sexuelle Revolution» lediglich zu einem weiteren Schub der Ausdifferenzierung des Diskurses *über* den Sex und bestätigte damit den Mechanismus einer zunehmenden Vergegenständlichung und Normierung des Menschen.

Von den Geschäftspartnern des Todes

Schon in einer seiner frühesten Arbeiten hat Foucault die Bedeutung dieser Entwicklung für die Entstehung der modernen naturwissenschaftlichen Medizin aufgezeigt. Dabei geht es ihm vor allem darum, die besondere Perspektive zu rekonstruieren, aus der heraus der Körper des Menschen als ein bloßer empirischer Gegenstand erfahren wird. Daß die empirische Perspektive auf den menschlichen Körper nur als Resultat einer Abstraktionsleistung verstanden werden kann, der in unserer Wirklichkeit nichts entspricht, dürfte schon im Vorangegangenen deutlich geworden sein. Wie aber konnte eine derartige Abstraktion überhaupt zustande kommen?

Der «ärztliche Blick», dessen Diagnose im Mittelpunkt von Foucaults Studie steht, ist der Blick eines Leichenbeschauers: Die Suche nach seinem Ursprung führt uns in die Sektionssäle der Pathologie.[45] Es ist an dieser Stelle nicht möglich, auf Foucaults Studie näher einzugehen. Für unseren Zusammenhang mag es genügen hervorzuheben, daß die Krankheiten eines Menschen dabei immer mehr zu einer individuellen Eigenschaft seines empirischen Körpers werden. Die Drohung von Krankheit und Tod tritt uns nicht mehr von außen entgegen, wie uns dies noch die Totentänze des 15. Jahrhunderts anschaulich vor Augen führen; es ist der Leichnam in mir, der mich mit dieser Drohung konfrontiert. Der Bereich des Todes, in dem man einstmals seine Leichen beerdigte, liegt nicht mehr jenseits der Welt der Lebenden. Er läßt sich nicht mehr auf jenes verfemte Areal eingrenzen, das archaische Völker für ansteckend hielten und das man dem Bereich des alltäglichen Lebens fernzuhalten suchte (siehe Seite 303). Er rückt ins Innere unseres eigenen Körpers ein – eine Vorstellung, deren Wahrheitswert (ungeachtet ihrer medizinischen Praktikabilität) durchaus von beschränkter Reichweite ist.[46]

Die praktischen Folgen dieser auf den ersten Blick geringfügigen Perspektivverschiebung sind von unermeßlicher Tragweite. Das Reich politischer Herrschaft ist nicht mehr das Reich der Lebenden, über das einst der souveräne König als Mittler zwischen Leben und Tod regierte. Die Grenze zum Reich des Todes fällt nicht mehr mit jener Grenze des Alltäglichen zusammen, die zu überschreiten dem souveränen Herrscher vorbehalten blieb, weil nur er das Recht hatte, über Tod und Leben zu verfügen (Foucault 1983, 162). Die Begriffe des Lebens und des Todes beginnen vielmehr ineinander zu verschwimmen und lassen die Bedrohung durch den Tod zum Gegenstand politischer Kontrolle und Überwachung werden. Der Herrscher ist nicht mehr der, der leben läßt. Er hat die Pflicht, für Leben zu sorgen. «Die ‹biologische Modernitätsschwelle› einer Gesellschaft liegt dort, wo es in ihren politischen Strategien um die Existenz der Gattung selber geht. Jahrtausende hindurch ist der Mensch das geblieben, was er für Aristoteles war: ein lebendes Tier, das auch einer politischen Existenz fähig ist. Der moderne Mensch ist ein Tier, in dessen Politik sein Leben als Lebewesen auf dem Spiel steht» (Foucault 1983, 170f).

Der Tod wird nun zu einer allgegenwärtigen Bedrohung. Denn wo selbst das Leben unter dem Verdacht steht, mit dem Tod im Bunde zu stehen, wird alles gleichermaßen von der Drohung des Todes kontaminiert. Seine beständige Gegenwart unter Aufbietung aller politischen und technischen Mittel einzudämmen, wird jetzt zur obersten politischen Pflicht. Kriege werden nicht mehr im Namen eines Souveräns geführt, dessen Recht es zu verteidigen gilt. Man muß töten, um zu überleben, denn der «Lebensraum» des Menschen ist bedroht. «Nie waren Kriege blutiger als seit dem 19. Jahrhundert und niemals errichteten Regime – auch bei Wahrung aller Proportionen – vergleichbare Schlachtfeste an» (Foucault 1983, 163).

Man versteht auf diesem Hintergrund, wieso im Gefolge dieser Entwicklung gerade im 20. Jahrhundert Begriffe wie «Volksgesundheit», «Rassenhygiene» oder «Eugenik» einen in so fataler Weise durchschlagenden Einfluß auf unser politisches Denken gewinnen konnten (dazu: Foucault 1983, 161 ff). Nicht das aktuelle Gebrechen steht im Mittelpunkt individueller und politischer Fürsorge. Es ist die sich anbahnende Krankheit, die Drohung des Todes, die in den Mittelpunkt der medizinischen, psychologischen, pädagogischen und politischen Aufmerksamkeit treten. In der Konsequenz dieses Vorgangs werden die Begriffe «Krankheit» und «Gesundheit» von den Begriffen «normal» und «anormal» oder «entartet» verdrängt, wobei der Begriff der «Normalität» in den Rang eines obersten moralischen Prinzips aufrückt. Nicht die Krankheit, sondern schon die bloße Disposition zu einer Krankheit wird zum Gegenstand therapeutischer oder hygienischer Maßnahmen erklärt. «Das Gute ist nicht mehr die Harmonie mit den Göttern, nicht mehr das Gleichgewicht der Kräfte, nicht die Sauberkeit, sondern das normalisierte Verhalten. Das Böse ist nicht mehr die Sünde, der Arme oder die Mikrobe, sondern das (im Hinblick auf die Prädisposition zur Krankheit) anormale Verhalten» (Attali 1982, 246).

Die Möglichkeiten medizinischer, psychologischer und psychosozialer Therapiemaßnahmen wachsen fortan ins Unermeßliche. Zugleich geht das Prinzip der Normalisierung des Körpers mit einer zunehmenden Individualisierung medizinischer Praktiken einher, die das Prinzip der institutionell organisierten Überwachung durch Formen der prophylaktischen Selbstdenunziation und Selbstüberwachung ersetzt. Der «Patient» wird zum Zuschauer seiner eigenen Anormalitätsgeschichte, über die es sich mit allen Mitteln zu informieren gilt.

Schon ein flüchtiger Blick auf die sich in allen Industriestaaten immer deutlicher abzeichnende Krise der Gesundheitssysteme zeigt, daß dieses merkwürdige Phänomen einer totalen biopolitischen Mobilmachung sich auch nach dem Ende des «Kalten Krieges» einer ungebrochenen Aktualität erfreut.[47] Zugleich geht diese auch unter ökonomischen Aspekten immer auswegloser Entwicklung mit einer zunehmenden Verdrängung der klinischen Medizin aus ihrer lange Zeit dominierenden Rolle eines führenden Organs der medizinischen und politischen Überwachungssysteme einher. Sie wird statt dessen in immer stärkerem Maße durch marktwirtschaftliche Systeme der «Hyperüberwachung» ersetzt.

Systeme, deren Bedeutung nicht in erster Linie aus einer besonderen Heilungskompetenz erwächst, sondern aus ihrer Fähigkeit, Informationen hinsichtlich möglicher Abweichungen vom medizinischen Normalitätsprofil zu verschaffen. Nicht die Therapie von Normabweichungen, sondern die Produktion von Anormalitäten als Stimulus der medizinischen Nachfrage wird zum dominanten Expansionsfeld «postmoderner» Überwachungsstrategien. «Weder die religiöse noch die polizeiliche noch die medizinische Macht haben je ein solches Maß an allgemeiner und zugleich individualisierter, umfassender und differenzierter Überwachung erreicht. Es geht nunmehr darum, die statistischen Zusammenhänge verschiedener Faktoren zu bestimmen und zu analysieren, nicht mehr bloß einzelne Ursachen mit bestimmten gesundheitlichen Schäden zu verbinden. Zusammen mit der Genetik begründet die Informatik, wie sie in den Krankenhäusern der USA und Europas bereits eingesetzt wird, das erforderliche Wissen für diese Hyper-Überwachung der Zuschauer» (Attali 1982, 234).

Es fällt nicht schwer zu erkennen, wie auch hier – der «sexuellen Revolution» der sechziger Jahre nicht unähnlich – gesellschaftskritische Bemühungen um einen «verantwortlichen Umgang mit dem eigenen Körper» oder die Kritik an einer «Enteignung der Gesundheit» durch die Medizin zugunsten der Forderung nach einer «Selbstverwaltung der persönlichen Gesundheit»[18] und systemkonforme ökonomische Entwicklungen ineinandergreifen – ein Vorgang, der nicht zufällig mit der Ausdifferenzierung von Märkten einhergeht, die sich um die Nachfrage nach Instrumentarien der Diätetik, der sexuellen Verhaltensnormierung, der körperlichen und geistigen Fitneß oder um eine Computerisierung der Selbstüberwachung bemühen (dazu: Attali 1983, 246ff). Die Angst vor dem Tod, der den Körper von innen heraus bedroht und eine Strategie unbedingter «Leidens-» und «Todesvermeidung» freisetzt, wird zum treibenden Motiv des Konsums.

Wenn das Gesicht des anderen diffundiert

Der Leib-Seele-Dualismus der klassischen Metaphysik hat sich damit in der Tat als antiquiert erwiesen – auch wenn das Begehren nach einem jenseitigen Erlösungszustand unser Verhalten nach wie vor bestimmt. Das Ausmaß der «Fleischesverachtung», das durch das Streben nach einem gesundheitlichen Normzustand motiviert wird, scheint dasjenige der einschlägigen christlichen Traditionen sogar bei weitem zu übertreffen. Wurden noch im 19. Jahrhundert die Immunreaktionen nach Gewebetransplantationen als Ausdruck der «Macht und Kraft des Individuums» (Fieber 1991, 80) gedeutet – eine Beoachtung, die auch heute noch Geltung beanspruchen kann (Anmerkung 43) –, so hat man sich im Gefolge der Einführung des «Hirntodkriteriums» und der Entdeckung von «Immunsuppressiva» sehr bereitwillig darauf eingelassen, das Phänomen der Individualität auf die Gehirnfunktionen eines Menschen einzugrenzen. «Die Techniken der Organverpflanzung setzen in den Gesellschaften, in denen sie praktiziert werden, eine allgemeine Gleichgültigkeit gegenüber dem Problem der von Geburt an bestehenden Identität der Individuen mit ihrem Organismus als ganzem voraus» (Canguilhem 1989, 52).

Angesichts der sich abzeichnenden Entwicklungen in der Hirngewebetransplantation scheint sich selbst dieser Rückzug nur als ein Durchgangsstadium zu erweisen (Linke 1993). Die Implantation von fötalem Mittelhirngewebe in das Gehirn von Parkinsonpatienten wird schon zum gegenwärtigen Zeitpunkt praktiziert. In der Biogenetik sowie bei der künstlichen Befruchtung, Konservierung und Vervielfältigung vom Embryonen zeichnen sich vergleichbare Entwicklungen ab. Die Bereitschaft wächst, von der Möglichkeit Gebrauch zu machen, die Individualität des konkreten Einzelmenschen im Interesse der Normalisierung menschlichen Lebens «nachzureparieren». Vor der Utopie der grenzenlosen Überlebensfähigkeit eines Normtypus «Mensch» kann sich die Achtung vor der leiblichen Existenz des einzelnen Individuums nur noch mit Mühe behaupten. Die Gegenwart des anderen diffundiert. Die «Würde des Menschen» wird zur abstrakten Variablen eines juridisch-medizinischen Normenkalküls.

Gibt es einen Ausweg aus dieser Normalisierungsspirale? Wenn sich die Reflexion auf die Grundlagen moralischer Handlungsnormen weiterhin mit dem Anspruch auf gesamtgesellschaftliche Akzeptanz verbindet, wird man dies mit guten Gründen bezweifeln müssen. Denn in dieser Form wird sie sich zum Komplizen einer Entwicklung degradieren, für die ethische Verbindlichkeiten allenfalls unter Marketing-Gesichtspunkten von Bedeutung sind. Foucault war einer der ersten, der die Notwendigkeit erkannte, sich von dieser Fixierung auf das gesellschaftliche «Ganze» frei zu machen: «Jahrhundertelang waren wir davon überzeugt, daß zwischen unserer Ethik, unserer persönlichen Ethik, unserem Alltagsleben und den großen politischen und gesellschaftlichen und ökonomischen Strukturen analytische Beziehungen beständen und daß wir nichts an unserem Sexualleben oder Familienleben ändern könnten, ohne unsere Ökonomie, unsere Demokratie und so weiter zu ruinieren. Ich denke, wir müssen uns von der Idee einer analytischen oder notwendigen Verbindung zwischen Ethik und anderen gesellschaftlichen oder ökonomischen oder politischen Strukturen lösen» (1987, 273).

Man kann das philosophische Spätwerk Foucaults deshalb auch als Versuch interpretieren, einen realistischen Ausweg aus dem Leerlauf universalistischer Moraltheorien aufzuzeigen. Statt nach pragmatisch konsensfähigen Verhaltensregeln zu suchen, die zur Moral verklären, was in Wirklichkeit nur als Resultat ökonomischer Normierungsstrategien verstanden werden kann, erhebt seine Philosophie den Anspruch, in den Lauf der Dinge zu intervenieren. Seine Hinwendung zu einem «Ethos der Selbstsorge», das nicht die Gesellschaft, sondern die Sorge um die Souveränität meines eigenen Selbstseins in den Mittelpunkt rückt, darf deshalb nicht als eine Verabschiedung von der Politik mißverstanden werden. Wo sich die Chancen ethischer Gestaltungsmöglichkeiten auf der Ebene des Gesamtsystems minimalisieren, wird die Suche nach praktischen Verhaltensalternativen zur obersten Dringlichkeit.

Was dies bedeutet, wird verständlich, wenn man ein solches Ethos mit der Normierungsmacht einer «Ethik» vergleicht, die sich gewollt oder ungewollt dem Wertesystem einer allgemeinen Überlebensökonomie verschreibt. Nicht zufällig kommen in Foucaults späten Arbeiten über die Antike immer wieder Reflexionen über den Tod zur Sprache. An der Frage nach dem Umgang mit dem Tod entscheidet sich die Frage nach der Möglichkeit von Wahrheit und Gerechtigkeit: «[...] wenn man schließlich weiß, daß man keine Angst vor dem Tod zu haben braucht, dann kann man in einem solchen Moment seine Macht über andere nicht mißbrauchen» (1985, 16).

Foucaults Studien zur Antike erinnern an den Wertekatalog der antiken Stoa, für den nicht das Leben, sondern die Würde des Subjekts an erster Stelle stand. Der Wille zu überleben galt für sich betrachtet weder als tugend- noch als lasterhaft. Man erachtete ihn als sittlich gleichgültig (adiaphoros) – als etwas, das es zu respektieren galt, wenngleich es sich den wahren Werten unterzuordnen hatte. Schon Zeno, der Begründer der Stoa, lehrte: «Von dem, was existiert, besteht ein Teil in Gütern, ein anderer in Übeln, ein dritter in Adiaphora [...] Adiaphora sind: Leben und Tod, Ehre und Unehre, Lust und Schmerz, Armut und Reichtum, Gesundheit und Krankheit und dergleichen.»[49]

Wenn sich die Freiheit des Subjekts unter dem Druck medizinischer Überlebensstrategien zu zersetzen beginnt, bleibt nur die Wahl, sich rechtzeitig mit der Erfahrung des Todes vertraut zu machen. Wer niemals gelernt hat, sein eigenes Leben und Sterben als einen Luxus zu begreifen, dessen Wert sich nicht im bedingungslosen Überleben erschöpft, wird sich vergeblich um die Wiedererlangung der Fähigkeit bemühen, aus eigener Verantwortung zu handeln. Sich diesen Luxus zu versagen, heißt nicht nur, sich zum Sklaven einer modernen Überlebensökonomie zu erniedrigen. Wer den Tod um des blanken Überlebens willen mißachtet, beraubt sich auch der Grundlagen, seiner Verantwortung gegenüber anderen Menschen gerecht zu werden.

Über den Autor

Siehe Seite 16.

Literatur

Arnold, Michael: Solidarität 2000. Die medizinische Versorgung und ihre Finanzierung nach der Jahrtausendwende. Stuttgart 1993
Attali, Jacques: Die kannibalische Ordnung. Von der Magie zur Computermedizin. Frankfurt am Main 1982
Bataille, Georges: Die psychologische Struktur des Faschismus. Die Souveränität. München 1978
Bundesärztekammer: Der endgültige Ausfall der gesamten Hirnfunktion («Hirntod») als sicheres Todeszeichen, Stellungnahme des wissenschaftlichen Beirates der Bundesärztekammer. In: Deutsches Ärzteblatt 90, Heft 44, 5. November 1993 (42), B 2177–2179
Bunge, Mario: Reduktion und Integration, Systeme und Niveaus, Monismus und Dualismus. In: Pöppel, Ernst (Hg.): Gehirn und Bewußtsein. Weinheim 1989, 87–105
Canguilhem, G.: Grenzen medizinischer Rationalität. Historische Untersuchungen. Tübingen 1989
Derrida, Jacques: Gewalt und Metaphysik. Essay über das Denken Emmanuel Lévinas. In: Die Schrift und die Differenz. Frankfurt am Main 1976a, 121–235
Derrida, Jacques: Von der beschränkten zur allgemeinen Ökonomie. Ein rückhaltloser Hegelianismus. In: Die Schrift und die Differenz. Frankfurt am Main 1976b, 380–421
Derrida, Jacques: Die Stimme und das Phänomen. Ein Essay über das Problem des Zeichens in der Philosophie Husserls. Frankfurt am Main 1979
Derrida, Jacques: Wie nicht sprechen. Verneinungen. Wien 1989
Derrida, Jacques: Vom Geist. Heidegger und die Frage. Frankfurt am Main 1992a
Derrida, Jacques: Das andere Kap. Die vertagte Demokratie. Zwei Essays zu Europa. Frankfurt am Main 1992b
Derrida, Jacques: «Il faut bien manger» ou le calcul du sujet, in: Points de suspension, Entretiens. Paris 1992c, 269–300
Derrida, Jacques: «Wenn es Gabe gibt» – oder: «Das falsche Geldstück», in: Wetzel, Michael, Rabaté, Jean-Michel: Ethik der Gabe. Berlin 1993, 93–136
Dreyfus, Hubert L., Rabinow, Paul, Michel Foucault: Jenseits von Struktura-

lismus und Hermeneutik. Mit einem Nachwort von und einem Interview mit Michel Foucault. Frankfurt am Main 1987

Fieber, Alexander: Chancen und Risiken der Organverpflanzung. Die Grenzen der Machbarkeit. Wien 1991

Foucault, Michel: Die Geburt der Klinik. Eine Archäologie des Ärztlichen Blicks. Frankfurt am Main 1976a

Foucault, Michel: Mikrophysik der Macht. Michel Foucault über Strafjustiz, Psychiatrie und Medizin [Internationale marxistische Diskussion Bd. 6]. Berlin 1976b

Foucault, Michel: Sexualität und Wahrheit. Der Wille zum Wissen. Frankfurt am Main 1983

Foucault, Michel: Freiheit und Selbstsorge. Interview 1984 und Vorlesung 1982. Frankfurt am Main 1985

Foucault, Michel: Genealogie der Ethik: Ein Überblick über laufende Arbeiten, in: Dreyfus/Rabinow 1987, 265–294

Heidegger, Martin: Unterwegs zur Sprache. Pfullingen 1982

Hegel, G. W. F.: Phänomenologie des Geistes [Philosophische Bibliothek Bd. 414]. Hamburg 1988

Janowski, Bernd, Neumann-Gorsolke, Ute, Gleßner, Uwe: Gefährten und Feinde des Menschen. Das Tier in der Lebenswelt des alten Israel. Neukirchen-Vluyn 1993

Kant, Immanuel: Kritik der reinen Vernunft (Abkürzung: KRV), Kants Werke Bd. III. Berlin 1911

Kant, Immanuel: Kritik der praktischen Vernunft (Abkürzung: KPV) [Philosophische Bibliothek 38]. Hamburg 1990

Kant, Immanuel: Kritik der Urteilskraft (Abkürzung: KUK) [Philosophische Bibliothek 39a]. Hamburg 1990

Kant, Immanuel: Grundlegung zur Metaphysik der Sitten [Philosophische Bibliothek 41]. Hamburg 1971

Kant, Immanuel: Die Religion innerhalb der Grenzen der bloßen Vernunft [Philosophische Bibliothek 45]. Hamburg 1990

Klee, Ernst: Verschwunden in der totalen Institution. In: Die Zeit, Nr. 44, 29. Oktober 1993

Linke, Detlef Bernhard: Hirnverpflanzung. Die erste Unsterblichkeit auf Erden. Reinbek 1993

Lyotard, Jean-François: Der Widerstreit. München 1987

Lyotard, Jean-François: Heidegger und «die Juden». Wien 1988

Lévinas, Emmanuel: Totalität und Unendlichkeit. Versuch über die Exteriorität. Freiburg i. Br. 1987

Lévinas, Emmanuel: Humanismus des anderen Menschen. Hamburg 1989

Lévinas, Emmanuel: Jenseits des Seins oder anders als Sein geschieht. Freiburg i. Br. 1992a

Lévinas, Emmanuel: Ethik und Unendliches. Gespräche mit Philippe Nemo. Wien 1992b

Liedke, Gerhard: «Tier-Ethik» – Biblische Perspektiven. Ein Bericht. In: Janowski et al. 1993

Marx, Karl: Das Kapital. Kritik der politischen Ökonomie, Bd. 1. Berlin 1962

Nougier, Louis-René: Die Welt der Höhlenmenschen. Reinbek 1989

Opderbecke, H. W.: Grenzen der ärztlichen Behandlungspflicht, in: Eser, Albin (Hg.): Suizid und Euthanasie als human- und sozialwissenschaftliches Problem. Stuttgart 1976, 136–142

Plessner, Helmuth: Lachen und Weinen. Eine Untersuchung der Grenzen menschlichen Verstehens. In: ders., Gesammelte Schriften VIII, Frankfurt am Main 1982

Prauss, Gerold: Kant über Freiheit und Autonomie. Frankfurt am Main 1983

Pury, Albert: Gemeinschaft und Differenz. Aspekte der Mensch-Tier-Beziehung im alten Israel. In: Janowski et al. 1993

Sartre, Jean-Paul: Das Sein und das Nichts, Versuch einer phänomenologischen Ontologie. Reinbek 1962

Singer, Peter: Praktische Ethik. Stuttgart 1984

Steigleder, Klaus: Die Begründung des moralischen Sollens. Studien zur Möglichkeit einer normativen Ethik. Tübingen 1992a

Steigleder, Klaus: Die Begründung der normativen Ethik. In: Wils, Jean-Pierre, Mieth, Dietmar (Hg.): Grundbegriffe der christlichen Ethik [UTB]. Paderborn 1992b, 84–109

Stoicorum veterum fragmenta collegit Ioannes ab Arnim, Bd. 1. Stuttgart 1964

Striebel, Hans Walter, Link, Jürgen (Hg.): Ich pflege Tote. Die andere Seite der Transplantationsmedizin. Basel/Baunatal 1991

Theunissen, Michael: Der Andere. Studien zur Sozialontologie der Gegenwart. Berlin 1977

Wildgen, W.: Basic Principles of Self-Organisation in Language, in: Haken, Hermann, Stadler, Michael (Hg.): Synergetics of Cognition. Berlin u. a. 1990, 415–426

Wils, Jean-Pierre: Leibfeindlichkeit – ein Grundzug des Christentums? In: Jakobi, Paul, Rösch, Heinz-Egon: Sport und Religion. Mainz 1986, 48–76

Wittgenstein, Ludwig: Philosophische Untersuchungen. Frankfurt am Main 1967

Anmerkungen

1 Der endgültige Ausfall der gesamten Hirnfunktion («Hirntod») als sicheres Todeszeichen, in: Deutsches Ärzteblatt 90, B 2177.

2 Die Einheit eines Organismus läßt sich schon aus wissenschaftstheoretischen Gründen nicht unabhängig vom externen Beobachter eines solchen Sy-

stems definieren (dazu: Hoff/in der Schmitten in diesem Band Seite 251, Anm. 115). Wird dies aber nicht gerade unterstellt, wenn man den «Hirntod» mit dem Zusammenbruch des Organismus als Ganzem gleichsetzt?

3 Kant versteht den Begriff der «Deduktion» im juristischen Sinne des Wortes. Welche Ansprüche darf die Praxis gegen die Theorie geltend machen, wenn man Theorie und Praxis als zwei Parteien in einem Rechtsstreit begreift, der das sittliche Handeln zum Gegenstand hat? Dazu: «Kritik der reinen Vernunft» (im folgenden: KRV) B § 13. – Die nachfolgende Interpretation der praktischen Philosophie Kants orientiert sich an einer kurzen Studie von J. F. Lyotard über Kants Versuch einer kritischen Verhältnisbestimmung von Theorie und Praxis (ders. 1986, 200–214).

4 «Wenn man annimmt, daß reine Vernunft einen praktischen, das ist zur Willensbestimmung hinreichenden Grund in sich enthalten könne, so gibt es praktische Gesetze; wo aber nicht, so werden alle praktischen Grundsätze bloße Maximen sein» – «Kritik der praktischen Vernunft» (im folgenden: KPV) A 35,36.

5 «Diese Regel ist aber für ein Wesen, bei dem Vernunft nicht ganz allein Bestimmungsgrund des Willens ist, ein Imperativ, d. i. eine Regel, die durch ein Sollen, welches die objektive Nötigung der Handlung ausdrückt, bezeichnet wird, und bedeutet, daß, wenn die Vernunft den Willen gänzlich bestimmte, die Handlung unausbleiblich nach dieser Regel geschehen würde» (KPV A 36).

6 Vgl. dazu auch J. F. Lyotards Analyse der Mehrdeutigkeit von Sätzen: ders. 1987, 142–151. Auch Lyotard knüpft in diesem Punkt an Wittgensteins Sprachspieltheorie an.

7 Dies trifft auch auf neuere, «nichtdeduktive» Versuche einer «normativen Letztbegründung» zu, da sich das genannte Begründungsproblem schon aus der Art der Fragestellung und nicht erst aus der spezifischen Begründungsstrategie normativer Begründungskonzepte ergibt.

Exemplarisch für eine solche Strategie ist der Versuch von Klaus Steigleder (vgl. auch seinen Beitrag in diesem Band), ethische Prinzipien in Anlehnung an A. Gewirth aus der Reflexion auf *mein eigenes Handeln* zu begründen (vgl. Steigleder 1992a/b). Seine Argumentation wirkt auf den ersten Blick überzeugender als Versuche einer deduktiven Letztbegründung aus einem allgemeinen, obersten Prinzip. Denn er unternimmt den Versuch, die Verpflichtung gegenüber anderen aus einer Art wechselseitiger Vertragsbindung zu begründen, die aus Rechten erwächst, die ich zunächst nur mir selbst zuerkennen «muß». Der Teufel steckt allerdings erneut in diesem «muß». Aus der Möglichkeit, meine Rechtsansprüche gegenüber anderen rational zu begründen, folgt nämlich noch nicht, daß ich sie gegenüber anderen auch wirklich in Anspruch nehmen muß. Wenn ich dies prinzipiell nicht tue, greift aber auch das Prinzip der Gleichbehandlung (Universalisierung) nicht mehr, aus dem sich nach Steigleder umgekehrt auch die Ansprüche des anderen an mich rechtfertigen.

Seine Argumentation versucht diesen Mangel an Verbindlichkeit zu verschleiern, indem sie die (vermeintlich) logisch lizenzierte Berechtigung, einen Anspruch gegenüber anderen Mitgliedern dieser Vertragsgemeinschaft zu erheben, als eine Notwendigkeit darzustellen versucht, diesen Anspruch auch wirklich zu erheben. Sie begründet dies mit der immer wiederkehrenden (dialektischen) Argumentationsfigur, daß ein Handelnder bestimmte Urteile über sich selbst nur um den Preis eines Selbstwiderspruchs bestreiten kann. Wenn man davon absieht, daß derartige Denknotwendigkeiten gar nicht bestehen – auf eine systematische Destruktion der für Steigleders Argumentation konstitutiven «Dialektik des Scheins» (Kant) muß an dieser Stelle verzichtet werden –, so genügt schon der Verweis auf die Differenz zwischen «müssen» und «müssen» (= sollen), um dieses Argument aus den Angeln zu heben. Um es etwas anschaulicher auszudrücken: Man braucht sich nicht in einen Selbstwiderspruch zu begeben bzw. den Versuch zu unternehmen, Steigleders Argumenten zu widersprechen; es genügt, daß wir unsere «Rechte» prinzipiell als gleichgültig oder die Frage nach der Wahrheit unseres Wollens prinzipiell als unentscheidbar erachten können. Der Satz des «ausgeschlossenen Dritten» läßt sich nicht ontologisieren. Aus der Tatsache, daß ich zum Beispiel nicht ohne Selbstwiderspruch sagen kann «Alle meine Sätze sind unwahr», folgt noch lange nicht, daß ich – zumindest in einigen Sätzen – wirklich die Wahrheit spreche. Gehört es doch gerade zu den Prinzipien von Unwahrheit und Lüge, ihr Spiel im Verschwiegenen zu treiben. Man muß sich nicht zwangsläufig in den Fallstricken dieser Dialektik verfangen – es genügt festzuhalten, daß sie uns zu keiner positiven Einsicht verhilft; sie sagt uns nicht, was wirklich gilt.

So läuft Steigleders Ethik auf eine Form von «kommunitärem Narzißmus» hinaus. Sie fragt nicht wirklich nach dem spezifischen Sinn moralischer Verpflichtungen gegenüber anderen, sondern ersetzt das Prinzip moralischer Verbindlichkeit durch die Forderung nach Einhaltung einer Vertragsvereinbarung zwischen gleichgesinnten Ich-Subjekten. Warum aber sollte man sich auf eine solche Vereinbarung einlassen? Die Anerkennung moralischer Verbindlichkeiten läßt sich nicht theoretisch einfordern. Wo wir uns aber dennoch darauf besinnen, ethisch zu handeln, tun wir dies, weil wir unsere faktische Verantwortung gegenüber anderen ernst nehmen, und nicht weil wir unsere eigenen Rechte in Anspruch nehmen wollen. Steigleders Argumentation ist in dieser Form entweder irrelevant (weil man lieber ins Kino geht, als über «Ethik» nachzudenken) oder unbrauchbar (weil sie nicht einhalten kann, was ihr hochgesteckter ethischer Anspruch verspricht).

8 Auch das Lachen ist eine Form des Verstehens, die durch theoretische Einsichten nicht ersetzt werden kann (dazu: Plessner 1982).

9 Kant ist sich dieser Problematik durchaus bewußt (KPV A 72–87, dazu: Lyotard 1987, 201 f). Weil Verpflichtungen unser Tun zu etwas bestimmen, weil sie nicht Gegenstand unserer Aufmerksamkeit sind, sondern unser Ver-

halten unmittelbar betreffen, ist ihr Verbindlichkeitsanspruch unabhängig von unserer Reflexion auf theoretische oder empirische Gegebenheiten von vornherein (a priori) verständlich: «[...] gleichsam als ein Faktum der Vernunft, dessen wir uns a priori bewußt sind und welches apodiktisch gewiß ist [...]. Also kann die objektive Realität des moralischen Gesetzes durch keine Deduktion, durch alle Anstrengung der theoretischen, spekulativen oder empirisch unterstützten Vernunft, bewiesen, und also, wenn man auch auf die apodiktische Gewißheit Verzicht tun wollte, durch Erfahrung bestätigt und so a posteriori bewiesen werden, und steht dennoch für sich selbst fest» (KPV A 81/82, 161, auch: A 163/164).

10 Die Verpflichtung wird «in einer ideellen Natur entgegengenommen und nicht mittels der Sinnlichkeit in der wirklichen Welt». Lyotard 1987, 204.

11 «Das moralische Gesetz ist daher bei jenen [den endlichen Wesen] ein *Imperativ*, der kategorisch gebietet, weil das Gesetz unbedingt ist; das Verhältnis eines solchen Willens zu diesem Gesetze ist *Abhängigkeit*, unter dem Namen der Verbindlichkeit, welche eine *Nötigung* [...] zur Handlung bedeutet, die darum Pflicht heißt» (KPV A 57). Dazu Lyotard: «Diese Verpflichtung ist einem Zwang darin analog, daß sie die Verschiebung eines Ich auf die Empfänger-Instanz, seine Geiselnahme ist» (ders. 1987, 204).

12 «Man weiß nicht, wessen Freiheit die Freiheit ist. Man weiß bloß, daß sie sich über das Gefühl der Verpflichtung des Empfängers des Gesetzes ankündigt, nichts weiter» (Lyotard 1987, 206).

13 Der differenzlose Befehl wäre sinnlos, weil er nur sagen würde, was ich ohnehin schon verstanden habe: eine Tautologie, die nichts befiehlt. Deshalb setzt selbst der innere Monolog eine nicht bloß fiktive, sondern auch *sinnliche* Differenz voraus – sie ist der Zeitlichkeit des Monologs a priori eingeschrieben. Solange unsere Gedanken «Sinn» haben, werden selbst unsere innersten Gedanken einer *sinnlichen* Realität verhaftet bleiben. In seinem Essay «Die Stimme und das Phänomen» hat Jacques Derrida dieses generelle Problem philosophische «Innerlichkeit» in kaum zu übertreffender Präzision am Beispiel des «inneren Monologs» Edmund Husserls aufgezeigt (vgl. Derrida 1979).

14 Wenn wir das Verhalten eines Menschen nach empirischen Maßstäben vollständig vorhersagen könnten, hätten wir im Blick auf ihren empirischen Charakter gezeigt, daß es keine Freiheit gibt. «Wenn wir aber eben dieselben Handlungen in Beziehung auf die Vernunft erwägen, und zwar [...] in praktischer Absicht, so finden wir eine ganz andere Regel und Ordnung, als die Naturordnung ist» (KRV B 578).

15 «[...] dem Gesetz der Freiheit (als einer gar nicht bedingten Kausalität), mithin auch dem Begriff des Unbedingt-Guten kann keine Anschauung, mithin kein Schema seiner Anwendung in concreto unterlegt werden» (KPV A 122).

16 Der Verstand urteilt immer auf der Grundlage von Naturgesetzen, nur –

so Immanuel Kant – «daß er in Fällen, wo die Kausalität aus Freiheit beurteilt werden soll, jenes Naturgesetz einfach zum Typus eines Gesetzes der Freiheit macht» (KPV A 123).

17 «Wenn die Maxime der Handlung nicht so beschaffen ist, daß sie an der Form eines Naturgesetzes überhaupt die Probe hält, so ist sie sittlich unmöglich» (KPV A 123).

18 «Das *so, daß* des *Handle so, daß* muß im Imperativ eher als ein ‹als ob› denn als ein ‹dergestalt daß› verstanden werden» (Lyotard 1987, 209).

19 «Wenn es möglich sein soll, daß die Maxime deines Willens zum ‹allgemeinen Naturgesetz› erhoben wird und eine ‹allgemeine Gesetzgebung› konstituiert [...], so muß offenbar die mangelnde Symmetrie zwischen ich und du zugunsten eines Allgemeinen, der ‹Menschheit›, des Wir der austauschbaren Ich und Du, vergessen werden» (Lyotard 1987, 210).

20 Vgl. dazu auch den Beitrag von Jean-Pierre Wils in diesem Band, Seite 119ff.

21 Kant schränkt das Gefühl der Achtung von vornherein auf den Bereich dessen ein, was er als «die Erhabenheit unserer Natur» oder «die Erhabenheit unserer eigenen übersinnlichen Existenz» (KPV 211) bezeichnet. Seine Analytik der Triebfedern der praktischen Vernunft bleibt insofern einer abstrakttheoretischen Perspektive verhaftet, die der konkreten Situation der Begegnung mit dem anderen zuwenig Bedeutung beimißt. Dies führt nahezu zwangsläufig dazu, daß die Bedeutung dieses Gefühls für die Entdeckung des anderen als Anderen (Lévinas) bei Kant unterschätzt bzw. durch eine voreilige «Personalisierung» des anderen im oben angedeuteten Sinne überspielt wird. Kant tendiert dann auch dazu, das Gefühl der Achtung vor dem anderen mit dem Gefühl der Achtung vor der Achtung, die der andere dem Gesetz entgegenbringt, in eins zu setzen. Die Bedeutung von Lévinas' Philosophie besteht demgegenüber gerade darin, daß er die Reflexion auf das moralische Gesetz zunächst hintanstellt: «Zweifellos könnte man entsprechend dem, was ich eben gesagt habe, eine Ethik aufbauen, aber das ist nicht mein eigentliches Thema» (1992b, 69f).

22 Den Begriff des «Leibes» behält Lévinas im allgemeinen dem Leib des Subjektes vor, das der Begegnung mit dem anderen ausgesetzt ist: «[...] Leib als Passivität und Entsagung, reines Ertragen» (Lévinas 1992a, 179, vgl. auch 241ff).

23 Vgl. dazu: Hoff/in der Schmitten in diesem Band, Seite 227ff.

24 Der Begriff des «perfekten Verbrechens» geht auf Lyotard zurück und bezeichnet ein ganz bestimmtes, zeichentheoretisch problematisierbares Phänomen. Lyotard hat die Struktur solcher Verbrechen vor allem im Kontext der Sprache des Nationalsozialismus zu thematisieren versucht (Lyotard 1987, vor allem Aph. 155ff). Ihre innere Logik entspricht der verhängnisvollen Folgerichtigkeit einer Mythologie des Verschwinden-Lassens – sprachphilosophisch

betrachtet, dem Versuch, alle vier Aspekte einer möglichen Anklage gegen die Täter des Verbrechens systematisch zu neutralisieren: den Referenten des Anklage-Satzes (das Opfer selbst) gedanklich oder faktisch zu vernichten, den Sender (die Zeugen) zum Schweigen zu bringen, den Empfänger (den Richter) zu betäuben und seine Bedeutung von vornherein für unsinnig zu erklären (Aph. 7). Lyotard veranschaulicht diese Logik am Beispiel der «Gehirnwäsche». Gelingt es, die Zeugen einer Gehirnwäsche zum Schweigen zu bringen, so läßt sich die Tat für inexistent erklären. Jede Ausage des Opfers über das Verbrechen wird nun als unsinnig erscheinen: Entweder fand eine Hirnwäsche statt, dann kann es sich nicht mehr daran erinnern; oder es kann sich erinnern, dann lügt das Opfer. Die Betäubung der Richter liegt dann in der Logik der juridischen Urteilsfindung. Wo das explizite Zeugnis verlorengeht, werden die stummen Indizien des Verbrechens um ihre Aussagekraft gebracht.

Die Logik der Für-tot-Erklärung von irreversibel komatösen Menschen muß als ein weiteres Beispiel dieser Mythologie des Verschwindens verstanden werden. Man bringt die Zeugen der Tötung komatöser Menschen zum Schweigen, indem man die Schuldgefühle der betroffenen Angehörigen oder Krankenschwestern psychologisiert und ihnen damit jede ethische Signifikanz abspricht. Man neutralisiert den Referenten, indem man die Opfer vorzeitig für tot erklärt. Man neutralisiert die Bedeutung von Sätzen über «hirntote» Komapatienten, indem man ihre definitive Für-tot-Erklärung mit dem «point of no return», der Irreversibilität des Sterbeprozesses, zusammenfallen läßt: Entweder gibt es Menschen, die uns von der Erfahrung eines tiefen Komas berichten können; dann war ihr Koma nicht irreversibel. Oder das Koma war irreversibel; dann werden sie nie wieder von ihrem Zustand berichten können. Es bleiben uns nur die stummen Indizien einer unvorstellbaren Verneinung.

Der Versuch einer sozialphilosophischen Analyse des durch diese Neutralisierung konstituierten Schuldzusammenhangs hätte über die Reflexion rein psychologischer Aspekte von Schulderfahrung hinauszugehen und vor allem das spezifische Rationalisierungsverhalten derer zu reflektieren, die – gewollt oder ungewollt – in die Für-tot-Erklärung irreversibel komatöser Patienten praktisch verwickelt sind. Es scheint nach menschlichem Ermessen unmöglich, die logische Neutralisierung der Verantwortung gegenüber einem anderen Menschen nachträglich zu verantworten. Jeder Versuch, sich von der 1968 getroffenen Entscheidung der Harvard-Kommission wirkungsvoll zu distanzieren, muß insofern zumindest von den an dieser Praxis Beteiligten als Tabubruch erfahren werden. – Für die weiterführende sozialphilosophische Reflexion derartiger politisch-ethischer Schuldkomplexe könnte sich auf diesem Hintergrund eine systematische Auseinandersetzung mit dem Problem des Vatermords bei Sigmund Freud sowie der kantischen Analytik des radikal Bösen als hilfreich erweisen (vgl. Kant, Die Religion innerhalb der Grenzen der bloßen Vernunft; zum Problem des Vatermords: Lyotard 1988).

25 «Und Sartre spricht auf bemerkenswerte Weise davon, daß der Andere ein reines Loch in der Welt ist; allerdings bricht Sartre die Analyse zu früh ab» (Lévinas 1989, 52).

26 «Der Andere kann das, was er ist: unendlich anders, nur in der Endlichkeit und der Sterblichkeit (der meinen *und* der seinen) sein. Freilich nur im Augenblick, wo er zu Sprache kommt, erst dann und auch nur dann, wenn das Wort *anders* einen Sinn hat; hat *Lévinas* uns aber nicht gelehrt, daß man vor der Sprache nicht denkt?» (Derrida 1976a, 174f).

27 Zur Selbstorganisation von Sprache vgl. Wildgen 1990. Über das Verhältnis von Sprache und Bewußtsein heißt es dort: «Our intuitive view of language as an individual capacity or as product of goal-oriented cultural development is misleading. Language process cover domains below individual consciousness [...] and beyond individual experience» (425). Der Gebrauch der Sprache *kann* mit spezifischen Bewußtseinszuständen korrespondieren – sie sind dafür aber nicht konstitutiv. Umgekehrt muß allerdings auch bezweifelt werden, daß sich die mit dem Gebrauch von Sprache korrespondierenden Bewußtseinszustände überhaupt vollständig erfassen lassen (vgl. auch Anm. 28).

28 Aus diesem Grund scheint man selbst in den Neurowissenschaften von der Möglichkeit einer rein physikalistischen Betrachtungsweise zunehmend Abstand zu nehmen. Man sucht statt dessen einen Mittelweg, der es erlaubt, unter Anerkennung der Eigenständigkeit beider Bereiche «Mentales» und Physikalisch-Biologisches miteinander in Beziehung zu setzen (vgl. dazu: Bunge 1989). Unter dem Gesichtspunkt der Anwendungsbezogenheit solcher Theorien ist dies durchaus zu begrüßen. Philosophische Vorbehalte im Sinne des oben Gesagten sind allerdings dann geltend zu machen, wenn man daraus prinzipielle Schlüsse in bezug auf das Verhältnis von «Gehirn und Bewußtsein» zu ziehen versucht. Neurologische Theorien erlauben schon aus methodologischen Gründen immer nur, einen bestimmten Aspekt von Bewußtsein – den Aufmerksamkeitsakt im Sinne eines reflexiven «Bewußtseins von etwas» – mit empirisch gesicherten Aussagen über das Nervensystem in Beziehung zu setzen. Die Existenz von Bewußtsein *selbst* bleibt ihnen a priori verborgen. Daß ich über meine Bewußtseinszustände Auskunft geben kann, begründet nicht die Existenz von Bewußtsein – es setzt diese vielmehr immer schon voraus. Jeder Versuch, eine plausible Hypothese über die Existenzbedingungen von Bewußtsein zu formulieren, bewegt sich deshalb im Bereich rational unausweisbarer Spekulationen – kantisch gesprochen: Er verfällt einer transzendentalen Illusion.

29 Ausführlicher zur Unmöglichkeit eines solchen Vergleichs: Derrida 1992a, 58–70

30 So ist zum Beispiel nach Martin Heideggers oft als Anthropologie mißverstandenen Daseinsanalytik der Mensch – im Unterschied zum Tier – dazu

fähig, seinen Tod *als solchen* zu begreifen (vgl. ders. 1982, 215; dazu Derridas Kritik an Heidegger: Derrida 1992a, vor allem Anm. 60).

31 Angesichts der Uneindeutigkeit der klassischen Differenzierungsversuche zwischen Mensch und Tier hat der Philosoph Peter Singer vorgeschlagen, den Lebenswert eines Lebewesens an seiner jeweiligen Leidensfähigkeit zu messen (Singer 1984, 72 f). Doch selbst wenn man davon absieht, daß auch dieses Kriterium – entgegen dem Anschein – einer wissenschaftlichen Objektivation unzugänglich bleibt (auch Singer nimmt damit auf irgendeine Form von «Geist» Bezug), scheitert sein Vorschlag schon an der Unverbindlichkeit seiner ethischen Prämissen. Das Mitleid mit einem Lebewesen begründet für sich genommen noch keine ethische Verpflichtung. Für Singers Ethik gilt in noch viel stärkerem Maße, was oben über die Versuche einer normativen Letztbegründung gesagt wurde (vgl. Anm. 7): Sie bewegt sich auf einem vor-ethischen Reflexionsniveau.

Seine weiterführenden Überlegungen zum Personbegriff nehmen überdies erneut auf das Selbstbewußtseinsphänomen als Grundlage des Wissens um seinen eigenen Tod Bezug (vgl. ebd. 109 ff). Daß er auf die Frage nach dem «Geist» keinen ernstzunehmenden Gedanken verschwendet, muß allerdings mißtrauisch stimmen. Im Prinzip begnügt sich Singer damit, das «Leiden» der Person an der Endlichkeit ihres Daseins als selbstverständlich vorauszusetzen. Die Frage nach dem ontologischen Status derartiger Annahmen stellt sich aber auch dann, wenn sie sich keiner letztgültigen Antwort zuführen läßt. Man kann ihr nur um den Preis eines unkritischen Dogmatismus entkommen.

32 «Les végétariens eux aussi mangent de l'animal et même de l'homme. Ils pratiquent un autre mode de dénégation.»

33 Vgl. Hegels Dialektik von Herrschaft und Knechtschaft, ders., Phänomenologie des Geistes, 120 ff.

34 Vgl. dazu Derridas Analyse der Hegelrezeption George Batailles, Derrida 1976b.

35 Vgl. Bataille 1978, 52. Hieraus erklärt sich vermutlich auch die Bedeutung von Tiersymbolen als Symbole königlicher Herrschaft, die man in dieser Form auch noch im alten Israel beobachten kann (vgl. Janowski et al. 1993, 107–111).

36 Es ist nicht der «Hedonismus der Masse» (Klaus Töpfer), sondern viel eher die Unfähigkeit zu genießen, die unsere Gesellschaft zu einer hemmungslosen Ausbeutungsgesellschaft werden läßt.

37 Obszöne Gegenstände – der Leichnam, den man in einem See zu versenken versucht – zeichnen sich dadurch aus, daß man sich ihrer nicht zu entledigen weiß – sie «verunreinigen» uns. Zu einem derart «obszönen» Objekt wird der Körper eines Menschen erst dort, wo er das Geheimnis seines Lebens verliert und zu verwesen beginnt: «[...] alles, was kein Geheimnis [...] hat, alles, was wie ein verwesender Körper einzig dem materiellen Vorgang seiner Auflö-

sung überlassen ist [...], alles, was ohne Maske, ohne Schminke und ohne Gesicht der reinen Operation des Sex oder des Todes überlassen wird – all das kann als obszön und pornographisch bezeichnet werden» (Baudrillard 1985, 68).

38 Vielleicht wird auf diesem Hintergrund das Ausmaß an Menschenverachtung begreiflich, das auch heute noch den Alltag in einigen psychiatrischen Anstalten der ehemaligen DDR bestimmt. Exemplarisch sei an dieser Stelle ein Bericht von Ernst Klee (1993) zitiert, der im Winter 1992 die psychiatrische Anstalt in Ueckermünde (Vorpommern) besuchte: «Viele Bewohner, Männer und Frauen, liefen und krochen nackt oder mit Windeln ‹bekleidet› herum. Männer wie Frauen saßen sich in einer Massentoilette auf Kackstühlen gegenüber, einige Behinderte waren in der Mitte des Raumes auf Nachttöpfen plaziert (‹Topfen› nannte man das). Keiner der Verantwortlichen störte sich daran. ‹Das sind doch Gehirndefekte›, sagte mir ungerührt ein Abgeordneter des Sozialausschusses im Schweriner Landtag, ‹nicht förderungsfähig›.»

39 «C'est de lui [l'autre comme homme, JoH.] que le sujet est d'abord l'otage. Le ‹Tu ne tueras point› – avec toute sa conséquence, qui est sans limite – n'a jamais été entendu dans la tradition judéo-chrétienne, ni apparemment par Lévinas, comme un ‹tu ne mettras pas à mort le vivnat en général›» (Derrida 1992 c, 293).

40 Für die jüdische Tradition dürfte dies allerdings nicht vorbehaltlos zutreffen. Das alte Israel kennt – im Unterschied zur abendländischen Tradition – keinen «ontologischen» Unterschied zwischen Mensch und Tier, geschweige denn, daß man Tiere als Objekte behandelte. Schon die Tatsache, daß Tiere explizit in das Gebot der Sonntagsruhe mit einbezogen werden (Exodus 23,12) zeigt, daß das Tier im alten Israel nicht nur Rechte besaß, sondern sogar in die konkrete Lebenskultur der Menschen einbezogen wurde (vgl. Pury 1993).

41 Der Gedanke einer modifizierten Form der Achtung der Würde des Tieres ist keineswegs so exotisch, wie dies Derridas Äußerungen zum Tier suggerieren. Analogien dazu finden sich auch in der jüdisch-christlichen Tradition (zur jüdischen Tradition vgl. Pury 1993, Liedke 1993). Diese Vorbilder zeigen aber auch, daß die Frage des Tieres nicht als ein allgemeinontologisches Problem verstanden werden kann. Letzten Endes ist die Form des Zusammenlebens von Mensch und Tier entscheidend (vgl. Anm. 38).

42 Ausführlicher dazu: Hoff/in der Schmitten, in diesem Band 153 ff.

43 Ritualisierte Verhaltensweisen gehorchen einer strengen Logik, die man nur um den Preis ihrer Entwertung mißachten kann. Deshalb ist es außerordentlich problematisch, in diesem Zusammenhang von «Spendern» und «Empfängern» zu sprechen oder die «Spende» eines Organs als «Geschenk» zu bezeichnen. Die Spende einer Gabe setzt logisch den «Tod des Spenders» (Derrida) voraus: Jedes Geschenk ist testamentarisch, es gibt sich dem anderen

ohne Wiederkehr zu eigen. Auch wenn diese Form der souveränen Gabe unter gewöhnlichen (säkularen) Subjekten zumindest in Reinform nicht vorkommt, so gehört dies doch zu den strengen Spielregeln dieser Geste (dazu: Derrida 1993, 110f). Die Struktur einer «Organspende» ist demgegenüber per definitionem paradox. Solange die «Gabe» für den «Empfänger» von Nutzen ist, wird sie sich einer echten Aneignung oder Konsumtion qua Abstoßung widersetzen; verliert sie ihr «Eigenleben» (stirbt sie ab), so wird sie für ihn unbrauchbar. Er wird sich die «Gabe» des Spenders also niemals – im juridischen Sinne des Wortes – zu eigen machen können. Der «Spender» hat das Organ – auch wenn er de facto schon gestorben ist – nie wirklich «aus der Hand» gegeben, sein Organ ist eine Gabe ohne Rechtsgarantie: Falschgeld.

An diesem Punkt ergeben sich einige aufschlußreiche Analogien zum kapitalistischen Prinzip des Mehrwerts. Im Unterschied zu einem komsumierbaren Objekt, das einen Eigenwert besitzt, ist das Organ (als «Arbeitskraft») für den «Empfänger» nur insofern von Wert, als seine Produktivität seinen Eigenwert überwiegt (vgl. dazu die immer noch unübertroffene Semiotik der Mehrwerts bei Karl Marx: ders. 1962, vor allem 192–213). Man kann sich auch dies anhand von Derridas Semiotik des «falschen Geldstücks» veranschaulichen: «Der Umlauf des falschen Geldstücks kann, selbst bei einem ‹kleinen Spekulanten› die realen Zinsen eines echten Kapitals erzeugen. Ist so die Wahrheit des Kapitals, insofern es Zinsen ohne Arbeit erzeugt, indem es, wie man sagt, *von alleine arbeitet*, nicht fortan das Falschgeld?» (ebd. 120). Strenggenommen muß also schon die konventionelle «Organspende» als Untertypus des kapitalistischen Organhandels verstanden werden. Unter dem Gesichtspunkt ihrer inneren Logik betrachtet – den Handlungsmotiven, die die Praxis der Organtransplantationen aus sich heraus hervorbringen muß – werden die Interessenvertreter der Transplantationsmedizin deshalb immer zu einer kapitalistischen Lösung des Verteilungsproblems tendieren. Neben dem Modell eines freien Organhandels und seiner staatskapitalistischen Variante (der «Widerspruchslösung») gibt es eigentlich keine ernstzunehmenden Alternativen. Die hohe Wertschätzung, die die religiös unterfütterte Opferrhetorik der Transplantationslobby in ihren öffentlichen oder kirchlich vermittelten Verlautbarungen genießt, deutet aber darauf hin, daß man – zumindest unter Marketing-Gesichtspunkten – auf ein ethisch-religiöses Produktdesign nicht verzichten kann.

44 Dazu: Die Macht und die Norm, in: Foucault 1976b, 99–107.

45 Vgl. Foucault 1976a. Zum «Leichnam» der medizinischen Anatomie und Physiologie vgl. auch Sartres Ausführungen zur Phänomenologie des Leibes in: Sartre 1962, vor allem 450f.

46 Vgl. Foucault 1976, 19ff. Schon der Hinweis auf die Verwendung von «Placebo-Medikamenten» zeigt, wie schnell ein am «toten Körper» orientiertes medizinisches Paradigma der Theoriebildung, das alle subjektiven Aspekte der Begegnung zwischen Arzt und Patient zu einer theoretisch vernachlässigbaren

Größe erklärt, an seine Grenzen stößt: «Wie soll man» – so fragt sich der Wissenschaftstheoretiker Georges Canguilhem – «ein Phänomen wie die theoretische Wirksamkeit eines Hirngespinstes in eine rationale Form bringen? Wie soll man eine rationale Unterscheidung treffen zwischen objektiver und subjektiver Heilung, und das heißt: die Subjektivität zum Gegenstand einer objektiven Behandlung machen?» (Canguilhem 1989, 58). Medizinische Behandlungserfolge lassen sich nicht von der subjektiven Überzeugung des Patienten isolieren: «Wäre dem nicht so, so müßte jeder Knochenbruch, der regelrecht eingerenkt und verbunden ist, heilen. Dem ist aber nicht so» (Georg Groddeck, Das Buch vom Es, München ²1972, 264, zitiert nach Canguilhem 1989, 59). Spiritualistische Theorien, die zur Erklärung dieser im ganzen unbestreitbaren Fakten angeführt werden, mögen wenig überzeugen. Richtig aber ist, daß jeder Versuch, sie in das rationale Paradigma der wissenschaftlichen Medizin zu integrieren, an den Aporien humanwissenschaftlicher Theorien scheitern muß. Die Überzeugung etwa, derartige Phänomene ließen sich gehirnphysiologisch erklären, ist kaum erklärungskräftiger als die Behauptung, bei Gefühlen von Schmerz oder Liebe handle es sich um bloße «Gehirnreflexe». Canguilhem hat dies sehr deutlich gesehen: «Wenn man anerkennt, daß das Vermögen der Illusion nicht zu den Fähigkeiten eins Objekts gehört, ist man objektiv» (62).

47 «Der jetzige Zustand ist die Folge der (durch die Verfügbarkeit von immer mehr Behandlungsoptionen) zunehmend geringeren Möglichkeit, einen objektiven Bedarf an Gesundheitsgütern zu bestimmen. Es ist außerdem Konsequenz des Umstandes, daß der Leistungsanspruch auch auf solche Leistungen ausgedehnt wurde, die das Ziel haben, subjektiv vorhandene Bedürfnisse nach Gesundheitsgütern und -leistungen zu befriedigen. Dazu hat die Medizin durch die Entdifferenzierung von Krankheit und Gesundheit – wie das Beispiel Cholesterin zeigt – beigetragen: Legt man die auf Konsensuskonferenzen getroffene Norm zugrunde, dann müssen ca. 80% der über 45jährigen Männer als behandlungsbedürftig eingestuft werden. Dies leistet einer totalen Medikalisierung der Gesellschaft Vorschub, ohne daß sich daraus für den einzelnen notwendigerweise ein meßbares ‹Mehr› an Gesundheit und Chancengleichheit ergeben würde» (Arnold 1993, 173).

48 Canguilhem geht mit dieser Form von Macht- und Gesellschaftskritik sehr scharf ins Gericht: «Wer den Medizinern eine solche Frage stellt, stellt die Medizin anders in Frage, als es der heutigen Mode entsprechend jene tun, die ihre Argumente aus einem ideologischen Mischmasch beziehen, in dem sich die Lebensqualität, die Reformhausmentalität sowie einige Abfallprodukte der Psychoanalyse ein Stelldichein geben. Dieses Platitüdenamalgam, das noch mit der Forderung nach Selbstverwaltung der persönlichen Gesundheit gekrönt wird, läuft einfach auf die Wiederbelebung der therapeutischen Magie hinaus» (53).

49 Stoicorum veterum fragmenta collegit Ioannes ab Arnim, Nr. 190.

Gesellschaftliche und ethische Implikationen der Hirntodkonzeption [*][1]

Hans Grewel

Alle mir bekannten Entwürfe für ein Transplantationsgesetz, politische Erklärungen sowie weithin auch die öffentliche Diskussion gehen von der falschen Voraussetzung aus, Verfahren und Ideologie der Organtransplantation seien selbst völlig unstrittig, man müsse nur noch darüber nachdenken, wie sich das Aufkommen an Spenderorganen verbessern ließe.

So heißt es zum Beispiel in dem Gesetzentwurf der SPD-Fraktion im rheinland-pfälzischen Landtag[2]: «Durch die gesetzliche Regelung soll die Bereitschaft zur Organspende und Organentnahme gefördert werden.» Und weil die ausdrückliche Zustimmung der Betroffenen zu einer Organentnahme begreiflicherweise schwer zu erlangen ist, setzt man der Einfachheit halber die Zustimmung des Organ-«Spenders» oder seiner Angehörigen «als gegeben» voraus, wenn sie «nach Information und einer angemessenen Bedenkzeit nicht widersprechen». Der Text des Gesetzes präzisiert (in § 2 Abs. 2 Nr. 4) diese «angemessene Frist», indem die Suche nach Angehörigen auf «maximal fünf Stunden nach der Todesfeststellung» begrenzt wird. Dann sei die Entnahme sogar ohne Zustimmung oder überhaupt eine Erklärung der Angehörigen zulässig, «wenn die Übertragung im Sinne des § 34 StGB erforderlich ist, um unmittelbar von einem Kranken Lebensgefahr oder eine schwerwiegende Beeinträchtigung der Gesundheit abzuwenden». § 34 StGB regelt den «rechtfertigenden Notstand». Er wird hier so angewendet, daß ein Recht kranker Menschen auf Überlebensrettung oder auch nur auf Lebensqualitätsverbesserung um jeden

---

[*] Die hochgestellten Ziffern verweisen auf die «Anmerkungen» am Ende dieses Beitrags.

Gesellschaftliche und ethische Implikationen ───────── 333

Preis postuliert und in jedem Falle höher gewichtet wird als das Recht eines sterbenden Menschen auf die Integrität und die gegen den Zugriff von Fremdinteressen geschützte Vollendung seines Sterbens.

Gerade dieser Hinweis auf den § 34 StGB zeigt überdeutlich, was mit diesem Transplantationsgesetz erreicht werden soll: die Ermöglichung der Organtransplantation in jedem Fall und mit allen Mitteln. Den explantierenden Ärzten ist damit ein Freibrief ausgestellt, der sie unter allen Umständen gegen Klagen von Angehörigen wegen unerlaubter Organentnahme schützt. Dabei ist, wie prominente Juristen[3] versichern, die Anwendung des § 34 StGB auf diesen Zusammenhang juristisch völlig unhaltbar. Denn das würde für die entscheidenden Ärzte eine unmittelbare Abwägung zwischen der Lebensrettung für den einen Menschen und dem ungestörten Sterbenlassen eines anderen voraussetzen. Dieser Zusammenhang ist aber bei den Organentnahmen in der Regel gerade nicht gegeben. Vielmehr wird in einem Krankenhaus, in dem zufällig ein Verkehrstoter mit Schädel-Hirn-Trauma nicht gerettet werden kann und infolge des intensivmedizinischen Eingreifens «hirntot» daliegt, eine Entscheidung für eine Organentnahme getroffen für einen Organempfänger, der zu diesem Zeitpunkt noch gar nicht bekannt sein kann, der vielmehr erst durch die Meldung an ein Transplantationszentrum oder an eine entsprechende Zentralstelle gefunden werden wird. Erst durch diese Meldung wird der Zusammenhang hergestellt, den der § 34 StGB voraussetzt.

Der gleiche Denkfehler zeigt sich übrigens gleich in dem ersten Satz der Mainzer Gesetzesvorlage: «Jährlich sterben mehr als 500 Menschen in der Bundesrepublik Deutschland, weil ihnen nicht rechtzeitig ein Spenderorgan für eine Transplantation zur Verfügung steht.» Sterben sie wirklich, *weil* sie nicht rechtzeitig ein Ersatzteil bekommen? Sterben sie nicht deshalb, weil sich ihr Lebensbogen geschlossen hat, vielleicht zu einem Zeitpunkt, den sie nicht akzeptieren können oder wollen? Sterben sie nicht deshalb, weil ihr Körper ihnen den Dienst versagt oder weil eine vergiftete Umwelt sie so schwer geschädigt hat, daß sie nicht weiterleben können? Können sie denn einen Anspruch geltend machen auf die Organe anderer Menschen? Wie sollte sich ein solches «Recht auf fremde Organe» begründen lassen? So verständlich der Wunsch und die Hoffnung schwerkranker Menschen auch sind, mit Hilfe der Organe anderer Menschen weiterzuleben oder auch nur besser zu leben – ein Zusammenhang, der uns, die wir nicht bereit sind zu einer Organspende, für schuldig erklärt an ihrem Tod, ist nicht gegeben. Ihn zu unterstellen, ist eine Ungeheuerlichkeit, die wohl verständlich ist aus der Parteinahme für die potentiellen Organempfänger, die aber die eigentliche Zielsetzung dieses Gesetzesentwurfes klar zutage treten läßt: Es geht darum, das Aufkommen an Spenderorganen zu erhöhen – gewissermaßen das Ersatzteillager zu vergrößern.

Am deutlichsten hat der Bayerische Senat in einem Beschluß vom 4.6.1992 [4] diese Zielsetzung formuliert: «Durch das geforderte Gesetz sollen der ständig steigende Bedarf an Spenderorganen besser erfüllt, die heute schon unerträglichen Wartezeiten für betroffene Patienten verkürzt und die für die Ärzte notwendige Rechtssicherheit geschaffen werden.» Es liegt gar nicht in der Absicht solcher Erklärungen, das elementare Menschenrecht auf Schutz des Lebens auch im Sterben, das Recht darauf, daß wir auch im Sterben vor dem Zugriff von Fremdinteressen geschützt werden, zu sichern. Es geht auch nicht darum, die Freiwilligkeit und damit Menschenwürdigkeit von Organspenden nach Möglichkeit zu sichern. Das Transplantationsgesetz ist ein Organbeschaffungsgesetz.[5]

Wie sehr es in diesem Bereich nicht nur um Humanität und Heilung, sondern auch um wirtschaftliche Interessen geht, kann man daran ablesen, in welch auffälligem Maße in den letzten Monaten in den öffentlichen Medien (Fernsehanstalten ebenso wie Fachzeitschriften und Tageszeitungen) massiv um größere Organspendebereitschaft geworben wird. Das ist ganz deutlich eine Reaktion auf die Erlanger Ungereimtheiten um eine Hirntodschwangerschaft. Viele Menschen haben am Beispiel des «Erlanger Babys» – vielmehr seiner für «hirntot» erklärten Mutter – zum ersten Mal begriffen, daß sie sich unter Hirntod etwas ganz anderes vorgestellt hatten, als es nun erkennbar wurde. Hirntod – das war für die meisten, auch für die meisten von denen, die einen Organspenderausweis ausgefüllt hatten, eine Vorstellung in der Art: kaputt wie ein

Gesellschaftliche und ethische Implikationen ─────── 335

schrottreifes Auto. Jetzt wurde plötzlich klar, daß eine junge hirntote Frau, die nach den Kriterien des Hirntodes und der Organtransplantation tot genug sein sollte, um als Organspenderin benutzt zu werden, gleichzeitig lebendig genug war, um das in ihrem Leib heranwachsende Kind unversehrt bis zu einer vorgezogenen Geburt auszutragen. Das ist ein Widerspruch, der nachdenklich, auch mißtrauisch macht. Schlagartig ging darum die Spendebereitschaft zurück. Und schlagartig wurden die Werbebemühungen verstärkt. Dabei schrecken Transplantationsmediziner unter verschärftem Wettbewerbsdruck auch nicht vor Verunglimpfungen zurück: Mangel an Selbstlosigkeit beim Krankenhauspersonal, begrifflicher Unverstand und Vermischung der Probleme sowie typisch deutsche Engstirnigkeit, sogar Verantwortungslosigkeit bei den Kritikern.[6]

Aber die eigentliche Problematik der Transplantationsmedizin und der darauf gerichteten Gesetzentwürfe ist damit noch nicht erfaßt. Was hier in Frage steht, sind das Menschenbild und die Einstellung zu Leben und Gesundheit, aus denen heraus wir die politische Entscheidung über den Einsatz moderner Medizintechnologien fällen.

Dabei ist medizinisches Handeln in vielen Bereichen heute ohne Technologie gar nicht mehr vorzustellen. Gerade die Medizintechnologie hat in wenigen Jahrzehnten eine Leistungsexplosion hervorgebracht, wie sie die Geschichte der Medizin bis dahin nicht kannte. Unendlich viele segensreiche Erfindungen und Entdeckungen verdanken wir dem rasanten Aufschwung einer naturwissenschaftlich-technologisch geprägten Medizin in diesem Jahrhundert. Es ist also nicht nörglerische oder nostalgische Technikfeindlichkeit, wenn ich im folgenden die Technologie in das Zentrum meiner Überlegungen stelle, vielmehr die Erkenntnis, daß wie anderswo so auch hier diese Entwicklung ambivalent ist. Die Klagen von Ärztinnen und Ärzten, daß der stetig wachsende technologische Anteil an ihrem Handeln sie immer mehr zu Gesundheitsingenieuren werden läßt, die mit den Patientinnen und Patienten nur über Apparate kommunizieren, so daß für die Begegnung mit den kranken Menschen, für Ansprache und Zuwendung immer weniger Zeit und Raum bleibt, weisen in diese Richtung. Aber das Problem liegt tiefer, grundsätzlicher: in der inneren Logik der Technologie.

Was ist Technologie? Technologie bezeichnet ein Denken und Handeln, das in allen Geschehnissen die verborgenen Gesetzmäßigkeiten zu erkennen und nachzugestalten sucht. Leitender Gesichtspunkt ist die Machbarkeit von allem, dessen Gesetzmäßigkeit erkannt ist. Alles Handeln und Planen geht daher von folgenden Voraussetzungen aus:

☐ Funktionalisierung aller Geschehnisse und Beziehungen (Berechenbarkeit der Abläufe);
☐ Versachlichung alles Lebens (als «lebendige Materie»);
☐ Operationalisierung aller Handlungsschritte (Zerlegung in kleine und kleinste Einheiten, Organisierbarkeit aller Teileinheiten und Verflechtungen);
☐ Effizienz (Optimierung des Verhältnisses von aufgewendeter Leistung und erreichtem Ziel, Erfolgskontrolle);
☐ Ersetzbarkeit der Funktionsträger;
☐ Beherrschbarkeit der durch das Handeln bewirkten Folgen;
☐ Reparierbarkeit der im Prozeß des Handelns auftretenden Schäden;
☐ Lösbarkeit aller Probleme (Technologie kennt keine unlösbaren Probleme, sondern nur [noch] ungelöste Probleme).

Die innere Logik aller Technologien zielt darauf hin zu tun, was getan werden kann.

So stand es vor wenigen Wochen – im Zusammenhang der Auseinandersetzung um das Erlanger Experiment an einer schwangeren hirntoten Frau – in der Zeitung: «Medizin muß tun, was sie kann», formuliert von einem Juristen [7], der damit die Medizintechnologen von der Frage entpflichtet, ob und in welchem Horizont das, was sie tun wollen, weil sie es tun können, eigentlich verantwortet werden kann. Wenn Medizin tun muß, was sie tun kann, dann ist die Frage, ob sie tun darf, was sie kann, vorgängig bejaht und damit die Verantwortung an die Technologen abgegeben. Nicht mehr die Menschen, um deren Lebenschancen und Lebensrettung willen diese technologischen Möglichkeiten überhaupt entwickelt worden sind, bestimmen den Umfang und die Dauer ihres Einsatzes. Sie haben sich dem technologischen Fortschritt anzupassen, unterzuordnen, zu unterwerfen. Die innere Logik der Technologie zielt darauf ab zu tun, was getan werden kann, einfach weil man es kann – Ethik und Politik können dann nur noch nachträglich legitimieren, was faktisch längst entschieden ist. Und genau das geschieht mit den bisher vorliegenden Entwürfen für ein Transplantationsgesetz.

Die Fragwürdigkeit von Organtransplantationen betrifft weniger die Menschen, deren Lebensrettung oder Lebensqualitätsverbesserung durch die Implantation von Organen eines anderen Menschen bewirkt werden sollen, als vielmehr die Menschen, von denen die Organe genommen werden. Denn ein hirntoter Mensch ist nicht tot. Die Behauptung, hier würden Verstorbenen Organe entnommen, ist falsch. Das Hirntodkriterium selber macht dies deutlich, indem es das irreversible Erloschensein der gesamten Gehirnfunktion mit der Bedingung verknüpft, daß der gesamte übrige Organismus des Menschen durch die Beatmungsmaschine am Leben erhalten wird. Gewiß wird ein hirntoter Mensch nie mehr selbständig leben können. Aber er ist noch nicht zu Ende gestorben, hat sein Sterben noch nicht vollendet. Insofern markiert der Gehirn-«Tod» die Grenze, an der spätestens die Ärzte einen sterbenden Menschen seinem Sterben, in dem er durch den Einsatz intensivmedizinischer Maßnahmen aufgehalten worden ist, überlassen müssen, weil für weitere Eingriffe in dieses Sterben keine Indikation vorliegt.[8] Für eine Explantation seiner Organe gibt es da keine Berechtigung.

Um dennoch explantieren zu können, ist dem Hirntodkriterium ein Satz beigefügt worden, der den meßbaren Befund als «Tod des Menschen» bewertet, also den durch die Beatmungsmaschine am Leben erhaltenen Menschen für tot erklärt.[9] Was bleibt, sei eine Sache – «belebte Materie» oder, wie man gesagt hat, eine «in-vivo-Konserve», im angelsächsischen Sprachraum «human vegetable». Durch diesen definitorischen Kunstgriff markiert das Hirntodkriterium nicht mehr die Behandlungsgrenze für einen sterbenden Menschen, sondern den Zeitpunkt, an dem über den Körper dieses Nicht-mehr-Menschen zur weiteren Verwendung verfügt wird.

Die Medizin weiß jedoch viel zuwenig über das Sterben eines Menschen, um in dieser Weise dabei eingreifen zu dürfen. Nach den Erfahrungen der Sterbebegleitung sowie der Sterbeforschung wird man jedenfalls vorsichtig sein müssen mit der Behauptung, daß ein hirntoter Mensch nichts mehr empfinden könne – bloß weil wir die Existenz von Empfindungen mit der Meßbarkeit von Hirnströmen in eins gesetzt haben. Und woher nehmen Mediziner wie Theologen die Sicherheit, daß mit dem Erlöschen der Gehirntätigkeit «der Mensch» sich verabschiedet habe, so daß, was da liegt und atmet (wenn auch mit Unterstützung der Maschine), «nur noch» Körper sei?

Ich empfinde es als ein schwerwiegendes Ärgernis, mit welch unbedachter Leichtfertigkeit sich die römisch-katholische Deutsche Bischofskonferenz und der Rat der Evangelischen Kirche in Deutschland auf die Ineinssetzung von Gehirntod und Tod des Menschen eingelassen und damit die alte dualistische Anthropologie erneuert haben [10], nach der der Mensch als die zeitweilige Verbindung zweier ungleicher Teile anzusehen ist, die sich im Tode löst. Nach der bis in die jüngste Vergangenheit bestimmenden Tradition verband dieser Dualismus die Vorstellung einer unsterblichen Seele, die das Eigentliche, gleichsam den göttlichen Ansprechpartner im Menschen ausmacht, mit der von einem vergänglichen Leib. Dieser Leib ist vielfach negativ bewertet worden als Gefängnis der Seele, die im Tode des Menschen ihre Befreiung erlebt. Aber er ist stets als eine Ganzheit aufgefaßt worden, die mehr ist als die Summe seiner Glieder und Organe. Das Hirntodkonzept eröffnet jedoch eine ganz andere Zerteilung: zwischen dem Gehirn als der biologischen Grundlage für die menschliche Geistestätigkeit und für die Integration «des selbständigen und aus sich selbsttätigen Organismus» und einem «Restkörper», der ohne die integrierende Leistung des Gehirns nur noch eine «Teilsumme von Organen» darstellt.[11] Die Tatsache, daß kirchliche Gremien diesen Dualismus akzeptiert haben, erscheint um so befremdender, als sich in der neueren protestantischen und römisch-katholischen Theologie ganz überwiegend die Erkenntnis durchgesetzt hat, daß wir den Menschen als eine unteilbare Ganzheit anzusehen haben, von seiner Geburt an und auch im Sterben. Der ganze

Mensch geht in den Tod und wird in der Auferweckung verwandelt, aufgehoben in die Fülle Gottes hinein, von der wir nicht mit den Mitteln unserer Sprache zu reden vermögen. Die Hoffnung, die im Bilde von der Auferweckung, auch von der Unsterblichkeit der Seele, ausgesprochen war und ist, brauchen wir nicht aufzugeben: die Hoffnung, daß wir wie im Leben, so auch im Tode umfangen sind von der umgreifenden Gegenwart Gottes, daß wir nicht abstürzen in ein bodenloses Nichts, sondern aufgehoben, geborgen sind in dem unaussprechlichen Lichtglanz Gottes.

Es ergibt ein gefährliches Menschenbild, wenn das Erlöschen der Gehirntätigkeit eines Menschen in eins gesetzt wird mit dem Ende dieses Menschen, seiner menschlichen Existenz. Zum einen ist eine solche Terminierung durch nichts gedeckt. Alle Erfahrungen des Sterbens als eines Vorgangs in der Zeit sprechen dagegen. Zum andern tritt sie in einen unlösbaren Widerspruch zu den Bemühungen, den Schutz des menschlichen Lebens am Lebensbeginn von Anfang an geltend zu machen. Konsequenterweise müßte dann auch der Beginn des eigentlich menschlichen Lebens gegenüber seinen nur biologischen Vorstadien an den Nachweis von Gehirntätigkeit oder wenigstens funktionsfähigem Gehirngewebe gebunden werden, wie es der Bochumer Philosoph Hans-Martin Sass tatsächlich vorgeschlagen hat [12] – unter ausdrücklicher Empfehlung von gentechnologischen Experimenten an Menschenkindern in ihrer vor-menschlichen Lebensphase.

Die allgemeine Diskussion um ein Transplantationsgesetz in Deutschland nimmt die Verflechtung von Organtransplantation und Menschenbild kaum zur Kenntnis. Sie wird von dem Drängen auf Organbeschaffung beherrscht – als handele es sich um einen Engpaß in der Versorgung einer Werkstatt mit Ersatzteilen. Dabei wird unterstellt, daß die lebensbedrohliche Erkrankung eines Menschen bereits den zureichenden Grund dafür abgibt, daß er einen Anspruch auf Ersatzorgane von einem hirntoten Menschen geltend machen und geradezu die Pflicht des Organ«spenders» zur Weitergabe seiner Organe postulieren kann. Doch wie sollte sich ein Recht auf fremde Organe vom einzelnen Empfänger her konstituieren lassen? Konsequent durchdacht kann Organtransplantation vielmehr überhaupt nur begründet werden, indem der Gesellschaft das Recht auf Verfügung über Leib und Leben ihrer sterbenden, für (hirn)tot erklärten Bürger zugestanden wird.

Der Mainzer Gesetzentwurf, in Übereinstimmung mit allen anderen mir bekannten Entwürfen, dokumentiert den unaufhebbaren Widerspruch der Organexplantation selbst – und merkwürdigerweise scheint niemand diesen Widersinn wahrzunehmen –, indem er in § 5 dekretiert, alle mit einer Explantation zusammenhängenden Maßnahmen «müssen unter Wahrung der Achtung vor der sterblichen Hülle in einer der ärztlichen Sorgfalt entsprechenden Weise durchgeführt werden. Der Leichnam muß in würdigem Zustand zur Bestattung übergeben werden.» Schlüge nun jemand vor, allen Toten das Zahngold herauszubrechen, um von dem Verkaufserlös dieses Goldes Kindern in den Elendsländern Ernährung und medizinische Versorgung zu ermöglichen, also Lebensrettung in höchster Dringlichkeit zu verwirklichen, würde dies von allen Seiten mit größter Empörung als Leichenfledderei zurückgewiesen. Aber diesem selben Menschen bei lebendigem Leibe Organe herauszuschneiden, um sie einem anderen einzuverleiben, soll nicht einmal der Würde des lebenden Menschen Abbruch tun.

So führt die Transplantationsmedizin in ein fast unlösbares Dilemma. Vom sterbenden (hirntoten) Menschen her ist eine Explantation seiner Organe nicht zu rechtfertigen. Anderseits sind da die vielen Menschen, die in einer lebensbedrohlichen Erkrankung oder schweren Beeinträchtigung ihre ganze Hoffnung auf das Angebot der Transplantationstechnologie setzen. Die Frage ist nun, ob wir in dieser Situation einen Kompromiß, also logisch gesehen: eine Inkonsequenz, in Kauf nehmen können: daß wir trotz grundsätzlicher Einwände um der Not und Hoffnung dieser Menschen willen Organtransplantationen zulassen – dann aber nur unter der rigorosen Einschränkung, daß der Mensch, von dem die Ersatzorgane genommen werden sollen, bewußt und informiert, ausdrücklich und freiwillig und in schriftlicher Form einer Explantation seiner Organe zugestimmt hat. Nur dann ergibt auch die sonst zynische Rede von der Organ-«Spende» einen Sinn, indem ein Mensch die Unversehrtheit seiner letzten Lebensstrecke und damit die Integrität seines Sterbens für die Lebensmöglichkeiten anderer opfert. Die Tatsache, daß die Transplantationsmedizin zusammenbräche, wenn es gelänge, die Zahl der Verkehrsopfer und Suizidanten, also Menschen, die an den von unserer Gesellschaft bereitgestellten Lebensmöglichkeiten gescheitert sind, drastisch zu reduzieren, unterstreicht die Dringlichkeit dieser Forderung.

Der Ausweg, den sich die Transplantationsmedizin von der Hirntodverabredung erhofft hatte – daß sie nämlich Organe von Toten explantieren könne –, erweist sich bei näherem Ansehen der Hirntodproblematik als ein gefährlicher Irrweg. Jedenfalls soweit es die Forderung der Zustimmung betrifft, kann die Explantation von Organen hirntoter Menschen nicht anders geregelt werden als auch sonst bei lebenden Menschen – in einer Zustimmungsforderung, die keine Ausnahme zuläßt. Das hat dann zwingend zur Folge, daß, wenn keine schriftliche Zustimmung des «Spenders» vorliegt, auf die Wiederverwendung seiner Organe verzichtet werden muß. In diesem Punkt muß ich frühere Äußerungen von mir [13] ausdrücklich korrigieren: Der (nicht) erklärte Wille eines Organspenders kann auch durch seine Angehörigen nicht ersetzt werden. Es kann doch nicht angehen, daß, wenn ich selber mich nicht zu einem solchen Opfer habe entschließen können, irgend jemand anders meine Organe und damit mein Sterben als Opfer darbringt und dazu auch noch unterstellt, damit meinen Willen zu erfüllen.

Das Gebot zu verzichten gilt insbesondere für minderjährige sowie für «geistig und seelisch behinderte» Spender, von denen der rheinland-pfälzische Gesetzentwurf in unerträglicher Vereinfachung und Verallgemeinerung spricht (vgl. § 10).

Die von vielen für ein Transplantationsgesetz befürwortete Widerspruchslösung – die neuerdings bevorzugte Sprachregelung der «Informationslösung» verschleiert nur, daß es sich in Wahrheit um eine «Widerspruchslösung» handelt –, die jeden Bürger des Landes grundsätzlich als Organspender ansieht, ist gesellschaftspolitisch und ethisch überaus gefährlich:

– gesellschaftspolitisch, weil sie das Recht der Gesellschaft auf Verfügung über Leib und Leben ihrer Glieder für den Fall einer Hirntodkonstellation postuliert und damit totalitären Tendenzen Tür und Tor öffnet, zumal wenn der Organbeschaffungsdruck durch ein Notstandsrecht gem. § 34 StGB unterstützt werden soll,

– ethisch, weil sie den Menschen auf ein System von Gehirn-

und Organfunktionen reduziert und weil die Quantifizierung des menschlichen Lebens in eine menschliche und eine nachmenschliche (übrigens dann auch: eine vormenschliche) Lebensphase ein mechanistisches Menschenbild voraussetzt, das den Wert eines Menschen nach seiner Funktions- und Leistungsfähigkeit bemißt, so daß ein Mensch selbst im Sterben noch zu etwas nützlich sein muß.

Schon jetzt ist ja gar nicht mehr zu übersehen, wie sterbende Menschen und ihre Angehörigen in ganz unverantwortlicher Weise dem Zugriff fremder Interessen ausgesetzt werden. Das beginnt damit, daß zum Beispiel ein an einer Straßenkreuzung verunglückter junger Mann statt in das nächste Krankenhaus in ein Transplantationszentrum transportiert wird, nicht etwa in der Hoffnung, dort sein Leben retten zu können, sondern in der ausschließlichen Absicht, ihn dort als Organ-«Spender» zu verwerten – und das, obwohl er keinen Organspenderausweis hat und seine Eltern jede Organentnahme verweigern.[14] Solche Transporte sowie die nachfolgenden Untersuchungen, Eingriffe und Medikationen, die man normalerweise einem sterbenden Menschen nicht zumuten würde, sind als «vorweggenommene Intensivtherapie» potentieller Organempfänger bezeichnet worden. Aber diese existieren zu diesem Zeitpunkt nur als unbekannte Namen oder Nummern auf einer oder mehreren Wartelisten. Man behandelt den vorgesehenen «Spender» auch insofern auf Verdacht, als man die «Qualität» seiner Organe noch gar nicht kennt, also nicht weiß, ob sie für eine Transplantation hinreichend unversehrt, also für den Empfänger funktionsfähig sind. Die Angehörigen der vorgesehenen Organspender werden in vielen Fällen massivem Druck ausgesetzt, bis sie aus Erschöpfung und Verzweiflung ihren Widerstand aufgeben, nur damit man sie endlich in Ruhe läßt. Die angebotene «psychosoziale Beratung», die der rheinland-pfälzische Gesetzentwurf in § 2 Abs. 3 den Ersatzentscheidern «für eine angemessene Frist» anbietet, dokumentiert im Umkehrschluß den Druck, dem diese Menschen ausgesetzt werden, zumal unter dem Zeitdruck von «maximal fünf Stunden», die für die Suche nach Angehörigen eingeräumt werden (Abs. 4).[15]

Ganz schlecht sieht es mit der Information der Angehörigen aus.

Gesellschaftliche und ethische Implikationen ——————————— 343

Nach dem Vorspann des Gesetzentwurfs sollen sie «über die Notwendigkeiten der Organentnahme informiert» werden, nach § 2 Abs. 1 Nr. 2 b «über die Absicht der Entnahme». Wer informiert aber die Angehörigen über die ungeklärte Problematik des Hirntodes, darüber, daß ein hirntoter Mensch noch lebt – im Unterschied zu einer Leiche, die zur Obduktion freigegeben wird [16] –, daß er von Blut durchpulst wird, daß die Beatmungsmaschine erst nach den Explantationen abgestellt wird, daß in vielen Fällen sogar mehrere Operationsteams nacheinander die für sie interessanten Organe explantieren? Und auch darüber, wie das Leben der Empfänger mit den fremden Organen aussieht, gegen die sich ihr Körper ein Leben lang wehrt [17], wissen die Angehörigen eines Transplantationsopfers in der Regel nichts. Wie man da von einer «Informationslösung» sprechen kann, die diese Gesetzentwürfe angeblich anbieten, ist mir rätselhaft. Es wäre ehrlicher, diesen verschleiernden Ausdruck wegzulassen und die Sache als das zu bezeichnen, was sie ist: ein Widerspruchsmodell. Übrigens ist der Grundgedanke eines Widerspruchsmodells von dem utilitaristischen Philosophen Peter Singer für die Entsorgung der immer zahlreicher und immer älter werdenden alten Menschen vorgeschlagen worden, von denen er für den Fall wachsender Pflegeabhängigkeit Selbsttötung oder wenigstens die Einwilligung darein erwartet, von der Gesellschaft getötet zu werden – schmerzlos natürlich. Für den Fall, daß jemand dennoch zu Ende gepflegt werden wolle, möge er beizeiten eine Widerspruchserklärung verfügen und dokumentieren.[18]

Auch die allgemeine Propaganda für die Organspende bietet nicht wirklich Information. Denn in der «Aufklärung» der Bevölkerung nimmt die Statistik des Organmangels größeren Raum ein als die verantwortliche Information über Bedingungen und Problematik der Explantation sowie des Lebens mit fremden Organen. Diese Augenwischerei erweckt in mir ein tiefes Mißtrauen. Es wird in der Transplantationsmedizin zu viel gelogen – jedenfalls wenn das gezielte Verschweigen wichtiger Informationen Lüge genannt werden darf. Und selbst wenn jemand einen Organspenderausweis ausfüllt und bei sich trägt, kann kein Arzt ermessen, welches Maß an Information dieser Entscheidung zugrunde liegt. Überall sonst in der Medizin, besonders in der Chirurgie, ist die umfassende Aufklärung des Patienten über Chancen, Verfahren und Folgen eines Eingriffs die unerläßliche Bedingung dafür, daß das Handeln der Ärzte als verantwortlich auch gegen strafrechtliche Sanktionen anerkannt werden kann. Wie können wir uns bei der Organtransplantation mit Erklärungen wie einem Organspenderausweis zufriedengeben, von denen niemand weiß, ob sie aus einer informierten Entscheidung oder aus der Verführung durch eine unwahrhaftige Werbung hervorgegangen sind? Einer der gängigsten Verführungstricks in den Medien ist zum Beispiel die summarische Behandlung von Blut-, Knochenmark- und Organspenden, als gebe es da keine Unterschiede im Verfahren und in der Problematik.[19]

Hinzu kommt die wachsende Kriminalisierung des «Marktes», nicht nur in Asien und Lateinamerika, sondern auch hier bei uns in Mitteleuropa. Sie verdeutlicht spiegelbildlich das Problemfeld, das mit der Organtransplantation eröffnet ist: Es geht um einen Markt mit Versorgungsengpässen. Es ist nur folgerichtig, wenn die Lösung dieser Engpässe mit allen auch sonst in einem Markt üblichen Verfahren und Praktiken versucht wird. Das Angebot der Organtransplantation befördert zudem eine Reparatur- und Ersatzteilmentalität, die darüber hinwegtäuscht, daß Sterben doch angenommen werden muß und kann, und die die Bearbeitung und Ausschaltung der schädigenden Faktoren vernachlässigt, die dazu führen, daß so viele Menschen schweren gesundheitlichen Schaden nehmen.

Bis jetzt sind die ärztlichen Richtlinien über den Hirntod kein staatliches Gesetz, sondern nur ärztliche Standesregel. Daß sie schon jetzt angewendet werden, als wären sie staatliches Gesetz, zeigt, wie weit wir bereits in der Entwicklung fortgeschritten sind, daß zentrale politische und ethische Fragen an die vermeintlichen Spezialisten abgetreten werden, statt die politische Verantwortung dafür den politischen Verantwortungsträgern zu überstellen. Der Gesetzentwurf hat sogar darauf verzichtet, eine genaue Beschreibung des Hirntodes und der Verfahren zu seiner Feststellung in den Text des Gesetzes aufzunehmen. Vielmehr müsse der Tod des Spenders (als Herztod *oder* Hirntod) «entsprechend den Regeln der medizinischen Wissenschaft nachgewiesen und dokumentiert sein» – damit ist jede künftige Änderung der Hirntoddefinition und -fest-

Gesellschaftliche und ethische Implikationen ——————— 345

stellung durch die medizinische Wissenschaft im vorhinein sanktioniert. Das aber ist gesetzgeberisch und damit gesellschaftspolitisch ein lebensgefährlicher Dilettantismus. Wenn ein Transplantationsgesetz in der in Mainz vorliegenden Fassung verabschiedet würde, dann wäre damit zum ersten Mal in der Geschichte der Bundesrepublik Deutschland in einem staatlichen Gesetz verankert, daß ein Mensch nur Mensch ist, wenn und solange er Gehirntätigkeit nachweisen kann. Davor und danach gilt er als eine Sache – belebte Materie –, deren sich die Gesellschaft für vermeintlich höhere Zwecke bedienen zu dürfen berechtigt wähnt. Diese anthropologische Entscheidung, verbunden mit den gesellschaftspolitischen Implikationen des Widerspruchsmodells, öffnet den Befürwortern gentechnologischer Experimente und Zwangsuntersuchungen am Menschen Tür und Tor. Nach meiner Einschätzung müssen die Verhandlungen um ein Organtransplantationsgesetz wegen der durch dürftige Information erkauften hohen Akzeptanz der Organtransplantation in der Bevölkerung als ein Probelauf für die viel weiter gehenden Interessen der gentechnologischen Forschung und Industrie angesehen werden.

Meine kritischen Anfragen an die Organtransplantation richten sich also an die Medizin im ganzen [20]: Will sie Heilung und Lebensrettung fördern, soweit dies mit verantwortlichen Mitteln möglich ist, oder betreibt sie das Überleben um jeden Preis? Kann sie zulassen, daß gestorben werden muß und kann, wenn es an der Zeit ist, oder dringt sie auf die Verwertung sogar noch des sterbenden Menschen für die Überlebensrettung anderer? Und sie richten sich an die politische Kultur in unserer Gesellschaft: Können diese Fragen nach politischen, ethischen und anthropologischen Gesichtspunkten in gesamtgesellschaftlicher Verantwortung entschieden werden, möglicherweise auch gegen die herrschenden Trends in den meisten unserer Nachbarländer? Oder überlassen wir sie den jeweiligen Spezialisten und befördern somit eine Technokratie mit für die Gesellschaft totalitären Konsequenzen?

Zu fordern ist daher
☐ von der *Medizin* insgesamt eine grundlegende Besinnung auf die Grenzen des ärztlichen Heilauftrages;

☐ von den *Ärztekammern* die Beschränkung ihrer Hirntodrichtlinien auf die für die Feststellung der äußersten Behandlungsgrenze bei einem sterbenden Menschen erforderlichen Kriterien. Die Bewertung dieses Befundes als «Tod des Menschen» ist ein unverantwortlicher Übergriff, in dessen Folge am Ende hirntote Menschen zu allem werden herhalten müssen, was Medizintechnologie möglich macht: als Ersatzteillager für transplantierfähige Organe, als Gebär-Apparat für Kinder, als Testkörper für pharmazeutische Experimente, womöglich als Übungsfeld für den chirurgischen Nachwuchs;

☐ von den *Politikern* eine klare Parteinahme für das elementare Menschenrecht auf Schutz des Lebens (auch im Sterben) und eine klare Absage an jede Form eines Transplantationsgesetzes, das Organentnahmen ohne oder gar gegen die erklärte schriftliche Zustimmung des «Spenders» ermöglichen soll;

☐ von den *christlichen Kirchen*, daß sie die skandalös einseitige und die Problematik verharmlosende Parteinahme für Organspende als Christenpflicht in der Gemeinsamen Stellungnahme «Organtransplantationen» der römisch-katholischen Deutschen Bischofskonferenz und des Rates der Evangelischen Kirche in Deutschland widerrufen und eine gründlichere Stellungnahme erarbeiten lassen.

Über den Autor

Hans Grewel, geboren 1940 in Düsseldorf. Studium der Germanistik, evangelischen Theologie und Philosophie. Erstes und zweites Theologisches Examen 1966/1969. Dr. theol. (Marburg 1967). Vikariat. Wissenschaftlicher Assistent an der Abteilung Wuppertal der Pädagogischen Hochschule Rheinland 1967–1970. Habilitation für evangelische Theologie und ihre Didaktik 1972 in Dortmund. Seit 1973 Professor in Dortmund. Mitglied des Arbeitskreises «Arzt und Seelsorger» an der Evangelischen Akademie Iserlohn.

Veröffentlichungen: Brennende Fragen christlicher Ethik, Göttingen 1988 und 1992. Recht auf Leben. Drängende Fragen christlicher Ethik, Göttingen 1990.

Gesellschaftliche und ethische Implikationen ——————— 347

Anmerkungen

1 Dieser Beitrag bietet die geringfügig bearbeitete Fassung eines Referats, das im Vorfeld des Anhörungsverfahrens über den Entwurf eines Transplantationsgesetzes im rheinland-pfälzischen Landtag in Mainz im Rahmen der Mainzer Evangelischen Gespräche am 17. März 1993 vorgetragen wurde. Der Mainzer Gesetzentwurf ist weitgehend identisch mit der im niedersächsischen Landtag in Hannover eingebrachten Vorlage und stimmt weithin mit dem Mustergesetzentwurf überein, den die Gesundheitsministerkonferenz der Länder im Herbst 1992 beschlossen hat. Alle diese Texte sind in ihrem Grundbestand von einem Gesetzesvorschlag abgeschrieben, den die Arbeitsgemeinschaft der Deutschen Transplantationszentren und die Deutsche Stiftung Organtransplantation im Dezember 1990 vorgelegt und am 24. Mai 1991, vorsorglich noch einmal am 16. Januar 1992 an die Justiz- und Gesundheitsministerien in Bund und Ländern sowie an die Fraktionen des Bundestages und der Länderparlamente verschickt haben. Die Interessen der Transplantationsmedizin haben das bisherige Gesetzgebungsverfahren entscheidend bestimmt. Der Protest gegen diese einseitige Parteinahme mußte darum parteilich ausfallen. Diese Parteilichkeit ist bei der Überarbeitung des vorliegenden Beitrages nicht angetastet worden.

2 Landtag Rheinland-Pfalz. Gesetzentwurf der Fraktion der SPD: Transplantationsgesetz für das Land Rheinland-Pfalz (1992), Drucksache 12/2094

3 Zum Beispiel der ehemalige Verfassungsrichter Prof. Dr. Willi Geiger in der Sendung «Bilder aus der Wissenschaft» im November 1986 im Ersten Deutschen Fernsehen (ARD); vgl. auch Lemke, M.: Stand der Diskussion zum Entwurf eines Transplantationsgesetzes – eine rechtspolitische Bestandsaufnahme: In: MedR 9 (1991): 281–289

4 Sen-Drucksache 156/92

5 Bemerkenswert ist in diesem Zusammenhang eine Äußerung des Göttinger Rechtswissenschaftlers und ehemaligen niedersächsischen Staatssekretärs Hans-Ludwig Schreiber, der an den gegenwärtig diskutierten Gesetzentwürfen entscheidend mitgewirkt hat, während des 3. Einbecker Workshops der Deutschen Gesellschaft für Medizinrecht am 25./26. Juni 1988: Er selbst habe, als im Zuge des 1978 im Deutschen Bundestag eingebrachten Gesetzesantrags erkennbar geworden sei, daß die damals vorgelegte Widerspruchslösung nicht mehrheitsfähig sein würde, zusammen mit anderen «kräftig mitgewirkt, das Gesetz, das im Entstehen war, zu verhindern. Dieses Gesetz war zwischen die Mühlsteine der Diskussion geraten: die Widerspruchslösung schien nicht mehr durchsetzbar, und eine bürokratische Ausweichlösung […] hätte die Dinge mehr geschädigt als ihnen genutzt. Und darum ist damals von vielen Seiten, auch von der Bundesärztekammer, eine Art ‹Notbremsung› unternommen worden.» Hiersche, H.-D., Hirsch, G., Graf-Baumann, T. (Hg.)

(1990): Rechtliche Fragen der Organtransplantation. Springer, Berlin, Heidelberg, S. 85

6 So zum Beispiel Pichlmayr, R. (1993): Wir brauchen dringend mehr Organe. In: Medical Tribune, Klinik-Ausgabe Nr. 4 vom 16. Februar 1993

7 Graf von Westfalen, F.: Der Fall Erlangen aus der Sicht eines Juristen. Medizin muß tun, was sie kann. In: Rheinischer Merkur vom 23. Oktober 1992

8 Schweizerische Akademie der Medizinischen Wissenschaften (1977): Richtlinien für die Sterbehilfe. Dtsch. Ärztebl. 74: 1933–1937; vgl. die weitgehend wortgleiche Fassung der deutschen Bundesärztekammer. Ebd. (1979) 76: 957–960

9 Kriterien des Hirntodes: Entscheidungshilfen zur Feststellung des Hirntodes. Zweite Fortschreibung am 29. Juni 1991. Dtsch. Ärztebl. 88: C 2417–2422

10 Rat der Evangelischen Kirche in Deutschland und Deutsche Bischofskonferenz (1990): Organtransplantationen. Gemeinsame Erklärung. In: epd-Dokumentation 39/90; ebenso in: Gemeinsame Texte 1, hg. vom Kirchenamt der Evangelischen Kirche in Deutschland und vom Sekretariat der Deutschen Bischofskonferenz. Zur Kritik daran vgl. außer meinen eigenen Arbeiten vor allem Jörns, K.-P. (1992): Organtransplantation: eine Anfrage an unser Verständnis von Sterben, Tod und Auferstehung sowie Seite 350ff im vorliegenden Buch; Berliner Theologische Zeitschrift 9: 15–39; Organentnahme: Eingriff ins Sterbegeschehen. Ein Diskussionsbeitrag aus theologischer Sicht. Dtsch. Ärztebl. 89: C-1328 f; Leib und Tod. Organspende – eine Christenpflicht? Evangelische Kommentare 25: 593–597; Eibach, U. (1993): Organtransplantationen. Stellungnahme zur Erklärung der deutschen Bischofskonferenz und des Rates der EKD. In: Diakonie H. 3/1993, 194–197

11 Angstwurm, H. (1990): Der Hirntod – ein sicheres Todeszeichen. In: WMW Diskussionsforum Medizinische Ethik Nr. 4/Oktober 1990

12 Sass, H.-M. (1989): Hirntod und Hirnleben. In: Sass, H.-M. (Hg.): Medizin und Ethik. Reclam, Stuttgart, S. 169–183

13 Grewel, H. (1990): Recht auf Leben. Drängende Fragen christlicher Ethik. Vandenhoeck & Ruprecht, Göttingen, Zürich; (1992): Gratwanderungen der Transplantationsmedizin. Pastoraltheologie 81: 391–408; vgl. in leicht verkürzter Fassung: Westf. Ärztebl. 46: 406–412

14 So geschehen im Bereich der Medizinischen Hochschule Hannover am 3.11.1990, dokumentiert in der Sendung «Globus» am 6. April 1993 im Ersten Deutschen Fernsehen (ARD)

15 Viele der Betroffenen scheuen die öffentliche Diskussion ihrer Erfahrungen, um die kaum vernarbten Wunden nicht wieder aufzureißen. Aber vgl. den Bericht des Ehepaares Rogowski in der Sendung «Globus» am 6. April 1993 im Ersten Deutschen Fernsehen (ARD) sowie des Ehepaares Müller (mit

der Äußerung einer Ärztin: «Ich bleibe am Ball, daß die einwilligen») in der Sendung «Bilder aus der Wissenschaft» im November 1986 im Ersten Deutschen Fernsehen (ARD). Weitere Fälle sind in der von Renate Greinert und Gisela Wuttke eingerichteten «Kontaktstelle Organspende» (bisher in Wolfsburg, jetzt in 48727 Billerbeck, Postfach) dokumentiert.

16 Ein bemerkenswertes Indiz für die innere Unstimmigkeit des Hirntodkonzepts ist die Unfähigkeit selbst seiner Befürworter, die sprachliche Differenzierung zwischen einem Sterbenden (den man sterben lassen muß und darf), einem Toten (der aber noch lebt, so daß man ihm «lebensfrische» Organe explantieren kann) und einer Leiche (die beerdigt oder verbrannt werden muß) zu bewältigen. Immer wieder wird in bezug auf «hirntote» Menschen von Leichen gesprochen: zum Beispiel in der kirchlichen Erklärung, Gemeinsame Texte 1 (siehe Anm. 10), 16. Ja, es wird sogar der § 87 der Strafprozeßordnung, der bei Verdacht auf ein Fremdverschulden am Tode eines Menschen die uneingeschränkte Sektion der Leiche ermöglicht, herangezogen, um per Analogie die Explantation von Organen eines lediglich Gehirn-«Toten» zu rechtfertigen: zum Beispiel Schreiber, H.-L. (1989): Rechtliche Fragen der Organentnahme – auch der Lebendspende. In: Ethik und Organtransplantation. Beiträge zu einer aktuellen Diskussion. Hg. von der Gesellschaft Gesundheit und Forschung e. V., Frankfurt am Main, S. 41

17 Vgl. Wellendorf, E. (1993): Mit dem Herzen eines anderen leben? Die seelischen Folgen der Organtransplantation. Kreuz, Stuttgart

18 Singer, P. (1984): Praktische Ethik. Reclam, Stuttgart, S. 190. Das Argument begegnet dort nicht in Form einer ausdrücklichen Empfehlung, sondern in der für Singer charakteristischen scheinbar unverbindlichen Erwägung von Möglichkeiten. Aber der Vorschlag scheint durchaus ernst gemeint zu sein.

19 Ein besonders augenfälliges Beispiel bot dafür die Sendung «Spender gesucht» im Gesundheitsmagazin Praxis im ZDF am 5. Februar 1992, für die aber neben namhaften Medizinern auch der rheinland-pfälzische Minister für Arbeit, Soziales, Familie und Gesundheit «der Sendung und Herrn Mohl seine Anerkennung für den kompetenten, sorgfältig recherchierten und verantwortungsvoll gestalteten Beitrag ausgesprochen» hat, wie mir der Intendant des ZDF als Antwort auf meine begründete Kritik geschrieben hat.

20 Grewel, H. (1993): Zwischen Mitleid, Mord und Menschlichkeit. Eine ethische Standortbestimmung um Lebensrecht und Lebensschutz an den Grenzen des Lebens. In: Diakonie H. 3/1993, S. 133–139; Medizin am Scheidewege – Kritische Anfragen an eine technologisch orientierte Medizin. In: Ethik Med. (1993) 5: H. 4

Organtransplantation: eine Anfrage an unser Verständnis von Sterben, Tod und Auferstehung
Zugleich eine Kritik der Schrift der Kirchen «Organtransplantationen»*¹

Klaus-Peter Jörns

I.

In seiner Tragödie «Antigone» läßt der Dichter, Staatsmann und Theologe Sophokles in der Mitte des 5. Jahrhunderts v. Chr. den Chor (in der 2. Strophe des Ersten Standliedes) über den Menschen, den «allzu» klugen, sagen:

> «Sprache und windschnelles
> Denken und staatenlenkenden Willen
> lehrte er sich und Geschosse schrecklicher
> Art, unter freiem Himmel und
> in bösem Regen zu fliehen,
> überall durchkommend.
> Verlegen geht er an nichts
> Künftiges; (353–360)
> [...]
> schwer heilbare Krankheiten
> hat er im Griff. (362–363)

Und in der Gegenstrophe 2 heißt es:

> «Als klug anwendbar besitzt er die Kunst
> der Erfindung über alles Erwarten, und
> er schreitet bald zum Schlechten, bald zum Guten.»
> (364–366)

---

* Die hochgestellten Ziffern verweisen auf die «Anmerkungen» am Ende dieses Beitrags.

Doch wenn ihn auch keine Verlegenheit daran hindert, sich an das heranzumachen, was es an ungelösten Problemen und unbeantworteten Fragen gibt – in einem Punkt, sagt der Chor, gibt es eine Grenze für ihn:

«[...] vor Hades allein
wird er sich kein Entrinnen schaffen.» (360f)

Am Tod kommt er nicht vorbei. Das ist das eine, das für Sophokles feststand. Doch auch an dem anderen gab es für ihn keinen Zweifel: In seinem Erfindungsdrang «schreitet» der Mensch «bald zum Schlechten, bald zum Guten». Oder anders gewendet: Was der Mensch an Neuem ersinnt und erfindet und was wir «Fortschritt» zu nennen pflegen, muß sehr sorgfältig daraufhin geprüft werden, ob es uns zum Schlechten oder zum Guten fortschreiten lassen wird.[2] Ethisch gesehen ist Fortschritt kein Wert an sich, sondern lediglich ein geschichtliches Stück Entwicklung. Ihre Qualität leitet sich nicht allein aus der Entwicklung selbst, sondern aus Maßstäben ab, die an diese Entwicklung erst herangetragen werden müssen. Je größer die Denkfortschritte, Erfindungen und daraus abgeleiteten neuen Handlungsweisen sind, um so krisenhafter wirken sie sich aus. Das hängt damit zusammen, daß es schwer ist, für das Neue, das es ja bislang noch nicht gab, aus dem Alten Maßstäbe abzuleiten, mit deren Hilfe das Neue zutreffend als schlecht oder als gut beurteilt werden kann. In der Regel ist es deshalb so, daß das neue Handeln, die neue Praxis, durch die «normative Kraft des Faktischen» auf die Urteilsbildung selbst Einfluß nimmt. Bis es aber zu einem neuen Urteil kommt, das von der Mehrheit geteilt wird, herrscht eine Art *anomischer Zustand*: Das alte Urteil gilt nicht mehr und ein neues noch nicht – als die die Allgemeinheit bindende Sitte. Solche Zeiten sind durch Kämpfe gekennzeichnet, die ausgetragen werden müssen, um herauszufinden, ob sich ein vermeintlicher Fortschritt unter bestimmten Bedingungen *gegen* die Menschen richten könnte.

In der «Antigone» wollte der thebanische König Kreon als neue Sitte einführen, daß der Staatsfeind kein Recht auf Bestattung habe. Dagegen kämpft Antigone an, als ihr Bruder Polyneikes im

Kampf um die Herrschaft in Theben umgekommen ist und auf Befehl Kreons unbestattet bleiben, sein Leichnam den Hunden und Vögeln ausgesetzt werden soll. Sie vollzieht die verbotene Totenweihe in Respekt vor den alten, ungeschriebenen Forderungen der Götter der Unterwelt. Antigone bezahlt ihre fromme Tat mit dem Leben; doch ihr Opfer ist nicht umsonst: Der Übergriff des Tyrannen auf die religiöse Sitte, sein Eingriff in göttliches Recht, wird widerrufen, die Rangfolge der Werte wird wiederhergestellt, wie es der theologischen Einsicht des Sophokles entsprach – jedenfalls auf der Bühne.

Als «1954 eine Mutter eine ihrer gesunden Nieren opferte, um diese ihrem todkranken Kind einpflanzen zu lassen», sahen sich die Moraltheologen beziehungsweise Ethiker auch vor ein bis dahin unbekanntes Faktum gestellt.[3] Zwar waren alle von der heroischen Tat und Mutterliebe beeindruckt; doch diejenigen Theologen, die allein *naturrechtlich* oder *schöpfungstheologisch* dachten, konnten das Mittel, das die Mutter angewandt hatte, um dem Kind zu helfen, nicht billigen. Sie meinten, es als Selbstverstümmelung einstufen zu müssen. Diese Denkweise ließ sich nur dadurch überwinden, daß *christologisch* argumentiert, also die Liebestat der Mutter im Licht der Liebestat Christi gesehen wurde. Das in dem neuen Handeln von jener Frau vorgeführte Denken hat also auf die ethische Beurteilung ihrer Tat selbst den allergrößten Einfluß gehabt, denn es hat die Urteilenden dazu gebracht, andere als die gewohnten Kriterien anzuwenden. Und gäbe es nur *diese* Konstellation – daß ein gesunder Mensch ein in seinem Körper doppelt vorhandenes Organ einem kranken Familienangehörigen spendet –, wir wären schnell mit dem Thema am Ende. Denn gegen diese Art der Organ*spende*, die eine Mutter ihrem Kind macht, richten sich die wenigsten Bedenken.

Aber von dieser Konstellation gehen all die uns heute beschäftigenden schwierigen Fragen *nicht* aus. Denn schwierig wird es, wenn und insofern die Organe, um die es geht, nicht von Familienangehörigen, sondern von fremden Menschen stammen und auch nicht von lebenden Menschen direkt einem anderen *gespendet*, sondern Menschen *entnommen* werden, die sich zwischen Leben und Tod befinden und zu dieser Organentnahme zuallermeist selbst niemals ihre Zustimmung gegeben haben.

Hinzu kommt als Problem, daß wir in einer multikulturellen Gesellschaft wie der unseren nicht (mehr) davon ausgehen können, daß alle Bürger von demselben religiösen oder sonstwie begründeten Menschen- und Weltbild geprägt sind. In dieser Situation können wir nämlich vom Staat keine Gesetze erwarten, die mit unseren persönlichen Glaubensvorstellungen völlig konform sind. Denn seine Gesetze müssen für die hier lebenden Juden, Muslime oder Atheisten genauso Gültigkeit haben wie für Katholiken und Protestanten. Das heißt aber umgekehrt, daß die tatsächlich vorhandenen und auch gelebten Glaubensbindungen Einfluß auf staatliche Gesetze haben *müssen*, denn nach dem Grundgesetz dürfen keine Gesetze beschlossen werden, die die Angehörigen von Glaubensgemeinschaften in ihrem Glauben verletzen. Diese Konstellation kann dazu führen, daß der Gesetzgeber gar kein Gesetz erläßt. Und genau das tut unser Staat bislang im Blick auf die Problematik der Organtransplantation. Er setzt auf Regelungen durch den Stand der Ärzte[4], auf die ethische Beurteilung der Kirchen[5] und anderer Gruppen und Individuen und geht davon aus, daß das geltende Recht die Möglichkeit zum Arrangement auch in dem Fall erlaubt, in dem es zum Konflikt der Interessen kommt. Dabei bleibt freilich die normative Kraft des Faktischen unberücksichtigt, deren Gewicht dadurch bestimmt wird, daß einerseits die Transplanteure sich bereits auf geltende Regelungen geeinigt haben und daß anderseits durch die Möglichkeit, sich auf einen (das transplantierende Handeln gebietenden) Notstand zu berufen, das Problem der Einwilligung umgangen werden kann.

Obwohl ich am Ende meiner Überlegungen auch Vorschläge für eine gesetzliche Regelung machen werde, geht es mir doch zuerst einmal darum, die aufgekommene Problematik als Frage nach den Grundfesten meines christlichen Glaubens anzunehmen, also als Anfrage an unser Verständnis von Sterben, Tod und Auferstehung. Wenn es so ist, daß wir in einer multikulturellen Gesellschaft und de facto in einer nachchristlichen, ethisch *anomischen* Phase der Geschichte leben, müssen wir innerhalb der eigenen Religionsgemeinschaft erst einmal klären, ob und wie sich neue Entwicklungen mit dem eigenen Glauben verbinden lassen. Trotz der von den beiden Kirchen herausgegebenen Schrift halte ich die innerkirchliche und theologische Debatte noch nicht für abgeschlossen.⁶

Wo es um Sterben und Lebensrettung geht, geht es für den Glauben auch um Auferstehung, und wo es um Heilung geht, geht es für den Glauben auch um Heil. Das zeigen die vier Evangelien in nicht zu diskutierender Eindeutigkeit. Aufgrund seelsorgerlicher Erfahrungen gehe ich davon aus, daß auch die allermeisten Menschen hierzulande ein mehr oder minder ausgeprägtes Bewußtsein davon haben, daß die Verpflanzung menschlicher Organe von einem Körper zum anderen den Glauben der Menschen betrifft, also eine religiöse Dimension hat.

II.

Wer sich zum Thema Organtransplantationen äußert, sollte zuerst einmal festlegen, wie er *nicht* zu einer Antwort kommen will. Grundsätzlich ausgeschlossen ist für mich der Weg, von dem in den Transplantationszentren entstandenen Bedarf an Organen auszugehen (und für die Organspende zu werben).⁷ Denn damit würde der zweite Schritt vor dem ersten getan, insofern der Bedarf als objektive Größe vorausgesetzt und nicht mehr ernsthaft gefragt würde, ob getan werden muß, was getan werden kann. Genausowenig akzeptabel finde ich Argumentationen, die den medizinischen Belangen grundsätzlich Vorrang vor den Empfindungen der betroffenen Menschen einräumen und folglich immer darauf zielen werden, von diesen Empfindungen abzulenken, sie für unbegründet zu erklären oder zu beschwichtigen.⁸ In solchen Argumentationsfiguren läßt sich nicht selten ein – dann gern in das Gewand einer zur Gesetzlichkeit verkehrten Nächstenliebe gehüllter – biologistischer Materialismus des Denkens erkennen.

Wir dürfen aber anderseits auch aus den Wünschen einzelner Kranker oder ihrer Angehörigen keine Norm ableiten; denn in Zeiten sterbender eschatologischer Hoffnungen richten sich (heute) viele Wünsche im Prinzip darauf, die Ewigkeit in die Diesseitigkeit hineinzuziehen und jedes Schicksal für uns zu verweigern. Doch längst nicht alle denken so und folgen eher der Ansicht des Sophokles, daß wir Ewigkeit auf keine Weise *schaffen*, unserem Todesschicksal weder entrinnen können noch wollen. Ist es dann aber hinzunehmen, das Herz eines Menschen, der sein Todesschicksal aufgrund seines Glaubens akzeptiert hätte, zu entnehmen und es jemandem einzupflanzen, der mit der Transplantation Schicksal gerade destruieren möchte?

Wir können auch nicht allein den Forschungsinteressen folgen, die das Leben leicht zu einem abstrakten Objekt, zu einer nach Bedarf verteilbaren Masse werden lassen. Unter dem Begriff «Lebensverlängerung» ist ja bereits eine Abstraktion in unseren Sprachgebrauch hineingekommen, die durchaus auch zur Humunkulusproduktion führen könnte beziehungsweise dazu, daß Nachwachsende lediglich als «Ersatzteillager» für die Lebenden angesehen, ja, regelrecht gezüchtet würden. Zur Zeit gibt es durchaus Kreise, die Erwartungen auf eben eine solche Art von Transplantation (das heißt auf die Züchtung und Einpflanzung undifferenzierter Stammzellen) oder auf einen gezielten «Gentransfer» richten.[9]

Doch auch den *ärztlichen Tatendrang* können wir nicht zum Maßstab machen und ihm die Entscheidung überlassen, was sinnvoll und erlaubt ist. Denn dieser Tatendrang ist ja nicht vor der Gefahr bewahrt, aus Heilung eine *Umschöpfung* zu machen und die jeweils eigenen Bilder vom Menschen einzusetzen, nach denen dann möglicherweise nicht einzelne Menschen geheilt werden, sondern eigentlich *der* Mensch unter dem Leitbegriff der Heilung de facto in seinen Konditionen «nachrepariert» wird. Das aber kann leicht geschehen, wenn ein Gesundheitsverständnis dominiert, das die Störung grundsätzlich ausklammern möchte – während akzeptable Lebensdefinitionen gerade sagen: «Leben heißt fortwährend gestört werden.» Denn wer von dieser Einsicht ausgeht, wird bestenfalls immer nur ein labiles Gleichgewicht zwischen einer Störung und der sie überwindenden Lebenskraft erwarten und akzeptieren, daß dieses Gleichgewicht irgendwann zusammenbricht.

Wenn wir nun die genannten Lösungswege nicht übernehmen wollen – welcher geht darüber hinaus? Und wo ist ein ethischer Konvergenzpunkt, von dem aus den genannten Gefahren begegnet werden kann? Ich gehe von der These aus, daß eine Antwort zum Problem der Organtransplantation theologisch nur im Rahmen eines *anthropologischen Gesamtbildes* – also eines Welt- und Menschenbildes – gegeben werden kann, das das Geborenwerden und Sterbenmüssen als zum Menschen*leben* hinzugehörend umschließt. Denn in diesem Gesamtbild fließen *alle* angesprochenen Teilaspekte zusammen – einschließlich der Frage, was mit dem Leib des Menschen nach seinem Tod im Angesicht der Personalität des Geschöpfes Mensch *und* der Personalität seiner Auferstehung durch uns geschehen oder nicht geschehen darf. Es geht also um ein Lebens- und Menschenverständnis, das er verbietet, einzelne Aspekte aus diesem Gesamtzusammenhang herauszunehmen. Von ihm her leitet sich für die Beurteilung der Organtransplantation und ihrer theoretischen Rechtfertigung als Kriterium die Frage ab, wie Leiblichkeit und Personalität des Menschen zueinander gesehen werden. Denn die Art, in der das Verhältnis dieser Größen zueinander bestimmt wird, wirkt sich auf den Umgang mit den Toten und speziell im Blick auf die Frage aus, ob es erlaubt ist, aus pragmatischen Gründen in den Prozeß des Sterbens einzugreifen und ihn partiell aufzuhalten. Der Glaube daran, daß «mich Gott geschaffen hat samt allen Kreaturen, mir Leib und Seele, Augen, Ohren und alle Glieder, Vernunft und alle Sinne gegeben hat» (M. Luther [10]), geht ja von der Personalität des da redenden Ich und nicht von einer überindividuell zu beschreibenden Funktionalität der «Glieder» und «Sinne» aus. Zur Kreatur Mensch gehören als integraler Bestandteil seiner Individualität und Personalität seine (eigenen) Organe. Diese Individualität und Personalität enden nicht mit dem «Hirntod». Bei der Beerdigung wird der tote Mensch noch als «du» angeredet: «Von Erde bist du genommen. Zu Erde sollst du wieder werden. Jesus Christus wird dich auferwecken am Jüngsten Tage.»[11] In diesem Formular drückt sich kein überholtes Verständnis von Sterben und Tod aus. Sondern es gehört zu unserem Glauben an diese in unserer je eigenen Schöpfung gewollte Personalität, daß wir die gestorbenen Menschen nicht einfach impersonale Tote werden lassen, sondern sie als zwar tote, aber von ihrer Person nicht völlig abgetrennte *Menschen* ansehen und behandeln. Und diesen toten Menschen samt ihrer Leiblichkeit gilt die Verheißung der Auferstehung. So bewahrt der Auferstehungsglaube nicht nur davor, daß wir das konkrete Menschsein und Leben zugunsten eines abstrakten Lebensbegriffs verdrängen, sondern ebenso davor, daß das Sterben und Totsein des einzelnen Menschen hinter einem abstrakten Todesbegriff verschwindet.

Solche Verdrängung geschieht aber überall dort, wo der Tod oder das Sterben prinzipiell als Scheitern menschlich-therapeutischer Maßnahmen aufgefaßt werden, wie es Philippe Ariès für die USA in seinen «Studien zur Geschichte des Todes» festgestellt hat.[12] Innerhalb einer solchen Anschauung wird, wie es Arthur Jores formuliert hat, die «Intensivstation... eine gewaltige Institution zur Todesabwehr»[13]. Selbst wenn wir diese Aussage einschränken und sagen müssen, daß sie das sein *kann*, so gilt sie für das Programm der Organtransplantation uneingeschränkt. Denn dieses Programm will und kann den (ersten) Tod eines Menschen nicht als Vollendung des Lebens, nicht als unabtrennbaren Teil des Lebens ansehen. Seit es in den Bereich des Machbaren gerückt ist, durch Krankheit oder Verletzung in einem Organismus ausfallende Organe durch gesunde fremde Organe zu ersetzen, ist aus der damit eröffneten *Möglichkeit* für Mediziner und die allermeisten Ethiker[14] sehr schnell eine *Pflicht* geworden, Organe für eine Transplantation zu spenden. Argumentiert wird mit dem «Lebensrecht» des Leidenden als dem entscheidenden Gut.[15] Aus gebotener Nächstenliebe und dem «Lebensrecht» des Leidenden wird so de facto ein *Anspruch* der Organkranken auf Implantation funktionsfähiger Organe Sterbender. Seine gesetzliche Festschreibung geschieht in der Form der sogenannten «Widerspruchsregelung»: Eine Organexplantation ist nur dann nicht erlaubt, wenn sie der als «Spender» vorgesehene Sterbende zu seinen Lebzeiten schriftlich untersagt hat. Diese Regelung gilt zum Beispiel in Österreich. Doch auch bei uns kann jeder Transplanteur ohne Einwilligung eine Transplantation durchführen, wenn er einen *Notstand* glaubhaft machen kann, wenn also einem Patienten nur auf diesem Weg hat geholfen werden können. Deshalb schien lange Zeit die «medizinische Praxis [...] überwiegend an einer gesetzlichen Regelung nicht mehr interessiert zu sein, weil sie nach den bisherigen parlamentarischen Erörterungen von einem etwaigen Gesetz [...] im

Vergleich zur derzeitigen ‹Grauzone› nur Einschränkungen befürchtet»[16]. Erst seitdem die sogenannte «Informationslösung» (auf der Ebene der Bundesländer) im Gespräch ist, interessieren sich die Ärzte wieder für ein Organtransplantationsgesetz – kein Wunder, denn es enthält wesentliche Elemente der Widerspruchslösung in sich und kommt jenen Befürchtungen entgegen.

III.

Wir müssen sehen: Wer eine Pflicht zur Organ-«Spende» behauptet, erklärt damit de facto auch, daß die Gesellschaft einen Anspruch auf die Organe sterbender Menschen habe. Solche Behauptungen aber lassen sich nicht mehr allein in medizinischer oder ethischer Diskussion reflektieren, sondern angemessen nur auf einer Metaebene. Ich wähle dafür den geistes- und kulturgeschichtlichen Rahmen, den Odo Marquard in seinem Vortrag zum Thema «Ende des Schicksals? Einige Bemerkungen über die Unvermeidlichkeit des Unverfügbaren» aufgezeigt hat[17]: Es geht um «Sabotage des Schicksals»[18]; denn «die herrschende Meinung – herrschend in dem Sinne, daß jeder, der gegen sie auftritt, a priori die Beweislast zu haben scheint und die Vermutung moralischer Bedenklichkeit oder Untragbarkeit gegen sich – die herrschende Meinung ist diese: Alles ist machbar, alles steht zur Disposition, alles kann und muß verändert werden, und Veränderung ist immer Verbesserung.»[19] «Durch den Siegeszug der Optik der Veränderbarkeit und des Machens wird die Wirklichkeit defatalisiert», wird Schicksal zum «Machsal»[20]. War das Fatum schon in den Anfängen des Christentums als Konkurrent zur göttlichen Allmacht bekämpft worden, um so mehr nach dem «Tod Gottes» in der Neuzeit: Er «nötigt die Menschen, ihre Dinge selber zu machen»[21]. «Denn die Macht der menschlichen Freiheit lebt von der Ohnmacht Gottes. Daß der Mensch – modern – selber zum Macher, Schöpfer und Erlöser wird, hat eben darin seinen Grund, daß Gott seinerseits aufgehört hat, es zu sein.»[22]

Doch mit dieser Entwicklung hat sich nach Marquard noch eine andere, höchst bemerkenswerte Veränderung verbunden. Hatte

Organtransplantation: eine Anfrage an unser Verständnis ——————— 359

der nach dem absoluten Anfang fragende Mensch der Neuzeit sich selbst «zum absoluten Über-Ich der Gesamtwirklichkeit» gemacht, so liegen die Dinge «im Zeitalter der Kommunikationsgemeinschaft», die Marquard als «multilateral-interaktionistisch» bezeichnet, anders: In ihr habe sich «dieses Ich zum Wir verwandelt: zur absoluten Kommunikationsgemeinschaft, zum absoluten Über-Wir. Nichts darf gegen es, alles soll ‹für es› sein; und für es: das sind im Zweifelsfall nur seine Kreaturen.» So müsse «alles zu einer Kreatur werden» durch die selbstzugemutete (kontrafaktische) «Kreationskompetenz dieses Wir: durch absolute Soziofaktur»[23]. Marquard spricht unser Thema nicht an. Aber es ist wohl erlaubt, die absolute «Kommunikationsgemeinschaft» dahingehend zu konkretisieren, daß jenes absolute Wir zum Zwecke seiner Selbsterhaltung nicht nur Nachrichten, Emotionen und Waren, sondern eben auch die Organe der einzelnen Menschen kommuniziert und – im Sinne der «Soziofaktur» – sozialisiert, und zwar gerade durch die Behauptung, daß jeder lebend-leidende Mensch aufgrund seines «Lebensrechtes» Anspruch auf die Organe anderer (sterbender) Menschen habe. Rudolf Pichlmayr, Wortführer der «ärztlichen Sicht», hat den Sprachgebrauch auch schon entsprechend geändert: Eine «umfassendere Bereitschaft zur Organspende nach dem Tode» müsse «im Sinne einer mehr selbstverständlichen Organweitergabe»[24] wachsen. Da ist das Organ-Recycling schon in Sicht.

Und weil die Empfindungen der Angehörigen von Sterbenden, die zur Organentnahme ausersehen sind, dem Über-Wir hinderlich werden können, sollen die Empfindungen möglichst ganz umgangen werden; dazu werden sie erst einmal als Ausdruck von Überforderung desavouiert: «Allerdings sind Angehörige i. d. R. psychisch und menschlich überfordert, wenn sie ausdrücklich die Einwilligung zur Organentnahme für einen plötzlich Verstorbenen (z B Unfallopfer) bei Erhalt der Todesnachricht geben sollen. Daher ist eine gesetzliche Regelung anzustreben, wonach unter Beachtung des Willens des Verstorbenen die Organentnahme nicht von der Einwilligung der Angehörigen abhängig ist.»[25] Was das heißt, wenn ein Mensch psychisch und menschlich überfordert ist mit der Forderung nach den Organen sterbender Angehöriger, ob darin nicht vielleicht doch ein zu respektierendes Warnsignal zu sehen ist, wird gar nicht erst der Diskussion für würdig befunden. Doch der Sprachgebrauch verrät auch so, daß es sich um eine unmenschliche Zumutung handelt, die das Über-Wir an die einzelnen Menschen heranträgt und darum das Gespräch mit ihnen umgehen will. So nimmt es sich einfach, was es braucht.

An diesem Punkt läßt sich auch deutlich machen, wo der Unterschied zwischen der Implantation handwerklich-industriell hergestellter Implantate (künstliche Blutgefäße, Herzklappen et cetera) und dem Austausch von Organen zwischen Menschen liegt: Für die Herstellung und Einpflanzung jener Artefakte bedarf es der Teilhabe an dem «Über-Wir» nicht. Zwar wird auch mit Hilfe dieser Implantationen in gewisser Weise Schicksal «sabotiert»; doch diese Eingriffe in das Schicksal Krankheit unterscheiden sich *darin* ja nicht prinzipiell von der Anwendung traditioneller Heilmittel. Die neue Qualität der Schicksalssabotage kommt erst dadurch zustande, daß (zentrale) Teile menschlicher Organismen innerhalb des Über-Wir «kommuniziert» und – sofern unsere Gesellschaft auch eine Konsumgemeinschaft ist – konsumiert werden. Irgendwann – und ganz sicher dann, wenn die Züchtung menschlichorganischer Implantate durch Praxis innerhalb einer rechtlichen «Grauzone» Wirklichkeit geworden sein wird – wird dann der Eindruck entstehen, dieses Über-Wir erneuere sich beständig aus sich selbst, sei zur eigenen Neuschöpfung fähig, obwohl ihm, *uns*, faktisch die Fähigkeit zur Schöpfung und also die beanspruchte Allmacht fehlt. Doch auch die Erkenntnis wird wachsen, daß gerade mit der jetzt begonnenen Form, menschliches Leben zu «kommunizieren» oder zu konsumieren, die Rückkehr des Schicksals, «Refatalisierung», geschieht.[26] Denn das bedeutet doch eine Reaktivierung des Fatums, wenn das Leben der einzelnen nur so «gerettet»[27] werden kann, daß es aufgegeben werden muß hinein in die «Soziofaktur», die Leben (und Zukunft) konserviert, um es nach einem bestimmten Schlüssel wieder (unter sich selbst) zu verteilen? Wem fällt dann im übrigen nicht auch der Vergleich mit der alten Lehre vom Gnadenschatz ein, den die Kirche nach ihrem Gutdünken – und auch schon nicht ohne Bezahlung – zur Rettung der Menschen verteilt hat! Damals wie jetzt hat die «Unverfügbarkeit der Folgen» solcher Rettungsstrategien das wahre Fatum nur um so deutlicher werden lassen: daß wir am Tod nicht vorbeikommen und daß der Tod, was die Perspektiven dieser Welt angeht, alles gelebte Leben zugleich verewigt und vergessen macht.

In demselben Maß, in dem sich Begriffe wie Lebensrettung und Lebensrecht mit dem anspruchsberechtigten Zugriff auf menschliche Organe verbinden, wächst auch das Maß, in dem Leben selbst zu einem abstrakten Begriff wird, zu etwas, dessen personale Konturen sich verwischen.[28] Und dieser abstrakte Lebensbegriff besagt: Der Mensch ist eine Zeitlang da, und danach ist er nicht mehr da – aber es ist uninteressant, woher er kommt und wohin er geht. Da können auch Trauerfeiern zu Trauerverdrängungsfeiern mit lebensfrisch geschminkten Leichen werden, wie man sie gelegentlich schon in Fernsehberichten beobachten konnte. Da kann auch die individuelle Erdbestattung nicht mehr bestehen, so daß in anonymen Feldern beerdigt oder die Seebestattung gewählt wird. Was diese Entwicklung kulturgeschichtlich und anthropologisch bedeutet, wird klar, wenn wir bedenken, daß es bis in unser Saeculum hinein als das Schlimmste galt, was einem Menschen angetan werden konnte, daß man ihn namenlos bestattet und/oder in ein unbekannt gebliebenes Grab gelegt hat, um sein Gedächtnis unter den Menschen auszulöschen. Ein solches Schicksal aber tun sich nun immer mehr Menschen selbst an und reaktivieren auf diese Weise nach dem «Tode Gottes» das alte Fatum.

Die Bestattung der einzelnen Menschen durch seine Angehörigen ist nach einem Wort von Hans-Georg Gadamer «vielleicht das Grundphänomen der Menschwerdung»[29]. Die Bestattung des einen, einzelnen Menschen achtet nämlich den ganzen Weg dieses Menschen vom Empfangen- und Geborenwerden bis zum Wieder-zu-Erde-Werden und spricht vom Grab her dann ins Leben hinein das «Memento mori!», das «Denke an deinen eigenen Tod!» Das Totengedächtnis hat für die Werteordnung *im* Leben entscheidende Bedeutung. Denn gäbe es den Zwang, unseres Sterbenmüssens eingedenk zu leben, nicht, sähe unsere Weltordnung völlig anders aus. Weil es dann Todesangst und alles, was uns Sterbliche knechtet, nicht gäbe, gäbe es auch die Suche nach Frieden und Freiheit nicht. Kurzum: Es wäre eine völlig andere Welt. Totengedächtnis ist Todesgedächtnis, aber Totengedächtnis ist auch Lebenserinnerung, ja Zukunftserinnerung, denn «Zukunft braucht Herkunft»[30]. Verschwimmt die Herkunft, schwindet Zukunft, wächst das Fatum. Weil es den Tod gibt, hat nicht nur das Leben, sondern haben auch das wirkliche Sterben und die Bestattung des toten Menschen mit der Menschenwürde zu tun. Und deshalb darf die Antwort auf die Frage, ob die Organtransplantation ethisch zu rechtfertigen ist, der Todesverdrängung und der Refatalisierung nicht Vorschub leisten. Denn wo sie dies täte, verschlösse sie zugleich auch die Ohren und Seelen für das Evangelium, daß wir als Teil der Natur und also verweslich Geborenen in der unverweslichen und herrlichen Kraft eines geistigen Leibes *auferstehen* (1. Kor. 15,42–44) und *so* das Todesschicksal, unsere Herkunft, hinter uns (bleiben) lassen werden.

IV.

Die behandelten Probleme spitzen sich zu in der Frage, wann der Mensch tot ist und wann also Organe wirklich einem Leichnam entnommen werden, wie allgemein und schon zum Schutz vor strafrechtlicher Verfolgung gesagt wird. Denn die Explantation von lebenswichtigen Organen aus einem noch lebenden Menschen stellt juristisch «ausnahmslos eine strafbare Tötung dar»[31]. Man geht in der (Transplantations-)Medizin mittlerweile davon aus, daß der «Hirntod» jene Grenze markiere, nach der Organe entnommen werden dürfen. Im normalen Sterbevorgang außerhalb intensivmedizinischer Maßnahmen, wenn nämlich «Hirntod und konventioneller Tod zeitlich nahe beisammen liegen [...], ist naturgemäß eine Phase des isolierten Hirntodes nicht feststellbar». Der «Hirntod» als Todesdefinition ist eine Erfindung der Intensivmedizin; bei seiner Feststellung geht es «nicht um den genauen Zeitpunkt des Eintritts des Todes». Der «Hirntod» markiert vielmehr einen Zustand, *von dem ab* bestimmte Reanimationstechniken keinen Sinn mehr haben, also das «Aus» für alle therapeutischen Maßnahmen. Theorie und Praxis der Organtransplantation basieren zwar auch auf der «Hirntod»-Verabredung, doch sie wird nun in einem ganz andersartigen Sinn genutzt und ist prinzipiell im

Zusammenhang der Bemühungen zu sehen, den Sterbevorgang des Menschen an bestimmten Punkten unterbrechen zu können.[32] Denn bei der Verabredung über das Eintreten des «Hirntodes» ging es ursprünglich darum, einen Zeitpunkt zu finden, von dem an wir einen Menschen ohne weitere Intervention seinem Sterben überlassen dürfen – und müssen, «weil eine Fortsetzung der Intensivbehandlung durch kein in der Person des sterbenden Menschen liegendes Ziel begründet werden kann, sondern nur durch fremdbestimmte Zwecke»[33]. Diese Verabredung wird durch das auf die Organe Sterbender gerichtete Interesse der Organtransplantationsmedizin unterlaufen, weil nun bereits die Diagnose des Hirntodes von einer Fremdbestimmung verursacht wird. Und um an die noch «vital-konservierbaren» Organe heranzukommen, ohne sich eines Körperverletzungs- oder gar Tötungsdeliktes strafbar zu machen, ist der «Hirntod» zum Tod des Menschen erklärt worden, nach dem noch unter den Bedingungen der Intensivmedizin ein Organ entnommen werden darf. Denn die Transplantation «von Organen im engeren Sinn (Herz, Leber, Niere, Lunge) erfordert im wesentlichen die Entnahme dieser Organe bei noch funktionierendem beziehungsweise aufrechterhaltenem Kreislauf des Spenders. Funktionieren des Kreislaufs bei schon eingetretenem völligem und irreversiblem Funktionsverlust des Gehirns kann unter der modernen Intensivbehandlung, insbesondere der künstlichen Beatmung nach schweren Hirnverletzungen, Hirnblutungen, Vergiftungen u. a. eintreten und künstlich – eben unter fortgesetzter Beatmung, ggf. Kreislaufmedikamenten etc. – über Stunden und Tage aufrechterhalten werden. Die Auffassung, daß Hirntod mit dem Tod des Individuums gleichzusetzen ist, bedeutet, daß es sich bei einem solchen Hirntoten um einen Verstorbenen handelt.»[34] Es gibt gute Gründe, dieser die Anthropologie berührenden dogmatischen Setzung entschieden zu widersprechen, zumal durch sie die Grenze, die der naturwissenschaftlichen Medizin von ihrem eigenen positivistischen Ansatz her gesetzt ist, wissenschaftstheoretisch weit überschritten wird.

Doch diese Grenze wird von den Transplantationsmedizinern leider nicht respektiert, sondern in vielerlei Selbstrechtfertigungsversuchen weit überschritten. Diese Aussagen dienen dann dazu, das, was nach dem Hirntod vom Menschen vor Augen ist und was Heinz Angstwurm eine «Teilsumme von Organen» beziehungsweise «anatomisch einen Restkörper» genannt hat, zum Leichnam erklären zu können. Ich zitiere für die dabei beschrittene andere Argumentationsebene exemplarisch noch einmal Angstwurm: «Psychologisch und spirituell betrachtet» verliere «der Mensch mit dem Absterben seines Gehirns eine notwendige und die unersetzliche somatische Bedingung seines gesamten seelischen und geistigen Lebens auf der Erde», und es könne «weder die Geist-Seele noch der Geist des Menschen hier auf Erden ohne das Gehirn wirken»[35]. Sehen wir einmal völlig davon ab, daß diese Sätze im unklaren lassen, was mit den einzelnen Begriffen wie «psychologisch», «spirituell», «seelisch», «geistig» und «Geist-Seele» auf so engem Raum wohl genau gemeint ist – Angstwurm denkt auch auf der damit angedeuteten Ebene funktional: Er verzweckt diese Begriffe auf ein Wirken hin und macht sie durch ihre kausal-virtuell gemeinte Bindung an das Gehirn zu dessen Funktionen. Anders ausgedrückt: Eine qualitativ andere Argumentationsebene, die die medizinisch-naturwissenschaftliche ergänzte und geisteswissenschaftlich legitimierte, wird nicht wirklich erreicht.

Die Schrift der Kirchen widmet dem «Hirntod» viel Platz, ohne diese funktionalistische Hypothese allerdings ernsthaft – und das hieße: von theologischer Anthropologie aus – zu diskutieren. Ganz offenbar geht es dieser Schrift darum, ihre Leser davon zu überzeugen, daß die medizinische Anschauung vom Tode des Hirntoten für Christen akzeptabel sei. Im Zentrum steht dabei die Aussage: «Mit dem Hirntod fehlt dem Menschen die unersetzbare und nicht wieder zu erlangende körperliche Grundlage für sein geistiges Dasein in der Welt. Der unter allen Lebewesen einzigartige menschliche Geist ist körperlich ausschließlich an das Gehirn gebunden.»[36] Gerade aber diese Behauptung, die im Kern der von Angstwurm zitierten entspricht, unterscheidet – auf einer anderen Ebene betrachtet – den Hirntod klar vom Herztod und vom Tod aller anderen Organe. Denn hier wird gesagt: Der Hirntod markiert einen – entscheidenden – Punkt im *Sterbeprozeß* des Menschen. Von ihm ab steht fest, daß auch alle anderen Organe sterben werden. Doch die Logik dieser Aussage schließt eine andere ein:

Zum Zeitpunkt des Hirntodes sind noch nicht alle anderen Organe gestorben – und dürfen es für die Transplantationsmedizin auch gar nicht sein. Denn damit eine Organentnahme zum Zweck einer Transplantation erfolgen kann, darf der Kreislauf des für die Organentnahme vorgesehenen Menschen ja noch nicht endgültig zusammengebrochen, müssen diese Organe (oder Organteile) noch durchblutet sein. Der über den Hirntod hinaus künstlich aufrechterhaltene Kreislauf sorgt deshalb dafür, daß die Organe im Leben beziehungsweise «vitalkonserviert»[37] bleiben.

Die Unterscheidung von Hirntod und Kreislauf- beziehungsweise Herztod wirft Probleme auf:

a) Es fällt sofort auf, daß diese Todesdefinition den medizinischen Bedürfnissen ungeheuer entgegenkommt. Die Gleichsetzung des «Hirntodes» mit dem Tod des Menschen setzt die Feststellung des Todes an den *Anfang* des irreversiblen Sterbeprozesses. Sie läßt diesen Prozeß – und das heißt: den sterbenden Menschen – dadurch manipulierbar werden. Eben damit unterstreicht sie aber die Tatsache, daß der *ganze* Sterbeprozeß im Zeitpunkt der Organentnahme noch nicht abgeschlossen ist. Nehmen wir die Integrität des Leibes auch im Sterben ernst, führt kein Weg daran vorbei zu sagen, daß die vitalkonservierten Organe *nicht Toten, sondern Sterbenden* entnommen werden.

b) Helmut Thielicke hat vor Jahren schon darauf hingewiesen (und dazu passen Beobachtungen von Menschen, die sich mit den Sterbenden als Begleiter befaßt haben, wie etwa Elisabeth Kübler-Ross[38]), daß es nicht ausgeschlossen werden kann, daß Sterbende ein Bewußtsein sui generis, also ein von naturwissenschaftlicher Medizin nicht ansprechbares Bewußtsein, haben und mithin erlebnisfähig sind.[39]

Damit sind wir im Zentrum der Probleme. Denn bei der Todesdefinition, die für das Programm der Organverpflanzung Voraussetzung ist, wird ganz massiv an der in diesem Jahrhundert gerade erst wiedergewonnenen und als großer Fortschritt zu wertenden Einsicht in die leib-seelische Einheit des Menschen gerüttelt, wenn wohl auch unabsichtlich. Diese Einheit betrifft ja nicht nur die Phase *vor* dem Hirntod, sondern auch die Phase *danach*, also *den ganzen Sterbeprozeß*. Wo diese Einheit nicht respektiert wird, liegt das daran, daß sich ein funktionaler Lebensbegriff durchgesetzt hat, der die seelische Dimension des Sterbens wieder außer acht läßt. Und zwar im doppelten Sinne: einmal deswegen, weil ein nur für die Organentnahme wichtiges diagnostisches Verfahren ohne Rücksicht auf das Erleben des Sterbens durch den sterbenden Menschen durchgeführt wird, ein andermal, weil die intensivmedizinischen Arbeiten an dem Sterbenden es verbieten, daß jemand dem Sterbenden als Mensch (über den Hirntod hinaus) nahe ist. Auch dies bedeutet einen schweren Rückfall hinter alles, was wir in den vergangenen Jahrzehnten über die seelische Bedeutung der Begleitung Sterbender gelernt haben. Es ist für mich völlig unverständlich, daß die gemeinsame Schrift der Kirchen auf dieses beklagenswerte Faktum, das zudem eins ihrer wichtigen Handlungsfelder betrifft, mit keinem Wort eingeht. Offenbar aber, so kann nur vermutet werden, sollte nichts gesagt werden, was dem beabsichtigten und vollzogenen Aufruf zur Organ-«Spende» ernsthaft in den Weg treten könnte.

Ich ziehe daraus das Fazit: Die Todesdefinition, wie sie zur Zeit üblich ist, reicht menschlich *und* seelsorglich, aber auch juristisch nicht aus. Gegen sie ist ins Feld zu führen, daß sie die Rechte des zur Explantation vorgesehenen Menschen und seiner Angehörigen schmälert zugunsten eines proklamierten Rechtes Kranker auf Lebensverlängerung und/oder Lebenserleichterung. Durch den Eingriff in das Sterbegeschehen mißachtet die auf der Hirntodtheorie aufbauende Organtransplantationspraxis Persönlichkeit und Seele des sterbenden Menschen, indem sie ihn ganz und gar zum Objekt des Organbegehrens macht. Das Über-Wir greift auf das sterbende Individuum über, und – getarnt unter dem Deckmantel des zum sittlichen Gesetz verkehrten Nächstenliebegebotes – verleibt sich dessen innere Organe in des Wortes wahrer Bedeutung ein. Die Betonung auch der Kirchenschrift, daß der «Hirntod [...] ebenso wie der Herztod den Tod des Menschen» bedeute, weil der menschliche Geist «körperlich ausschließlich an das Gehirn gebunden» sei, unterstreicht dieses Interesse an der *Entindividualisierung* des noch nicht gestorbenen «Restkörpers». Denn die Organe müssen entindividualisiert werden, um in der neuen «Kommunikationsgemeinschaft» (O. Marquard) kommuniziert werden zu können. Die Transplantationspraxis zerreißt die leib-seelische Einheit des Menschen in der großen Krise des Lebens und macht die Sterbebegleitung unmöglich.

Es kann sein, daß die meisten Menschen dies ahnen oder gar wissen, und vielleicht erklärt sich so die große «Schere», die es in der Bevölkerung zwischen einer intellektuellen Zustimmung zur Organtransplantation und der weithin fehlenden Bereitschaft, selbst Spender sein zu wollen [40], gibt. Man weiß oder ahnt zumindest, daß hier *in das Sterben eingegriffen wird*.

V.

Da bei der Explantation in den Sterbeprozeß eines Menschen eingegriffen wird – und eben nicht, um ihm selbst, sondern um einem in spezifischer Weise interpretierten Lebensrecht fremder Menschen dienstbar zu sein –, ist es nach meinem Verständnis ausgeschlossen, für irgend jemanden ein Recht zu konstruieren, das diesen Ein- und Übergriff von Staats wegen erlaubte, ohne daß dafür vom Sterbenden selbst eine Zustimmung gegeben worden wäre. Das Selbstverständnis des Staates und der Gesundheitsinstitutionen, zusammen als jenes von Odo Marquard gezeichnete Über-Wir handeln zu können, ist nicht hinzunehmen. Denn dieses Selbstverständnis raubt – nach eigener Definition – selbst der Leiche noch das, was sie vor den Lebenden auszeichnet: «Nur als Leiche ist der Mensch wahrhaft von allen sozialen Systemzwängen entbunden und in unergründlicher Autarkie auf sich selbst gestellt, befreit von imperialistischer Logik und von den Pflichten, die ihm die Natur auferlegt.»[41]

Aus der Einsicht, daß die Explantation von Organen unter intensivmedizinischen Bedingungen einen Eingriff ins Sterbegeschehen darstellt, leiten sich Folgen für eine gesetzliche Regelung des Problems ab. Zum Glück ist die «Widerspruchslösung»[42] in Deutschland erst einmal vom Tisch. Aber die sich ständig ausdehnende Organtransplantationspraxis in der bestehenden gesetzlichen «Grauzone» und die als Regel mißbrauchbare Berufung auf den Notstand sowie die Tatsache, daß es kaum eine Möglichkeit gibt, die eigenmächtige Transplantatentnahme zu bestrafen[43], sorgen dafür, daß ein Zustand erreicht ist, der nach einem 1993 vorgelegten Länder-Gesetzentwurf als sogenannte «Informationslösung» festgeschrieben werden soll: Die Angehörigen eines «hirntoten» Menschen werden von der Absicht der geplanten – und wegen der Zeitnot de facto immer schon eingeleiteten – Organentnahme informiert und haben, sofern sie in den von der Medizin diktierten Fristen erreicht werden können, ein Widerspruchsrecht. Dieses Widerspruchsrecht hat natürlich auch der Sterbende, sofern er eine entsprechende Erklärung bei sich trägt. Aber beide Regelungen zeigen, daß die «Informationslösung» nur eine getarnte «Widerspruchslösung» darstellt.

Daß das ganze Organtransplantationswesen so gut wie zusammenbräche, gäbe es die Unfall- und Suizidtoten nicht, läßt diese Praxis ohnehin in einem makabren Licht erscheinen, und zwar einschließlich der Regelung, daß die Angehörigen über die «Organspende» der «Spender» entscheiden. Denn de facto sterben die so Sterbenden (weil ihre Organe entindividualisiert werden[44]) doppelt, damit die Lebenden besser oder weiterleben können. Und es darf dabei nicht übersehen werden, daß die Blutopfer des Straßenverkehrs wie die Suizidtoten an den Wert- und Lebensordnungen dieser Gesellschaft sterben. Auch zu diesen Zusammenhängen wird in der Schrift der Kirchen nichts gesagt. Aber ist es denn zu verantworten, einem Menschen, der sich aus Ekel über die in seiner Umgebung herrschenden Wertordnungen umgebracht hat, Organe zu entnehmen und in anderen weiterleben zu lassen, die die Welt ganz anders sehen?

Bleibt also nur eine Lösung übrig: *daß derjenige Mensch, dessen Organe entnommen werden sollen, selbst – in schriftlicher Form – die Zustimmung gibt, solange er das noch kann, also während seines erwachsenen Lebens.*[45] Aber selbst an dieser Aussage ist noch ein Fragezeichen anzubringen: Denn wer weiß schon, was er tut, wenn er sich als Organspender zur Verfügung stellt – im Blick auf sein *Sterben?* Weiß er oder sie etwas von dem besonderen Bewußtsein während des Hinübergehens? Weiß er oder sie davon, daß sie und er einsam inmitten der intensivmedizinischen Apparaturen sterben muß? Weiß er oder sie überhaupt (schon), wie wichtig es ist, daß nahe Menschen bei uns sind, wenn wir sterben? Wenn sie das nicht wissen und in der Schrift der Kirchen informiert werden wollen über das, was Organ«spende»bereitschaft im Fall des klinischen Falles bedeutet – auch darüber erfahren sie dort nichts.[46] Und die Medizin: Wird sie bereit sein, ihm oder ihr das Nichtwissen, das *sie* an dieser Stelle hat, gewissermaßen im Sinne einer Risikoaufklärung mitzuteilen? Wird sie ihm oder ihr sagen: «Wir Mediziner wissen als Naturwissenschaftler nicht, ob Sie nicht doch eventuell in dieser Phase des Sterbens etwas erleben. Nach naturwissenschaftlicher Erkenntnis, der *wir* folgen, ist das zwar ausgeschlossen. Doch es gibt ein breit belegtes Menschheitswissen, das uns anderes lehrt und auf Erfahrungen weist, die wir nicht beachten.» Wird die Medizin aus der Einsicht in ihre schmale Erkenntnisgrundlage so offen und fair zu reden lernen?

Die in der Schrift der Kirchen mitredenden Mediziner sprechen so nicht. Aber auch die an der Schrift beteiligten Ethiker reden aus einer von keinem Zweifel getrübten Erkenntnis, wenn sie am Ende des Kapitels «3. Spender von Geweben und Organen» in «3.2.3. Ethische Beurteilung» formulieren: «Eine sachgemäße Explantation von Geweben und Organen verletzt weder die Würde des Verstorbenen noch die Ruhe des Toten.»[47] Was soll wohl das Attribut «sachgemäß» in dieser Aussage? Ist die Alternative – eine unsachgemäß durchgeführte Transplantation – überhaupt ernsthaft zu diskutieren? Da dem nicht so ist, soll das Attribut «sachgemäß» das große Vertrauen unterstreichen, das die Autorengruppe in die Kompetenz der Ärzte setzt. Will sagen: So, wie sie die Dinge sehen und praktizieren, ist es sachgemäß – obwohl weder über die Würde des Menschen noch gar über die Ruhe der Toten zu urteilen in die (gar alleinige) Sachkompetenz der Mediziner gehört. Alle anderslautenden Aussagen im Blick auf die Würde des Menschen und eine hier gar nicht in Rede stehende Ruhe der Toten (es handelt sich um Sterbende!) werden aber von der zitierten Aussage dem Verdacht der unsachgemäßen Behandlung des Gegenstandes ausgesetzt. Sachgemäß ist die Praxis, die zu preisen die Autoren nicht müde werden: «Ein alter Wunsch der Menschheit ist in Erfüllung gegangen: Organe können zur Lebensrettung, zur Lebensverlängerung oder zur Verbesserung der Lebensqualität Schwerkranker verpflanzt werden», heißt es am Anfang der Schrift. Und auch das letzte Kapitel beginnt: «Mit Dank und Respekt wissen die Kirchen zu würdigen, welche neuen Wege medizinische Forschung und ärztliche Heilkunst eröffnet haben.» Eher pflichtgemäß wird dann die Frage gestellt: «Dürfen wir alles in die Tat umsetzen, was wir können?» Und in einer Überladenheit, die Verdacht schöpfen läßt, wird geantwortet: «Die unantastbare Würde des Menschen bestimmt die Grenzen, die unbedingt zu achten und einzuhalten sind.»[48] Der Verdacht erweist sich als begründet, wenn fortgefahren wird, daß im Blick auf die Möglichkeiten, die die Transplantationschirurgie erschlossen hat, «die Einsicht weiterhelfen» könne, «daß sie dem recht verstandenen Wohl des Menschen zu dienen vermag». Ich frage: Wohin hilft diese Einsicht «weiter», da doch von den durch die Menschenwürde gezogenen Grenzen die Rede war? Etwa über sie hinweg? Ferner: Was soll das Wörtchen «recht» vor «verstanden»? Was soll dadurch abgesichert, wer abgewehrt werden? Und grenzt «vermag» als Eventualis bei «dienen» das Dienen ein oder unterstreicht es das Dienen? Sollte letzteres gemeint sein, wäre eine einfache Ausdrucksweise besser gewesen.

Doch alle genannten Sätze tragen, zeigt die Analyse, nicht so viel Gewicht wie der erste und der letzte Satz des Absatzes. Der letzte lautet: «Verantwortliches Mitdenken aller ist darum erforderlich, damit ärztlichem Können gebührendes Vertrauen und öffentliche Unterstützung entgegengebracht werden.»[49] Die mangelhafte Bereitschaft der Bürger zur Organ-«Spende» muß dann wohl dadurch begründet sein, daß die Menschen im Lande es an jenem *gebührenden* Vertrauen und dieser öffentlichen Unterstützung bisher haben fehlen lassen. Die Schrift der Kirchen holt das nach, macht alles wett. Denn: «Den Kirchen» geht es darum zu zeigen, «wie wichtig es ist, das allgemeine Bewußtsein für die Notwendigkeit der Organspende zu vertiefen», «ihren Beitrag zur sachlichen Aufklärung der Bevölkerung» zu leisten, «um mehr Möglichkeiten der Transplantation zu verwirklichen»[50], die aus «christlicher Sicht» «ein Zeichen der Nächstenliebe und Solidarisierung mit Kranken und Behinderten»[51] seien.

Nach den bisherigen Überlegungen kann ich der These *nicht* zustimmen, daß Organ-«Spende» eine selbstverständliche Christenpflicht sei, wie mittlerweile häufig zu lesen ist.[52] Zudem fällt auf, daß bei solchen Äußerungen nicht klar gesagt wird, wem die ethischen Handlungsnormen eigentlich von ihren Prämissen her zumutbar sind. Wenn die Kirchen zu ihren Mitgliedern sprechen, müßten sie den Akzent klar auf eine theologische Anthropologie als Prämisse setzen und die medizinischen und juristischen Äußerungen zur Sache von daher prüfen. Der Gang der gemeinsamen Schrift der Kirchen hat aber die wichtigsten Aussagen bereits formuliert, wenn in Kapitel 4 über «Leben und Tod im christlichen Verständnis» geredet wird. So kommt dem theologischen Exkurs nur noch die dienstbereite Aufgabe zu, zu legitimieren, was anders als theologisch begründet worden ist. Mithin ist klar, daß als Adressat der Schrift die Gesellschaft als *corpus permixtum* im Blick ist. Entsprechend gemischt – und theologisch unzulänglich, weil durch die normative Kraft des Faktischen fremdbestimmt – ist deshalb auch die Argumentation.

Erfreulicherweise hat inzwischen der neue Ratsvorsitzende der EKD, Landesbischof Engelhardt, klargestellt: «Das begreifliche Interesse an einer größeren Zahl von Spenderorganen darf nicht dazu führen, medizinischen Einrichtungen auf juristischem Weg – zum Beispiel durch die sogenannte ‹Widerspruchslösung› – einen stärkeren Zugriff auf Spenderorgane zu verschaffen. Die Organspende ist keine Bringeschuld.»[53] Mit dieser Grenzziehung ist aber auch das Verständnis der Organ*im*plantation als *Bringschuld* der Gesellschaft bestimmten Patientengruppen gegenüber – jedenfalls aus offizieller evangelischer Sicht – erst einmal vom Tisch.[54] Ja, Landesbischof Engelhardt hat sogar deutlich hinzugefügt, was die gemeinsame Schrift der Kirchen verschwiegen hatte: «Nicht wenige Glieder unserer Kirche lehnen die Organspende ab. Ihre Bedenken haben Gewicht. Die Transplantationsmedizin ist eine Gratwanderung.»[55]

Die Explantation und Transplantation von Organen ist eine *Möglichkeit*[56] für uns Menschen, mehr nicht. Sie ist und bleibt eine problematische Möglichkeit, weil sie den Grenzbereich zwischen Leben und Tod und deshalb Stationen des Menschseins betrifft, die sich unserer reflektierbaren Erfahrung entziehen und darum wissenschaftlich immer mit einem wissenschaftstheoretisch unaufhebbaren Irrtums-Vorbehalt belastet bleiben. Es ist die Aufgabe der Theologie, auf dieses Dilemma hinzuweisen. Sich für oder gegen die Organtransplantation zu entscheiden, wird von den Prämissen des Denkens und Fühlens bestimmt, die für die Menschen jeweils gelten. Niemand, auch die Kirche nicht, hat das Recht, von den eigenen Prämissen her die Prämissen anderer in Richtung auf die Organ-«Spende» zu majorisieren. Ich sehe es als ein unerlaubtes Verfahren an, wenn das christliche Liebesgebot, das der Gemeinde Christi gilt, dazu herhalten muß, ein «Lebensrecht» im Sinne eines Lebensverlängerungsrechts oder eines Rechts auf Verbesserung der Lebensqualität durch Implantation fremder Organe zu begründen. Ist ein solches Anspruchsdenken erst einmal praktisch etabliert und die Organ-«Spende» damit zugleich zur Pflicht gemacht, so ist prinzipiell kein Sterbender mehr davor bewahrt, als «Spender» behandelt zu werden, wenn er in Todesnähe gerät. Und dann ändert sich die Optik total: Die ca. 30 000 Toten jährlich, die durch Unfall oder Suizid sterben, könnten dann irgendwann sogar dem Gesetzgeber angesichts des hohen Organbedarfs als ein Spekulationsposten erscheinen, an dessen Verminderung kein wirkliches Interesse besteht.

VI.

Die Schrift der Kirchen sagt, die in der Gesellschaft vorhandenen unterschiedlichen «Todesbilder» stellten «eine Herausforderung an die christliche Sicht des Todes dar»[57]. Mir liegt daran, diese Herausforderung anzunehmen, und das heißt doch, sie als Anfrage an das eigene Verständnis von Sterben, Tod und Auferstehung zu verstehen und von den eigenen Prämissen her zu beantworten. Ich gehe dabei so vor, daß ich an Gedanken und Empfindungen zur Organtransplantation anknüpfe, die mir begegnet sind – in der Hoffnung, so den Problemen nahezukommen, wie sie von Menschen «wie du und ich» diskutiert werden. Ich beginne bei der Sorge, die viele im Blick auf das Faktum haben, daß ein Leib nach einer Organentnahme nicht mehr «heil» ist; sie fragen, wie er auferstehen werde. Dazu ist zuerst zu sagen, daß Auferstehung in der

Bibel nicht als das einfache Durchhalten der fleischlichen Leiblichkeit durch den Tod hindurch verstanden wird. Um dieses (Miß-)Verständnis abzuwehren, ist vor Jahren der deutsche Text des Glaubensbekenntnisses geändert worden: Wo wir früher von der «Auferstehung *des Fleisches*» gesprochen haben, bekennen wir heute die «Auferstehung *der Toten*». Man wollte mit dieser Änderung dem Irrtum vorbeugen, als werde das Fleisch gewissermaßen durch die Auferstehung konserviert. Gemeint ist aber mit dem Begriff «Fleisch» im alten Glaubensbekenntnis der Mensch als sterbliches Wesen. Insofern war es richtig, das zu verstärken, was wirklich gemeint ist, und sprechen zu lassen «Auferstehung der Toten».

Der Auferstandene hat – wie wir aus den Osterberichten wissen – einen Leib. Aber diese Leiblichkeit ist vom äußeren Erscheinungsbild her als eine gewandelte zu bezeichnen. So ist es abzulesen an der Geschichte mit Maria Magdalena (Joh. 20,11-18). Sie erkennt den Auferstandenen erst, als die Beziehung, die sie im Leben verbunden hat, durch das Nennen von Name («Maria!») und Bekenntnis («Rabbuni, mein Herr!») herauskommt; erst da gehen ihr die Augen auf für die neue Wirklichkeit, daß der gestorbene Christus gegenwärtig, auferstanden, ist und mit ihr spricht. Ähnlich ist es in der Emmaus-Geschichte (Lk. 24,13–35): Erst als der Auferstandene in Emmaus den Jüngern das Brot bricht, wird er daran, das heißt an einem zentralen Ereignis der gemeinsamen Geschichte, erkannt – aber nicht an seiner äußeren Leiblichkeit. Doch wer hofft, daraus nun eine Regel machen zu können, wird nicht zum Ziel kommen. Denn es gibt ja noch jene Geschichte, die erzählt, wie der Auferstandene dem Thomas erscheint (Joh. 20,24–29). In ihr spielt es eine entscheidende Rolle, daß der Auferstandene an seinem (insgesamt nicht wiedererkennbaren) Leib die Kreuzeswundmale trägt, sich also doch eine körperliche Eigenheit des Toten in die neue Leiblichkeit hinein durchgehalten hat. Dieser Widerspruch zu den anderen Geschichten und die Widersprüche innerhalb jeweils ein und derselben Geschichte sind nicht aufzuheben: Sie sprechen von einer *komplementären* Wahrheit: daß die neue mit der alten Leiblichkeit zu tun hat, ohne mit ihr identisch zu sein. Zwischen beiden liegt eine Grenze, die zugleich Ende und Neuanfang ist, Identität und Nichtidentität zusammenhält.

Paulus hat das in den Osterberichten Erzählte im Blick auf unser eigenes Auferstehen als *Geschehen* so beschrieben: «Dieses Verwesliche muß (wird) anziehen Unverweslichkeit und dieses Sterbliche muß (wird) anziehen Unsterblichkeit» (1.Kor. 15,42b). Auch hier ist vom Bleiben eines Identischen und von Nichtidentischem zugleich die Rede. Doch indem er sich noch einmal abgrenzt gegen das Mißverständnis, Auferstehung heiße einfach Fortsetzung der irdischen Leiblichkeit, an der Liebe, Lust und Leiden hängen, formuliert Paulus, «daß Fleisch und Blut das Reich Gottes nicht ererben kann, auch die Verweslichkeit nicht die Unverweslichkeit» (Vers 50). An Fleisch und Blut muß sich das Sterben und danach die neue Schöpfung vollziehen. Das ist das eine. Doch das andere gilt genauso: Die neue Schöpfung vollzieht Gott an dem alten Geschöpf. Neuschöpfung erzeugt keine Einheitsgestalt, sondern gilt dem alten Menschen in seiner Personalität, mit seiner unverwechselbaren Geschichte und geschieht in der Kraft des Geistes (Gal. 3,3). Das Fleisch stirbt und muß sterben. Doch der Auferstehungsglaube glaubt, daß «der, der Christus auferweckt hat von den Toten, wird auch eure sterblichen Leiber lebendig machen durch seinen Geist» (Röm. 8,11).

Diese biblische Botschaft wird auch von der Schrift der Kirchen zur Organtransplantation bekräftigt. Aber unvermittelt wird dann die Komplementarität des biblischen Denkens aufgehoben und gesagt: «Wenn die unaufhebbare Trennung vom irdischen Leben eingetreten ist, können funktionsfähige Organe dem Leib entnommen und anderen schwerkranken Menschen eingepflanzt werden [...].» Trotz der «mancherlei gefühlsmäßigen Vorbehalte gegen die Entnahme von Organen [...] wissen wir doch, daß bei unserem Tod mit unserem Leib auch unsere körperlichen Organe alsbald zunichte werden».

Einmal abgesehen davon, wie gering diese Schrift von menschlichen Gefühlen denkt – wo wäre im Neuen Testament zu belegen, daß der Leib des Menschen «zunichte», zu nichts, werde? Diese Aussage steht in klarem Widerspruch zu der des Paulus, daß dies Sterbliche mit Unsterblichkeit und dies Verwesliche mit Unverweslichkeit «überkleidet werden» oder diese «anziehen» müsse. Der nächste Satz der Argumentation der Kirchen liefert denn auch keinen Beleg für die überraschende Aussage, sondern wechselt die Ebene: «Nicht an der Unversehrtheit des Leichnams hängt die Erwartung der Auferstehung der Toten und des ewigen Lebens, sondern der Glaube vertraut darauf, daß der gnädige Gott aus dem Tod zum Leben auferweckt.»[58]

Das «sondern» polarisiert Aussagen innerhalb eines Satzes, die gar nicht logisch gegeneinandergestellt werden können, weil die Erwartung der Auferstehung für alle, die sie glauben, *immer* von Gottes Handeln abhängt. Diejenigen, die sorgenvoll fragen, *wie* denn jemand auferstehen werde, dem einzelne Organe fehlen, bestreiten nicht die Handlungsmacht Gottes, sondern folgen der Sorge, die zu Recht das Leben in dieser Welt begleitet: daß der Leib des Menschen unversehrt bleibe und daß ihm zugefügte Wunden geheilt werden, so gut es geht. Und sie wissen glaubend etwas von der Komplementarität aus Identität und Nichtidentität im Auferstehungsgeschehen. Aber ihnen kann gesagt werden, daß Gott sich nicht nur als der Auferweckende, sondern auch als derjenige erweisen wird, der das Verwundete heilt. Das gilt für diejenigen, die Glieder oder Organe durch Unfälle oder Krankheit (zum Beispiel mit folgender Amputation) im Leben verloren haben oder so bereits geboren worden sind. Aber es gilt sicher auch für diejenigen, denen (zuallermeist ohne ihr Wissen) während ihres Sterbens Organe entnommen worden sind. Gottes Kraft, aufzuerwecken und neuzuschöpfen, ist dadurch nicht einzuschränken.

Das Problem liegt – auch für das Gefühl – auf einer anderen Ebene. Wenn einem Menschen im Sterbeprozeß (zumeist ohne sein Vorauswissen) aus seinem Leib etwas herausgenommen wird, was zeit seines Lebens als Organ zu ihm gehört hat, *um in einem anderen Menschen weiterzuleben*, steht nicht die Unversehrtheit, sondern die Personalität und Identität des Leibes als Problem da. Und zwar nicht deshalb, weil Gott einen solchen Menschen nicht auferwecken könnte, sondern allein deshalb, weil ein menschlicher Leib unter funktionalen Gesichtspunkten in Teile zerlegt und diese entindividualisiert werden, um einem anderen Individuum integriert zu werden. Das Problem betrifft also, um es auf den Punkt zu bringen, den in Abschnitt II behandelten Zugriff des Über-Wir auf die zum einzelnen Menschen gehörenden Organe und sein ganzheitliches Sterben. *Betrifft die Sorge um die Unversehrtheit des Leibes die Ganzheitlichkeit des Lebens, so mein Widerspruch gegen den de facto proklamierten Anspruch auf die funktionsfähigen Organe sterbender Menschen die Ganzheitlichkeit des Sterbens.* Und es hat schon etwas Schamloses an sich, wenn diejenigen, die dem Übergriff auf ihre Organe willenlos ausgesetzt sind, noch als «Spender» bezeichnet werden. Damit sind wir beim letzten Problem.

Die Bibel macht nicht nur Aussagen über die irdische und die kommende Leiblichkeit des Menschen. Sie spricht auch davon, *wozu* der Leib da ist. So sagt Paulus in einem Zusammenhang, in dem er über die Unzucht spricht (1. Kor. 6): «Wißt ihr nicht, daß der Leib ein Tempel des heiligen Geistes in euch ist, den ihr von Gott habt, und daß ihr euch nicht selbst angehört? Denn ihr seid teuer erkauft worden; so verherrlicht nun Gott mit eurem Leibe!» (Vers 19f; vgl. 1. Kor. 3,16; 2. Kor. 6,16). Es gehört zur Verherrlichung Gottes hinzu, das Angesicht des Todes auszuhalten; denn Gott begegnet uns nach christlichem Glauben auch im Tode. Es ist ein moderner Fehlschluß, den Tod und alles, was uns – wie das Böse – nicht paßt, von Gott abzukoppeln und Gott auf diese Weise gewissermaßen «humanisieren», ihn also unserem idealen Menschenbild anpassen zu wollen. Wenn Jesus zum reichen Kornbauern sagt, diese Nacht werde seine Seele von ihm gefordert werden (Lk. 12,20), so verbirgt sich hinter dem Passiv Gott selbst. Wir können nicht verhindern, daß Gott uns im Tode begegnet, denn «der Tod ist der Sünde Sold» (Röm. 6,23). Wenn es anderseits trotzdem heißt, daß durch Jesu Kreuz und Auferstehung der Tod in den Sieg verschlungen worden ist (1. Kor. 15,54–57), so wird in beiden Aussagen *derselbe* Gott bezeugt: Im Tod begegnet der ferne und furchtbare Gott und im Osterglauben der nahe und barmherzige.

Aber die Rede davon, daß wir Gott mit unserem Leib verherrlichen sollen und können, schließt nun prinzipiell auch die Möglichkeit *ein*, dies mit einer Organ*spende* zu tun. Nur muß man wissen, daß eine solche Spende dann gerade nicht die Gabe eines Toten, sondern wirklich eine *Lebens*spende ist. Keine *Lebend-*

spende unbedingt, wie sie jene Mutter ihrem Kind mit der verpflanzten Niere gegeben hat; aber doch eine Lebensspende, ein Opfer. Und sehen muß man, wohin dies dann ethisch gehört. Es gehört in den Zusammenhang jenes Wortes, das durch Joh. 15,13 von Jesus Christus überliefert ist: «Keiner hat eine größere Liebe als der, der *sein Leben hingibt für seine Freunde.*» Damit hat Jesus seinen eigenen Leidensweg ans Kreuz bezeichnet und zugleich seinen Jüngern ein Beispiel der Liebe gegeben, die zu entfachen er gekommen ist (Joh. 13). Die Lebensspende ist kein Todesgeschenk, sondern eine Lebensgabe. Aber eine Lebensgabe ist nach der Schrift immer eine *Liebes*gabe. Aus Liebe allein hat Lebens(hin)gabe Recht und Möglichkeit. Als Pflicht ist sie undenkbar, weil widersinnig. Darum ist es unzulässig, wenn die Schrift der Kirchen formuliert, in der Organ-«Spende» könne «noch über den Tod hinaus etwas spürbar werden von der ‹größeren Liebe› [...], zu der Jesus seine Jünger auffordert»[59]. Denn zum einen wird da aus dem Beispiel Jesu ein Gesetz gemacht, und zum anderen wird schon im Zitat mit Liebe umgegangen, wie es Liebe nicht verträgt: Ihr wird das Gegenüber genommen, auf das sie sich richtet.

Sophokles hat dagegen protestiert, daß der Staat über den Tod hinaus Haß verordnen wollte. Aber auch Liebe kann nicht verordnet werden, und schon gar nicht ohne Beziehung zu konkreten Gegenübern. Wer Joh. 15,13 für die Bereitschaft zur Organexplantation in Anspruch nehmen will, muß Jesu Wort ernst nehmen: da ist davon die Rede, daß einer sein *eigenes* Leben gibt, daß er es aus großer *Liebe* tut, und zwar für seine *Freunde*. Eine vom «Lebensrecht» argumentierende Schrift, die das seinen Jüngern gegebene Beispiel der Liebe Jesu in eine «Notwendigkeit» hinein vergesetzlicht, wird keinem dieser drei Elemente des Jesus-Wortes gerecht.

Konkretisiert auf die bislang angesprochenen Detailprobleme heißt das: Wer doppelt vorhandene Organe oder Organteile aus seinem lebendigen Leib oder Organe aus seinem sterbenden Leib jemandem aus Liebe übertragen möchte, weil er glaubt, damit dem Beispiel Jesu folgen zu können, bleibt im Rahmen christlicher Liebe und Ethik.[60]

Über den Rahmen der Gemeinde Jesu Christi kann nur die Liebe selber, aber keine für die Gesamtgesellschaft konzipierte Ethik hinausgehen. Eine solche Ethik darf sich auch nicht auf das Beispiel Jesu berufen und daraus Aufforderungen ableiten oder Notwendigkeiten des Handelns einsichtig machen wollen. Damit übernimmt sie sich nicht nur, sondern sie verwischt auch die Konturen des christlichen Glaubens. Der Staat aber darf umgekehrt kein Gesetz beschließen oder ein Handeln in der ungeregelten «Grauzone» zulassen, das den Glauben der in seinem Land praktizierten Religionen verletzt. «Widerspruchslösung» und «Informationslösung» verletzen von ihrer Konstruktion her die Grenzen, die die Glaubensbindungen der einzelnen Menschen ziehen, wenn die zur Explantation ihrer Organe Vorgesehenen kein eigenes Votum abgegeben haben. Der Übergriff des Über-Wir auf den Sterbeprozeß der Menschen ist eine Auslegung des Lebensrechtes, die ich nicht akzeptieren kann. Der Staat kann nur die Möglichkeit dazu regeln, daß diejenigen, die bereit sind, eigene Organe für Transplantationen zur Verfügung zu stellen, dies in gesetzlich geordneten Bahnen tun können. Zu solchen Regelungen muß der Schutz vor einer Kommerzialisierung dieses Bereiches und vor Züchtungen gehören. Denjenigen, die sich – aus welchen Gründen auch immer – gegen Organverpflanzung entscheiden, muß diese Verweigerung eine gleichwertige, undiskriminierte Möglichkeit bleiben – trotz eines hohen Organbedarfs. Jeder Form von «Widerspruchslösung», insbesondere aber dem Vorschlag, die Krankenhäuser mit einer Pflicht zu belegen, potentielle Organ-«Spender» rechtzeitig zu erkennen und dem regional zuständigen Transplantationszentrum zu melden[61], ist energisch zu widersprechen.

Unser Jahrhundert hat das ganzheitliche Menschen- und Lebensverständnis wiederentdeckt. Es wird Zeit, daß wir uns darum bemühen, nun auch ein ganzheitliches Verständnis vom Sterben zu entwickeln. Erst ein solches Verständnis würde es unter uns Christen zulassen, daß wir wirklich und ganz sterben dürfen. Aber unser Jahrhundert ist auch gekennzeichnet durch das Schwinden der eschatologischen Hoffnung auf die kommende Welt Gottes und ein Leben über den Tod hinaus. Ärzte sind in vielem diejenigen, die mittels ihrer Kunst möglich machen, was die Menschen sich an Heilung von ihnen ersehnen. Und es sieht so aus, daß der Medizin heute in vielem als Heilung abverlangt wird, was früher als Heilsgabe von Gott erwartet worden ist. Je ausschließlicher sich die Lebenshoffnungen der Menschen auf dieses eine, irdische Leben richten, um so ausschließlicher identifizieren viele die Verlängerung dieses irdischen Lebens mit einer säkularen Form von Heil. Wer schwere gesundheitliche Krisen hat durchstehen müssen, weiß – wie ich –, was wir der ärztlichen Kunst verdanken. Doch diese Kunst bringt uns selbst und unser Begehren nach immer längerem Leben, das sie spiegelt, in ein schiefes Licht, wenn wir Christen den Auferstehungsglauben dazu benutzen, das Recht der Menschen auf einen ganzheitlichen Sterbeprozeß und seine Begleitung durch andere Menschen für zweitrangig zu erklären. Angesichts der Dienstbarkeit, in die christliche Ethik bisweilen gegenüber der medizinischen Praxis geraten ist, müssen wir Theologen uns selbst wohl die kritische Frage stellen, warum wir die Auferstehung von den Toten immer schwächer und leiser verkündigt haben. Denn es gibt doch keine andere Kraft, die uns Menschen davon abbringen könnte, die Ewigkeit ins Jetzt ziehen zu wollen, als der Glaube an *diese* Zukunft. Im Licht dieses Glaubens müssen wir neu nachdenken über den Prozeß des Sterbens, die Begleitung der Sterbenden und unseren Umgang mit den Toten bis zur Beerdigung. Die kritisierte Schrift der Kirchen muß, auch weil sie diese Zusammenhänge außer acht läßt, so schnell als möglich zurückgezogen und theologisch neu erarbeitet werden.

Über den Autor

Klaus-Peter Jörns, geboren 1939 in Stettin. Nach dem Studium der evangelischen Theologie und der Soziologie Pfarrer (1969–1978) und Lehrbeauftragter. 1978 Professor am Theologischen Seminar der Evangelischen Kirche in Hessen und Nassau, 1981 Professor für Praktische Theologie und Direktor des Instituts für Religionssoziologie der Kirchlichen Hochschule Berlin, seit 1993 der Theologischen Fakultät der Humboldt-Universität zu Berlin. Mitglied des Ethik-Komitees des Universitäts-Klinikums Rudolf Virchow der FU Berlin.

Veröffentlichungen: Nicht leben und nicht sterben können. Suizidgefährdung – Suche nach dem Leben, Göttingen ²1986. Krieg auf unseren Straßen. Die Menschenopfer der automobilen Gesellschaft, Gütersloh 1992. Gibt es ein Recht auf Organtransplantation? (Schriften der Joachim-Jungius-Gesellschaft der Wissenschaften), Göttingen 1993.

Anmerkungen

1 Um Mißverständnissen vorzubeugen, behandele ich unter dem Begriff «Organtransplantation» die Verpflanzung von Organen, die nur unter intensivmedizinischen Bedingungen explantiert werden können. – Der folgende Text stellt die Überarbeitung eines Aufsatzes dar, der unter demselben Titel erschienen ist in: Berliner Theol. Zeitschrift 9 (1992), 18–39. Seitdem habe ich weitere Stellungnahmen zum Thema veröffentlicht: Organentnahme. Eingriff ins Sterbegeschehen. Ein Diskussionsbeitrag aus theologischer Sicht, in: Dt. Ärzteblatt 89 (1992), H. 28/29, C-1328f; Leib und Tod. Organspende – eine Christenpflicht?, in: Ev. Kommentare 25 (1992), 593–597; Gibt es ein Recht auf Organtransplantation? Ein theologischer Diskurs. Schriften der Joachim-Jungius-Gesellschaft der Wissenschaften, Nr. 74, Göttingen 1993; ders./W. Kernstock-Jörns, Thesen zur theologischen Ethik und zu einer gesetzlichen Regelung der Organtransplantation, in: Berliner Ärzte, Jg. 1993, H. 10.

2 Interessant ist, daß Sophokles das Schreiten zum Schlechten vor dem Schreiten zum Guten nennt.

3 Vgl. dazu Elsässer, A., Organspende – selbstverständliche Christenpflicht?, in: ThPrQ 128 (1980), 231–245, hier 232ff.

4 In diesem Fall geht es um den «Transplantationskodex», verabschiedet von der «Arbeitsgemeinschaft der Transplantationszentren der Bundesrepublik Deutschland einschließlich West-Berlin». Vgl. dazu Pichlmayr, R., Stand und Entwicklung der Organtransplantation, in: Deutsches Ärzteblatt 87, H. 48, 29.11.1990, 3833–3843, der sagt, es handele sich dabei um Grundsätze und Regeln, «die durchaus mit gesetzlichen Bestimmungen vergleichbar sind» (3842).

5 Organtransplantationen. Erklärung der Deutschen Bischofskonferenz und des Rates der Evangelischen Kirche in Deutschland (Gemeinsame Texte 1), Bonn/Hannover 1990.

6 Das gilt um so mehr, als diese Schrift nicht verbergen kann, daß sie im wesentlichen der katholischen (Moral-)Theologie verpflichtet ist: S. 20.22 zum Beispiel wird von «der» Beerdigungsliturgie «der» Kirche gesprochen – und aus dem römisch-katholischen Rituale zitiert, als sei dies der verbindliche Text auch in evangelischen Kirchen.

7 Das ist sowohl in dem Aufsatz von R. Pichlmayr als auch in der von den beiden Kirchen herausgegebenen Schrift «Organtransplantationen» der Fall.

8 Vgl. etwa Honecker, M., Art. Organtransplantationen III. Ethisch, in: Evang. Staatslexikon Bd. II, Stuttgart ³1987, 2346–2351: «Bei OrganT. ist es freilich ethisch geboten, das Lebensrecht des Empfängers gegen die Pietät, die man dem Toten schuldet, abzuwägen. [...] Die Berufung auf die Pietätspflicht ist aber kein Argument gegen die O.» (2349)

9 Vgl. Schwarz, B., Markenartikel Mensch, in: Die Zeit vom 21.9.1989, 13 f, hier 14.

10 Kleiner Katechismus, Erklärung zum ersten Glaubensartikel.

11 Agende der Evang. Kirche der Union II. Band. Die kirchlichen Handlungen, Witten 1964, 96 (Die Bestattung eines Erwachsenen).

12 Ariès, Ph., Studien zur Geschichte des Todes im Abendland, München/Wien 1976, 57 ff.

13 Jores, A., Der Tod als ganzheitliches Phänomen, in: Honecker, M. (Hg.), Aspekte und Probleme der Organverpflanzung (Grenzgespräche 4), Neukirchen 1973, 115–126, hier: 123.

14 Als repräsentativ dafür kann angesehen werden: Honecker, M., a.a.O. (Anm. 8), 2349: «Das Gebot der Nächstenliebe verpflichtet [...] den Christen, erforderlichenfalls Organe für eine OrganT. nach dem eigenen Ableben zur Verfügung zu stellen, um damit einem leidenden Mitmenschen zu helfen.» (2349)

15 So Honecker, M., ebd. Den Begriff «Lebensrecht» empfinde ich als sehr schwierig. Gegen wen und vor wem ist dieses Recht einklagbar? Vor allem aber: Steht da nicht bald die Aussage ins Haus, daß der Tod gegen dieses Lebensrecht verstoße und deshalb abgeschafft werden müsse? Im übrigen ist der Sprachgebrauch nicht präzise: Gemeint ist ja entweder ein Recht auf Lebenserleichterung oder auf Lebensverlängerung.

16 Linck, J., Art. Organtransplantationen II. Juristisch, in: Evang. Staatslexikon Bd. II, Stuttgart ³1987, 2344–2346, hier: 2345.

17 In: Ders., Abschied vom Prinzipiellen, Stuttgart 1981, 67–90 (vorher schon in: Schicksal? Grenzen der Machbarkeit. Ein Symposion. Mit einem Nachw. v. Rassem, M., München 1977, 7–25).

18 Der Begriff stammt von Sonnemann, U., Negative Anthropologie. Vorstudien zur Sabotage des Schicksals, Reinbek 1969.

19 Marquard, O., a.a.O., 69.

20 Marquard, O., a.a.O., 70.

21 Marquard, O., a.a.O., 73.

22 Marquard, O., a.a.O., 74.

23 Marquard, O., a.a.O., 80.

24 Pichlmayr, R., Art. Organtransplantationen I. Medizinisch, in: Evang. Staatslexikon Bd. II, Stuttgart ³1987, 2338–2344, hier; 2343 f. Nicht nur der

Begriff «Organweitergabe», auch die merkwürdigen Komparative werfen kein gutes Licht auf die Argumentation.

25 Honecker., M. a. a. O. (Anm. 8), 2349.

26 Vgl. dazu Marquard, O., a. a. O., 79 ff.

27 Diesen Begriff verwenden die Bischöfe Kruse und Lehmann im Vorwort zu der in Anm. 5 genannten Schrift erstaunlicherweise so eindimensional, als enthalte er keine religiöse Dimension (a. a. O., 3).

28 Wie dies auf anderem Gebiet symptomatisch geschieht, habe ich für das Auto als Ich-Ersatz belegt: Jörns, K.-P., Krieg auf unseren Straßen. Die Menschenopfer der automobilen Gesellschaft, Gütersloh 1992.

29 Gadamer, H.-G., in: Universitas 29 (1974), 1148.

30 Marquard, O., a. a. O., 78.

31 Linck, J., a. a. O., 2346.

32 So tut es ausdrücklich der Wiss. Beirat der Bundesärztekammer, Kriterien des Hirntodes. Entscheidungshilfen zur Feststellung des Hirntodes. Zweite Fortschreibung am 29. Juni 1991. Dt. Ärztebl. 88 (1991), A-4396–4407.

33 Grewel, H., Gratwanderungen der Transplantationsmedizin, in: Pastoraltheologie 81 (1992), 391–408.

34 Pichlmayr, J., a. a. O. (Anm. 24), 2342. Gerade deshalb ist die Aussage «Der Hirntod bedeutet ebenso wie der Herztod den Tod des Menschen», die in dem gemeinsamen Text der Kirchen (a. a. O., 15) steht, nicht gerechtfertigt, weil die Sprache nicht präzise ist, sondern mit der Wortwahl «ebenso wie» Unterschiede verwischt, die nicht verwischt werden dürfen. Wo so etwas dennoch geschieht, ist ein Interesse hinter der verwischenden Wortwahl zu vermuten.

35 Angstwurm, H., Der Hirntod, ein sicheres Todeszeichen. WMW Diskussionsforum Medizinische Ethik, Nr. 4, Oktober 1990 (D3).

36 A. a. O., 15.

37 So Thielicke, H., Wer darf leben?, München 1970, 38.

38 Kübler-Ross, E., Interviews mit Sterbenden, Stuttgart 1974.

39 A. a. O., 25. Es gibt keinen Grund, Wahrnehmungen dieses Bewußtseins, das durch Messungen weder verifiziert noch falsifiziert werden kann, für den Zustand nach dem (gemessenen) Hirntod auszuschließen.

40 Vgl. Elsässer, A., a. a. O., 243 f. Anm. 39.

41 Macho, Th. H., Todesmetaphern, Frankfurt am Main 1987, 199.

42 Vgl. das scharfsinnige Plädoyer gegen den seinerzeit von der Bundesregierung vorgelegten Gesetzesentwurf für eine Widerspruchsregelung von Keller, R., Probleme der Organtransplantation, in ZEE 23 (1979), 144–154.

43 Linck, J., a. a. O., 2345.

44 Vgl. dazu Böckle, F., Ethische Probleme der Organtransplantation, in: Arzt und Christ 35 (1989), 150–157, hier: 153: «Das vollständige und defini-

tive (irreversible) Erlöschen der Funktionen auch des Stammhirns darf... als ‹terminus ad quem› personalen Lebens betrachtet werden. Dies bedeutet, daß dieses Rechtssubjekt nur solange dauert und auch der Rechtsschutz der Person ebensolange, aber auch nur solange gilt.»

45 Das heißt zugleich, daß ich einer Organentnahme aus Kindern oder gehirnlos Geborenen nicht zustimmen kann, weil sie durch eine solche Handlung in ihrem Kindsein nicht ernst genommen, ganz als Objekte behandelt werden würden. Das Kind hat zwar nicht die Entscheidungsfähigkeit der Erwachsenen, ist deshalb aber nicht weniger Person bzw. Subjekt. Das Weniger an Entscheidungsfähigkeit bedeutet Anspruch auf mehr und nicht auf weniger Schutz vor Übergriffen der Erwachsenen-Gesellschaft. Das muß klar gesagt werden angesichts der medizinisch-biologisch verständlichen Begehrlichkeit gegenüber gerade den Organen junger (und werdender!) Menschen.

46 Zu lesen steht vielmehr in Mißachtung der Diskussion: «Die Sterbensforschung gibt uns zwar wichtige Einblicke in den gesamtmenschlichen Prozeß des Sterbens; doch der Zustand des Todes ist davon zu unterscheiden» (a. a. O., 19). Da wird, was der Grundthese widerspricht, einfach vom Tisch gewischt, denn in der genannten Sterbensforschung ist zum Beispiel der «Hirntod» ganz und gar nicht als terminus ad quem für eine Sterbebegleitung akzeptiert.

47 A. a. O., 18. Wie ich mir habe sagen lassen, warten die Pathologen aufgrund langer Tradition mit dem Beginn ihrer Arbeit zumindest bis zum Tag nach dem festgestellten Todesereignis.

48 Es hätte genügt zu sagen: Die Würde des Menschen bestimmt die Grenzen, die zu achten sind. Oder noch kürzer: Die Würde des Menschen setzt die Grenzen.

49 A. a. O., 22.

50 Das ist einer von den vielen unscharf formulierten Sätzen.

51 A. a. O., 23.

52 So Elsässer, A., a. a. O., 243 f. Vgl. aber auch Böckle, F., a. a. O., 155. Böckle sieht die Freiheit des Individuums durch die sittliche, moralische Pflicht zum Dienst am Nächsten begrenzt, sie müsse samt der Pietät in der sozialen Ordnung als «einem Bezugssystem von sittlichen Pflichten... der Pflicht zur Rettung eines Mitmenschen weichen».

53 Auf der EKD-Synode in Stuhl 1992. Text beim Büro der Synode, Drucksache Nr. I/1, 11.

54 Dazu steht zwar in einem gewissen Widerspruch, daß Bischof Engelhardt aus der EKD-Denkschrift «Gott ist ein Freund des Lebens» (103) den Satz zitiert «Die Kirchen wollen auch weiterhin die Bereitschaft zur Organspende wecken und stärken». Doch der zweite Satz des Zitates lautet – im Unterschied zur gemeinsamen Erklärung der Kirchen – evangeliumsgemäß: «Die Organspende *kann* eine Tat der Nächstenliebe über den Tod hinaus sein» (Kursivierung von mir).

55 Ebd.
56 S. Honecker, M., Freiheit, den Tod anzunehmen. Theologische Gedanken aus Anlaß der Organtransplantationen, in: Ders. (Hg.), Aspekte und Probleme der Organverpflanzung, a. a. O. (Anm. 13), 202 f.
57 A. a. O., 19.
58 A. a. O., 20.
59 A. a. O., ebd.
60 Daß geschäftliche Interessen und eine solche Liebe einander feind sind, versteht sich von selbst.
61 Einen entsprechenden Gesetzesvorschlag hat unterbreitet: Land, W., Organisation der postmortalen Organspende: Eine öffentliche Aufgabe, in: Deutsches Ärzteblatt 88 (1991), H. 48, 4256–4263. Land wertet die gemeinsame Erklärung der beiden Kirchen als «eine begrüßenswerte Hilfe zur Versachlichung der Diskussion» – das heißt *gegen* eine «oftmals nur emotional» begründete Abwehrhaltung in der Öffentlichkeit (4259). Die Schrift der Kirchen beginnt, ihre traurige Wirkung zu tun!

Der Zweck heiligt die Mittel?

Erfahrungen aus der Arbeit mit Organempfängern

Elisabeth Wellendorf

Der Wunsch, Menschen retten zu können, die durch die Zerstörung lebenswichtiger Organe vom Tode bedroht sind, menschlicher Erfindergeist, Forschungsdrang und die Verfeinerung chirurgischer Fähigkeiten, die aber nur mit lebensfrischen Organen Erfolg versprechen, haben letzten Endes zur heutigen Hirntoddefinition geführt. Vorher galt die jahrtausendealte Übereinkunft, tot sei ein Mensch nach irreversiblem Ausfall der Herz-, Kreislauf-, Atem- und sonstiger Organfunktionen, unangefochten.

Die Transplantationsmedizin basiert auf einer Zweckdefinition. Sie ist nicht von ungefähr im Zeitalter des mechanistischen Menschenbildes aufgekommen, das die Machbarkeit als Wert propagiert. Wir meinen es uns nicht leisten zu können, auf die Möglichkeit einer Organverpflanzung zu verzichten, wenn wir dazu technisch und immunologisch imstande sind. Wir meinen es uns nicht leisten zu können, noch brauchbare Organe sterben zu lassen, wenn ein Kranker sie benötigt.

Wir schütten unsere Potenz wie eine Asphaltdecke über die aufkeimenden Bedenken, die das Thema Transplantation weckt. Wir ersticken die Frage, ob nicht auch in einem Menschen, dessen Großhirnrinde zerstört ist, seelische Prozesse laufen können, die seiner Entwicklung dienen. Wir mißachten die inneren Nöte der Angehörigen, die eine Entscheidung treffen müssen oder getroffen haben und nicht sicher sind, ob sie richtig war. Und wir interessieren uns nicht für die seelischen Folgen, die eine Transplantation auslösen kann. Damit banalisieren wir den Vorgang der Transplantation und nehmen uns die Chance, uns grundsätzliche Gedanken zum Thema Tod und Leben zu machen. Die Fortschritte in der Operationstechnik, der verbesserte Erkenntnisstand der immunologischen Prozesse und die Entwicklung brauchbarer Medikamente haben die Vorstellung genährt, grundsätzlich brauche kein Mensch mehr an Organversagen zu sterben, vorausgesetzt, daß genügend Ersatzorgane verfügbar sind. Das scheint letztlich eine Frage der Aufklärung, der Werbung und, wenn das nichts nützt, der Gesetzgebung zu sein, die die Trägheit der meisten Menschen ausnutzt.

Ich hatte schon einige Jahre mit schwer chronisch kranken Kindern, Jugendlichen und jungen Erwachsenen gearbeitet, hatte manche in ihrem Sterbeprozeß begleitet, hatte die Verzweiflung gefühlt, daß sie so früh und oft so qualvoll ihr junges Leben beenden mußten, und hatte für jede und jeden immer wieder gewünscht, sie oder er könne es noch eine Weile fortsetzen. Aber sosehr ich meine Patienten, die mir so nahe gekommen und so vertraut geworden waren, nach ihrem Sterben vermißte, so tief war neben aller Trauer auch ein mich oft verwunderndes Glücksgefühl, das mich nach ihrem Tod überkam. Jedes Leben, ob es nun drei, fünf, neun oder zweiundzwanzig Jahre gedauert hatte, schien mir nicht abgebrochen, sondern gerundet.

Mit meiner ersten Patientin, der eine Transplantation angeboten wurde – sie sollte ein anderes Herz und eine andere Lunge bekommen –, war ich einen Abschiedsweg über viele Monate gegangen. Sie war verzweifelt gewesen, hatte gegen ihr Schicksal gewütet, hatte es schließlich akzeptiert und hatte alle Möglichkeiten ihres sich immer mehr einschränkenden Lebens ausgelebt. Dabei war sie ruhig und glücklich geworden. Sie hatte aufgehört, sich mit den Gesunden zu vergleichen. Deshalb fühlte sie sich nicht mehr defizitär. In ihrer Phantasie hatte sie die Grenze zwischen Leben und Tod überschritten. Das, was sie sich als ihre Zukunft vorstellte, erfüllte sie mit stiller Freude, obwohl sie nur noch im Bett lag und Tag und Nacht Sauerstoff benötigte.

Zu diesem Zeitpunkt wurde sie gefragt, ob sie zu einer Transplantation bereit sei. Die Anfrage brachte sie völlig durcheinander. Sie hatte weitgehend Abschied genommen vom Leben der «normalen» Menschen. Jetzt sollte sie alles wieder rückgängig machen. Sie ließ sich das Procedere einer Transplantation genau erklären und malte verschiedene Bilder, gleichsam in Vorwegnahme des

Der Zweck heiligt die Mittel? 387

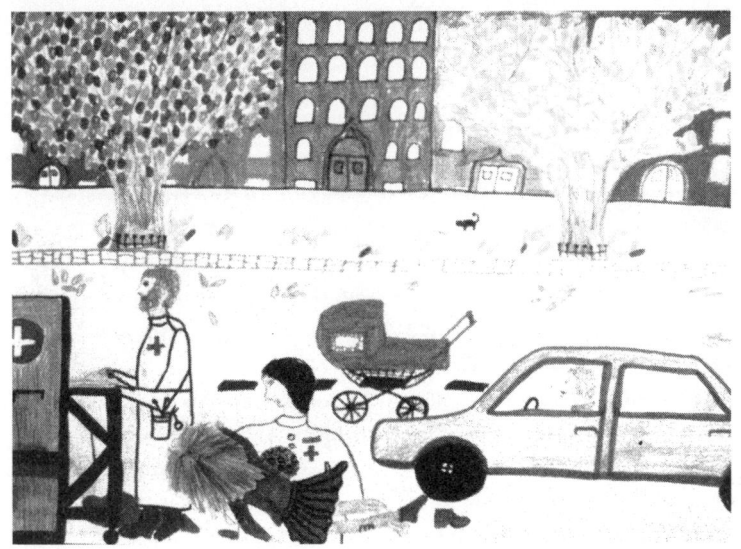

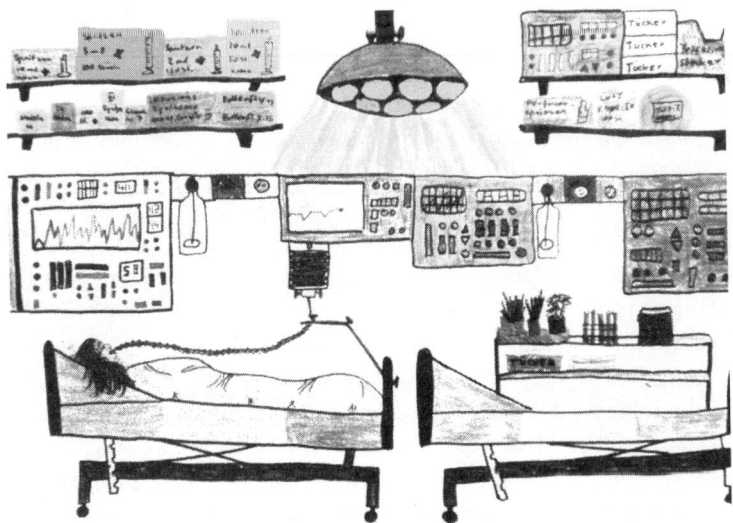

Geschehens. Eines unter ihnen war ein Unfallbild: Ein Mädchen wurde von einem Arzt von der Straße getragen. Seltsamerweise wußte sie es nicht einzuordnen und sortierte es immer wieder aus, bis sie schließlich mit tiefem Erschrecken feststellte, daß die Voraussetzung für ihre Rettung der Tod eines anderen Menschen war. Sie war entsetzt, sie wollte nicht, daß ein anderer für sie sterben müßte. Die Ärzte und die Angehörigen versuchten sie zu überzeugen, daß der Tod des Spenders von ihr unabhängig sei. Sie blieb dabei: «Ich muß es mir ja wünschen, daß jemand für mich stirbt», sagte sie. Das konnte sie nicht wollen. Sie ging ihren Sterbeweg weiter und gewann ihre Ruhe zurück.

Natürlich hatten die Ärzte und Angehörigen in gewisser Weise recht. Sie hätte den Tod des Menschen, dessen Organe sie vielleicht bekommen hätte, nicht verursacht. Aber auf einer tieferen Ebene hängen Wünsche und Wunscherfüllung zusammen. Das Warten auf den Tod eines anderen machte ihr unerträgliche Schuldgefühle und nahm ihr die Gelassenheit, die sie schwer errungen hatte. Das Ziel, das sie anstrebte, von dem sie mir aber nie etwas erzählte – «Du mußt es selber herausfinden», sagte sie –, war für sie erstrebenswerter als ein Weiterleben mit fremden Organen und dem bedrückenden Gefühl der Schuld.

Nach ihrer Vorstellung wäre dem anderen das Leben geraubt worden, um es ihr zu geben. Bewußt hat das außer ihr keine meiner Patientinnen und kein Patient geäußert, aber in Träumen und Bildern wurde das Räuberische und Unrechtmäßige immer wieder zum Thema. Nach einer Herztransplantation träumte eine Patientin, sie sei in einem Kaufhaus in einer Umkleidekabine, um den neuen Pullover anzuprobieren. Als sie sich auszog, sah sie voller Schrecken, daß in ihrem Brustkorb, der aus Glas war, der Kopf eines Kindes an der Stelle des Herzens saß. Das Kind schrie, weil es herauswollte. Meine Patientin war tief beunruhigt von diesem Traum. Sie stand zu ihrer Entscheidung in Ambivalenz. Das Organangebot hatte sie überrascht, nun war dieses fremde Herz in ihr und gab ihr das Gefühl, sie habe es sich unrechtmäßig angeeignet. Die chronische Abstoßung, die sie trotz der ihr Immunsystem unterdrückenden Medikamente entwickelte, ließ sich gut als eine psychosomatische Reaktion verstehen.

Der Zweck heiligt die Mittel?

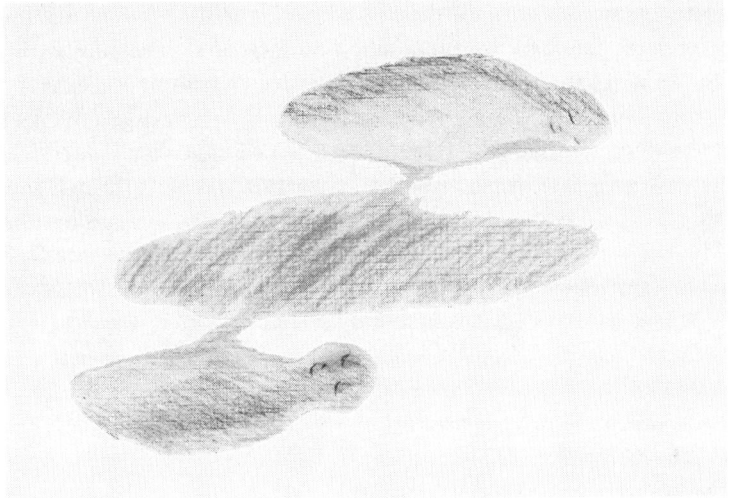

Lange konnte sie sich dem Thema «Spender» nicht zuwenden, obwohl ich das Gefühl hatte, daß es sie in der Tiefe beschäftigte. Als ich es ansprach, sagte sie verzweifelt, die Vorstellung, er habe noch gelebt, als man ihm die Organe entnahm, die sie nun in sich trug, machten ihr schwere Schuldgefühle. Ihre einzige Hoffnung sei, daß er sich vor seinem Tod freiwillig dazu entschlossen habe, seine Organe zu spenden. Das Schlimme sei nur, daß sie Angst habe, er habe gar nicht gewußt, für was er sich entschieden habe. Sie fragte sich, ob jemand bereit sein könne, bei lebendigem Leibe seinen Körper auseinandernehmen zu lassen. Er könne doch nicht wissen, ob er noch irgend etwas wahrnähme, ohne sich dazu äußern zu können. Sie selber habe nicht den Mut dazu, Organspenderin zu sein, und schäme sich doppelt, da sie ein Organ bekommen habe, aber unter entsprechenden Umständen keines wieder hergeben wolle.

In einem Bild malte sie sich mit dünnen Beinen, herabhängenden Armen und einem blutdurchtränkten Kleid, das «ihre Schande» sichtbar machte.

Sie brauchte lange, bis sich in ihr die Hoffnung entwickelte, ihr Spender könne ein großherziger Mensch gewesen sein, der in Freiheit und aus vollem Wissen um das, was ihm geschehen würde, seine Organe wie ein Opfer für sie gespendet hatte. Sie entwickelte eine tiefe, dankbare Verbundenheit zu ihm. «Er ist wie ein Zwillingsbruder geworden, niemandem auf der Welt fühle ich mich so verbunden», sagte sie. «Ich lebe aus ihm, und er lebt durch mich.»

Als die Abstoßung die Lunge zerstörte, war sie voller Trauer. Sie hätte so gern das Geschenk achtsam bewahrt und hätte ihren Dank durch ein sinnvolles Leben ausgesprochen, aber zu lange hatten Abwehr und Erschrecken das ungewollte, mit Schuld besetzte Geschenk umgeben.

Keiner meiner Patientinnen und keinem Patienten war die Freiwilligkeit der Gabe egal. Neben dem Aspekt einer räuberischen Aneignung taucht in Träumen oder Tagtraumphantasien auch eine noch archaischere Variante auf.

Eine meiner Patientinnen träumte, sie stürze sich auf einen nackten Menschen, beiße ihm mit großen Zähnen den Brustkorb auf und fresse sein Herz und seine Lunge mit einer nie gekannten Gier. Sie war beschämt und irritiert, als sie erwachte, und trotzdem fiel ihr eine Entsprechung in ihrem Alltag ein, die ihr Probleme machte und die ich nicht selten auch bei anderen Patienten erlebt habe: der intensive Wunsch, ein anderer möge für sie sterben und ihr seine Organe überlassen. Manchmal schien es so, als treibe die Not, die Angst vor dem Sterben die Patienten rigoros dazu, sich den Tod eines anderen Menschen zu wünschen, um selber leben zu können. Bei Glatteis und Nebel lauschten sie angespannt auf die Sirene des Unfallwagens oder auf das Geräusch des landenden Hubschraubers. Sie warteten auf solches Wetter und sie schämten sich, sobald es ihnen bewußt wurde. Einerseits wünschten sie sich ein Gesetz, das die Entnahme der Organe erleichtert, um ihre Chancen zu verbessern, aber keine und keiner von ihnen mochte mit der Vorstellung leben, die Spende sei nicht freiwillig gewesen.

Um eine Explantation möglich zu machen, wird der atmende Mensch, dessen Körperfunktionen zum Teil noch in Gang sind, zum Toten erklärt, damit er zweckmäßig zur lebenden Organbank werden kann. Da wird ein Gesetz aufgestellt, das die Rechte der Sterbenden zugunsten der Lebenden aufhebt und das Ganze mit dem Etikett «christliche Nächstenliebe» versieht. Da wird das Recht auf wirklich «freie» Entscheidung durch ungenügende Information und moralische Appelle eingeschränkt, so daß die Voraussetzungen, von denen Hans Jonas spricht und ohne die meines Erachtens keine Entwicklung stattfinden kann, nicht erfüllt werden.

Jonas sagt in seinem Buch «Technik, Medizin, Ethik»: «Die höchsten Werte sind in einer Region jenseits von Pflicht und Anspruch. Die ethische Dimension geht weit über die des Sittengesetzes hinaus und reicht in die erhabene Einsamkeit von Hingabe und letzter Selbstwahl, fern aller Rechnung und Regel – kurz, in die Sphäre des Heiligen.» (S. 130)

Die Hirntoddefinition hat noch lebende Menschen zu Toten erklärt, um ihnen Organe entnehmen zu können. Sie ist die Grundlage und Voraussetzung der Transplantationschirurgie. Ich könnte mir selber diesen Hirntod nur als einen Zustand vorstellen, für den Menschen vor seinem Eintreten bewußt verfügen können, ob sie bereit sind, ihrem Leben ein Ende machen zu lassen und Organe zu spenden, *obwohl* sie nicht wissen, ob auch in diesem Zustand wichtige Prozesse laufen, die mit der Explantation unterbrochen werden, und *obwohl* sie nicht wissen, ob diese nicht doch noch als bedrohlich, ja vernichtend erlebt werden. Da sich kein Mensch mit einem zerstörten Großhirn mitteilen kann, wissen wir nichts über die immerhin mögliche intrapsychische Existenz solcher Personen. Wir können weder sagen, was sie erleben, noch, was sie nicht erleben. Ich kenne einige Menschen, die im vollen Bewußtsein dieser Ungewißheit aus der Hingabe «fern aller Rechnung und Regel», die Jonas beschreibt, bereit sind zu spenden. Sie können daran wachsen, und ihr Geschenk ist kostbar.

Ein solches Geschenk fordert einen Empfänger, der es in entsprechender Weise annehmen kann als eine Gabe, die ihm nicht nur körperliches, sondern auch seelisch-geistiges Weiterleben ermöglicht. Immerhin ist der Empfänger durch einen Todesstreifen gegangen. Die Möglichkeit zu sterben hat ihm während des Wartens auf Organe vor Augen gestanden, und ein Teil seines Körpers – immer sind es durch die Not der Krankheit hochbesetzte Organe – hat einen partiellen Tod erlitten. Mit den neuen Organen ist er auch ein anderer Mensch geworden, der eine neue Identität entwickeln muß oder besser: kann.

Das ist eine Chance und macht doch zugleich angst. Alle meine Patienten, die ich kenne, denen etwas transplantiert wurde, feiern einen zweiten Geburtstag und zeigen damit, daß sie das Erwachen aus der Transplantationsoperation in gewisser Weise als Neuanfang erleben. Anderseits waren bei vielen die ersten Worte: «Ich bin immer noch derselbe oder dieselbe.» Das macht ihre Angst vor Identitätsverlust deutlich. Da, wo die Transplantation im Sinne von Jonas als ein beglückendes Geschenk erlebt werden konnte, habe ich Glück und Dankbarkeit erlebt, die in einem bewußten verantwortungsvollen Leben ihren Niederschlag fanden. Aber ich habe auch andere Menschen kennengelernt, bei denen die Saat der nüchternen Machbarkeit aufgegangen war. Sie meinten, allein ihre Bedürftigkeit verpflichte die Gesellschaft zu einer Organgabe, die von denen verlangt werden müsse, die keine nützlichen Mitglieder mehr sind und deren Erhaltung nur Geld koste, wie zum Beispiel die, deren Gehirn zerstört ist. Sie nehmen das Organgeschenk wie etwas Selbstverständliches in Anspruch, das ihnen zusteht, und führen ihr Leben weiter wie bisher.

Eine Freundin erzählte mir von einem Mann mit implantiertem Fremdherz, dessen eigenes Herz verfettet gewesen war. Auch nach der Transplantation aß er genauso unmäßig weiter. Als «Transplantierter» fühlte er sich als etwas Besonderes. Er saß nur auf dem Sofa und ließ sich von Frau und Kindern bedienen. Seine Frau mußte nach einem Jahr in die Psychiatrie. Seine älteste Tochter nahm sich das Leben. Nach eineinhalb Jahren starb er – an Herzverfettung. Sicher ist das ein extremer Fall, aber ich habe mich gefragt, ob sich darin nicht die geistige Haltung ausdrückt, die die Machbarkeit zum höchsten Wert erhebt und jeder Bedürftigkeit grundsätzlich ein Recht auf Erstattung zugesteht. Dazu wird fast jedes Mittel angewandt. Chirurgen haben mir ihr Leid geklagt, weil sie sich gezwungen fühlen, im Schock stehende Angehörige von Unfallopfern dahingehend zu beeinflussen, daß sie der Explantation zustimmen, anstatt ihnen Mitgefühl und Trost spenden zu dürfen. Eine auf diese Weise überrumpelte alleinerziehende Mutter eines fünfjährigen verunfallten Jungen kam lange Zeit in meine Praxis. Sie war vor Angst, Schuldgefühlen und Alpträumen erschüttert und wagte kaum mehr zu schlafen. Ihr Kind war unter ein Auto gekommen und für hirntot erklärt worden. Der Arzt hatte der unter Schock stehenden Mutter gesagt, sie könne anderes Leben retten, wenn sie ihr Kind zur Explantation freigäbe. Sie hatte nur «Leben» gehört. Da sie sich für ihr Kind Leben wünschte, hatte sie zugestimmt. Sie hatte ihr atmendes, fieberndes Kind verlassen, das so aussah, als würde es jeden Augenblick erwachen. Als sie es wieder sah, war es ausgeschlachtet, hatte nicht einmal mehr Augen. Keiner hatte sich um die zusammengebrochene Frau gekümmert. Sie hatten genommen, was sie brauchten. Wen interessierte schon, daß sie nicht mehr schlafen konnte, ihre Arbeit verlor und fast bis auf die Knochen abmagerte. Sie war überzeugt, daß ihr Kind nicht tot gewesen ist. Sie litt unendlich, daß sie es nicht geschützt hatte. Sie hätte es einfach gern versorgt und behütet, bis es den «endgültigen Tod» gestorben war. Die Hirntoddefinition konnte sie nicht trösten, sie glaubte sie nicht. Sie glaubte, was sie erlebt hatte, und das war, daß ihr Kind noch nicht tot war. «Wie kann ein warmer, atmender Mensch tot sein?» fragte sie immer wieder verzweifelt. Aber da stand das Gutachten imposanter Wissenschaftler gegen das Erleben einer Mutter. Dabei schnitt sie hilflos schlecht ab, ja fühlte sich noch zur Hysterikerin abgewertet.

Wissen wir, was der Tod ist?

In vielen Kulturen ist er ein Prozeß, der weit über den Herz-, den Atem- und Kreislaufstillstand hinausgeht. Dem wird Rechnung getragen durch die verschiedenen Rituale, die das Sterben als Prozeß begleiten.

Vor einigen Monaten habe ich Totenwache am Bett eines siebenjährigen Mädchens gehalten, weil die Eltern noch nicht da waren. In den ersten Stunden hatte ich immer das Gefühl, die kleine Anna habe mit den Augen geblinzelt oder ihr Brustkorb habe sich atmend gehoben, obwohl ich wußte, daß es nicht sein konnte. Sie sah aus, als schlafe sie, auch als ihre Glieder schon kalt geworden waren. Es kam mir vor, als sei sie ein Gegenüber, zu dem ich noch Kontakt aufnehmen konnte. In der siebten Stunde hatte ich wie mit einem Ruck das Gefühl, ich fiele durch sie hindurch. Sie war kein Gegenüber mehr. Das, was da lag, war nur noch Annas Hülle. Ich glaube, daß dieser Augenblick ihr wirklicher Tod war. Natürlich ist das nicht beweisbar, aber seitdem beschäftigt mich die

Frage: Wann ist ein Mensch wirklich tot, und was bedeutet der Tod? Diese Fragen sind alt. Es kommt mir so vor, als sei selbst die überkommene Definition des Todes als irreversibles Hirn-Herz-Kreislauf-Versagen bereits eine vorgezogene Todesdefinition. Um wieviel mehr ist es eine, in der Herz-, Kreislauf- und andere Organfunktionen noch nicht unterbrochen sind!

Die Möglichkeit, lebenswichtige Organe wie Herz und Lunge transplantieren zu können, hat den letzten Lebensabschnitt todkranker Menschen radikal verändert. Einerseits haben sie jetzt Hoffnung auf Lebensverlängerung, auf der anderen Seite steht die Tatsache, daß nur einigen von ihnen Organe transplantiert werden können. Die anderen sterben mit enttäuschter Hoffnung. Sie haben alles auf die Transplantationskarte gesetzt, haben ihre Kraft, ihren Willen und ihre Vorstellungen danach ausgerichtet. Sie haben Zukunft phantasiert. Der Tod überrascht sie als Fiasko, als große Enttäuschung.

Sterbeprozeß und Transplantationsprozeß sind einander diametral entgegengesetzt. Im Sterbeprozeß muß der Mensch das Loslassen lernen. Die Zukunft schrumpft immer mehr. Die Grenze zwischen Leben und Tod gilt es zu visualisieren und mit der Phantasie zu übersteigen.

Der Patient dagegen, bei dem implantiert werden soll, muß vor allem durchhalten. Sein Ziel ist das Weiterleben. Seine ganze Energie geht in diese Hoffnung. Wer mit der Hoffnung auf Transplantation stirbt, ist um die Entwicklungsmöglichkeit des von Loslassen und Abschiednehmen geprägten Sterbeprozesses betrogen.

Daß Not und das Bewußtsein, daß wir alle endlich sind, persönliche Reifungsschritte herbeiführen können, ist in der High-Tech-Medizin kein Thema. Es kommt einem oft so vor, als sei der kranke Mensch ein defekter Apparat, dessen Schaden es zu beheben gilt. Dann wird das Austauschen von Organen zum Austauschen von Ersatzteilen. Die überlebenswichtigen Kontrollen nach einer Transplantation, die dem Patienten Sicherheit geben sollen, drohen aber in der Enge ihrer Ausrichtung – nämlich einer ausschließlichen Kontrolle der Organ- und Körperfunktionen – zu einer Art TÜV-Inspektion zu werden.

Wenn ich meine Patienten an so einem Tag durch die verschiedenen Check-ups begleite, spüre ich selber oft in Identifikation mit ihnen die Angst, den Normen nicht entsprechen zu können. Es gibt kein Interesse, das sich auf die Lebensgestaltung oder -bewältigung bezieht. Die Meßskalen, die angelegt werden, sind ausschließlich auf das körperliche Funktionieren bezogen. Es wäre ungerecht, diesen seelischen Notstand den Medizinern allein anzulasten. In der Art und den Mängeln solcher Nachsorge drückt sich ein gesellschaftliches Problem aus, das dazu geführt hat, daß der Mensch in Körper und Seele auseinanderfällt. Dabei ist der Körper der High-Tech-Medizin zugeordnet, seine geistig-seelische Bestimmtheit wird ausgeblendet.

Vor diesem Hintergrund kann ein «Transplantierter» – so der Klinikjargon – eine Nummer in der Erfolgsstatistik werden, der die Chirurgen verpflichtet sind. Das kann dazu führen, daß Patienten ein- oder sogar zweimal retransplantiert werden, weil eine möglichst lange Lebenszeit ein wesentliches Kriterium des Erfolgs ist. Die Angst zu sterben, die durch die Suggestion der High-Tech-Medizin, der Tod sei in jedem Fall etwas, das verhindert werden muß, noch gesteigert wird, scheint das Leben an sich zu dem alles überragenden Wert zu machen, ohne daß es jemanden interessiert, was der Mensch, der Organe bekommen hat, aus dem geschenkten Lebensabschnitt machen kann. Treten Komplikationen auf, was häufig vorkommt, so fühlen sich viele Patienten nicht in erster Linie beunruhigt oder sind traurig, sondern sie fühlen sich schuldig, weil sie nicht besser funktionieren. Die engmaschigen Kontrollen schaffen oft eine Situation, die der Prüfungssituation in der Schule für Problemschüler entspricht. Im Streß des Erfolgsnachweises verengt sich das Leben, und die Zukunftsvisionen, die den Spannungsbogen des Lebens aufbauen, wagen sich erst gar nicht zu entwickeln, weil am Ende des Lebens der tabuisierte Tod steht.

Über die Autorin

Elisabeth Wellendorf, geboren 1936 in Hamburg. Nach dem Studium der freien Malerei an der Hochschule für Bildende Künste Hamburg 1958–63 zunächst tätig als Malerin. 1968–75 Arbeit mit autistischen Kindern in Berlin. Anschließend psychotherapeutische Ausbildung in Hannover. Seit 1980 als Psychotherapeutin und Kunsttherapeutin an der Medizinischen Hochschule Hannover vor allem mit Lungenkranken und Transplantationspatienten. Neben ihrer Arbeit in freier Praxis wirkt sie als Leiterin des Ausbildungsinstituts für psychoanalytische Kunsttherapie.

Veröffentlichung: Mit dem Herzen eines anderen leben. Die seelischen Folgen der Organtransplantation. Stuttgart 1993

Antwort an Jürgen in der Schmitten und Johannes Hoff auf ihren Brief vom 9. Mai 1993

Christine Lang

Sehr geehrter Herr in der Schmitten,
sehr geehrter Herr Hoff!
Zuallererst möchte ich Ihnen meinen Dank aussprechen für Ihr freundliches und herzliches Entgegenkommen. Ich weiß Ihre Bemühungen und Ihre Einladung zu schätzen.
In der Anlage Ihres Briefes haben Sie eine denkwürdige Frage gestellt. Wann ist der Mensch tot? Was für eine Frage!
Ich könnte es mir einfach machen und sagen: Der Mensch ist tot, wenn er unwiderruflich seinen letzten Atemzug getan hat, wenn sein Herz unwiderruflich mit dem letzten Schlag seinen letzten Dienst erwiesen hat und wenn sich danach die sicheren Leichenzeichen ausbilden.
Schluß. Ende. Aus. Tot.
Totsein als Zustand?
Biologie ohne Biographie?
Totsein als Ist-Aussage? Als Seins-Aussage?
Ihre Frage ist für mich bei näherer Betrachtung etwas komplizierter, als es zunächst den Anschein hat. Ich kann nicht sagen oder schreiben, ich sterbe, ohne inhaltlich gleichzeitig zu sagen oder zu schreiben, ich lebe. Es ist mir auch nicht gegeben und wird mir nicht gegeben sein, mich selbst als tot zu bezeichnen. So wird es anderen Menschen überlassen bleiben, mich tot zu denken, mich tot zu sagen, mich tot zu schreiben, mich für tot zu erklären, mich aus der Gemeinschaft der Lebenden auszugrenzen.
Das Sterben als Zu-Ende-Gehen des Lebens läßt sich am Sterbenden betrachten, hören, ertasten bis zum letzten Herzschlag, zum letzten Ausatmen.
Kein Außenstehender – auch kein Arzt – kann eine Aussage dar-

über machen, wie weit die Leidensfähigkeit in der Realität individuellen Sterbens reicht und wie tiefgehend und tiefgreifend Seelentätigkeit im Sterben sein kann.

Und wem sich das Geheimnis des Todes als letztes Geheimnis des Lebens offenbart hat, der wird nicht mehr davon berichten.

Von daher gesehen beziehen sich meine Fragen nicht auf ein *Wann*, sondern auf ein *Wie*.

Wie tot kann ein Mensch sein, dem Neurologen den «Hirntod» zugesprochen haben?

Wie läßt sich ein Mensch als tot bezeichnen, dessen Herz, Leber, Niere oder Lunge in einem anderen Menschen weiterarbeitet und somit weiterlebt?

Haben Sie einmal nachgezählt, an wie vielen Orten, zu wie vielen unterschiedlichen Jahres-, Tages- und Nachtzeiten, in wie vielen Raten sich das Sterben *eines einzigen* Menschen mitvollziehen kann, dem theoretisch der «Hirntod» zugesprochen worden ist und dem praktisch sämtliche verwertbaren Körperteile entnommen und anderen Menschen eingegliedert worden sind?

Die Erläuterungen, die mir die Hirntod-Konzeption zu bieten hat, kann ich so lange anerkennen, wie diese Konzeption dazu dient, von weiterer Diagnostik, von weiteren medizinischen Behandlungsmaßnahmen und Eingriffen an dem betroffenen Patienten abzulassen.

Ich akzeptiere diese Hirntod-Konzeption keinesfalls, wenn sie dazu genutzt wird, um Sterbende systematisch mit allen Finessen moderner Technik, Pharmazie und ärztlicher Kunstfertigkeit zu sogenannten «Organspendern» hochzustilisieren und sie gleichzeitig auf die Stufe von menschlichen Objekten, Ausnutzungsobjekten, Ausbeutungsobjekten herabzuwürdigen als vital erhaltene Ersatzteillager für Chirurgen, die zwar sehr viel Wissen, handwerkliches Können und viele Erfolge für sich verbuchen dürfen, aber offenbar nicht mehr wissen, wann's genug ist.

Die logischen Auswüchse – «Organspenden», «Spenderorgane», «Organtransplantationen» genannt – klingen zwar großzügig und edel, doch sie verdecken nur allzu leicht das barbarische, kannibalische Muster.

Gewiß ist es ein großer Unterschied, ob ein Mensch Herz, Leber,

Niere, Lunge eines anderen Menschen verspeist oder sich in moderner, wissenschaftlicher, technisierter, rationalisierter Weise als Lebens-Mittel, als Überlebens-Mittel eingliedern läßt. Aber macht es einen wesentlichen Unterschied in der Idee, sich mit dem Eingliedernlassen eines vitalen Körperteils eines anderen Menschen sich dessen verbliebene Lebenskraft einzuverleiben und anzueignen?

Diesem Dilemma kann ich nicht entgehen, wenn ich «Organtransplantationen» von Mensch zu Mensch aus der Sicht eines möglichen Organempfängers betrachte.

So stellt es in meinem Verständnis keine Kulturleistung und keinen Kulturbeitrag dar, sich das Sterben eines irreversibel gehirngeschädigten Menschen mit der Definition des «Hirntodes» nutzbar zu machen.

Ebensowenig erachte ich es als Zeichen von Besonnenheit und Menschenfreundlichkeit, von Großmut und Edelmut, dergleichen über sich selbst oder seine Angehörigen ergehen zu lassen.

Es ist nicht mein spezieller Wunsch, mir zu irgendeiner Zeit in irgendeinem Krankenhaus von irgendwelchen neurologischen Gutachtern den «Hirntod» zusprechen oder nachsagen zu lassen.

Denn fürwahr, ich müßte schon mit Blindheit und Taubheit, mit Geschmacklosigkeit und Ruchlosigkeit, mit mangelndem Fingerspitzengefühl, Taktlosigkeit und Vermessenheit geschlagen sein, wenn ich nicht mehr wahrnehmen könnte und wahrhaben wollte, daß Menschen – sogenannte «Hirntote», deren Vitalfunktionen (Herzaktivität, Kreislauf, Atmung und damit auch andere) künstlich aufrechterhalten werden, nicht tote, sondern sterbende Menschen sind.

Und Sterbende sind noch lebend. Oder?

Und Sterbende können getötet werden. Oder?

Die Art der Verletzungen, die ein Skalpell zufügt, wenn es tief in vitales Gewebe (lebendiges Fleisch) einschneidet – auch wenn diese Vitalität «nur» als Minimum in den Grundbewegungen des Lebens künstlich aufrechterhalten wird –, können Ärzte, Sozialethiker, Moraltheologen und Juristen nicht so einfach verharmlosen und wegrationalisieren.

Es ist nicht das Ich des Verletzten, nicht die Sprache der Kehle, des Mundes, der Zunge, die das Ausmaß des Zugefügten bekundet. Es ist das Bild, die Aussagekraft des Körpers an sich, die das Erleiden dokumentiert und in mir das Phänomen infernalischen Schmerzes und markerschütternder Schmerzensschreie hervorruft.

Das Körperbild kann stillschweigend vermitteln: verletzt werden, zerteilt werden, zerlegt werden, zerstückelt werden, ausgeweidet werden, ausgeschlachtet werden, zerstört werden.

Was nützt es, wenn der Körper äußerlich wieder «ordentlich» hergerichtet wird?

Geschehen bleibt geschehen!

In der Rückschau auf die Katastrophen und Methoden dieses Jahrhunderts haben Millionen Menschen ihr Leben gelassen in den Kriegen, in den Konzentrationslagern, bei Rassenunruhen und Terroranschlägen, bei jeder auch nur denkbaren Form der Gewaltanwendung. Mitbedacht sind die durch Mensch und Technik verursachten Unfälle, die verübten Selbstmorde, die Tötungen Ungeborener.

Im Hinblick auf die menschlichen Körper, die aufgefunden worden sind – zerschossen, zerschmettert, zerfetzt, zerstückelt, zerteilt, zerlegt, zertrampelt, verstümmelt, vergast, verbrannt, vergiftet, erhängt –, befinden sich die echten Leichen derjenigen, denen Herzen, Lebern, Lungen, Nieren für Übertragungszwecke entnommen worden sind, als Leichen unter Leichen in standesgemäßer Gesellschaft.

Ich nenne sie Opfer: Opfer von Ideen, Ideologien, Theorien, von Machbarkeit und technischem Fortschritt, von Fanatismus und Utilitarismus, von menschlicher Grausamkeit, Lieblosigkeit, Maßlosigkeit, von Anmaßung, subtilem Größenwahn und Blasphemie.

Als «Organspender» sind sie ausgesetzt, herausgehoben aus der Liebe und Fürsorge einer bewahrenden und sich bewährenden Gemeinschaft, preisgegeben dem Habenwollen, der Verletzung, der Gewaltanwendung, der Zerstörung, der Vernichtung durch Menschen.

En miniature spiegelt sich das noch einmal in der Organabstoßung beim Empfänger.

Klar, wer einen Menschen als ausnutzbares Objekt, als Mittel zum Zweck betrachtet, verliert für diese Dinge leicht das Gespür.

Haben Sie sich je vergegenwärtigt, welcher Kampf im Körper eines Menschen nach der Transplantation entbrennt auf der Ebene von Immunreaktionen?

Die autonome körpereigene Abwehr kann ich nicht unterschätzen, die drohende Organabstoßung nicht unbeachtet lassen (host versus graft).

Wie ich mir habe sagen lassen, kann sogar das «Spenderorgan» eine so starke immunologische Eigenaktivität entwickeln, daß es seinen Träger – bildlich gesprochen – zur Strecke bringt (graft versus host).

Auch die Mittel der Immunsuppression können leibeigene Autonomie nicht aus der Welt schaffen.

Ich betrachte es als eine gefährliche Augenwischerei, die Opfer von Organentnahmen als «Spender» zu titulieren, sie mit dem Deckmantel «christlicher Nächstenliebe» zu behängen, mit ethisch «hochstehenden» Motiven zu verschleiern.

Die Prämisse ist zur Genüge bekannt: Bei «Hirntod», im Tod werden die Organe sowieso nicht mehr benötigt; egal, wie wohlmeinend, sozial, intellektuell, ethisch oder theologisch dieses «sowieso nicht mehr benötigen» verbrämt ist.

Den Gipfel des Selbstbetruges müßte ich allerdings darin erblicken, wenn ich mir als 46jährige Frau das Herz eines 20jährigen Mannes mit dem Namen XY oder das Herz eines 12jährigen Kindes mit dem Namen YZ eingliedern ließe und mir danach immer noch einbildete, ich sei ganz ich selbst.

Jeder Herzschlag würde mir signalisieren, daß ich unmittelbar und unumwunden von der Tötung eines «nur hirntoten» Menschen, seinem vitalen Herzen, seiner verbliebenen Vitalität zehre und daß dieses fremde Herz von der Vitalität meines Blutes zehrt.

Das Herz des einen Menschen als Heilmittel zur chirurgischen «Behandlung» der Krankheit des anderen führt unweigerlich, eindeutig und unmißverständlich zu dem Begriff «herzlos» – vom Sinnbild zur Realität, zur Realität einer Gesellschaft, die sich jedwede Notlage eines Menschen nutzbar zu machen versteht in liebloser, unbarmherziger, erbarmungsloser Weise.

Ich möchte damit klarstellen, daß ich es nicht für angebracht halte, sich mit dem Besitz eines fremden Herzens oder eines anderen Organs zudem noch im Besitz «christlicher Nächstenliebe» zu wähnen – sozusagen als Gratiszugabe von der Deutschen Bischofskonferenz und dem Rat der Evangelischen Kirche in Deutschland.

Die Mittel der Beredsamkeit, die angewendet werden, das Verfahren «Organtransplantation» zu beschönigen und zu würdigen, entziehen sich meinem Menschenverständnis und entsprechen nicht meinem eigenen Menschsein.

Ich empfände es als schmählich, widerwärtig, ekelerregend, würdelos und beschämend, aus dem Leiden von Menschen, denen der «Hirntod» zugesprochen wird, unmittelbaren persönlichen Profit zu beziehen.

Der Gedanke an die Irreversibilität des Sterbeprozesses, an den Verlust aller kognitiven Fähigkeiten, könnte mich weder über Mißhandlung hinwegtrösten noch mein Gewissen beruhigen.

Ist Ihnen entgangen, daß jedes verbale Organangebot, jede Zusage eines potentiellen Empfängers, jedes Habenwollen (von Herz, Leber, Lunge, Nieren) inhaltlich stillschweigend, unabdingbar gekoppelt ist mit Tötung oder schwerer Körperverletzung auf symbolisch-gedanklich-geistiger Ebene?

Denn schließlich fallen diese Organe nicht wie Manna vom Himmel, sind nicht in den Regalen von Selbstbedienungsläden und nicht in den Schubkästen von Leichenschauhäusern gelagert, sondern wohnen lebenden Menschen inne.

Aus der Länge der Wartelisten und Wartezeiten für «Organtransplantationen» läßt sich weder übersehen noch überhören, daß nicht die Körperteile von Toten angeboten worden sind.

Bereits die Lebenden werden damit zum Opfer von Organbegehren.

Genügt es, wenn die Träger der begehrten Organe namenlos und gesichtslos in der Anonymität der Masse untergehen, um sich in aller Freizügigkeit, Ruhe und Sachlichkeit gedanklich an ihnen vergehen und vergreifen zu dürfen?

Soll es ethisch, christlich sein, aus eigennützigen Gründen auf den «Hirntod» und Tod eines anderen Menschen zu warten, ihn möglicherweise sogar ungeduldig herbeizuwünschen?

Wäre statt der Penetranz der Werbung um mehr «Organspenden» – also auch um mehr «Hirntode» und «Hirntote» – und dem krampfhaften Versuch, den Opfern das Gütezeichen christlicher Nächstenliebe zuzusichern, nicht sehr viel eher der Ausruf von Goethes Zauberlehrling angezeigt:

«Herr, die Not ist groß!
Die ich rief, die Geister,
werd' ich nun nicht los.»

Ich erlaube mir, drei Aussagen aus «Gemeinsame Texte 1 – Organtransplantationen» von 1990 auszuwählen und zu zitieren.

«Ein alter Wunsch der Menschheit ist in Erfüllung gegangen: Organe können zur Lebensrettung, zur Lebensverlängerung oder zur Verbesserung der Lebensqualität Schwerkranker verpflanzt werden.»

Wessen Wunschtraum ist in Erfüllung gegangen?

«Für die vielen auf eine Transplantation wartenden Kranken stehen zu wenige Spenderorgane zur Verfügung. Dieses Mißverhältnis macht die Organverteilung praktisch wie ethisch zu einem schwierigen Problem.»

Wer hat denn wie dieses Mißverhältnis in die Welt gesetzt?

«Schwierige ärztlich-ethische Probleme entstehen infolge des Mangels übertragbarer Organe. Entschieden werden muß daher zwischen einer Transplantation als einziger, aber nur sehr kleiner Überlebenschance und einer Transplantation mit hoher langfristiger Heilungsaussicht. Die Not einer solchen Entscheidung kann nur durch mehr Organspenden gemildert werden.»

Rührt so viel ärztliche Not vielleicht daher, daß Ärzte Tausenden kranken Menschen eine «Organtransplantation» in Aussicht stellen, ihnen damit etwas anbieten, wovon die Patienten noch nicht einmal wissen, ob sie es bekommen werden – nämlich die Körperteile anderer Menschen?

Abgesehen von der Rücksichtslosigkeit, mit der sich Explantationschirurgen der begehrten lebenswichtigen Körperteile bemächtigen dürfen, abgesehen von der Mißachtung ureigener Grenzen und der Mißachtung der Körperintegrität anderer Menschen, mit der die im Hintergrund wartenden Kranken solche Organentnahmen in ihrem Eigeninteresse zulassen, abgesehen von den merkwürdigen Vorstellungen derer, die sich in der Illusion wiegen, als «Hirntote» (oder überhaupt) eigene Körperteile spenden, geben, schenken zu können, abgesehen von der Skrupellosigkeit und Schamlosigkeit, auch dann noch von «Organspendern», «Organspenden», «Spenderorganen» zu sprechen, wenn Menschen ganz offensichtlich unfreiwillig zum Opfer von Organentnahmen geworden sind (zum Beispiel: wenn sie ohne persönliche Zustimmung von ihren Angehörigen zur Verfügung gestellt worden sind), steht für mich immer noch die zentrale Frage im Raum, wie es eine Sozialethik, eine Moraltheologie, eine Gesetzgebung mit der Würde des Menschen vereinbaren will, einen noch immer sterbenden, einen noch nicht gänzlich toten Menschen als Mittel zum Zweck zu benutzen, seine vital konservierten Einzelteile als Sinnprothesen des Lebens zu gebrauchen beziehungsweise sich eingliedern zu lassen.

Es ist richtig: Mit der Möglichkeit der Übertragung einzelner Körperteile von Mensch zu Mensch kann Lebensfrist verlängert und Lebensqualität verbessert werden. Das sollte jedoch nicht dazu führen zu verharmlosen und zu verschweigen, zu welchem Preis ein längeres, besseres, angenehmeres Leben erworben wird.

Ich maße mir kein allgemeingültiges Urteil an über die Qualität eines aus «zweiter Hand» gegönnten, fremdbestimmten und befristeten Lebens. Was unter Lebensqualität verstanden wird, ist ganz sicher individuell verschieden. In das, was ich darunter verstehe, ist jedenfalls Sterben miteinbezogen. Dabei gehört die Unversehrtheit des Leibes immer noch zu den Grundbedürfnissen und Grundwerten meines Lebens.

Es gebieten mir Selbstwertgefühl und Selbstachtung, der Funke meines Ehrgefühls, meine grundlegende Achtung vor dem Menschen als einmaligem Geschöpf, gezeugt, getragen, geboren, mein ursprüngliches Gefühl für die Würde des Gebärens und Geborenwerdens, des Sterbens und des Todes, mich nicht an den Körperteilen anderer Menschen zu bereichern.

Es gebietet mir Mütterlichkeit, der fragende, lachende, ernste Blick in die Augen meiner Tochter, es in Demut und Bescheidenheit, in Liebe und in leiser Trauer bei der Natürlichkeit zu belassen. Ich möchte ihr Mutter bleiben in Freuden wie in Leiden. Insofern kann ich mir nicht vorstellen, meiner Tochter als Abart einer Mutter im Besitz eines fremden Herzens oder anderen Organs, als künstlich zusammengesetztes Lebewesen entgegenzutreten. Ich wäre zeitlebens gezeichnet mit einer Narbe, die mir den respektlosen Umgang mit Lebenswirklichkeit bestätigt.

Nimmer kann ich die Erwartung hegen, daß sich Menschen für die Lebensinteressen anderer zerteilen, zerstückeln lassen; denn ich gestehe ausnahmslos jedem ein menschenwürdiges Sterben zu, so wie ich jedem Neugeborenen ein menschenwürdiges Leben zugestehe und dafür Verantwortung und Sorge trage – im Bereich meiner Möglichkeiten.

Ich unterstütze keine unangemessenen, exaltierten und exzessiven Lebensansprüche. Es genügt mir, Zeit, Arbeitskraft, einen Teil meiner bescheidenen finanziellen Mittel einzusetzen, unheilbar kranken Menschen Aufmerksamkeit und Fürsorge zu widmen, um ihnen nach Möglichkeit das Leiden erträglicher werden zu lassen.

Ich bin nicht so sozial, mich zu irgendeiner Zeit wahllos und unbedacht an unbekannte Menschen hinzugeben, mich gewissermaßen portionsweise an sie verteilen zu lassen. So lasse ich Krankheit nicht zum Moloch werden, der mir Knochen, Augen, Herz, Leber, Lunge, Nieren abverlangt.

Es liegt mir nichts daran, mich in einer trügerischen Nächstenliebe und nebulösen Ethik zu sonnen. Mir ist wichtiger, eine Moral und Humanität zu hinterfragen, die mit Euphemismen manipuliert, die beschönigt, verharmlost, heuchelt und die das Morsche einer Lebensgrundlage, die sich aus «Hirntoten» beziehen läßt, als «neues Leben», «autonomes Leben», «Gesundheit», «Heilung», «Lebensrettung» anpreist und feilbietet.

Spätestens im Zusammenhang mit «Herztransplantationen» verstand ich «Hirntod» als Zeichen von Verführung, von Verführtwerden und Sichverführenlassen – vom Wesenseigenen zum Wesensfremden.

Die Zerteilung des Leibes und die Verteilung der Organe führt aus meiner Sicht zu dem Verlust der Einheit ursprünglichen Lebens, das naturgemäß Sterben beinhaltet, und zu dem Verlust der ungeschiedenen Fülle des Seins in Leben und Tod.

Sie führt zum Verrat des Menschen an seiner Herkunft, zur

Ignoranz eigener Lebensgrundlagen, zur Einbuße an Identität und Authentizität, zur Verfremdung von kulturellen, spirituellen und religiösen Wurzeln, zur Arroganz des Homo oeconomicus, dem nichts mehr sakrosankt ist, zu fortschreitender gesellschaftlicher Dekadenz.

Ich weiß, ich habe in meiner Wortwahl auf Beschönigendes verzichtet. Doch gerade damit habe ich Ihnen ein wenig von meinem aufrichtigen Empfinden und Denken angesichts einer so komplexen und vielschichtigen Problematik mitgeteilt.

Außerdem sehe ich keinen Anlaß, einer Gesellschaft gegenüber vornehme Scheinheiligkeit zu wahren. Hellhörigen Bürgern ist sehr schnell klargeworden, was mit einer angestrebten «Widerspruchslösung» beziehungsweise «Informationslösung» bezweckt wird.

Der nicht eingelegte Widerspruch, umgemünzt in eine offizielle Zustimmung, läßt erkennen, daß die Interessenten die Unwissenheit, Uninformiertheit, Unbedachtheit, Unachtsamkeit, Sprachunkundigkeit, Entscheidungsunfähigkeit, Trägheit und Gleichgültigkeit der Lebenden zu nutzen wissen – leider auch den Schock, die Verzweiflung, die Unsicherheit, Integritätsschwäche und Scheu der Angehörigen von Sterbenden.

Es hat schon etwas Dreistes und Hinterhältiges an sich, auf diesen Wegen die Befugnis zu Organentnahmen für Transplantationszwecke zu erlangen.

Denen, die keine Organentnahmen an «Hirntoten» zugelassen haben, wird oft genug in aller Öffentlichkeit emotionale Unfähigkeit und mangelnde Kooperation vorgeworfen, die Verantwortung für das Sterben Fremder aufgebürdet, die Schuld am Tode von schwerst Herz- und Leberkranken zugeschoben. So einfach ist das.

Aufmerksame Leser finden solche Botschaften immer wieder, sprachlich mehr oder weniger verschlüsselt, in Tageszeitungen und Zeitschriften.

Lebenskundige kennen eine solche Vorgehensweise als Sündenbocksuche. Die Frage ist lediglich, wer unter welchen Umständen mit welchen Mitteln und für wen vom Sündenbock zum Opferlamm wird.

Transplantationsmediziner dürften sich einmal selbst befragen:

☐ was es zu bedeuten hat, sich auf Gedeih und Verderb von den Körperteilen anderer Menschen abhängig gemacht zu haben;
☐ ob es sinnvoll ist, in kranken Menschen Hoffnungen auf ein längeres und besseres Leben zu wecken, die mit den eigenen Mitteln nicht eingelöst und erfüllt werden können;
☐ ob es sinnvoll ist, auf der Basis eigener Ermangelung Lebenserwartungen und Wartehaltungen in anderen zu provozieren;
☐ ob es sinnvoll ist, Wünsche und Begehren nach den Körperteilen fremder Menschen zu schüren.

Als bewußtseinsfähige, empfindungsfähige, entscheidungsfähige, handlungsfähige und tatkräftige Frau ist mir jedenfalls klar, daß ich im Zustand der Bewußtlosigkeit – erst recht bei «Hirntod» – keines Mitgefühls, keiner Hilfeleistung, keines aufopfernden Dienstes, keiner achtsamen Solidarisierung, keiner christlichen Nächstenliebe mehr fähig sein kann. Ich wäre selbst ein erbarmungswürdiges Geschöpf, das der Liebe und Barmherzigkeit bedürfte.

Mit einem Bewußtseinsverlust ist die Grenze meiner Fähigkeiten verbunden. Alle guten wie auch üblen Motive, mit denen ich ausgestattet bin, würden in jenem Augenblick daniederliegen und in der Vergangenheit versinken. Ich wäre einzig das, was ich in bewußtlosem Zustand sein könnte – wehrlos preisgegeben in meiner Person. Warum also sollte ich eine unbekannte Zukunft vorwegnehmen und kranken Menschen Zugeständnisse machen, die ich zu gegebener Zeit aus eigener Kraft und Fähigkeit nicht einhalten könnte?

Insofern habe ich es nicht nötig, mir selbst oder Ihnen eine Humanität und Liebe vorzugaukeln, die von Natur aus meine Fähigkeiten übersteigt.

Ich nenne es Aberwitz, was man mir mit der Werbung für sogenannte «postmortale Organspenden» zuzumuten versucht: hirntot, aber Herrin über Leben und Tod anderer Menschen, hirntot, aber per «Organspenderausweis» bevollmächtigt, für fremde Menschen Schicksal zu spielen.

Heutzutage werden schon Tiere «Organspender» genannt und die Herzen von Affen, die Lebern von Schweinen als «Spenderorgane» bezeichnet – ganz so, als könnten die armen Schweine und

Affen abwägen, aufwenden, auslegen, ausgeben, dem Menschen Leben schenken.

Als einzige durch und durch echte und befähigte Körperteil-Spender erkenne ich die liebenden und stillenden Mütter an. Lächelnd kann ich dabei die säugenden Muttertiere mitbedenken.

Ein gegen Menschen gerichtetes Messer hat für mich nicht die Bedeutung eines Instrumentes der Liebe und des Wohlwollens. Den dienenden Gebrauch eines Skalpells verwechsle ich nicht mit dem sezierenden oder begehrlichen.

Ich bekenne mich zu denjenigen Menschen, die sich selbst und ihre Angehörigen gegen ein unmäßiges Ansinnen und respektloses Organbegehren verwahren und gleichzeitig bereit, willens und fähig sind, im Ernstfalle auf die Übertragung menschlicher Organe zu verzichten.

In dieser Hinsicht gilt mein besonderer Dank, meine Zuneigung, Achtung, Wertschätzung und Würdigung Hans Grewel, Ingbrecht Haberer, Klaus-Peter Jörns, dem verstorbenen Hans Jonas und meinem verstorbenen Vater. Sie und ihresgleichen erinnern mich immer wieder an eine bescheidene Weisheit: «Unsere Tage zu zählen und sie so zu leben, daß sie durch sich selbst zählen» (Hans Jonas).

Zum Schluß möchte ich Sie wissen lassen, wie *ich* mir zu sterben wünsche:
ohne langdauernde schwere Krankheit,
ohne langdauerndes Siechtum,
ohne Arzt und ohne professionelle Krankenpflegeperson,
ohne abgedroschene Phrasen,
ohne lärmende und überflüssige Geräusche, die mir die Ohren zudröhnen,
ohne jegliche Gewaltanwendung durch Menschenhand.

Ich möchte zu Hause sterben
oder irgendwo draußen in freier Natur
in der Gegenwart eines Menschen, der mich liebt
und der sehr leise und still sein kann.

Antwortbrief an J. i. d. Schmitten und J. Hoff — 409

Erst dann, wenn dieser mich liebende Mensch mich als tot erkannt hat, möge auch ein Arzt hinzugezogen werden.

Ich möchte sterben dürfen
  in der Rückschau auf ein trotz aller Fehler, Mängel, Schuldigkeiten sinnerfülltes Leben,
    friedfertig
    abschiednehmend
  vom geliebten, geschätzten lebenden Menschen mit einer Träne im Auge und einem Lächeln im Gesicht.

Gebe Gott, daß mir dieser ganz große Wunsch für mein Leben in Erfüllung geht.

Es freut mich Menschen zu begegnen, die meinen Wunsch achten und mein Herzensbedürfnis verstehen.

Mit einem freundlichen Gruß
Christine Lang

Über die Autorin

Christine Lang, geboren 1947 in Von der Heydt/Saarbrücken. Nach Besuch des Aufbaugymnasiums Ausbildung zur staatlich anerkannten Krankenschwester; übt ihren Beruf seit 1967 aus.

Anmerkungen

Die auf Seite 403 zitierten Sätze finden sich auf den Seiten 7, 10 und 11 der «Gemeinsamen Texte 1, Organtransplantationen», herausgegeben vom Sekretariat der Deutschen Bischofskonferenz, Bonn, und vom Kirchenamt des Rates der Evangelischen Kirche in Deutschland, Hannover 1990.

Das Jonas-Zitat auf Seite 408 findet sich in dem Artikel von Walther Zimmerli: «Prophet in dürftiger Zeit», Focus 19/1993, Seite 83.

Danksagung

Die Idee zu diesem Buch entstand, als wir im Zuge der Auseinandersetzung um die für «hirntot» erklärte Erlanger Patientin Marion Ploch im Oktober/November 1992 eine Kritik der «Hirntod»-Konzeption für «Die Zeit» verfaßten. Unser gemeinsamer Beitrag zu diesem Buch ist eine Vertiefung des für diesen (und einen späteren) «Zeit»-Artikel Erarbeiteten. Wir danken Herrn Professor Michael Arnold (Tübingen) und Herrn Professor Peter Helmich (Düsseldorf), die uns damals in unserem Ansatz bestärkten und deren Rat uns gleichzeitig half, unser Anliegen zu präzisieren und den richtigen Ton zu finden. Herrn Helmich verdanken wir weiterhin wertvolle Hinweise zur Konzeption des Buches. Herrn Arnold danken wir besonders für manchen medizin-politischen Rat und für die kontinuierliche Unterstützung bei der Herausgabe des Buches, für die Professor Arnolds Stiftungsprofessur Gesundheitssystemforschung in Tübingen zu einem regelrechten Koordinationszentrum wurde.

Hans Jonas danken wir posthum für seine Mahnung, die Konsequenzen unserer Kritik des «Hirntod»-Kriteriums für die Praxis der Organverpflanzung sorgfältiger zu bedenken, als das in unserem ersten Artikel geschehen war. Herrn Ulrich Stock von der Redaktion der «Zeit» sind wir für seine stilistischen Ratschläge herzlich verpflichtet sowie für seine Ermutigung, akademischer Vornehmheit den Abschied zu geben und die Dinge bei ihrem Namen zu nennen. Viele Kollegen und Freunde haben in Diskussionen und durch die Kritik unserer Manuskripte wesentlich zur Präzisierung unserer Gedanken und ihrer verständlichen Artikulation beigetragen. Unser herzlicher Dank gilt vor allem Matthias Woiwode (Tübingen), außerdem nennen wir Johannes Kraaibeek (Tübingen),

Dr. Brigitte Oels (Hamburg), Doris in der Schmitten-Tuke (Dortmund) und Ingrid Ertinger (Tübingen).

Die Idee, der Kritik des «Hirntod»-Kriteriums durch eine Buchveröffentlichung Forum zu geben, verdanken wir dem Doktorvater von Johannes Hoff, Professor Jean-Pierre Wils (Tübingen/Ulm), der uns auch bei der Überarbeitung der Manuskripte kritisch begleitet hat. Von Mr. Richard Knox («The Boston Globe») und Herrn Professor Hans-Ludwig Schreiber (Göttingen) stammt die Anregung, auch Befürworter des «Hirntod»-Kriteriums in dem Buch zu Wort kommen zu lassen. Diesen danken wir für die Bereitschaft, den Status quo gegenüber dem kritischen Grundtenor des Buches zu verteidigen. Den übrigen Autoren und Autorinnen sagen wir Dank dafür, daß sie sich nicht gescheut haben, den Status quo mehr oder weniger provokativ in Frage zu stellen und die Öffentlichkeit so auf die Diskussionsbedürftigkeit des «Hirntod»-Kriteriums aufmerksam zu machen.

Unser besonderer Dank gilt schließlich dem Rowohlt Verlag für die entschlossene Verwirklichung dieses anstößigen Projekts, und dort besonders Herrn Hermann Gieselbusch, der unserer Unerfahrenheit mit Büchern und Verlagen mit geduldiger Kompetenz, herzlicher Freundlichkeit und Interesse an der Sache entgegenkam.

J. H.
J. i. d. S.

Oliver Sacks

Migräne
Deutsch von Jutta Schust
512 Seiten. Gebunden

Awakenings – Zeit des Erwachens
Das Buch zum Film mit Robert de Niro
rororo Band 8878

Der Mann, der seine Frau mit einem Hut verwechselte
rororo Band 8780

Stumme Stimmen
Reise in die Welt der Gehörlosen
rororo Band 9198

Der Tag, an dem mein Bein fortging
rororo Band 8884

Rowohlt

Detlef B. Linke

Hirnverpflanzung
Die erste Unsterblichkeit auf Erden
Illustrationen von Matthias Wagner
336 Seiten. Zahlreiche Abbildungen.
Gebunden

Viele Entwicklungen fangen kaum merklich an. Der Trend hin zu einer immer umfassenderen Technik der Hirngewebetransplantation ist aus seinem Anfangsstadium längst heraus und gewinnt schnell an Verbreitung und Gewicht.
Detlef B. Linke, Professor für Neurophysiologie und Neurochirurgische Rehabilitation an der Universität Bonn, ist qualifiziert wie kaum ein anderer, über dieses aufregende Gebiet modernster High-Tech-Medizin zu berichten.
Stehen wir an der Schwelle zu einer irdischen Unsterblichkeit? Was bedeutet dieser technische Fortschritt für potentiell jeden von uns und für unsere Zivilisation? Wird schon bald unsere unendlich folgenreiche Vorstellung von Individualität und Identität, von Persönlichkeit des einzelnen verschwimmen in der ich-losen Unsterblichkeit des Patchwork-Menschen?

Rowohlt